全国普通高等医学院校药学类专业"十三五"规划教材

U0322037

药物化学

（供药学类专业用）

主　编　孟繁浩　李柱来

副主编　王佩琪　徐丹丹　胡延维　刘　毅

编　者（以姓氏笔画为序）

王佩琪（辽宁医学院）　　　　邓　卅（大连医科大学）

刘　毅（徐州医学院）　　　　刘雪英（第四军医大学）

孙　琦（中国医科大学）　　　李　鲜（昆明医科大学）

李柱来（福建医科大学）　　　李福男（厦门大学药学院）

孟繁浩（中国医科大学）　　　胡延维（苏州大学药学院）

钟　霞（海南医学院）　　　　夏成才（泰山医学院）

徐丹丹（山西医科大学）　　　霍　强（蚌埠医学院）

中国医药科技出版社

内 容 提 要

本教材是全国普通高等医学院校药学类专业"十三五"规划教材之一。本教材以培养具有创新精神和实践能力药学人才为目的，编写以药物作用的靶点或药效分类，以药物化学结构与生物活性的关系为主线，从化学结构出发，重点讨论药物的性质、药物与机体的相互作用、药物作用的分子机制、药物在体内转运过程、代谢产物与药物的毒性和副作用、药物的合成路线等，并论述了各类药物的构效关系。在编写内容上注意药物化学与相关学科的衔接与相互渗透，讨论了各类药物的发展，特别是新结构类型药物的研究进展，反映了当代药物化学研究与开发的新进展；在编写形式上增加了"学习导引""案例分析""知识链接""知识拓展"等模块，具有知识性、典型性、针对性、启发性、趣味性和实践性等特点。同时，为丰富教学资源，增强教学互动，更好地满足教学需要，本教材免费配套在线学习平台（含数字教材、教学课件、图片视频和习题集），欢迎广大师生使用。

本教材主要供本科药学、临床药学、制药工程、药物制剂、中药学、医药营销等药学类专业师生教学使用，也可以作为执业药师资格考试、硕士研究生入学考试以及相关科研人员的参考书。

图书在版编目（CIP）数据

药物化学／孟繁浩，李柱来主编.—北京：中国医药科技出版社，2016.1

全国普通高等医学院校药学类专业"十三五"规划教材

ISBN 978 - 7 - 5067 - 7907 - 4

Ⅰ. ①药… Ⅱ. ①孟…②李… Ⅲ. ①药物化学—医学院校—教材 Ⅳ. ①R914

中国版本图书馆 CIP 数据核字（2016）第 003689 号

美术编辑 陈君杞
版式设计 郭小平

出版 中国医药科技出版社
地址 北京市海淀区文慧园北路甲 22 号
邮编 100082
电话 发行：010 – 62227427 邮购：010 – 62236938
网址 www.cmstp.com
规格 787×1092mm ¼₆
印张 26¾
字数 588 千字
版次 2016 年 1 月第 1 版
印次 2016 年 1 月第 1 次印刷
印刷 三河市航远印刷有限公司
经销 全国各地新华书店
书号 ISBN 978 – 7 – 5067 – 7907 – 4
定价 55.00 元

全国普通高等医学院校药学类专业"十三五"规划教材
出 版 说 明

　　全国普通高等医学院校药学类专业"十三五"规划教材，是在深入贯彻教育部有关教育教学改革和我国医药卫生体制改革新精神，进一步落实《国家中长期教育改革和发展规划纲要》（2010－2020 年）的形势下，结合教育部的专业培养目标和全国医学院校培养应用型、创新型药学专门人才的教学实际，在教育部、国家卫生和计划生育委员会、国家食品药品监督管理总局的支持下，由中国医药科技出版社组织全国近 100 所高等医学院校约 400 位具有丰富教学经验和较高学术水平的专家教授悉心编撰而成。本套教材的编写，注重理论知识与实践应用相结合、药学与医学知识相结合，强化培养学生的实践能力和创新能力，满足行业发展的需要。

　　本套教材主要特点如下：

　　1. 强化理论与实践相结合，满足培养应用型人才需求

　　针对培养医药卫生行业应用型药学人才的需求，本套教材克服以往教材重理论轻实践、重化工轻医学的不足，在介绍理论知识的同时，注重引入与药品生产、质检、使用、流通等相关的"实例分析/案例解析"内容，以培养学生理论联系实际的应用能力和分析问题、解决问题的能力，并做到理论知识深入浅出、难度适宜。

　　2. 切合医学院校教学实际，突显教材内容的针对性和适应性

　　本套教材的编者分别来自全国近 100 所高等医学院校教学、科研、医疗一线实践经验丰富、学术水平较高的专家教授，在编写教材过程中，编者们始终坚持从全国各医学院校药学教学和人才培养需求以及药学专业就业岗位的实际要求出发，从而保证教材内容具有较强的针对性、适应性和权威性。

　　3. 紧跟学科发展、适应行业规范要求，具有先进性和行业特色

　　教材内容既紧跟学科发展，及时吸收新知识，又体现国家药品标准［《中国药典》（2015 年版）］、药品管理相关法律法规及行业规范和 2015 年版《国家执业药师资格考试》（《大纲》、《指南》）的要求，同时做到专业课程教材内容与就业岗位的知识和能力要求相对接，满足药学教育教学适应医药卫生事业发展要求。

　　4. 创新编写模式，提升学习能力

　　在遵循"三基、五性、三特定"教材建设规律的基础上，在必设"实例分析/案例解析"

模块的同时，还引入"学习导引""知识链接""知识拓展""练习题"（"思考题"）等编写模块，以增强教材内容的指导性、可读性和趣味性，培养学生学习的自觉性和主动性，提升学生学习能力。

5. 搭建在线学习平台，丰富教学资源、促进信息化教学

本套教材在编写出版纸质教材的同时，均免费为师生搭建与纸质教材相配套的"爱慕课"在线学习平台（含数字教材、教学课件、图片、视频、动画及练习题等），使教学资源更加丰富和多样化、立体化，更好地满足在线教学信息发布、师生答疑互动及学生在线测试等教学需求，提升教学管理水平，促进学生自主学习，为提高教育教学水平和质量提供支撑。

本套教材共计29门理论课程的主干教材和9门配套的实验指导教材，将于2016年1月由中国医药科技出版社出版发行。主要供全国普通高等医学院校药学类专业教学使用，也可供医药行业从业人员学习参考。

编写出版本套高质量的教材，得到了全国知名药学专家的精心指导，以及各有关院校领导和编者的大力支持，在此一并表示衷心感谢。希望本套教材的出版，将会受到广大师生的欢迎，对促进我国普通高等医学院校药学类专业教育教学改革和药学类专业人才培养作出积极贡献。希望广大师生在教学中积极使用本套教材，并提出宝贵意见，以便修订完善，共同打造精品教材。

中国医药科技出版社
2016 年 1 月

全国普通高等医学院校药学类专业"十三五"规划教材
书　　目

序号	教材名称	主编	ISBN
1	高等数学	艾国平　李宗学	978 - 7 - 5067 - 7894 - 7
2	物理学	章新友　白翠珍	978 - 7 - 5067 - 7902 - 9
3	物理化学	高　静　马丽英	978 - 7 - 5067 - 7903 - 6
4	无机化学	刘　君　张爱平	978 - 7 - 5067 - 7904 - 3
5	分析化学	高金波　吴　红	978 - 7 - 5067 - 7905 - 0
6	仪器分析	吕玉光	978 - 7 - 5067 - 7890 - 9
7	有机化学	赵正保　项光亚	978 - 7 - 5067 - 7906 - 7
8	人体解剖生理学	李富德　梅仁彪	978 - 7 - 5067 - 7895 - 4
9	微生物学与免疫学	张雄鹰	978 - 7 - 5067 - 7897 - 8
10	临床医学概论	高明奇　尹忠诚	978 - 7 - 5067 - 7898 - 5
11	生物化学	杨　红　郑晓珂	978 - 7 - 5067 - 7899 - 2
12	药理学	魏敏杰　周　红	978 - 7 - 5067 - 7900 - 5
13	临床药物治疗学	曹　霞　陈美娟	978 - 7 - 5067 - 7901 - 2
14	临床药理学	印晓星　张庆柱	978 - 7 - 5067 - 7889 - 3
15	药物毒理学	宋丽华	978 - 7 - 5067 - 7891 - 6
16	天然药物化学	阮汉利　张　宇	978 - 7 - 5067 - 7908 - 1
17	药物化学	孟繁浩　李柱来	978 - 7 - 5067 - 7907 - 4
18	药物分析	张振秋　马　宁	978 - 7 - 5067 - 7896 - 1
19	药用植物学	董诚明　王丽红	978 - 7 - 5067 - 7860 - 2
20	生药学	张东方　税丕先	978 - 7 - 5067 - 7861 - 9
21	药剂学	孟胜男　胡容峰	978 - 7 - 5067 - 7881 - 7
22	生物药剂学与药物动力学	张淑秋　王建新	978 - 7 - 5067 - 7882 - 4
23	药物制剂设备	王　沛	978 - 7 - 5067 - 7893 - 0
24	中医药学概要	周　晔　张金莲	978 - 7 - 5067 - 7883 - 1
25	药事管理学	田　侃　吕雄文	978 - 7 - 5067 - 7884 - 8
26	药物设计学	姜凤超	978 - 7 - 5067 - 7885 - 5
27	生物技术制药	冯美卿	978 - 7 - 5067 - 7886 - 2
28	波谱解析技术的应用	冯卫生	978 - 7 - 5067 - 7887 - 9
29	药学服务实务	许杜娟	978 - 7 - 5067 - 7888 - 6

注：29 门主干教材均配套有中国医药科技出版社"爱慕课"在线学习平台。

全国普通高等医学院校药学类专业"十三五"规划教材
配套教材书目

序号	教材名称	主编	ISBN
1	物理化学实验指导	高 静 马丽英	978 – 7 – 5067 – 8006 – 3
2	分析化学实验指导	高金波 吴 红	978 – 7 – 5067 – 7933 – 3
3	生物化学实验指导	杨 红	978 – 7 – 5067 – 7929 – 6
4	药理学实验指导	周 红 魏敏杰	978 – 7 – 5067 – 7931 – 9
5	药物化学实验指导	李柱来 孟繁浩	978 – 7 – 5067 – 7928 – 9
6	药物分析实验指导	张振秋 马 宁	978 – 7 – 5067 – 7927 – 2
7	仪器分析实验指导	余邦良	978 – 7 – 5067 – 7932 – 6
8	生药学实验指导	张东方 税丕先	978 – 7 – 5067 – 7930 – 2
9	药剂学实验指导	孟胜男 胡容峰	978 – 7 – 5067 – 7934 – 0

前言
PREFACE

随着医药卫生体制改革不断深化，药学教育理念、人才培养模式等正在发生着深刻的变化，高等医药教育担负着加快知识创新和医药人才培养的重大历史使命。教材作为教学内容和教学方法的知识载体以及进行教学的基本工具，既要坚持规范性，又要突出针对性、新颖性、特色性和实效性。该教材主要供本科药学、临床药学、制药工程、药物制剂、中药学、医药营销等药学类专业师生教学使用，也可以作为执业药师资格考试、硕士研究生入学考试以及相关科研人员的参考书。

本教材根据教育部制定的普通高等学校医药本科药学专业培养目标，在内容和形式的编写上独具匠心，全书以药物作用的靶点或药效分类，以药物化学结构与生物活性的关系为主线，从化学结构出发，重点讨论药物的性质、药物与机体的相互作用、药物作用的分子机制、药物在体内转运过程、代谢产物与药物的毒性和副作用、药物的合成路线等，并论述了各类药物的构效关系。在编写内容上注意药物化学与相关学科的衔接与相互渗透，讨论了各类药物的发展，特别是新结构类型药物的研究进展，反映了当代药物化学研究与开发的新进展；在编写形式上增加了"学习导引""案例分析""知识链接""知识拓展"等模块，具有知识性、典型性、针对性、启发性、趣味性和实践性等特点，也是对高等医药院校特色教材建设的一种积极的尝试和探索。同时，本教材免费配套在线学习平台（包括数字教材、教学课件、图片和习题集等），以丰富教学资源，增强教学互动，更好地满足教学需要。

本教材的编者来自于全国十几所高等医药院校，得到了相关院校领导及长期从事药物化学教学和科研的骨干教师的大力支持与鼎力相助，编写过程中参考并借鉴了许多国内外相关教材和资料，在此一并表示衷心的感谢。本教材共二十三章，孟繁浩编写第一、八、十七章，李柱来编写第二、十六章，王珮琪编写第十二、十三章，徐丹丹编写第四、二十章，胡延维编写第五、九章，刘毅编写第三、二十三章，邓卅编写第十、十四章，孙琦编写第七章，李鲜编写第二十一章，李福男编写第六、二十二章，刘雪英编写第十一章，钟霞编写第十五章，夏成才编写第十九章，霍强编写第十八章。但限于编者水平和经验，书中难免存在疏漏和错误，恳请广大读者和同仁提出宝贵意见。

编者
2015 年 10 月

目录
CONTENTS

第一章 绪 论

学习导引

1. **掌握** 药物化学的定义和研究内容。
2. **熟悉** 药物的命名和命名原则。
3. **了解** 药物化学的发展过程。

药物通常是指用于预防、治疗或诊断疾病，或对调节人体功能，提高生活质量，保持身体健康具有明确功效的活性物质。根据药物的来源和性质不同，可分为天然药物（中药）、化学药物和生物药物。其中，天然药物是指动物、植物、矿物等自然界中存在的具有药理活性的天然产物；化学药物可以是无机矿物质、合成有机化合物，也可以是从天然产物中提取的有效化学成分单体，或者通过生物发酵制得的抗生素等；生物药物则是利用生物体、生物组织、细胞、体液等制造的药物。其中，化学药物是目前临床应用中主要使用的药物，也是药物化学研究的主要对象。

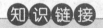

药物的分类方法

药物的分类方法有很多种：①根据来源和性质，可分为化学药物、天然药物和生物药物等；②根据化学结构的不同，可分为磺胺类药物、大环内酯类药物等；③根据给药方式不同，可分为口服药、注射药和外用药等；④根据药物作用部位的不同，可分为内分泌系统药物、心血管系统药物等；⑤根据药物的药理作用不同，可分为抗高血压药物、抗肿瘤药物等；⑥根据药物的用途，可分为预防药物、治疗药物和诊断药物。

第一节 药物化学的研究内容和任务

药物化学（medicinal chemistry）是建立在多种化学学科和生命科学学科基础上，设计、合成和研究用于预防、诊断和治疗疾病的药物的一门学科，是连接化学与生命科学并使之融合为一体的交叉学科。药物化学是一门发现与开发新药、设计和合成化学药物、阐明药物化学性质、研究药物分子与机体生物大分子之间相互作用规律，以及药物的化学结构与生物活性（如药理活性、毒性等）之间的关系（构效关系，QSAR）等多方面的综合性学科，是药学领域中重要的学科。随着现代科学技术的快速发展，特别是近年来信息学、计算机及分子生物学等学科的发展成果又充实了药物化学的内容，使其成为一门极具生气的朝阳学科。

药物化学是在药学领域对药物及其活性进行研究的一门重要学科，其研究内容主要包括以下几个方面：基于生物学科研究所揭示的潜在药物作用靶点（target）并参考其内源性配体或已有活性物质的结构特征，设计新的药物结构分子；研究化学药物的制备原理、合成路线、工艺及其稳定性；研究化学药物与生物体相互作用的方式及其在生物体内吸收、分布和代谢规律及代谢产物；研究化学药物的化学结构与生物活性（毒性、代谢）之间的关系等；寻找和发现新药。随着人类社会的进一步发展，一方面，人类对药物提出了更高的要求；另一方面，随着药物耐药性的增加以及一些人类新疾病如艾滋病（获得性免疫缺陷综合征，acquired immunodeficiency syndrome，AIDS）、非典型肺炎（severe acute respiratory syndrome，SARS）、甲型H1N1流感（influenza A）和中东呼吸综合征（middle east respiratory syndrome，MERS）等的出现，需要人们研究出相应的治疗药物，以解除这些新疾病对人类的威胁。

药物化学的研究任务主要包括：寻找和发现新药，不断探索新药研究和开发的途径与方法；综合运用多种学科的理论知识，研究化学结构与生物活性之间的关系，研制出疗效好、毒副作用低的药物；为生产化学药物提供先进、合理、经济的方法和工艺；为合理、有效利用已知的化学药物提供理论基础；通过研究药物的理化性质和化学稳定性，为后续工作如药物剂型的设计，药物的分析检验以及保管贮存等提供理论依据；通过对药物代谢产物进行分离鉴定，为进一步认识药物在体内的动力学过程，明确代谢产物及其可能产生的生物效应提供化学基础。

第二节　药物化学的近代发展

一、药物化学的起源与发展过程

任何学科的形成和发展，都是与当时的科学技术水平、经济建设要求以及相关学科的促进分不开的。人类探索自然、认识自然，永无止境。在古代，神农尝百草，日遇七十二毒，得荼而解之；人们品尝存在于生活环境中的植物，其中产生令人有舒适感的植物或者有明确治疗效果的植物，就被作为药物使用；而产生毒性作用的植物则被用于打猎、战争或其他特别用途。经过反复的实践，相应的作用就得到了肯定，而相应的物质就成了以后人们解除某种痛苦的药物。所以，药物是伴随着人类对自然界的认识过程中发现和发展起来的，而药物化学的发展则与化学、医学、生物学的研究进展密不可分。

到19世纪中期，人类已不再满足于应用天然物质治疗疾病，而是希望从中发现有效的化学成分。在这个时期最有影响的工作是从金鸡纳树皮中提取出奎宁，从阿片中分离得到吗啡，从古柯树叶中提取得到可卡因等。这些研究结果说明，天然药物中所含的化学物质是产生治疗作用的物质基础，不仅为临床提供了适用的药品，同时也为当前药物化学的发展建立了良好的开端。

案例 1－1：1806 年德国化学家 F. Sertürner（1783—1841）在研究鸦片时，从中提取出主要成分，并以吗啡命名。然后，用家养的几只小狗做了生物学实验，实验结果于 1805 年公开发表；尽管不确定其化学结构，但 1826 年默克公司已将吗啡作为药物商业化生产；直到 1925 年 Robert Robinson 确定了吗啡的结构式，1952 年人们才成功地全合成了吗啡。此后，药物化学家们通过结构改造和构效关系的研究，开发了一系列结构简单、合成简便、疗效更好、各具特色的类似物（如哌替啶）。吗啡的发现具有什么重要意义？

分析：吗啡的研究标志着药物化学的诞生，同时也标志着药物研究与开发新时代的来临，随后一个接着一个的生物碱被分离出来。这些活性成分的分离和鉴定，说明天然药物中所含的化学物质是产生治疗作用的物质基础。

随着化学学科特别是有机化学合成技术的发展，人们开始从有机化合物中寻找对疾病有治疗作用的化合物，例如人们发现了水合氯醛的镇静作用以及用乙醚作为全身麻醉药等。有机合成化学提供了化合物的基本来源，人们在总结化合物生物活性的基础上提出了药效团（pharmacophore）的概念，指导人们开始进行有目的的药物设计和合成研究。19 世纪末期发现了苯佐卡因、阿司匹林等化学合成药物，药物化学真正成为一门重要的独立学科。

在药物化学的发展过程中，人们总结了药物的药效基团、作用机制、受体结构以及构效关系等概念；Ehrlich 在用有机砷化合物治疗梅毒和用染料治疗原虫性疾病时，提出了化学治疗（chemotherapy）的概念，这些都对药物化学的理论发展起到了积极作用。

案例 1－2：早在公元前 15 世纪 Hippocrates 就描述了咀嚼柳树皮可以减轻疼痛，1838 年首次分离得到水杨酸，1860 年首次合成水杨酸，随后其衍生物在临床上得到应用。1899 年阿司匹林（aspirin）作为解热镇痛药上市，1909 年成功开发出了阿司匹林的水溶性片剂，1915 年阿司匹林片剂已经作为非处方药销售。之后随着其对心血管疾病预防作用等新用途的发现，阿司匹林成为适用范围最为广泛的药物。毫不夸张地说，阿司匹林是人类到目前为止仍在应用的最为神奇的药物之一！这个经典案例具有什么重要意义？

分析：阿司匹林是人类历史上第一个用化学方法对天然化合物进行改造而得到的药物。阿司匹林的成功上市，标志着药物化学的研究由最初的天然产物提取分离，发展为半合成研究，药物化学从此得到了迅速发展。

　　进入 20 世纪以后，解热镇痛药、镇静药和局部麻醉药等在临床上已有较好应用；30 年代通过染料百浪多息发明了一系列磺胺类药物，为细菌感染性疾病提供了有效的治疗药物，发展了利用体内代谢产物进行新药的设计和研究，创立了药物的抗代谢作用机制学说；40 年代第一个被发现的抗生素青霉素应用于临床，开创了从微生物代谢产物中寻找抗生素的思路，使药物化学的理论和实践都有了飞速发展。在此基础上总结和应用了药物化学的一些基本原理，如同系原理和异构原理、电子等排原理和拼合原理等。在同一时期，通过对甾体激素类药物及其构效关系的广泛研究，研制了雌二醇、氢化可的松、黄体酮等激素类药物，对调节内分泌失调起到了重要作用；进入 50 年代，随着药物合成化学、生物学、医学的发展，人们改进了单纯从药物的基本结构或显效基团寻找新药的方法，设计产生了诸如前药（prodrug）、软药（soft drug）和潜效（latentiation）等一系列药物设计研究概念。

　　20 世纪 50 年代以后，生物科学的发展使人们对身体的调节系统、体内的代谢过程、疾病的病理过程有了更多了解，对酶、蛋白质、受体、离子通道的研究进入了更加深入的阶段。通过对酶的三维结构、活性部位及功能的研究，以酶作为靶点的酶抑制剂研究取得了较大发展，如用于抗高血压治疗的血管紧张素转化酶抑制剂（ACEI）；通过干扰体内胆固醇合成治疗高脂血症的羟甲戊二酰辅酶 A（HMG – CoA）抑制剂等。对多种受体亚型的发现和研究，促进了受体激动剂和拮抗剂的发展，尤其是特异性地作用于某一受体亚型的药物，可提高其选择性，减少毒副作用；如作用于肾上腺素 α 或 β 受体的药物，作用于组胺 H_1、H_2 和 H_3 受体的药物等。

　　60 年代定量构效关系（quantitative structure activity relationships，QSAR）研究使药物化学的发展由经验设计转变为有目的的合理设计，极大地充实了药物化学的理论。1964 年美国 Hansch 和日本藤田稔夫（Fujita）共同创建了 Hansch 分析法，该法以热力学为基础，应用化合物的疏水性参数、立体参数和电性参数表达药物的结构特征，分析化学结构与生物活性之间的构效关系。

　　80 年代以后，新理论、新技术和新兴学科促进了药物化学的发展，计算机学科图像学技术的应用，为探索构效关系、研究药物与生物大分子三维结构、药效构象以及两者作用模式提供了理论依据和先进手段，使药物设计更加合理、可行；组合化学的发展，使快速大量合成化合物成为可能；高通量和自动化筛选技术大大缩短了药物发现的时间，加快了新药的寻找过程。

　　随着生命科学研究的深入，人们逐渐认识到体内存在的微量活性物质在调节体内机能和维持生命方面扮演了重要的角色。20 世纪 80 年代，从鼠心肌匀浆中分离得到的心钠素和心房肽，具有很强的降压、利尿和心律调节作用。80 年代后期，人们发现一氧化氮（NO）在体内具有重要作用，在此基础上开展了对 NO 供体和 NO 合成酶抑制剂的研究。

　　分子生物学的研究成果为人们认识疾病提供了理论基础，也为新药研发提供了新的方向，尤其抗肿瘤药物的研究有了较大突破，涌现出了多种具有不同作用机制的抗肿瘤药。如抑制 DNA 拓扑异构酶的药物伊立替康、抑制微管蛋白功能的抗有丝分裂药物紫杉醇、蛋白质酪氨酸激酶选择性抑制剂伊马替尼等。人类基因组、蛋白质组和生物芯片等研究工作的深入使大量与疾病相关的基因被发现，这给新药物的设计提供了更多的靶点分子，从而为创新药物研究带来了更多的机会和更广阔的前景。药物化学与生物技术的紧密结合，促进了医药工业的快速发展，仍是今后医药领域发展的大趋势。

案例分析

案例1-3：1956年，沙利度胺（反应停，thalidomide）在原西德上市，用于治疗妊娠呕吐反应，因其疗效显著而迅速在欧洲、亚洲、北美洲和拉丁美洲的许多国家广泛使用。1960年左右，上述国家突然发现许多新生儿四肢发育不全，上肢、下肢特别短小，甚至没有臀部和腿部，手脚直接连在身体上，形状酷似"海豹"，部分新生儿还伴有心脏和消化道畸形、多发性神经炎等。截至1963年在世界各地，由于服用该药物而出生了12000多名"海豹肢畸形儿"。请问是什么原因导致了"海豹肢畸形儿"的出现？

分析："海豹肢畸形"是由于患儿的母亲在妊娠期间服用沙利度胺造成的。当时使用的药物是消旋化合物，其中$S-(-)$-异构体结构中的二酰亚胺可发生酶促水解反应生成邻苯二甲酰谷氨酸，能渗入胎盘干扰胎儿的谷氨酸物质转变为叶酸，从而影响胎儿的发育，造成畸胎；而$R-(+)$-异构体不易与代谢水解酶结合，不会产生上述代谢产物，因而不致畸。虽然两个异构体都具有镇静作用，但在体内的代谢过程却并不相同。若当初将两个旋光异构体分离，去除致畸的$S-(-)$-异构体，单独使用$R-(+)$-异构体就可以避免"反应停惨祸"的发生。

该事件促使各国医药卫生管理部门相继制定有关法规，规范新药的安全性试验，除进行急性毒性、长期毒性和一般药理实验外，还必须进行致畸、致突变、致癌和生殖毒性实验，从而保障新药的临床使用安全。同时也促进了手性药物和手性药理学的发展。

二、我国药物化学的发展

新中国成立以前，我国的化学制药工业基础薄弱，设备落后。1949年以后，化学制药工业得到较快发展，尤其是在改革开放以后得到迅速发展。到2012年底，全国已有原料药和制剂生产企业4747家，可以生产化学原料药1500余种，能生产化学药品制剂34个剂型4000余个品种，形成了药物科研、教学、生产、质控、市场营销等比较全面的医药工业体系，促进了医药工业的发展。

新中国成立初期，我国医药工业的发展战略是以保障人民群众基本医疗用药，满足防病治病需求为主要任务；药物研发采取创仿结合、仿制为主的方针，先后发展了抗生素和半合成抗生素、磺胺药、抗结核病药、解热镇痛药、维生素、甾体激素、抗肿瘤药、心血管药物和中枢神经系统药物等一大批临床治疗药物。化学制药工业的发展形成一定的规模后，我国科研人员结合生产实际，开展了广泛的技术革新和工艺改进并取得了显著的成果。例如20世纪60年代，我国开展了对薯蓣皂苷元资源的综合利用，自主开发生产出青霉素；70~80年代成功研究出维生素B_6的噁唑法合成新工艺，并形成了独具特色的维生素B_6专利生产技术等。这些生产工艺充分体现了我国医药工业的水平，促进了医药工业的进一步发展。

与此同时，我国的新药研究工作也取得了很大进展，创制出了一些重要类型的化学新药。

如从生长在我国青藏高原的莨菪中分离得到的山莨菪碱和樟柳碱可用于治疗中毒性休克和血管性头痛等；从石杉属植物千层塔中分离出可用于治疗老年痴呆症的石杉碱甲；从中药黄花蒿中分离得到青蒿素，并确定其结构为含过氧桥的倍半萜内酯，打破了抗疟药基本结构的传统概念，在此基础上经过结构改造得到了双氢青蒿素、蒿甲醚和青蒿琥酯，抗疟活性增强，毒性降低；通过对五味子有效成分五味子丙素进行结构简化，得到了肝炎治疗药物联苯双酯。目前，我国创新药物的研究形成了基于天然活性成分结构为基础进行新药设计的特色。近30多年来计算机辅助药物设计、组合化学以及高通量筛选等技术的应用在我国药物化学研究中也有了较快发展。经过60多年的建设，我国药物化学取得了很大的成就，形成了一支成熟的研究队伍，缩短了与发达国家的差距，保障了人民的生命和健康。

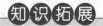 知识拓展

me‑too 药物

me‑too 是指药物作用于酶或受体发挥药理作用，结构类似的药物，尤其带有相仿药效构象的化合物，应可与同一酶或受体作用，产生类似的药效。利用已知药物的作用机制和构效关系的研究成果，在分析已知药物的化学结构的基础上，设计合成该药物的衍生物、结构类似物和结构相关化合物，并通过系统的药理学研究，所产生的新药与已知药物比较，具有活性高或活性类似等特点的新药称为"模仿（me‑too）药"，有别于完全照抄他人化学结构的"仿制药"。

第三节　药物的名称

每种药物都有它的特定名称，药物的名称是药物规范化、标准化的主要内容之一，同时也是药物质量标准的重要组成部分。大部分药物都至少有3个名称：通用名、化学名（中文及英文）和商品名。

一、通用名

通用名也称国际非专利药品名称（international non‑proprietary names for pharmaceutical substance，INN），是由世界卫生组织（World Health Organization，WHO）审定和制定的名称。中华人民共和国卫生部药典委员会编写的《中国药品通用名称（CADN）》是中国药品通用名称（Chinese approved drug names）命名的依据，基本是以世界卫生组织推荐的INN为依据，结合我国具体情况而制定的。CADN由国家药典委员会负责组织制定并报送国家食品药品监督管理总局备案。

一个药物只有一个药品通用名，它是新药开发者在新药申请时向政府主管部门提出的正式名称，不受专利和行政保护，是任何该产品的生产者都可使用的名称，也是所有文献、资料、教材以及药品说明书中标明的有效成分的名称。目前，INN名称已被世界各国采用，也是药典中使用的名称。

CADN主要包括下述规则：中文名尽量和英文名相对应，可采取音译、意译或音译和意译

相结合，以音译为主。长音节可简缩，且顺口，如 valacyclovir 译作伐昔洛韦；简单化合物如乙醚、甲醇等可用化学名称。INN 中对同类药物常采用同一词干，而 CADN 对这种词干规定了相应的中文译文，这种命名方法给医学或药学工作者使用和记忆带来了方便。

二、化学名

化学名是根据药物的化学结构式进行的命名，表达药物的确切化学结构，是最准确的系统名称。英文化学名是国际通用的名称，它符合由国际纯粹化学和应用化学联合会（IUPAC）制定的命名规则，一般药物的化学名非常冗长。英文化学名的命名多以美国化学文摘（Chemical abstracts service，CAS）为依据，对药物首先认定其基本母核，其他部分均看成是取代基；中文化学名的命名原则可参考《英汉化学化工辞典》（科学出版社）。如盐酸环丙沙星（ciprofloxacin hydrochloride）的化学名为 1 - 环丙基 - 6 - 氟 - 1,4 - 二氢 - 4 - 氧代 - 7 - （1 - 哌嗪基） - 3 - 喹啉羧酸盐酸盐一水合物，1 - cyclopropyl - 6 - fluoro - 1,4 - dihydro - 4 - oxo - 7 - (piperazin - 1 - yl) - quinoline - 3 - carboxylic acid hydrochloric acid monohydrate。

三、商品名

药品作为特殊商品，可以和商标一样进行注册和申请专利保护。为加强药品监督管理，维护公共健康利益，规定药品商品名称应当符合《药品商品名称命名原则》的规定，并获得国家食品药品监督管理总局批准后方可使用。药品的商品名只能由该药品的注册者使用，代表着制药企业的形象和产品的声誉。因此，含有相同药物活性成分的药品在不同的国家、不同的生产企业可以用不同的商品名称销售。按照中国新药评审的要求，对商品名称有一些要求，如商品名应规范、高雅、不庸俗，不能暗示药品的作用和用途，要简易顺口等。

以抗高血压药卡托普利（captopril）为例，通用名为卡托普利（INN 名称为 captopril），英文化学名为 1 - (3 - mercapto - 2 - D - methyl - 1 - oxopropyl) - L - proline，中文化学名为 1 - (2 - D - 甲基 - 1 - 氧代丙基 - 3 巯基) - L - 脯氨酸，商品名有开博通、开富林、普利博通、刻甫定等，此外还有开托普利、甲巯丙脯氨酸、甲巯丙脯酸、巯甲丙脯酸等别名。

卡托普利（captopril）

本 章 小 结

　　药物化学是建立在医学、化学和生物学基础上，发现与开发新药、设计和合成化学药物、阐明药物理化性质、研究药物分子与机体生物大分子之间相互作用规律的综合性学科，是药学专业课程。

　　化学药物具有确切的化学结构，是药物化学的主要研究对象。大部分药物都至少有通用名、化学名和商品名，通用名也称为国际非专利药品名称。

思考题

1. 简述药物化学的主要研究内容和任务。
2. 药物的名称有几种？请举例说明。
3. "反应停"事件是药物发展史上的一次重大失误，它给人们带来了哪些反思和影响？

（孟繁浩）

第二章　药物的结构与药物作用

学习导引

1. **掌握**　药物的理化性质（脂水分配系数和酸碱度）、立体结构对药效的影响；药物Ⅰ相和Ⅱ相生物转化的基本概念。
2. **熟悉**　药物中键合形式、常见官能团对药效的影响。
3. **了解**　电荷分布对药效的影响；药物Ⅰ相生物转化和Ⅱ相转化的常见反应。

药物的化学结构与生物活性（包括药理和毒理作用）间的关系，简称构效关系，是药物化学研究中的核心议题之一。药物从给药到产生药效是一个非常复杂的过程，包括吸收、分布、代谢、组织结合，以及与机体的作用部位发生相互作用等。从本质上看，这种相互作用是药物分子与机体作用部位生物大分子在化学结构及理化性质上相互适配和作用的结果。药物在体内的作用结合位点即为药物靶点（drug target），包括受体、酶、离子通道、核酸等生物大分子。药物分子结构的改变，会引起生物活性强度的变化（量变），也可能改变生物活性的类型（质变）。因此，研究药物的构效关系，有助于解析和认识药物的作用机制（mechanism of action）和作用方式（mode of action），为合理地研究与开发新药提供理论依据和实际指导。

药物从给药到产生药效的过程可分为药剂相（pharmaceutical phase）、药代动力相（pharmacokinetic phase）和药效相（pharmacodynamic phase）三个阶段（图2-1）。药物的结构对每

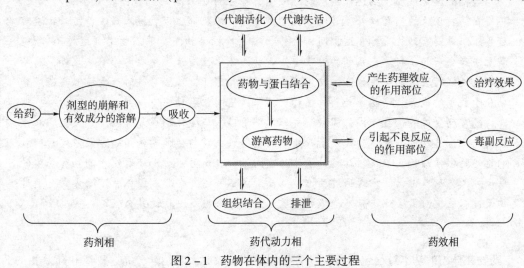

图2-1　药物在体内的三个主要过程

一相都产生重要影响，理想的药物应该具有安全性、有效性和可控性，而这些特性与药物的化学结构密切相关。本章重点讨论药物的化学结构与药效的关系，即与药效相有关的因素。

根据药物在体内的作用方式，把药物分为结构非特异性药物和结构特异性药物。结构非特异性药物的活性，取决于药物分子的各种理化性质，如全身麻醉药，有卤代烃类、含氧醚类等，它们的化学结构各异，但其麻醉作用只与药物的脂水分配系数有关。结构特异性药物的生物活性主要依赖于药物分子特异的化学结构，即药物与靶点相互作用产生药理活性的关键是药物分子和靶点在结构上相互匹配，药物的化学结构稍微变化不仅会影响其理化性质而且直接影响其药效学性质。结构特异性药物中与特定的生物靶标产生适宜的相互作用，从而引发或阻断生物效应所必需的立体和电性特征的集合体称为药效团（pharmacophore）。如吗啡有复杂的五环结构，而其衍生物哌替啶和美沙酮之所以具有镇痛活性，是因为它们在三维空间上有相同的与靶点作用的构象，这些因素构成了药效团。

吗啡　　　　　　　　　　哌替啶　　　　　　　　　　美沙酮

受体（receptor）是一种能够识别和选择性结合某种配体（信号分子）的大分子物质，多为糖蛋白，一般至少包括两个功能区域：与配体结合的区域和产生效应的区域。当受体与配体结合后，构象改变而产生活性，而配体（药物）与受体结合是指分子中的特定结构即药效团与受体活性位点的结合，对结构特异性药物，药效团则指相同作用类型药物的相同化学结构部分。

知识链接

药物的理化性质及到达作用部位的浓度　除了静脉注射给药，药物直接进入血液，不存在药物吸收的问题以外，其他给药方式都先经给药部位吸收进入血液，随着血液流经各组织或器官到达靶标，这期间需要药物穿过各种生物膜。若药物不到达作用部位，就无法产生药效。在这一系列的过程中，药物的理化性质产生主要的影响。此外，药物随血液流经肝脏时会产生代谢，改变药物的结构和疗效，流经肾脏时产生排泄，造成药物分子数量的减少。这些也与药物结构中的取代基的化学反应有一定的联系。

药物与受体的相互作用　药物到达作用部位后，与受体形成复合物，产生生理和生化的变化，达到调节机体功能或治疗疾病的目的。药物与受体的作用一方面依赖于药物的特定的化学结构，以及该结构与受体的空间互补性，另一方面还取决于药物和受体的结合方式，如以化学的方式通过共价键结合形成不可逆复合物，或以物理的方式，通过离子键、氢键、离子偶极、范德华力和疏水性等结合形成可逆的复合物。

药物在体内的基本过程包括药代动力相的给药、吸收、转运、分布、排泄和药效相的药理作用（包括副作用）；而药物的代谢过程在上述的每一步都可能发生，分布到作用部位并且在作用部位达到有效的浓度是药物产生活性的重要因素之一。药物的转运过程与其物理化学性质有关，药物在作用部位与靶点的相互作用则是产生药效的另一个重要因素。所以影响药物产生活性作用的主要因素包括两方面：药物的理化性质及到达作用部位的浓度，药物与受体的相互作用。

第一节 药物理化性质与药物活性

药物的理化性质决定了结构非特异性药物的生物活性。药物转运到作用部位且达到有效浓度是药物与受体结合的前提。由于没有适宜的理化性质，不能通过转运达到靶标位置，所以一些与受体结合良好的药物，在体内并不一定表现出很强的生物活性。如某些酶抑制剂，因脂水分配系数不适宜，无法到达酶所在的组织的部位，体外试验虽然有很强活性，体内几乎无效。因此，在新药设计过程中，综合考虑化合物的理化性质非常重要。

药代动力学性质包括药物的吸收、转运、分布、代谢和排泄，直接影响药物在体内作用部位的浓度。药物的溶解度、分配系数、解离度、氧化还原势、热力学性质和光谱性质等理化性质决定了药物的药代动力学性质，其中溶解度、分配系数和解离度的影响较大，以下将重点进行讨论。

一、药物的溶解度和分配系数对药效的影响

机体的水相环境包括体液、血液和细胞质，药物要转运扩散至血液或体液，要求药物具有一定的水溶性（又称为亲水性）。而药物在通过各种生物膜包括细胞膜时，这些膜是由磷脂所组成的疏水环境，因此又需要一定的脂溶性（又称为亲脂性）。药物亲水性或亲脂性的过高或过低都将影响药效。

知识拓展

药物的脂水分配系数

药物的脂水分配系数（P）是评价药物亲水性或亲脂性大小的主要参数，是药物在生物非水相中的浓度与药物在水相中的浓度之比，该数值较大，常用 $\lg P$ 表示，即：$P = C_O/C_W$，$\lg P = \lg (C_O/C_W)$。

正辛醇有极性醇羟基和长碳链，与构成脂质细胞膜的脂肪醇相似，一般用正辛醇测定脂水分配系数。C_O 表示药物在非水相或正辛醇中的浓度，C_W 表示药物在水中的浓度。$\lg P$ 值越大则药物的脂溶性越高，$\lg P$ 值为负值表示药物的水溶性较大。

药物的水溶性与药物结构中能形成氢键的原子或基团数目有关，药物结构中的氢键给予体或氢键接受体官能团的数目越多，药物的亲水性越强，水溶性越高，这类官能团主要有羟基、氨基和羧基等，这些基团的数目可以大致作为判断药物溶解度的指标。分子中如含有亲脂性的烷基、卤素和芳环等，一般会增加药物的脂溶性。对于作用于不同系统的药物，对亲脂性的要求不同。例如，靶点在中枢系统的药物需要穿过血-脑屏障，适当增加药物亲脂性

可增强药物在靶标位置附近的浓度，从而增加药物的活性，该类药物适宜的分配系数 lg P 一般在 2 左右。此外还与药物离子化的难易程度有关，易离子化可成盐的药物，有较大的水溶性，可以做成针剂注射给药。总之，药物的脂水分配系数应有一个适当的范围，才能显示最好的药效。

二、药物的酸碱性和解离度对药效的影响

由于机体的 70% ~ 75% 是由水组成，药物在体内处于富水环境，大多数临床上使用的有机药物为弱酸或弱碱，药物的酸碱性对药效有很重要的影响，同时还影响药物的吸收、转运、分布和排泄。药物在人体 pH 7.4 环境中可部分解离，以部分离子型和部分分子型两种形式存在，体内不同部位 pH 值会影响药物的解离程度，使解离形式和未解离形式药物的比例发生变化，这种比例的变化与药物的解离常数（pK_a）和体液介质的 pH 有关。根据 Brönsted – Lowry 理论，酸碱反应实质是质子从一个物质向另一物质的转移，任何能产生质子（H$^+$）的物质即为酸，能接受质子的物质即为碱。

根据药物的解离常数（pK_a）可以决定药物在胃和肠道中的吸收情况，同时还可以定量预测药物在胃液和肠液中离子型和分子型的比率。弱酸性药物如水杨酸和巴比妥类药物在酸性的胃液中几乎不解离，呈分子型，易在胃中吸收。弱碱性药物如奎宁、麻黄碱、氯苯那敏、地西泮在胃中几乎全部呈解离形式，很难吸收；而在肠道中，由于 pH 值比较高，容易被吸收。碱性极弱的咖啡因和茶碱，在酸性介质中解离也很少，在胃中易被吸收。强碱性药物如胍乙啶在整个胃肠道中几乎是离子化的，还有完全离子化的季铵盐类和磺酸类药物，消化道吸收很差。因此，当药物的解离度增加，药物的离子型浓度上升，未解离的分子型减少，可减少在亲脂性组织中的吸收。而解离度过小，离子浓度下降，不利于药物的转运。总之，一般具有最适度解离度的药物，才具有最佳的活性。

药物的化学结构改变，会影响弱酸或弱碱性药物的解离，从而影响生物活性。最经典的例子是巴比妥类药物，5 位取代基的不同，导致巴比妥类药物的 pK_a 不同，直接决定了药物透过血 – 脑屏障的速率和浓度，最终表现在镇静、催眠作用的强弱及显效时间有非常明显的差别。如巴比妥酸在其 5 位没有取代基，pK_a 值为 4.12，在生理 pH 7.4 时 99% 以上解离，不能通过血 – 脑屏障，故无镇静作用；而当将其 5 位双取代以后，pK_a 值达到 7.0 ~ 8.5 之间，在生理 pH 下，苯巴比妥约有 50% 左右以分子形式存在，可进入中枢神经系统而起作用，30 分钟显效。常用的巴比妥类药物的 pK_a 与活性见表 2 – 1。

表 2 – 1　常用的巴比妥类药物的 pK_a 与活性

	巴比妥酸	苯巴比妥酸	苯巴比妥	司可巴比妥	异戊巴比妥	戊巴比妥	海索比妥
pK_a	4.12	3.75	7.40	7.7	7.9	8.0	8.4
未解离%	0.052	0.022	50	66.61	75.97	79.92	90.0
显效时间（min）	—	—	30 ~ 60	10 ~ 15	30 ~ 45	10 ~ 15	10 ~ 15

第二节　药物结构与药物活性

结构特异性药物的生物活性取决于药物与靶标（受体）的相互作用，外源性药物与生物靶点的作用主要表现在药效团与靶标（受体）间的键合作用，键合形式有共价键和非共价键

两大类，药物与受体的结合方式主要是非共价键，包括离子键、氢键、离子偶极、偶极－偶极、范德华力、电荷转移复合物和疏水作用等，这种结合是可逆的。

一、键合形式与生物活性

1. 共价键　共价键键能高达 $50 \sim 150kcal/mol$，非常稳定，主要是由药物和受体的原子间通过共用电子对形成的，使药物与受体不可逆地结合，最终导致受体功能的破坏。细胞功能的恢复必须合成新的受体。如青霉素与黏肽转肽酶发生酰化反应从而阻断细菌细胞壁的合成；氮芥类药物的抗肿瘤作用是在 DNA 的碱基部位发生了烷化作用，形成共价键，被烷基化的 DNA 发生了变形或链断裂而丧失复制功能，从而产生细胞毒性等作用。

2. 离子键　离子键是因静电引力而产生的电性作用，键能变化范围为 $5 \sim 10 \ kcal/mol$，与正负离子间距的平方成反比，原子形成离子键的能力取决于其电负性的大小。主要由药物带正电荷的正离子与受体带负电荷的负离子之间相互吸引产生，药物分子与受体结合能力明显增强，导致药物的活性增加。药物分子或生物大分子中常含有的氟、氯、羟基、巯基以及羧基的电负性都比氢原子强，都可以形成离子键；而烷基不能形成离子键。离子键能的强度可保证受体与药物之间的初始瞬间相互作用的发生。

3. 氢键　药物分子中的 O、N、S、F 等电负性大的原子可与—NH—、—OH、—SH 等基团中的 H 原子形成氢键。氢键的键能比较弱，一般在 $-3 \sim -5kcal/mol$，约为共价键的十分之一。氢键在生物系统中对稳定 DNA 的双螺旋结构起到重要作用，同时也是药物和生物大分子作用的最基本的化学键合形式，因此氢键被认为是多数药物－受体作用所必需的。单独一个氢键的作用是较弱的，不足以维持药物与受体的相互作用，但如果药物与受体间形成多个氢键，相互作用就更加稳定。

药物与生物大分子通过氢键相结合的例子比比皆是，如雌二醇与雌激素受体结合的一个重要特征是 3 位酚羟基同时与 Glu353 和 Arg394 和结合水（W）形成 3 个氢键（图 2－2），酚羟基既是氢键的受体，也是氢键的给体。而黄体酮的 3 位酮基只作为氢键的受体与孕激素受体蛋白形成氢键网络。

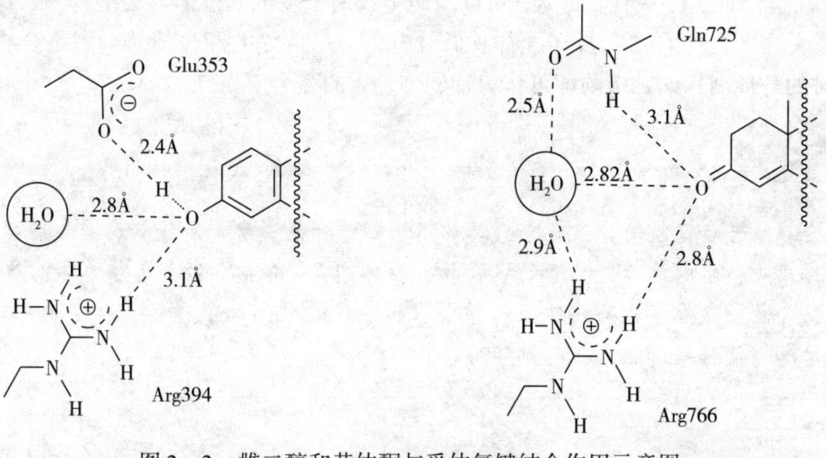

图 2－2　雌二醇和黄体酮与受体氢键结合作用示意图

某些药物自身结构具特殊性，使得其可以形成分子间氢键和分子内氢键。一方面可以对药物的物理性质产生影响，如影响溶解度、极性、酸碱性等；另一方面也会影响药物的生物活性。

4. 电荷转移复合物　又称电荷迁移络合物，是在电子相对丰富的分子与电子相对缺乏的分子间，通过电荷转移而形成复合物。供体将部分电荷转移给受体，形成复合物的键既不同于离子键，又不同于共价键，键能较低，复合物比较稳定。就本质而言，电荷转移复合物就是分子的偶极－偶极作用。

溶解度小的化合物与溶解度大的化合物形成电荷转移复合物，往往可增加药物的稳定性以及溶解度，并增加药物与受体的结合。抗疟药氯喹的喹啉环呈平面型，可嵌入疟原虫的DNA双螺旋的一部分碱基之间形成电荷转移复合物而与其作用。

5. 疏水键　由于非极性分子或局部非极性区域的存在，表面水分子呈定向排列，在其他水分子包围下保持一种高能状态。当两种非极性基团，如药物的脂溶性基团和受体的非极性基团，分别被定向的水分子包围而靠近时，这些水分子就形成无序状态而试图相互结合。因此，体系中熵增加，导致自由能减少，从而使药物－受体复合物稳定。这种结合就称为疏水键或疏水相互作用。

疏水相互作用一般比较弱（$0.5 \sim 1kcal/mol$），疏水相互作用能量的高低取决于疏水基团的大小、烷基链的长短。在蛋白质或酶分子表面有很多非极性链区域，除了某些氨基酸残基的烷基链可参与生成疏水相互作用外，一些芳香氨基酸（如苯丙氨酸）的芳环侧链也可与药物分子的芳香环形成疏水相互作用。

6. 离子－偶极键及偶极－偶极键　当药物分子中存在 N、O、S 等电负性大的原子时，诱导作用使分子中的电荷分布不均匀，形成偶极。该偶极与另一个带电离子形成相互吸引的作用称为离子－偶极作用。如果该偶极和另一个偶极产生相互静电作用，称为偶极－偶极键。由于受体和药物分子中元素电负性存在的差异，从而广泛存在着偶极键，对维持特异识别和结合有着重要的贡献。

7. 范德华力　范德华引力来自于分子间暂时偶极产生的相互吸引。这种暂时的偶极是来自于非极性分子中不同原子产生的暂时不对称的电荷分布，暂时偶极的产生使得分子和分子相互作用时产生弱性的引力。范德华力随着分子间的距离缩短而加强。范德华力是非共价键键合方式中最弱的一种，但普遍存在且具有加和性。

8. 金属离子络合物　金属离子络合物是由金属离子（路易斯酸）与具有供电子基的配体（路易斯碱）结合而成，一个金属离子可以与两个或两个以上配位体形成络合物。体内的氨基酸、蛋白质大多含 N、O、S 等原子，都有孤对电子，是良好的配位体。金属络合物还可用作金属中毒时的解毒剂，如二巯丙醇可作为锑、砷、汞的螯合解毒剂。

知识链接

　　铂金属络合物是抗肿瘤烷化剂，其作用机制是铂金属络合物进入肿瘤细胞后，原先的配位体离去，水解为带阳离子的水合物，在体内与 DNA 的两个鸟嘌呤碱基络合成五元环状络合物，破坏了核苷酸链上的嘌呤基和胞嘧啶之间的氢键，扰乱了 DNA 的正常双螺旋结构，使肿瘤细胞丧失复制能力。

综上所述，药物和生物大分子作用形式多种多样，一般结合位点越多且强度越高，生物活性越强。当一个药物分子结构中的电荷分布正好与其特定受体区域相适应，那么药物与受体特定区域的正负电荷相对应部位产生静电引力，使药物与受体相互接近。分子的其余部分还能与受体通过分子间普遍存在的范德华引力相互作用，这样药物与受体就结合形成复合物。

图 2-3 是局麻药与神经细胞膜上电压门控钠离子通道内受体的结合方式，局麻药在叔氨基部分与受体以静电引力结合，在羰基部分以偶极 - 偶极作用结合，苯环部位与受体以范德华力相互作用，分子末端的烷基部分与受体的疏水部分产生疏水性作用。

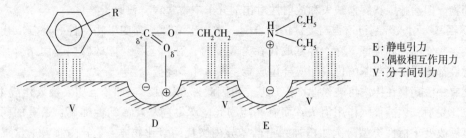

E: 静电引力
D: 偶极相互作用力
V: 分子间引力

图 2-3　局部麻醉药分子与受体的相互作用模型

二、药物结构中的官能团对药效的影响

药物结构中不同官能团的改变可使整个分子的理化性质、电荷密度等发生变化，进而改变或影响药物与受体的结合，影响药物在体内的吸收和转运，最终影响药物的药效，有时还会产生毒副作用。

1. 烷基　烷基的变换可以影响多种物化性质，如溶解度、分配系数、离解性、氧化 - 还原电位和代谢的反应性等，烷基的大小和支化程度影响体积和构象的变化，因此也影响与受体的作用。

在烷基中，甲基的地位比较特殊。活性分子中引入一个或多个甲基可使脂溶性增加，在中枢系统的药物设计中常常引入甲基改善药物的脂水分配系数。如环己烯巴比妥属于中效巴比妥类药物，而当巴比妥结构的氮原子上引入甲基后成为海索比妥，不易解离（$pKa\ 8.40$），口服后大约 10 分钟内即可生效。

环己烯巴比妥　　　　　　海索比妥

2. 卤素　药物中的卤素原子一般为氟原子或氯原子。卤素有较强的电负性，在药物分子中引入卤素，能影响药物分子的电荷分布，从而增强与受体的电性结合作用。氟原子体积较小，范德华半径接近于氢原子，常常连接于分子易受代谢攻击的部位，以阻止代谢作用。三氟甲基的体积相近与氯原子，但化学活性却不同，如吩噻嗪类药物，2 - 位没有取代基时，几乎没有抗精神病作用；2 - 位引入氯原子得到奋乃静，引入三氟甲基得到氟奋乃静，由于三氟甲基的吸电子作用比氯原子强，其安定作用比奋乃静强 4～5 倍。

引入卤素后还可以产生阻碍性作用，减少药物的氧化代谢失活。如醋酸氟代氢化可的松的抗炎作用比醋酸氢化可的松强 17 倍，是由于醋酸氢化可的松的 6 - 位氢原子被氟取代后，不容易被羟基置换而失活。另外，在苯环上引入卤素原子能增加脂溶性，每增加一个卤素原子，脂水分配系数可增加 4～20 倍。

分子的脂肪链中氯和溴元素较少见，因为与氟元素相比，氯和溴容易以离子形式离去而成为亲电试剂，尤其是长期服用会有潜在的致毒性作用。然而与芳香环相连的卤素原子是稳定的，较少毒性。

由于 C–I 键较弱，容易释放出碘离子，引发急性过敏反应或慢性"碘症"，所以较少含碘的药物。但治疗甲状腺素缺失和放射性对比剂分子中常常含有碘原子。

3. 羟基　引入羟基可增强与受体的结合力，增加水溶性，改变生物活性。羟基取代在脂肪链上，常使活性和毒性下降。羟基取代在芳环上时，有利于和受体的碱性基团结合，使活性和毒性都增强。当羟基酰化成酯或羟化成醚，其活性多降低。

还有一些药物在体内可被代谢产生羟基，可因此失去活性，例如苯巴比妥被氧化成 4–羟基苯巴比妥后其镇静催眠作用消失；而有些药物代谢产生羟基反而活性提高；还有的药物引入羟基后改变了活性类型，例如精神兴奋药苯异丙胺代谢氧化物 4–苯异丙胺，不仅毒性降低，而且变成升血压作用。

4. 巯基　巯基有较强的还原能力，可生成二硫化物；巯基也有较强的亲核性，可与 α、β–不饱和酮发生加成反应，二巯基还可与重金属作用生成不溶性的硫醇盐，故可作为解毒剂，如二巯丙醇用作砷、锑、汞等重金属的解毒剂。如青霉胺分子中含有的巯基和氨基，可与铜、锌、铅和汞离子发生螯合作用，形成的螯合物具有水溶性，易于尿中排泄。

5. 醚键和硫醚键　醚基的存在使分子具有极性，氧原子能结合质子，具有亲水性，碳原子具有亲脂性，使醚类化合物在脂–水交界处定向排布，易于通过生物膜，有利于药物的转运，并且电负性较强的氧原子可与其他分子的氢形成氢键。

硫醚与醚类化合物的不同点是硫醚可氧化成亚砜或砜，氧化产物的极性强于硫醚，同受体结合的能力以及作用强度因此有很大的不同。例如质子泵抑制剂奥美拉唑的亚砜是其与质子泵结合的必需基团，是产生次磺酸和次磺酰胺活性代谢物的前药形式，还原成硫醚或氧化成砜都将失去活性。

6. 磺酸基和羧基　在药物的结构改造中，磺酸基主要作为亲水基团。磺酸基的引入，能增加化合物的水溶性和解离度。

分子中引入羧基对水溶性及解离度的影响均比磺酸基小，羧酸成盐可增加水溶性。分子中引入羧基对活性的影响，取决于原来分子的大小，如果原分子较小，则羧基的引入会改变生物活性，往往使原活性降低或消失，也降低毒性。一些药物中的羧基是药效团特征，例如芳乙酸类非甾体抗炎药。羧酸成酯可增大脂溶性，易被吸收。酯基易与受体的正电部分结合，其生物活性也较强。酯类化合物进入体内后，易在体内酶的作用下发生水解反应生成羧酸，有时利用这一性质，将羧酸制成酯的前药，降低药物的酸性，减少对胃肠道的刺激性。

7. 酰胺　酰胺键稳定性强于酯基，既是氢键给体也是氢键供体。构成受体或酶的蛋白质和多肽结构中含有大量的酰胺键，易与生物大分子形成氢键，增强与受体的结合能力。

8. 胺类　药物分子中引入氨基可以增加分子的极性和成盐性，一方面显示碱性，易与核酸或蛋白质的酸性基团成盐；另一方面含有未共用电子对的氮原子又能与多种受体结合。

当药物的 pK_a 大于 10，由于在体内被质子化难以经被动扩散进入中枢神经系统，引入氨基往往增加生物活性，伯胺类的活性和特异性低于仲胺和叔胺，脂肪族二胺或多胺的生物活性较强，氨基被酰化会降低或丧失活性。芳香胺的活性和毒性强于脂肪胺，这是因为在体内发生广泛的代谢作用所致。季铵基团具有持久性正电荷，在吸收性和药理活性上与伯、仲、叔胺有较大的区别。

三、药物分子的电荷分布对药效的影响

药物作用最重要的靶标为酶、受体、离子通道蛋白和核酸。蛋白是由各种氨基酸经肽键结合而成，蛋白链上存在的各种极性基团造成电子云密度的分布不均匀，有些区域的电子云密度较高，形成负电荷或部分负电荷；有的区域电子云密度比较低，即带有正电荷或部分正电荷。药物分子的电子密度分布如能与受体的电子密度分布呈互补状态，则有利于相互作用而结合，形成比较稳定的药物–受体或药物–酶的复合物而增加活性。

机体蛋白质的等电点多在 7 以下，在生理 pH 条件下，多以负离子（如羧基）的形式存在，与外界正离子的引力强，与负离子的作用较弱，因而具有强烈药理作用的药物大多是碱性物质或其盐类。微量生物碱往往对生物体有很高的毒性或强烈的药理作用；而苯甲酸等酸性物质虽剂量较大，毒性却较低。

多数药物分子中，常有一个原子和多个电负性原子或吸电子基团相连，带有较强部分正电荷，在分子中形成一个正电中心。此中心能与受体的负电区域相互吸引，形成稳定的复合物而产生药理效应。如苯巴比妥、美沙酮和普鲁卡因等都有这样的正电中心。

苯巴比妥　　　　美沙酮　　　　普鲁卡因

四、药物的立体结构对药效的影响

药物所作用的靶标在三维空间有特定的排布形式，形成复杂的结构。外源性的药物和靶标相互作用时，两者之间立体结构的适配程度不仅影响药物的吸收、分布和排泄，还会影响药效。药物与受体结合时，彼此之间立体结构的匹配度越好，所产生的生物活性越强。药物立体结构对药效的影响因素主要有药物的手性（光学异构）、几何异构和构象异构。

1. 药物分子的手性及手性药物　由于构成生命体的生物大分子都是由手性化合物所构成的，因此，手性是生命体系的本质特征。手性药物除了旋光性有差别外，其他理化性质基本相似，一对手性药物在体内手性环境中所经受的理化过程是不一样的，表现在机体对该类药物的处置即吸收、分布、代谢的差异，因而对映体之间所呈现的亲和力和药效有所差别。这种差异一般有以下五种情况。

（1）两对映体异构体之间具有等同的药理活性和强度。当手性药物分子结构中包含手性中心的部分对药物与受体的结合几乎不产生影响，药物的两个对映体则表现出等同或近似的药理活性。从科学和经济的角度考虑，无需开发成单一的立体异构体药物。如抗心律失常药美西律的 R 型与 S 型异构体的体内外作用强度相同，吸收、分布、代谢、排泄性质也无显著差异，所以临床使用消旋体。抗疟药氯喹的左旋体和右旋体也具相同的抗疟活性。

（2）对映体异构体之间产生相同的药理活性，但强弱不同。有些药物两个对映体与受体均有亲和力，但亲和力有差异，表现出不同强度的药理活性。例如抗菌药 $S-(-)-$氧氟沙星的活性是 $R-(+)-$型的 9.3 倍，是消旋体的 1.3 倍，左氧氟沙星已基本取代消旋氧氟沙

星。再如 $D-(-)$-异丙肾上腺素的支气管扩张作用为 $L-(+)$-异构体的50~800倍，这种差别可以用药物与受体的相互作用来解释。如图2-4所示，$D-(-)$-肾上腺素与受体有 A、B、C 三个作用部位，而 $L-(+)$-肾上腺素的羟基不能与受体形成氢键，只有 A、C 两个结合部位，故活性下降。

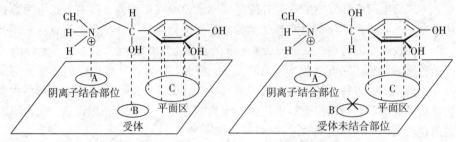

图2-4 $D-(-)$-肾上腺素和 $L-(+)$-肾上腺素与受体结合示意图

（3）对映体异构体中有一个有活性，一个没有活性。这是最常见的现象，表现出药物与生物靶点作用的立体选择性。如芳乙醇胺类 β-受体阻滞剂索他洛尔的一对对映体的药理作用有很大的差异，R 型异构体的活性远胜于 S 型异构体。芳氧丙醇胺类（如阿替洛尔）的活性异构体是 S 构型，与芳乙醇胺类相反。两种不同的构型并不矛盾，是由于确定绝对构型的原则所致。两类药物虽然构型不同，但药物手性中心的两侧取代基（药效团）在空间的排列顺序是相同的，说明 β-肾上腺能受体对这两类拮抗剂的分子识别与结合有着相同的立体选择性。

R-索他洛尔（芳乙醇胺类）　　　　　　　　S-阿替洛尔（芳丙醇胺类）

（4）对映异构体之间产生相反的活性。手性药物的两个对映体可有不同的药理活性，例如抗休克药多巴酚丁胺 $S-(-)$-型对映体对 α_1-受体有较强的激动作用，而对 β-受体呈拮抗作用，可使外周血管收缩；而 $R-(+)$-型异构体对 β-受体呈激动作用，可使外周血管扩张。止吐药扎考必利的 R-异构体为 $5-HT_3$ 受体的拮抗剂，而 S-异构体则为 $5-HT_3$ 受体的激动剂。这种例子虽然比较少，但这类药物的对映异构体需拆分才能使用，否则一个对映体将会抵消另一个对映体的部分药效。

知识拓展

手性药物

手性药物是目前药物化学的一个热门领域，近年来，以手性药物的合成、分离、药效、毒理及体内代谢内容为主的研究已成为药物研究的一个重要组成部分。60年代沙利度胺（反应停）的 $S-(-)$-异构体曾导致12000多名"海豹肢畸形儿"出生，参见案例1-3。

（5）对映异构体之间产生不同类型的药理活性。这类例子比较多，如右旋丙氧酚产生镇痛活性，而左旋体则产生镇咳作用。$S-(+)-$氯胺酮具有麻醉作用，而其 $R-(-)-$异构体则产生兴奋作用；麻黄碱可收缩血管，增高血压和舒张支气管，用作血管收缩药和平喘药，而其光学异构体伪麻黄碱几乎没有收缩血管，增高血压的作用，只能作支气管扩张药。

2. 药物的几何异构 药物分子内部存在刚性的双键或环导致分子内的自由旋转受到限制使分子中的原子或基团在空间产生不同的排布方式称为几何异构。几何异构体的产生，不仅影响药物的理化性质，而且也改变药物的生理活性。如经典的抗精神病药物氯普噻吨，为多巴胺受体阻滞剂，要求其构象和多巴胺有一定的相似性，才能和多巴胺受体更好地结合发挥效应。顺式异构体的抗精神病作用比反式异构体强 $5 \sim 10$ 倍，X-射线衍射表明顺式构象和多巴胺的优势构象能部分重叠（参见第四章案例分析 $4-1$）。

3. 药物的构象异构体 构象是由于分子中单键的旋转，造成原子在空间不同的排列状态所形成的异构现象，药物分子的构象变化与生物活性间有重要关系，这是因为药物与受体分子间相互适配和诱导契合中的结构和构象的互补性，不同构象异构体的生物活性有差异。与受体契合时药物分子的构象称作药效构象，药效构象未必是能量最低的优势构象。药物构象异构体与受体的作用可分为以下三种。

（1）不同构象作用于不同受体，产生不同性质的活性。如组胺可同时作用于组胺 H_1 受体和 H_2 受体。经对 H_1 和 H_2 受体拮抗剂的研究发现，组胺是以反式构象与 H_1 受体作用，而以扭曲式构象与 H_2 受体作用，故产生两种不同的药理作用。

组胺反式构象   组胺扭曲式构象

（2）只有特异性的优势构象产生最大活性。治疗震颤麻痹的多巴胺作用于多巴胺受体，其优势构象根据 ^{1}HNMR 测定和量子化学计算，确定是对位交叉式（又称反式），其又可分为 $\alpha-$偏转体和 $\beta-$偏转体，两者均为药效构象。而邻位交叉式由于两个药效基团—OH 和—NH_2 间的距离与受体不匹配，故没有活性。

（3）等效构象，又称构象的等效性，是指药物没有相同的骨架，但有相同的药效团，并有相同的药理作用和最广义的相似构象。如己烯雌酚反式异构体与雌二醇骨架不同，但两个酚羟基排列的空间距离和雌二醇的两个羟基的距离相似，表现出相同的生理活性。通过 X-衍射晶体学研究，发现反式己烯雌酚与雌二醇有相似的药效构象，故产生相似的药理作用，称之为等效构效，等效构象是计算机辅助药物设计的重要基础。

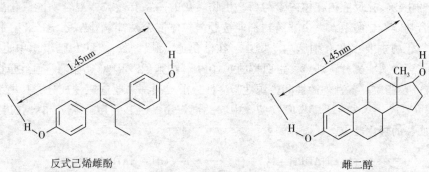

反式己烯雌酚   雌二醇

第三节 药物的结构与药物代谢

药物和其他外源性的物质在体内发生的化学变化，称作生物转化，也就是狭义的药物代谢。除化学惰性的某些全身麻醉药物和强离解性化合物不会在体内发生代谢转化外，几乎所有的药物都在体内发生化学变化。

药物进入机体后，一方面药物对机体产生了诸多生理药理作用，即对疾病产生治疗作用；另一方面对机体来说药物是一种外来的化学物质，机体组织在长期的进化过程中固定下来的自我防御机制，能对外源性物质包括药物进行化学处理，使其易于排出体外，以免受这些物质的侵害和损伤，这就是药物的代谢。药物代谢是指药物分子在机体酶的作用下发生的一系列化学反应。

一般来说，机体是个比较稳定的系统，对内源性的物质可经过专一性的酶进行代谢。而药物作为外源性物质，由于种类繁多，化学结构多样性，体内代谢涉及的酶系统十分复杂，药物代谢的化学变化呈现纷繁的状态。通常将药物的代谢分成两个连续的生物转化反应步骤，称为Ⅰ相代谢和Ⅱ相代谢，这是相继发生的两类不同类型的反应。

Ⅰ相代谢也称为功能基化反应或官能团化反应，是指药物在体内各种酶的催化下所进行的氧化、还原、水解、羟基化等化学反应，结果使药物分子中引入或转化成某些极性较大的官能团，如羟基、羧基、巯基和氨基等，代谢产物的极性增大。这些极性基团可与体内分子相结合，即发生Ⅱ相代谢。Ⅱ相代谢又称为结合反应或轭合反应，是在另一酶系的催化下，将药物分子中的极性基团与体内的成分例如葡萄糖醛酸、硫酸、甘氨酸或谷胱甘肽等以酯、酰胺或苷的方式经共价键结合，生成极性大、易溶于水结合物，通过肾脏经尿排出体外。

正常情况下，Ⅰ相和Ⅱ相生物转化反应的最终结果是使有效药物转变为低效或无效的代谢物，或通过代谢将无效结构转变成有效结构，但有些代谢产物具有很高的反应活性，能与机体的蛋白质形成加合物、使酶不可逆失活或与DNA共价结合，引起毒副作用或致癌、致突变作用。一些药物经Ⅰ相官能团化反应后，无需进行Ⅱ相结合反应，即能排出体外。因此，Ⅰ相代谢的生物转化对药物在体内的活性影响更大。Ⅰ相代谢最重要的是氧化反应、还原反应和水解反应。Ⅱ相代谢大都是缩合反应。

一、药物的Ⅰ相代谢

（一）氧化反应

在体内各种氧化酶系的催化下，药物在生物体内很容易进行氧化反应，也是药物体内代谢最主要的生物转化反应。在体内参与药物生物转化的酶系有微粒体混合功能氧化酶系和非微粒体混合功能氧化酶系，大多数药物都能被肝微粒体混合功能氧化酶系统催化。肝微粒体混合功能氧化酶主要存在肝细胞内质网中，在消化道、肺、肾、皮肤和脑组织中也有分布。此酶系含有三种功能成分，即黄素蛋白类的NADPH、细胞色素P450还原酶、血红蛋白类的细胞色素P450及脂质。各种外源性和内源性脂溶性分子代谢都需要这三种成分，其中细胞色素P450酶是重要成分，在激活氧与底物结合中起关键作用。CYP利用分子氧和NADPH的电子催化各种底物的羟化反应，反应式如下：

$$R{-}H + NADPH + H^+ + O_2 \xrightarrow{P450} R{-}OH + NADP^+ + H_2O$$

知识拓展

P450 酶

P450 酶是一个超大家族酶系，在人体中至少有 50 种，参与外源性药物代谢的 P450 酶系统主要有 CYP1、CYP2、CYP3 和 CYP4 四类亚族，相关的有 7 种重要的 P450 酶：CYP1A2、CYP2A6、CYP2C9、CYP2C19、CYP2D6、CYP2E1 和 CYP3A4。其中肝脏中细胞色素 P450 以 CYP3A4 为主，代谢的底物非常广泛，大约 50% 的药物是由 CYP3A4 催化代谢的。

除细胞色素 P450 外，肝微粒体中其他单氧合酶系也参与氧化代谢，如黄素单氧合酶，能催化氧化药物分子中具有亲核性的氮、硫和磷原子，但不直接氧化碳原子。此外，参与药物代谢反应的非微粒体混合物功能氧化酶系还有存在于肝细胞的醇脱氢酶、醛脱氢酶，存在于肝、肠和肾脏中的黄嘌呤氧化酶，存在于肝细胞线粒体中的单胺氧化酶，以及分布于肝及其他细胞中的羧酸酯酶、酰胺酶等。

氧化反应最显著的特征就是在药物分子中引入羟基或羧基；或在氮、氧、硫原子上脱烷基或生成氮氧化物、硫氧化物等。临床上使用的大多数药物都能被微粒体的非特异性酶系催化而被氧化，其氧化代谢产物极性增强，为后续的药物 Ⅱ 相反应打下基础。现按药物的化学结构类型介绍氧化反应。

1. 烷基的羟化反应 CYP450 酶氧化烷烃的机制是自由基反应。先经过电子与氢原子的转移产生自由基，再转化成羟基化合物。该反应选择性高，根据药物分子反应位点的具体结构，它们的氧化反应方式也不一样。

许多饱和烷烃在体内不易被氧化代谢，但药物分子中如含有芳环或脂环结构，作为侧链的烃基可发生氧化。首先侧链上引入烃基，烃基的引入后还可进一步氧化成醛、酮和羧酸，或直接与葡萄糖醛酸生成结合物。氧化反应常发生在功能基的邻位（即 α-位）、烃链的末端碳上（称为 ω 氧化）或烃链末端倒数第二个碳原子（称为 $\omega-1$ 氧化），以及连有支链的叔碳原子上。

羰基的 α-碳原子、芳环的苄位碳原子及双键的 α-碳原子，由于相邻 sp^2 碳原子的影响，活化导致反应性增强，易发生氧化生成羟基化合物。如镇静催眠药地西泮在羰基的 α-位碳原子被羟基化后生成替马西泮（羟基安定），或发生 N-脱甲基以及 α-位碳原子代谢生成奥沙西泮，都是在 $C-3$ 位发生羟化，生成 $3S-(+)$-羟基代谢物，都具很强的生理活性。

替马西泮　　　　　　　　地西泮　　　　　　　　奥沙西泮

异丙基是一个有意义的侧链，被氧化的部位通常在叔碳和两个等价甲基之一的碳上，如非甾体抗炎药布洛芬的异丁基上可发生 ω-氧化、$\omega-1$ 氧化和苄位氧化。

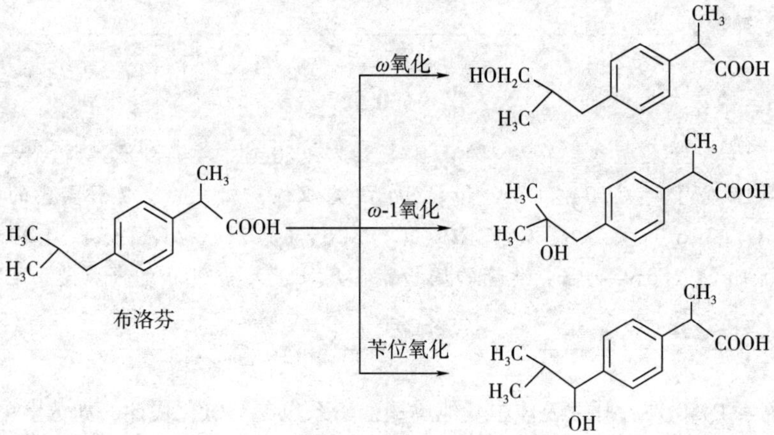

布洛芬

芳环能影响羟基化的位置，与芳环相连的苄位碳原子受到活化容易被氧化。如口服降血糖药氯磺丙脲的代谢位点是正丙基的 $\omega-1$ 氧化，代谢产物自尿中排出。而类似药物甲苯磺丁脲的氧化代谢只发生在与苯环相连的甲基上，先生成苄醇，最后形成羧酸，而无丁基的氧化。说明脂链烃与芳环相连的苄位碳原子，由于处于 π 键的 α 位，易于被氧化。

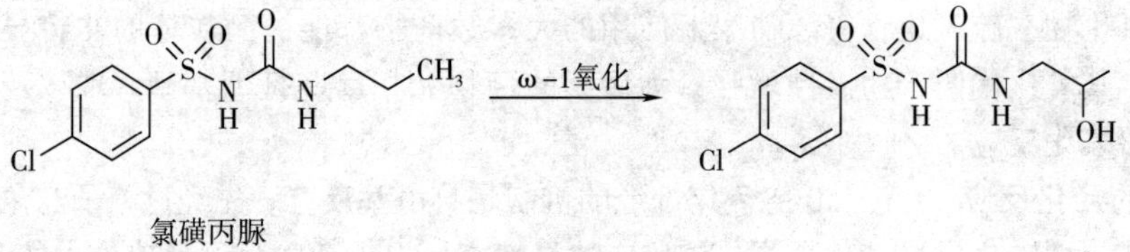

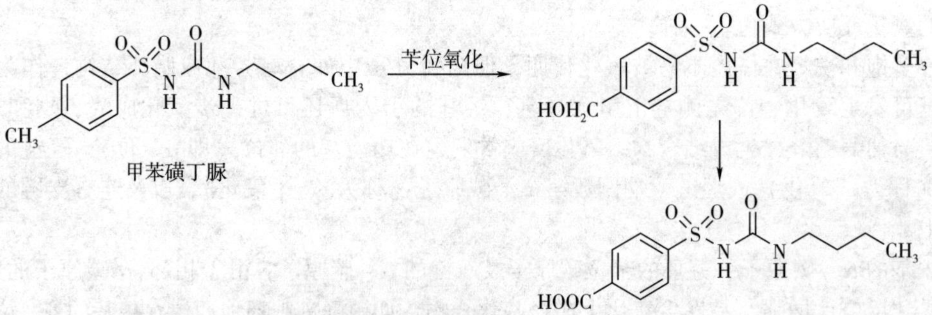

氯磺丙脲

甲苯磺丁脲

阿片类镇痛药喷他佐辛，$N-$异戊烯末端的两个甲基处于双键的 α 位，容易被氧化生成烯丙醇。不同的动物种属有立体选择性差异，人主要发生反式氧化，鼠为顺式氧化。

2. 脂环的羟化反应 饱和脂环容易发生氧化反应，环上引入羟基，可有顺–反异构的区别。如口服降血糖药醋磺己脲的主要代谢产物是反式 4E–羟基醋磺己脲，也有较少的 4Z、3E 和 3Z–羟基化合物。

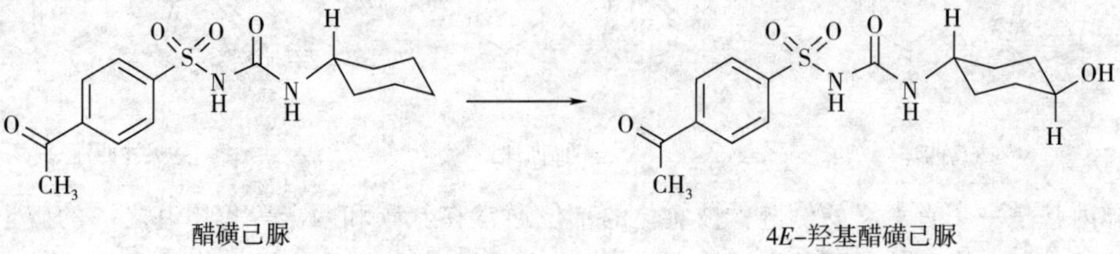

醋磺己脲　　　　　　　　　　4E–羟基醋磺己脲

案 例 分 析

　　案例 2 - 1：2004 年选择性 COX - 2 酶抑制剂罗非昔布因心血管安全性问题被撤市，2005 年经美国 FDA 批准可继续使用，但需在说明书中增加黑框警告，指出具有引发严重心血管事件的危险。试从其体内代谢阐述罗非昔布的心脏毒性？

　　分析：罗非昔布的代谢位点是内酯氧原子的 α 位（同时也是烯烃双键的 α 位），首先生成 α - 羟基不饱和内酯，接着进一步氧化成马来酸酐，后者多分布于心肌，从而引起不良反应。

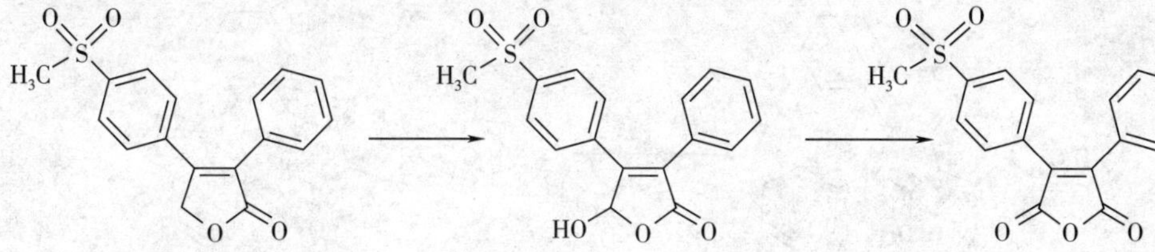

罗非昔布

　　3. 芳环的羟化反应　　CYP450 酶氧化芳香环生成酚羟基化合物，芳香化合物首先被氧化成环氧化合物，然后在质子的催化下发生重排反应生成相应的酚，或经环氧化物水解酶水解生成反式二羟基化合物。生成的环氧化合物还会在谷胱甘肽 S - 转移酶的作用下经谷胱甘肽开环生成硫醚氨酸，这些反应产物，都增加了药物的极性和水溶性，有利于排出体外。

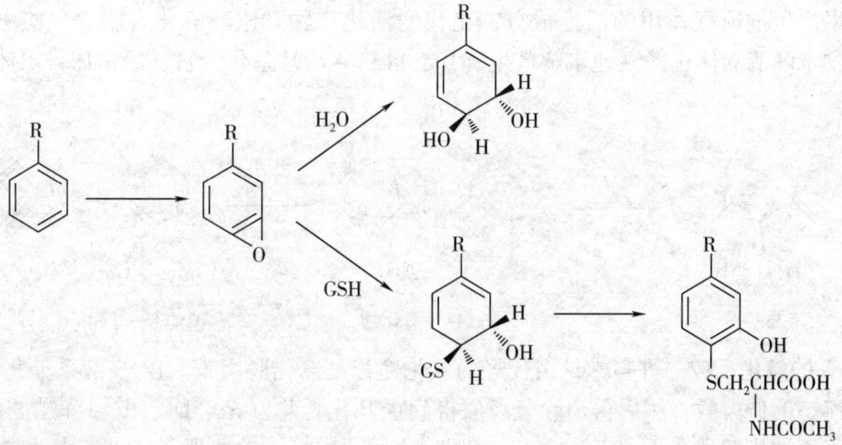

知识链接

　　芳环氧化的中间体环氧化物是强亲电试剂，可与体内生物大分子中的亲核基团反应，例如与蛋白质的游离氨基发生亲核取代反应而产生毒性，与 DNA 或 RNA 中的亲核基团反应生成共价结合物，会引起基因突变或致癌作用。如苯并（α）芘本身无致癌活性，在体内氧化成环氧中间体，能与脱氧核苷发生结合，产生致癌活性。

如果芳环上有一个供电子取代基，羟基化反应主要发生在其对位或邻位。如 β - 受体阻滞剂普萘洛尔、降血糖药乙双胍和抗癫痫药苯巴比妥的氧化代谢产物，主要都是在芳环的对位发生羟基化反应。如果芳环上连接的是吸电子取代基，导致芳环的电子云密度降低，羟基化反应就不容易发生甚至不发生。当药物分子结构中同时有两个芳环存在时，氧化代谢反应多发生在电子云密度较大的芳环上。

含芳环的药物经过氧化反应后，可以生成失活的代谢产物，也可以形成活性更强的代谢产物。如保泰松在体内经代谢后苯环对位氧化生成了羟布宗，其抗炎作用比保泰松强而毒副作用比保泰松低，这是药物经过氧化代谢后被活化的典型例子。

保泰松 → 羟布宗

芳环羟基化反应还受立体异构体的影响，如 S - (-) - 华法林的主要代谢产物是 7 - 羟基化物，而华法林的 R - (+) - 异构体的代谢产物为侧链酮基的还原产物。杂环化合物容易在杂环上发生羟基化。

4. 烯烃的氧化反应　烯烃化合物和芳烃化合物一样，被氧化代谢成环氧化合物且过程更容易，既可以进一步水解生成易于排泄的邻二醇化合物，也可以与大分子如蛋白或核酸共价结合导致组织坏死或致癌性。例如抗惊厥药物卡马西平，在体内代谢生成 10,11 - 环氧化物，是卡马西平产生抗惊厥作用的活性成分，是代谢活化产物。该环氧化合物会经进一步代谢，被环氧化物水解酶立体选择性地水解产生 （$10S,11S$）- 二羟基化合物，经由尿排出体外。

卡马西平　　10,11-环氧化物　　10S,11S-二羟基卡马西平

5. 卤素的氧化反应　许多常见卤代烃的氧化途径是氧化脱卤素。P450 酶系催化氧化卤代烃生成过渡态的偕卤醇，然后再消除氢卤酸得到羰基化合物（醛、酮、酰卤和羰酰卤化物）。这一反应需要被代谢的分子中至少含有一个卤素原子和一个 α - 氢原子。偕三卤或羰酰氯中间体活性更强，或水解生成无毒的碳酸和氯离子，或与组织中蛋白质分子反应产生毒性。氯霉素中的二氯乙酰基侧链代谢氧化后生成酰氯，能与 P450 酶中的脱辅基蛋白发生酰化，是产生毒性的主要根源。

氯霉素

6. 胺的氧化反应 N-脱烃基化、氧化脱胺和 N-氧化、N-羟化等代谢途径是胺结构药物在体内的主要代谢方式。N-脱烃基化和氧化脱胺本质上都是碳—氮键的断裂，条件是与氮原子相连的烷基碳上应有氢原子（即 α-氢原子），该 α-氢原子被氧化成羟基，生成的 α-羟基胺不稳定，会发生自动裂解生成脱烃基的胺和无氨基的羰基化合物。无 α-氢原子的药物，如叔丁基胺不发生氧化脱烃基反应和脱氨基反应。叔胺和仲胺氧化代谢后产生二种以上产物，而伯胺代谢后，只有一种脱氨基产物。如 β 受体拮抗剂普萘洛尔的代谢，经由两条不同的途径，得到无生物活性的产物。

取代基的体积越小，越容易脱去。叔胺或仲胺类药物在体内脱烃基后，分别生成仲胺、伯胺，其极性增加，由此会影响药物的分布及作用强度。例如抗抑郁药丙米嗪的含氮侧链经氧化脱一个甲基，生成去甲丙米嗪（地昔帕明），药理作用强于丙咪嗪，已上市。

一般来说，胺类药物在体内经氧化代谢生成稳定的 N-氧化物主要是叔胺和含氮芳杂环，伯胺和仲胺结构中如果无 α-氢原子，则氧化代谢生成羟基胺、亚硝基或硝基化合物。酰胺类化合物的氧化代谢也与之相似，如大剂量和长期使用对乙酰氨基酚能引起急性肝坏死。其过程是因为形成 N-羟基中间体，脱水后形成活性更强的亚胺醌化合物，能与生物大分子共价结合，当肝中谷胱甘肽被结合而耗竭，进而侵害肝细胞，导致肝坏死。

7. 含氧药物的氧化反应 含氧药物的氧化反应主要是醚类药物的 O-脱烷基化反应和醇类药物的脱氢反应。

（1）醚类药物在肝脏微粒体混合功能酶的催化下，进行氧化 O-脱烷基化反应，α-碳羟基化后碳—氧键断裂生成醇或酚以及羰基化合物。O-脱烷基化反应的速度和烷基链的长度及分支有关，链越长，分支越多，O-脱烷基化速度越慢，甲基醚最易被脱去。较长的碳链还会发生 ω 和 $\omega-1$ 氧化。有些药物分子中含有一个以上醚基，在这种情况下，通常只有一个醚基发生氧化 O-脱烷基化反应。

烷氧基的 C—O 键断裂常使药理活性增高，如非那西丁脱乙基生成解热镇痛作用更强的对乙酰氨基酚，后者已经完全取代了前者。

非那西丁 → 对乙酰氨基酚

苯环上的甲氧基去甲基后生成酚羟基容易发生 II 相代谢而被排出，降低了药物的消除半衰期。为了防止 O – 脱甲基化，可以用二氟甲氧基代替甲氧基，氟元素的强电负性降低了碳原子的电荷密度，可提高代谢稳定性。H^+/K^+ ATP 酶抑制剂泮托拉唑含有二氟甲基就是其中一例。

泮托拉唑

（2）含醇羟基的药物在体内醇脱氢酶的催化下，脱氢化得到相应的羰基化合物。大部分伯醇在体内很容易被氧化生成醛，但醛不稳定，在体内醛脱氢酶等的催化下进一步氧化生成羧酸；仲醇中的一部分可被氧化生成酮，也有不少仲醇不经氧化而和叔醇一样经结合反应后直接排出体外。

催化伯醇氧化生成醛的醇脱氢酶是双功能酶，既能催化伯醇氧化生成醛，也能催化醛还原生成醇。该反应的平衡与 pH 有关，在较高 pH（～10）条件下有利于醇的氧化，在较低 pH（～7）条件下有利于醛的还原。在生理 pH 的条件下有利于醛的还原。但是由醛氧化生成羧酸是一个降低能量的过程，因此在体内醛几乎全部氧化生成羧酸，仅有很少一部分醛被还原生成醇。

8. 含硫药物的氧化反应 含硫原子的药物相对来讲比含氮、氧原子的药物少，主要有硫醚、硫羰基化合物、亚砜和砜类。硫醚类药物主要经历 S – 脱烷基化和 S – 氧化；硫羰基化合物发生氧化脱硫。

（1）硫醚的 S – 脱烷基化：芳香或脂肪族的硫醚通常在酶的作用下，碳—硫键断裂，生成 S – 脱烷基化的代谢产物。如抗肿瘤药物 6 – 甲基巯嘌呤经氧化代谢脱 S – 甲基得 6 – 巯嘌呤。

6–甲基巯嘌呤 → 6–巯嘌呤

（2）硫醚的 S – 氧化反应：硫醚类药物除发生氧化脱 S – 烷基化代谢外，还会在黄素单加氧酶或 P450 酶的作用下，氧化生成亚砜，亚砜还会进一步氧化生成砜。如驱虫药阿苯达唑经氧化分别生成亚砜和砜代谢物，亚砜代谢物仍具较强驱虫生物活性，而砜代谢物则无活性。

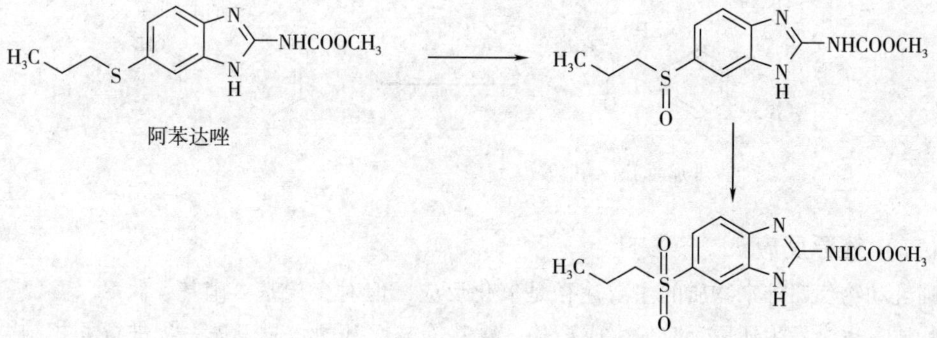

阿苯达唑

再如抗精神病药物硫利达嗪的 3 - 甲硫基被氧化成亚砜基，生成美索达嗪，后者的药理活性比前者高一倍。

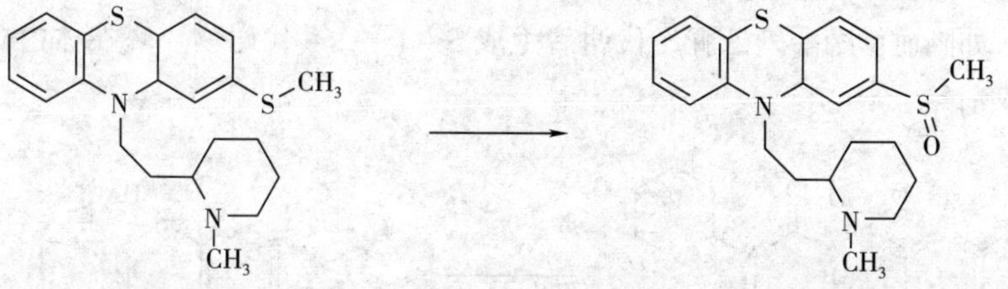

硫利达嗪

美索达嗪

（3）含硫羰基化合物的脱硫化：氧化脱硫反应主要是碳—硫双键（C＝S）和磷—硫双键（P＝S）的化合物经氧化代谢后生成碳—氧双键（C＝O）和磷—氧双键（P＝O）。如硫喷妥氧化脱硫生成戊巴比妥，使脂溶性下降，作用减弱。

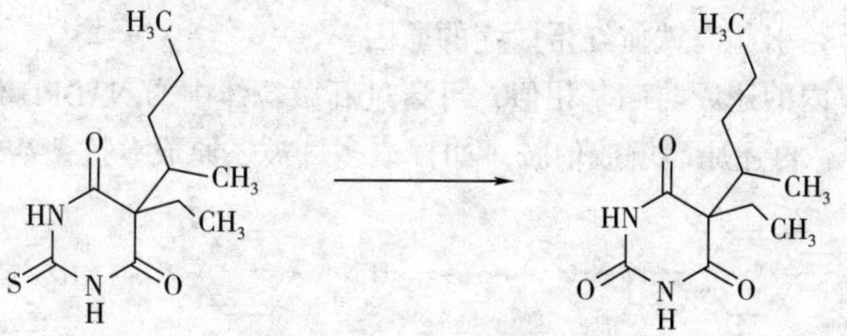

硫喷妥

戊巴比妥

抗肿瘤药物塞替派在体内可被脱硫代谢生成另一个抗肿瘤药物替派。

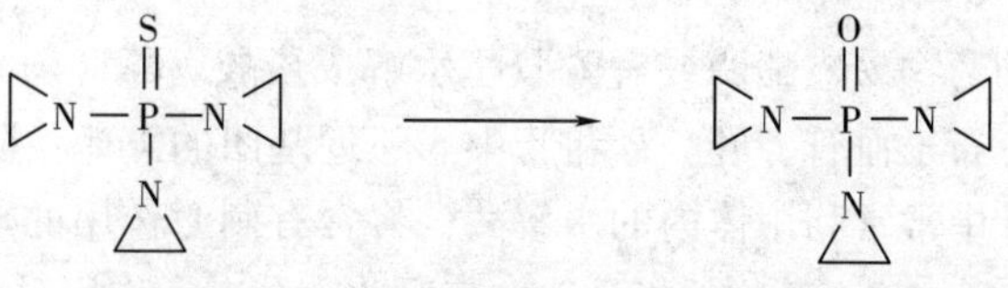

塞替派

替派

9. 酰胺类药物的氧化反应 酰胺可被 N - 氧化为羟胺，致癌毒性比较高。已淘汰的药物非那西丁的毒性就是由于产生 N - 羟基化代谢产物所引起的。

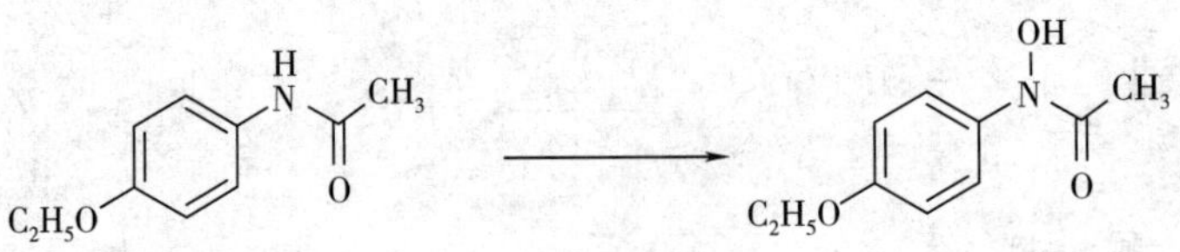

非那西丁

（二）还原反应

哺乳动物代谢外来物质的主要途径是氧化反应，但对含羰基、硝基、偶氮、叠氮等官能团的物质，也会发生还原反应，生成羟基、氨基等极性基团，便于进一步进行Ⅱ相结合反应排出体外。

1. 羰基的还原 酮羰基是药物结构中常见的基团，酮在体内难以被氧化，通常在体内经还原酶的作用生成仲醇。脂肪族和芳香族不对称酮羰基在酶的作用下，立体专一性还原成一个手性羟基。如降血糖药醋磺己脲经代谢后生成 $S-(-)-$ 代谢物。醛在体内极易被氧化而很少被还原成伯醇。

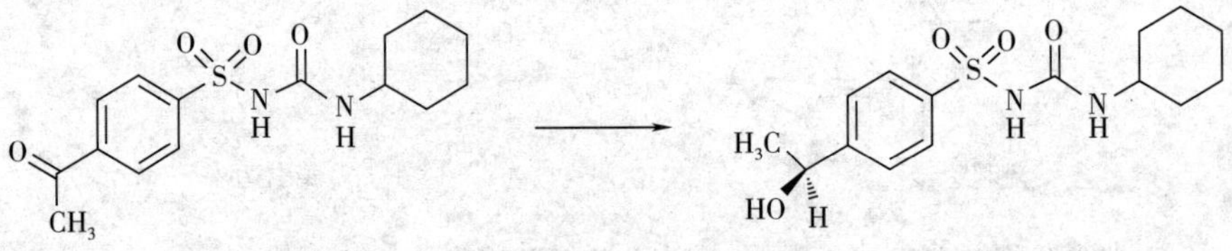

醋磺己脲

2. 硝基和偶氮化合物的还原反应 还原硝基的酶是依赖于 NADPH 的微粒体硝基还原酶及可溶性硝基还原酶。硝基及偶氮基还原过程的中间体为亚硝基及羟胺，羟胺毒性大，有致癌性和细胞毒作用，也是引起高铁血红蛋白症的原因。

偶氮化合物在体内的还原与硝基相似，可通过肝微粒体中的 NADPH 依赖的酶先还原成肼基（—NH—NH—），再还原裂解成伯胺。如百浪多息被还原成有抗菌活性的氨苯磺胺。

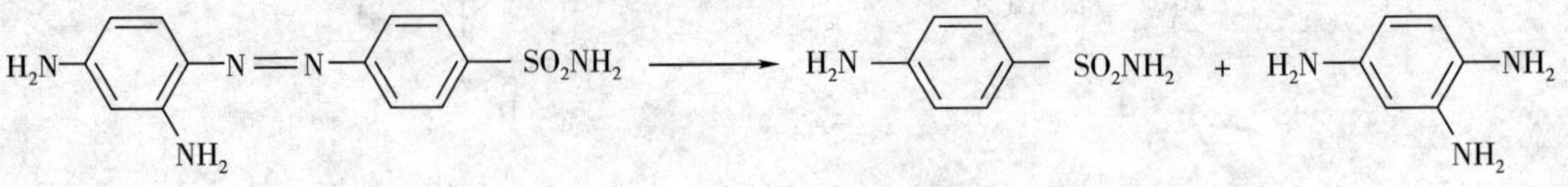

百浪多息   氨苯磺胺

（三）水解反应

含酯和酰胺结构的药物易被酯酶或者酰胺酶水解成羧酸、醇（酚）和胺等。酯酶和酰胺酶特异性不高，主要分布于血管、肝、肾和肠中。邻近基团的立体位阻对酯和酰胺的水解速度影响较大。药物设计中常常利用体内的水解酶，将含有刺激作用的羧基或含有不稳定的醇（酚）羟基的药物做成酯，改变药物的极性，并使吸收、分布、作用时间和稳定性等药代动力学性质得到改善。这些药物，称作原来药物的前药（prodrug）。

阿司匹林在体内水解成水杨酸是酯酶水解的典型例子。氯贝丁酯在血浆中迅速水解成相应的游离酸氯贝酸，后者有降血脂作用。

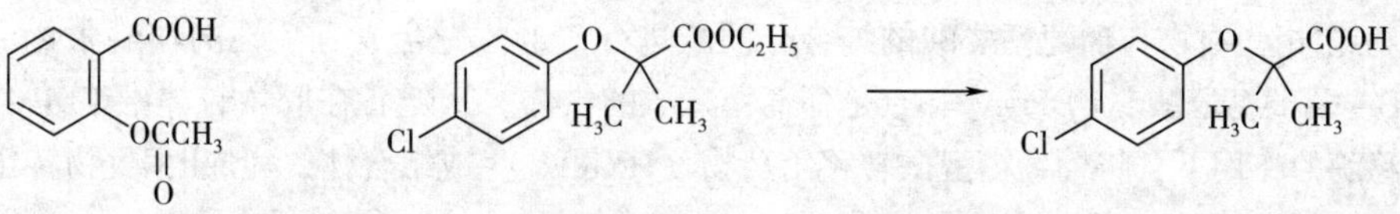

阿司匹林　　　　　　　氯贝丁酯　　　　　　　　氯贝酸

　　酰胺水解的速度较酯慢，如抗心律失常药物普鲁卡因胺在水解代谢中的速率比普鲁卡因慢得多。普鲁卡因在体内迅速水解，绝大部分以水解产物或其结合物从尿中排除；而普鲁卡因胺约有60%的药物以原形从尿中排出。麻醉药丙泮尼地的分子中有酯键和酰胺键，体内只水解酯键。

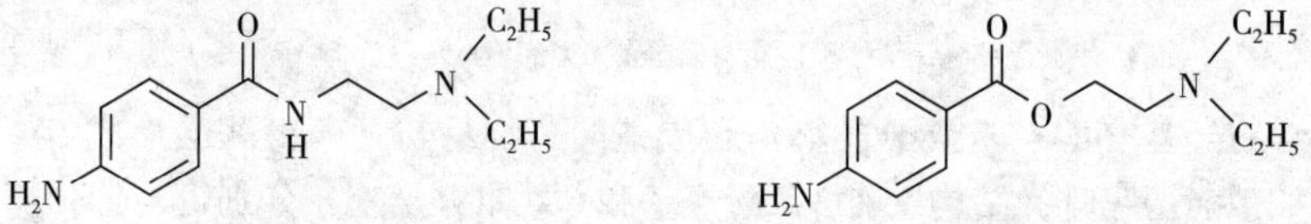

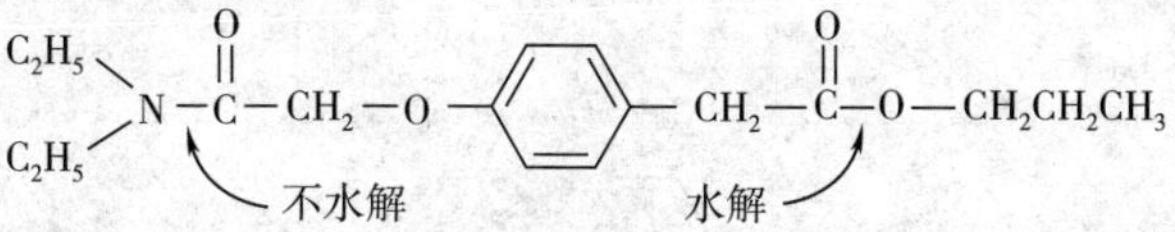

普鲁卡因胺　　　　　　　　　　　　　　普鲁卡因

不水解　　　　水解

丙泮尼地

知识链接

　　Ⅰ相生物转化反应能在药物分子中引入一个新的官能团，可能产生下列一种或多种变化：①增加药理活性（活化）；②降低药理活性（失活）；③改变药理活性；④增加致癌、致畸、细胞毒等毒性作用。能显示活性增强或活性与母体药物不同的药物通常经历进一步代谢和结合，从而转化成活性丧失和非活性的结合物进行排泄。

二、药物的Ⅱ相转化

　　药物或经过Ⅰ相转化后的代谢产物与内源性小分子在生物酶的催化下反应，生成小分子与药物或其Ⅰ相代谢物的结合物，该过程称为药物的Ⅱ相转化或药物的结合反应。Ⅱ相生物转化使药物水溶性增加或生物活性下降，进而通过尿和胆汁排泄。

　　参与Ⅱ相生物转化的酶主要有尿苷二磷酸葡萄糖醛酸转移酶、磺酸转移酶、乙酰转移酶、谷胱甘肽转移酶、甲基转移酶等。在Ⅱ相生物转化过程中，内源性小分子首先经过辅酶作用转化为活化形式，再在特异酶的催化下将内源性小分子转移到底物分子上，形成水溶性更强的结合产物。

（一）葡萄糖醛酸的结合

　　与葡萄糖醛酸结合的Ⅱ相生物转化反应是药物或其Ⅰ相代谢产物的最常见的反应。多羟基结构的葡萄糖醛酸可与药物或其Ⅰ相代谢产物中含氧、氮、硫原子结合形成水溶性酸苷，难以被肾小管重吸收，最终排出体外。

药物或I相代谢物与葡萄糖醛酸的结合分两步进行：①首先合成有活性的辅酶尿苷－5′－二磷酸－D－葡萄糖醛酸（UDPGA），它是葡萄糖醛酸的供体。②随后在肝微粒体中UDP－葡萄糖醛酸转移酶的作用下，将葡萄糖醛酸转移给药物（HXR），生成结合体，完成Ⅱ相生物转化。

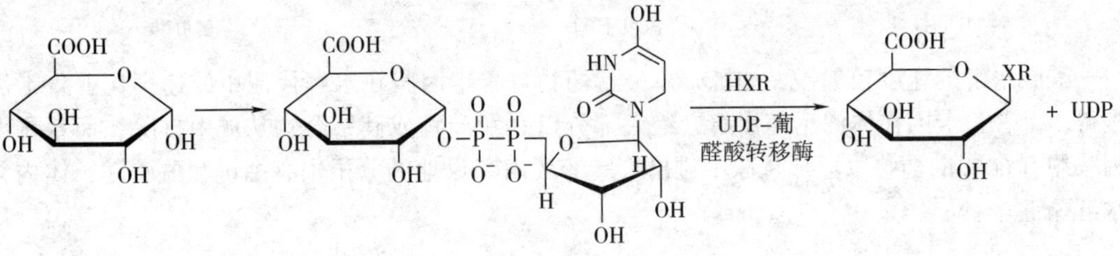

葡萄糖醛酸　　　　　尿苷－5′－二磷酸－D－葡萄糖醛酸（UDPGA）　　　　　葡萄糖醛酸结合物

结构中含有羟基（醇羟基或酚羟基）和羧基的药物易与葡萄糖醛酸形成 O－葡萄糖醛酸的结合物，如镇痛药吗啡，结构上有3－酚羟基和6－仲醇羟基，分别可与葡萄糖醛酸反应生成3－O－葡萄糖醛苷物和6－O－葡萄糖醛苷物，后者是较强的 μ 受体激动剂，所以吗啡代谢物的镇痛作用比吗啡高数倍。

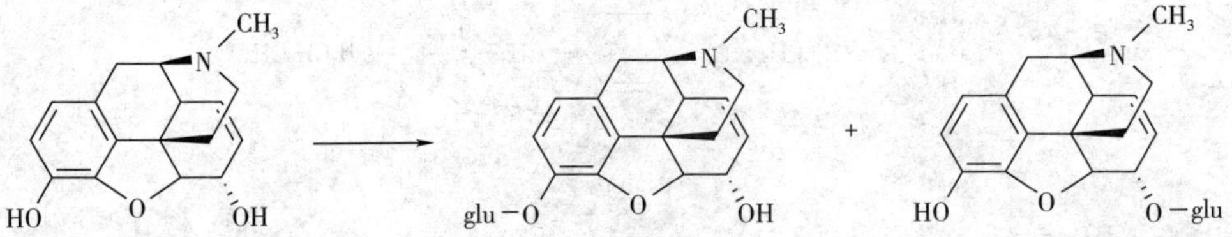

吗啡　　　　　　3-O-葡萄糖醛苷物　　　　　6-O-葡萄糖醛苷物
　　　　　　　　（弱的阿片受体拮抗剂）　　　（较强的 μ 受体激动剂）

芳香酸和某些脂肪羧酸能与葡萄糖醛酸形成酯。此外，芳香胺能形成 N－葡萄糖醛酸，如抗菌药磺胺噻唑。含硫醇的化合物能形成 S－葡萄糖醛酸，如抗甲状腺药丙硫氧嘧啶。有些叔胺，如抗组胺药曲吡那敏能形成季铵 N－葡萄糖醛酸。含有1,3－二羰基结构的化合物，如保泰松2－位碳原子能形成 C－葡糖糖醛酸，2－位亚甲基的酸性决定了形成 C－葡萄糖醛酸的程度。由于含氮类药物易被氧化或酰化代谢转化，且 N－及 S－葡萄糖酸苷对酸稳定性差，所以该类药物与葡萄糖醛酸的结合不是其代谢的主要形式。

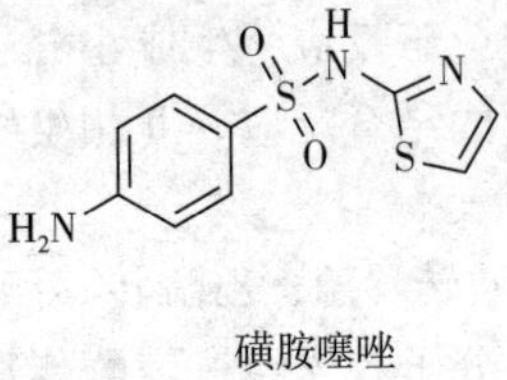

磺胺噻唑 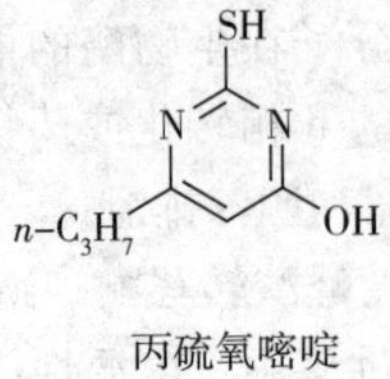　　　　　丙硫氧嘧啶 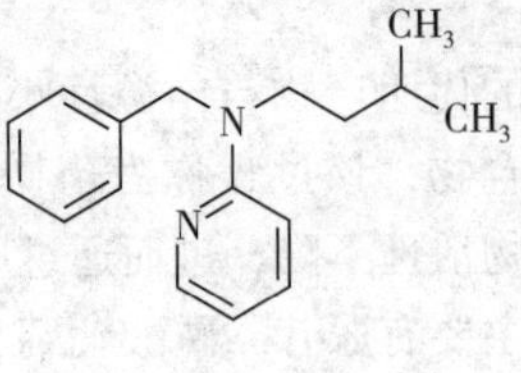　　　　　曲吡那敏 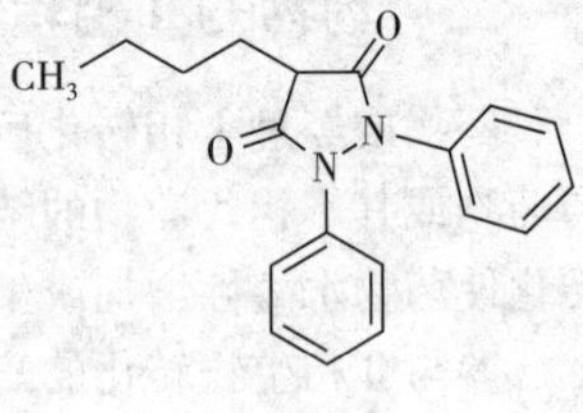　　　　　保泰松

知识链接

根据被结合药物或代谢物的分子量，决定药物的排泄方式。通常结合物分子量在300左右，主要经尿排泄；大于300的几乎由胆汁排泄，并进行肝肠循环，该循环可多次进行，结果延长药物在体内的保持时间，可更好发挥药效。

（二）硫酸结合

药物或 I 相代谢物在体内另一条结合途径是与硫酸结合，首先在三磷酸腺苷硫酸化酶及镁离子参与下，无机硫酸盐生成 5－磷酸硫酸腺苷（APS），再经 APS 磷酸激酶作用形成活性辅酶 3－磷酸腺苷－5－磷酰硫酸酶（PAPS），随后在磺基转移酶作用下，硫酸基从 PAPS 转给药物分子。形成的硫酸结合物多无活性，且水溶性极强。某些甾体激素、儿茶酚胺神经递质、甲状腺素、胆汁酸、酚性药物与硫酸的结合是一类重要的结合反应。由于哺乳动物缺少硫酸来源，且自身易与内源性含羟基物质（儿茶酚、甲状腺素等）结合，所以硫酸与药物的结合没有葡萄糖醛酸代谢结合普遍。

（三）氨基酸结合

结构中含有羧基的药物在体内易被活化，其活化产物能与氨基酸结合，形成代谢产物，常见的氨基酸有甘氨酸、谷氨酸等。而酸性药物多见于芳香羧酸、杂环羧酸等。羧酸首先与三磷酸腺苷（ATP）及辅酶 A（CoA）在乙酸合成酶的作用下，生成酰基辅酶 A（R－Co－S－CoA）活性中间体，经 N－酰基转移酶催化将活性酰基转移到氨基酸上形成结合物。其反应主要在肝和肾细胞的线粒体内进行。由于体内可利用的氨基酸有限，又有与葡萄糖醛酸结合反应的竞争性，所以药物或药物代谢产物与氨基酸的结合代谢途径不十分普遍。

$$RCOOH + ATP + CoA \xrightarrow{\text{乙酰合成酶}} RCO—S—CoA + AMP$$

$$RCO—S—CoA + R'NH_2 \xrightarrow{N-\text{酰基转移酶}} RCO—NHR' + CoASH$$

$$R' = —CH_2COOH \text{ 甘氨酸} \qquad R' = —CH(CH_2CH_2CONH_2)COOH \text{ 谷氨酰胺}$$

（四）谷胱甘肽结合反应

哺乳动物体内有较丰富的谷胱甘肽（GSH），药物与谷胱甘肽结合是在组织中的甘肽－S－转移酶的催化下，I 相转化产生的强亲电性代谢物或有亲电基团的药物发生结合，形成 S－取代的谷胱甘肽结合物，该反应对正常细胞中的含亲核基团的物质如蛋白质、核酸等起保护作用。谷胱甘肽结合产物可直接从尿液或胆汁排泄，更常见的是结合物再进一步代谢为巯基尿酸后排出。谷胱甘肽在含硝基、卤代烃、环氧化合物、甾类等药物的 II 相转化中起重要的结合作用。

与其他结合反应的不同之处在于 GSH 不需进行活化，没有活性中间体生成。在 GSH－S－转移酶作用下，直接与亲电性基团（E）结合，随后在 γ－谷氨酰转肽酶和半胱氨酰甘氨酸酶的作用下，脱去谷氨酸和甘氨酸，再将乙酰辅酶 A 的乙酰基转移到半胱氨酸的氨基上，最后形成巯基尿酸排出体外。

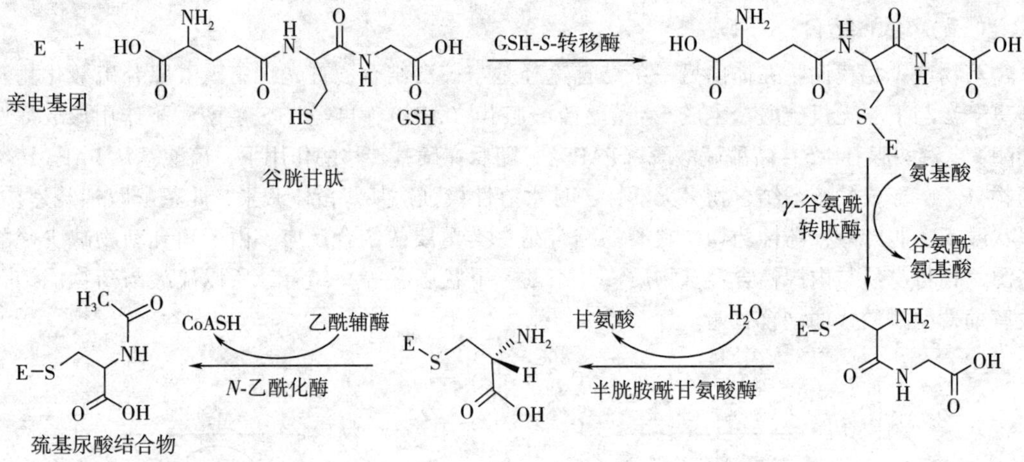

谷胱甘肽

巯基尿酸结合物

（五）甲基化结合反应

药物的甲基化也是Ⅱ相转化的一条途径，其体内过程先是 L–蛋氨酸在羟胺转移酶催化下与 ATP 作用，生成活性 S–腺苷–蛋氨酸（SAM），再通过甲基转移酶将 SAM 的甲基转移到药物或代谢物中生成甲基化结合物。

甲基化反应是普通的生化反应，除生成季铵盐类代谢产物增加其水溶性外，其他甲基化反应后的代谢产物大多极性小，不利于排泄。但是甲基化反应通常不是用于体内外来物的结合排泄，而是降低这些物质的生物活性。药物分子结构中含有氧、氮、硫基团的都能进行甲基化，反应大多在特异性或非特异性的甲基化转移酶催化下进行，例如肾上腺素在儿茶酚胺 3–O–甲基转移酶（COMT）的作用下生成 3–O–甲基肾上腺素。此外，在儿茶酚胺类药物的甲基化过程中，有较大的区域选择性，即仅发生在 3–位的酚羟基上。非儿茶酚胺结构的药物，一般不发生酚羟基甲基化，如支气管扩张药物特布他林含有两个酚羟基，不发生甲基化反应。

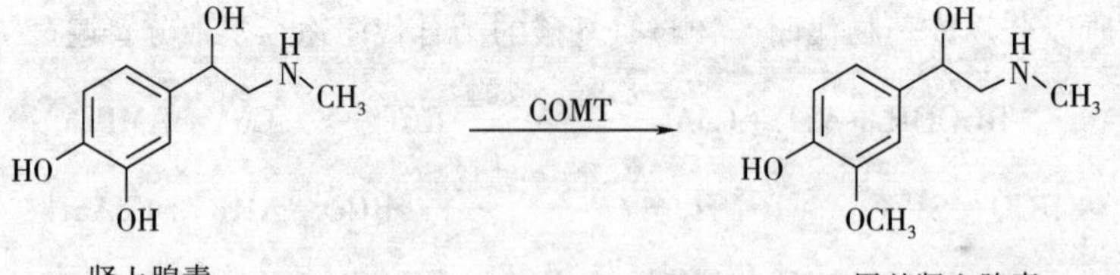

肾上腺素　　　　　　　　　　3-O-甲基肾上腺素

苯乙醇胺–N–甲基转移酶（PNMT）可催化内源性和外源性的苯乙醇胺类甲基化反应如麻黄碱，生成叔胺型 N–甲基麻黄碱，但是不能使苯乙胺类甲基化。

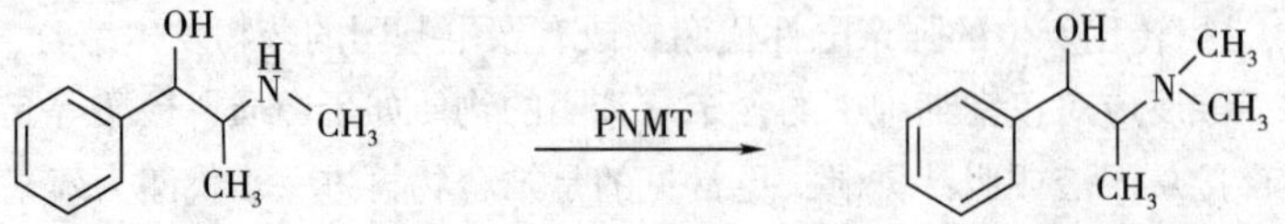

麻黄碱　　　　　　　　　　　N-甲基麻黄碱

（六）乙酰化结合

乙酰化的结合过程主要是活化的乙酰辅酶 A（CoA – S – CoCH₃）经乙酰基转移酶的作用，将乙酰基转移给药物进行乙酰化而代谢。许多脂肪伯胺、芳香伯胺、氨基酸、肼或酰肼及磺酰胺类药物都可进行乙酰化代谢，如抗菌药磺胺异噁唑、抗结核药异烟肼等。镇静催眠药硝西泮的硝基在体内被还原成氨基后，再乙酰化得到代谢结合物。

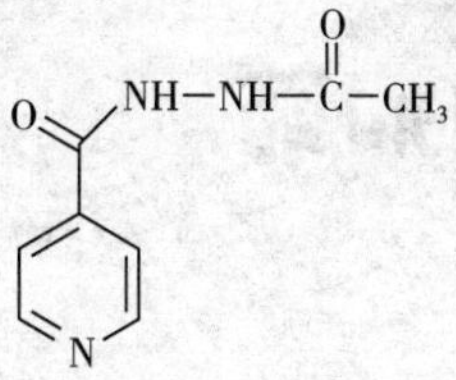

异烟肼乙酰化结合物 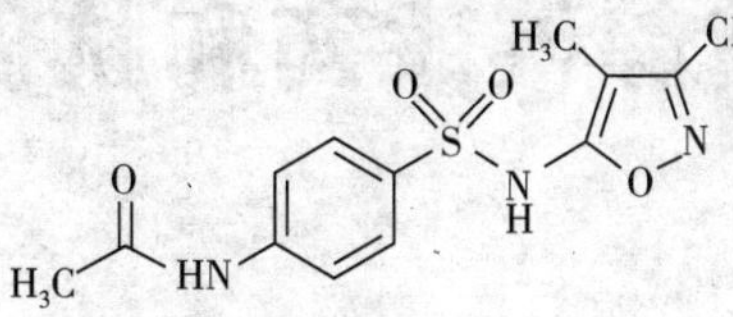   磺胺异噁唑乙酰化结合物 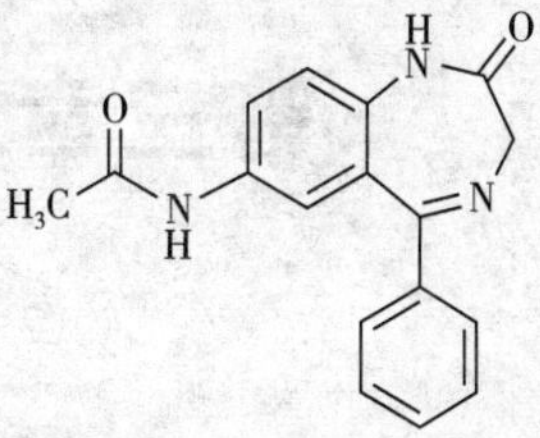   硝西泮还原产物的乙酰化结合物

本 章 小 结

　　本章以详细分类、分点讨论的形式，结合具体药物分三节阐述了药物理化性质（主要是脂水分配系数和酸碱性）与药物活性的关系；药物结构（键合形式和官能团）与药物活性的关系；药物结构与药物代谢（Ⅰ相和Ⅱ相代谢）的关系。其中重点是药物的理化性质（脂水分配系数和酸碱度）对药效的影响；以及药物的立体结构对药效的影响。

　　本章内容要求学习者有一定的无机化学和有机化学基础，希望通过本章的学习，为后续各个章节中活性化合物的结构优化、药物构效关系和新药的设计开发打下基础。

思考题

　　1. 为什么巴比妥 C_5 次甲基上的两个氢原子必须全被取代才有疗效？
　　2. 苯乙醇胺类肾上腺素受体激动剂含手性碳原子，其 R 构型异构体的活性大大高于 S 构型体？
　　3. 为什么几何异构对药效的影响很大？试举例说明。
　　4. 药物与受体结合时，主要通过哪些方式结合？

（李柱来）

第三章 镇静催眠药和抗癫痫药

学习导引

1. **掌握** 镇静催眠药、抗癫痫药的基本结构类型；代表药物的化学结构、理化性质及主要用途。
2. **熟悉** 巴比妥类、苯二氮䓬类药物的构效关系。
3. **了解** 苯二氮䓬类药物的体内代谢及作用机制。

镇静催眠药和抗癫痫药均属于中枢神经系统抑制药物。镇静药和催眠药之间没有绝对的界限，较小剂量时起镇静作用，中等剂量时起催眠作用，大剂量时对中枢神经系统产生深度抑制而产生全身麻醉和抗惊厥作用。一些镇静催眠药还具有抗癫痫、抗震颤等作用。

第一节 镇静催眠药

镇静催眠药按化学结构可分为苯二氮䓬类、咪唑并吡啶类、吡咯酮类和其他类。各类型结构之间有很大差别，无共同特征结构。早期使用的巴比妥类药物由于具有耐药性和依赖性，被列入国家精神药品第二类药物，现在临床上较少作为催眠药使用，仅有苯巴比妥等用作抗癫痫药物，故将巴比妥类药物归入抗癫痫药物中介绍。

一、苯二氮䓬类

苯二氮䓬类药物（benzodiazepines）是 20 世纪 60 年代初发展起来的第二代镇静催眠药物，由于其作用优良，成瘾性小，安全范围大，目前已成为镇静、催眠、抗焦虑的首选药物。这类药物起效快，耐受性好，缺点是有较强的依赖性且伴有较严重的停药反应或失眠反跳现象。苯二氮䓬类药物除有镇静催眠作用外，临床上还可用作抗焦虑、抗惊厥、麻醉剂和肌肉松弛药。

最早的苯二氮䓬类药是 1960 年用于临床的氯氮䓬（chlordiazepoxide），后经进一步研究发现，氯氮䓬分子中脒基及氮上的氧并不是生物活性所必需的，经结构修饰得到地西泮（diazepam），作用较氯氮䓬强，体内更稳定。表 3 - 1 中列出了部分苯二氮䓬类药物的结构。

知识拓展

睡眠时期的两种时相

根据脑电图及其他活动的表现，睡眠可分为两种不同的时相。

（1）慢波睡眠（SWS）时相　又称为非快动眼睡眠（NREM），脑电图波为同步化波，慢而高，没有眼球的快速转动，与体力的恢复、促进生长有关。

（2）快波睡眠（FWS）时相　又称为快动眼睡眠（REM），脑电图波为快而低，并伴有眼球的快速转动，与神经系统的发育、智力的恢复及维持正常精神活动有关。

氯氮䓬

地西泮

表 3-1　1,4-苯二氮䓬镇静催眠药结构

R^1	R^2	R^3	R^4	药名
Cl	H	OH	H	奥沙西泮（oxazepam）
Cl	CH_3	OH	H	替马西泮（temazepam）
Cl	H	OH	Cl	劳拉西泮（lorazepam）
NO_2	H	H	H	硝西泮（nitrazepam）
NO_2	H	H	H	氯硝西泮（clonazepam）
Cl	$(CH_2)_2N(C_2H_5)$	H	F	氟西泮（flurazepam）
Cl	CH_3	H	F	氟地西泮（fludiazepam）

地西泮等药物含有 5-苯基-1,4-苯二氮䓬类基本结构，构效关系研究认为 5 位苯环上的取代基是产生作用的重要药效团之一。5 位苯环的 2′位引入体积小的吸电子基团如 F 或 Cl，可使活性增大。如氟西泮（flurazepam）和氟地西泮（fludiazepam）等。7 位引入吸电子取代基时，药物活性明显地增强，且吸电子性越强，活性增加越明显，其次序为 NO_2 > Br > CF_3 > Cl。

苯二氮䓬类镇静催眠药结构中具有 1,2 位的酰胺键和 4,5 位的亚胺键，在酸的催化下易发生水解开环反应，这是该类药物不稳定、作用时间短的原因。为增加对代谢的稳定性。在 1,4-苯二氮䓬的 1,2 位拼上三唑环，不仅代谢稳定性增加，而且提高了与受体的亲和力，活性显著增加，如艾司唑仑（estazolam），阿普唑仑（alprazolam）和三唑仑（triazolam）。在 4,5 位并入四氢噁唑环获得前体药物，在体内可代谢除去含氧环得原药，由此可避免 4,5 位的开环代谢，

这类药物包括，卤噁唑仑（haloxazolam）、噁唑仑（oxazolam）、美沙唑仑（mexazolam）等。

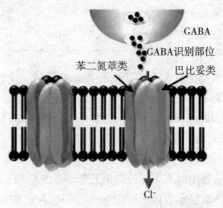

R¹	R²	
Cl	H	艾司唑仑
CH₃	H	阿普唑仑
CH₃	Cl	三唑仑

R¹	R²	R³	
Br	F	H	卤噁唑仑
Cl	Cl	H	噁唑仑
Cl	Cl	CH₃	美沙噁仑

将苯二氮䓬的苯环用生物电子等排体如噻吩置换后，仍可保留较好的生理活性，如溴替唑仑（brotizolam）和依替唑仑（etizolam），前者用作镇静催眠药而后者主要作为抗焦虑药。

构效关系研究还发现，当 N 上引入—CH_2CF_3，C – 2 所连 O 被 S 替代而得到夸西泮（quazepam），半衰期 41 小时，是长效抗焦虑和镇静催眠药，同时具有抗惊厥、抗癫痫及中枢性肌松作用，但有时会造成宿醉现象。

R=Br　溴替唑仑

R=C₂H₅　依替唑仑

夸西泮

动物实验发现，中枢神经系统大脑皮层中有特殊的苯二氮䓬受体（benzodiazepine receptor，BZR）存在，它对 3 位 H 标记的地西泮具有高度的亲和力，亲和力大小与其药效基本平衡。苯二氮䓬类药物的作用与脑内 γ – 氨基丁酸（GABA）水平密切相关，如果脑内 GABA 水平较高，则此类药物的效应会更加明显。药物与 GABA$_A$ 受体复合物（复合物包含 GABA 受体，苯二氮䓬类药物受体和一个与 GABA 受体偶联的 Cl⁻ 通道）作用，诱导 GABA 受体偶联的 Cl⁻ 通道加强开放，这样会增加 Cl⁻ 流入胞内的数量，产生超极化而抑制突触后电位，减少中枢某些重要神经元放电，引起中枢抑制（图 3 –1）。

图 3 –1　GABA$_A$ 受体 Cl⁻ 通道复合物模型

GABA$_A$ 受体至少有五个结合位点，除了 GABA 外，还有巴比妥类的结合位点和苯二氮䓬类的结合位点。目前认为，在 β 亚基上有 GABA 的结合点，苯二氮䓬类在 α 亚基上有结合位点，巴比妥类结合位点与苯并二氮䓬不同，有其专门的结合部位。这种理论可以解释大部分中枢神经抑制药物的作用机理。

大多数苯二氮䓬类药物无手性中心，然而核磁共振研究发现它们的七元亚胺－内酰胺环可能有两种船型构象，在室温下很容易相互转换（图3－2a，b），不能完全以稳定的构象与受体作用。以奥沙西泮为例，它的3位羟基取代后产生了不对称碳原子，光学异构体的生物活性有差别，以羟基为平伏键的构象为稳定构象（图3－2c），对受体的亲和力强，故奥沙西泮右旋体的作用比左旋体（图3－2d）强。这也说明七元苯二氮䓬环的构象决定了药物与苯二氮䓬受体的亲和力。

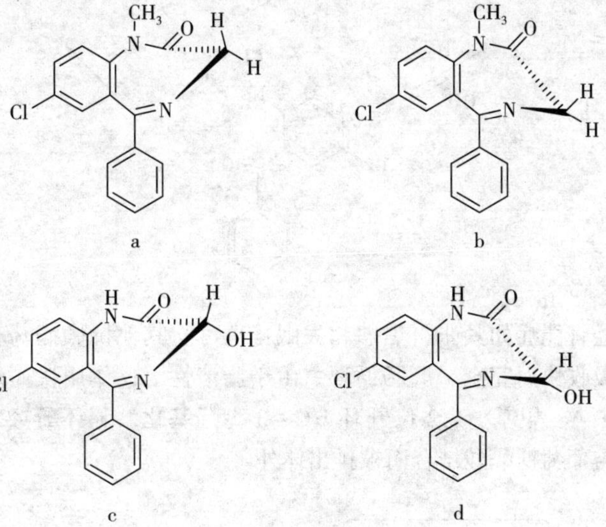

a

b

c

d

图3－2　苯二氮䓬类药物的构象

地西泮（diazepam）

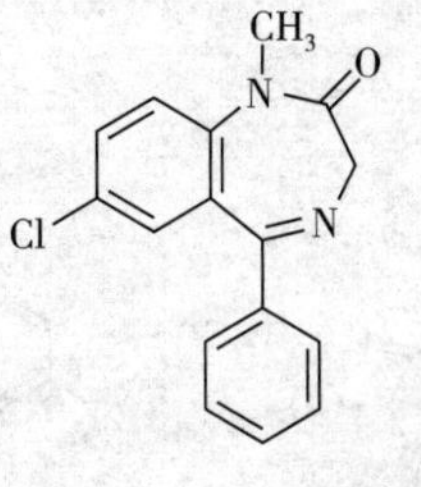

化学名为1－甲基－5－苯基－7－氯－1,3－二氢－2H－1,4－苯并二氮杂䓬－2－酮，1－methyl－5－phenyl－7－chloro－1,3－dihydro－2H－1,4－benzodiazepin－2－one，又名安定。

本品为白色或类白色结晶性粉末；无臭。在水中几乎不溶，在乙醇中溶解。熔点130～134℃。

本品结构中具有1,2位的酰胺键和4,5位的亚胺键，遇酸或碱受热易水解开环，生成2－甲氨基－5－氯－二苯甲酮和甘氨酸。1,2位水解可生成芳伯胺产物的药物（如奥沙地泮），能进行重氮化偶合反应，可与不能生成芳伯胺的药物进行区别。4,5位开环是可逆性反应，在酸性条件下水解开环，当pH调至碱性又可以重新环合，尤其是当7位和1,2位有强吸电子基团（如硝基）存在时。所以硝西泮、氯硝西泮等药物的生物利用度高，作用时间长。

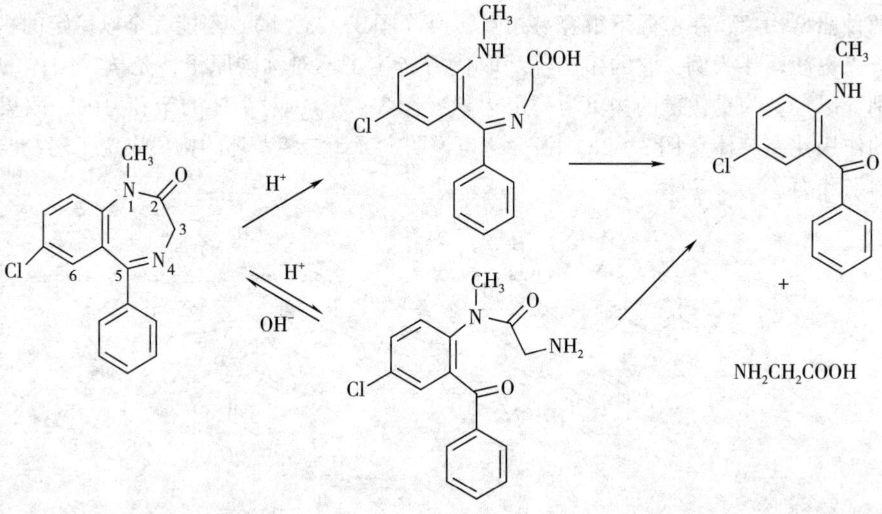

本品可治疗神经官能症如紧张、焦虑和失眠；也可与其他抗癫痫药合用，治疗癫痫大发作或小发作。口服吸收快而完全，肝肠循环。由于脂溶性大，作用快而短暂，主要经肝药酶转化。主要途径有去 N – 甲基、1,2 位开环、C – 3 上羟基化，苯环酚羟基化、氮氧化合物还原等；羟基代谢物与葡萄糖醛酸结合而被排出体外。

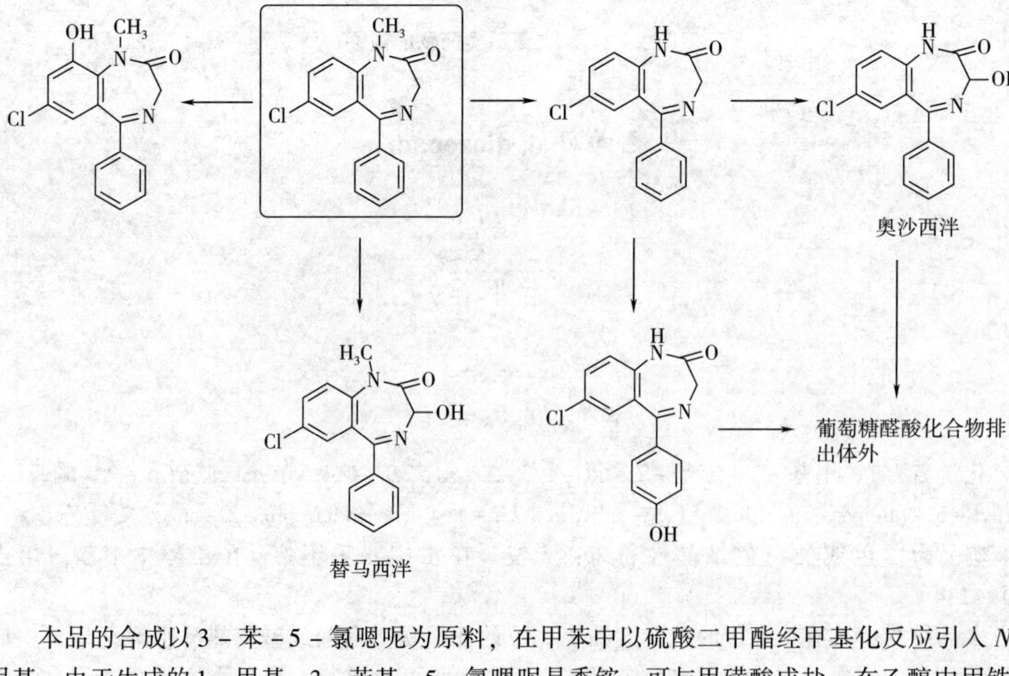

替马西泮

奥沙西泮

葡萄糖醛酸化合物排出体外

本品的合成以 3 – 苯 – 5 – 氯嗯呢为原料，在甲苯中以硫酸二甲酯经甲基化反应引入 N – 甲基。由于生成的 1 – 甲基 – 3 – 苯基 – 5 – 氯嗯呢是季铵，可与甲磺酸成盐。在乙醇中用铁粉还原得到 2 – 甲氨基 – 5 – 氯二苯甲酮，再与氯乙酰氯经酰化反应，生成 2 – (N – 甲基 – 氯乙酰胺基) – 5 – 氯二苯甲酮，最后在甲醇中与盐酸乌洛托品作用环合而得。

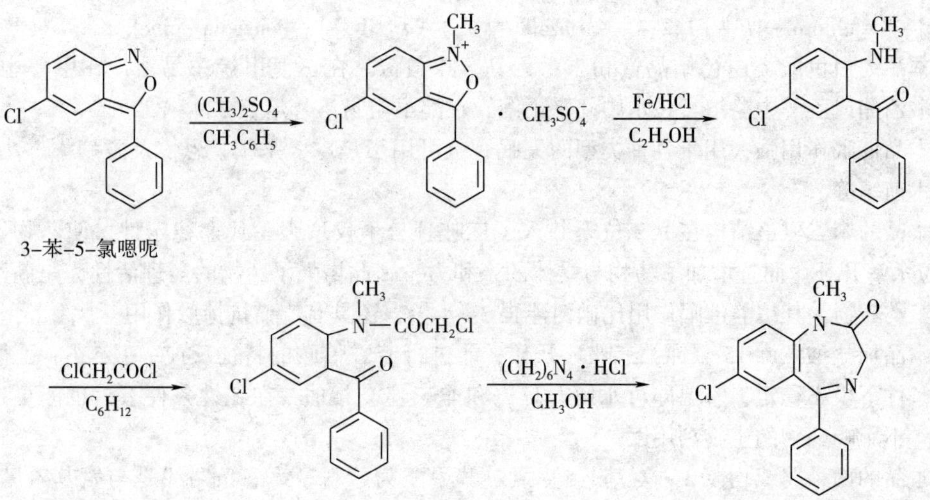

3-苯-5-氯噁呢

案例分析

案例 3-1：奥沙西泮（oxazepam）和替马西泮（temazepam）是在研究地西泮的体内代谢时发现的代谢产物，随后作为新药开发上市，已发展成临床常用的镇静催眠药。试探讨对新药研究的有何启发？

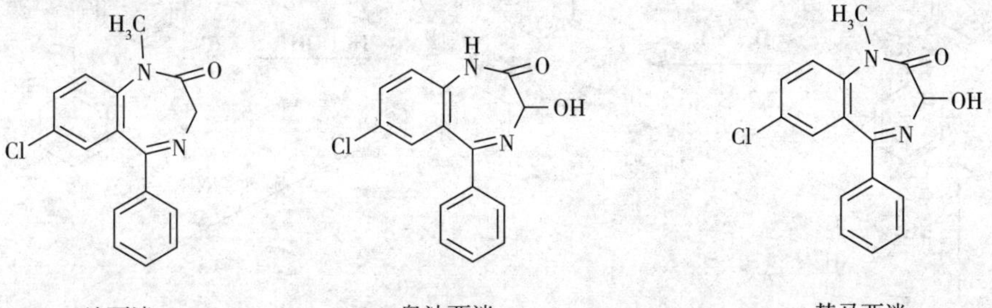

地西泮　　　　　　　奥沙西泮　　　　　　　替马西泮

分析：通过体内代谢过程中寻找活性代谢产物是发现新药的重要途径之一。奥沙西泮和替马西泮镇静催眠作用较弱，毒副作用较小，适合于老年人和肝肾功能不良者使用。

艾司唑仑（estazolam）

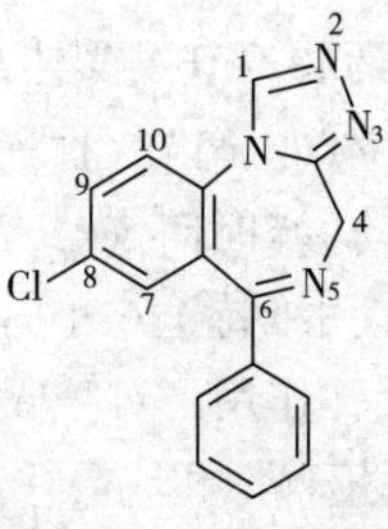

化学名称为 6-苯基-8-氯-4H-[1,2,4]-三氮唑[4,3-a][1,4]苯并二氮杂草,6-

phenyl - 8 - chloro - 4H - [1,2,4] - triazole - [4,3 - a][1,4] - benzodiazepine。

本品为白色或类白色结晶性粉末；无臭，味微苦。在三氯甲烷中易溶，在甲醇中溶解，在乙酸乙酯或乙醇中略溶，在水中几乎不溶，在醋酐中易溶。熔点229～232℃。

本品催眠作用强，用于各种类型的失眠，也可用于焦虑、紧张、恐惧及癫痫大、小发作，以及术前镇静。

本品的苯二氮䓬结构在1,2位上并入了三唑环，不仅增强了代谢稳定性，使药物不易于1,2位水解开环，而且增加了药物与受体的亲和力，因此增强了药物的药理活性，是新型的苯二氮䓬类药物，其镇静催眠作用比硝西泮强3～4倍，还具有广谱抗惊厥作用。

本品加盐酸煮沸15分钟，三唑环开环，能进行芳香伯胺的特征反应。但5,6 - 亚胺键在酸性条件下极不稳定，室温即可水解开环，和非三唑类相似，在碱性条件下，也能可逆性地闭环，不影响药物的生物利用度。

本品的两种路线均以2 - 氨基 - 5 - 氯二苯甲酮为原料。第一条路线是与氨基乙腈环合，再用肼取代2位的氨基，经甲酸处理形成三唑环得到艾司唑仑。另一条路线是2 - 氨基 - 5 - 氯二苯甲酮先和甘氨酸乙酯盐酸盐反应形成七元的2 - 酮苯二氮杂䓬环，再与P_4S_{10}生成2 - 硫苯二氮杂䓬，而后经与第一条路线相同的过程得到艾司唑仑。

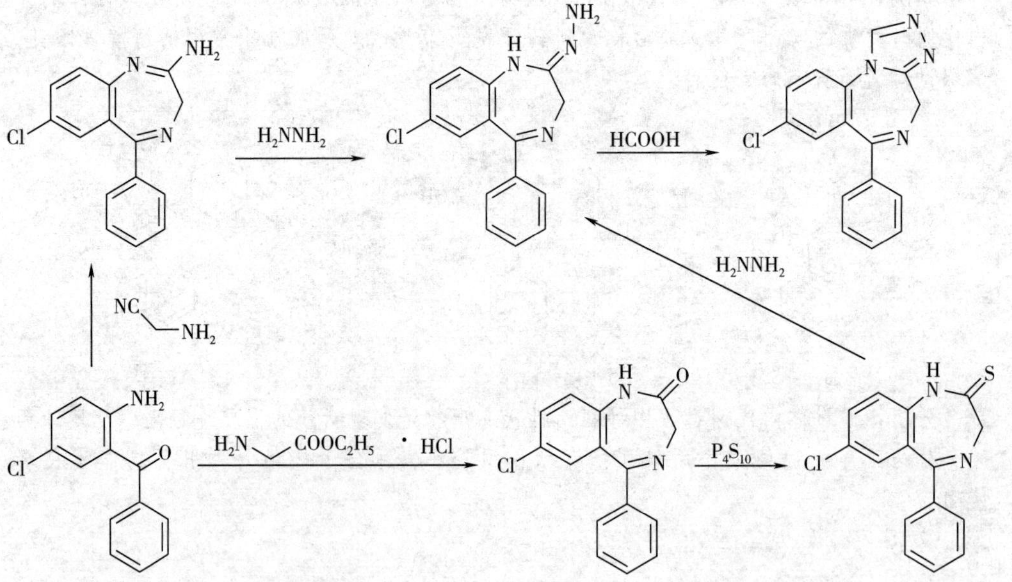

二、咪唑并吡啶（嘧啶）类

唑吡坦（zolpidem）对苯二氮䓬类药物GABA受体具有高度的选择性，对BZR_1的亲和力强于BZR_2，并在受体上有特殊的结合位点，调节Cl^-通道，所以药理作用特点和苯二氮䓬类药物不同。给药后从胃肠道快速吸收，达峰时间（t_{max}）为1.6小时，在肝脏进行首过代谢，生物利用度70%，半衰期2.5小时，作用维持1.6小时，代谢以氧化为主，代谢产物均无活性，主要通过肾脏排泄。停药后没有反弹作用，对呼吸无抑制作用，是目前最常用的镇静催眠药之一。副作用小，耐受性良好，无依赖性和成瘾性。

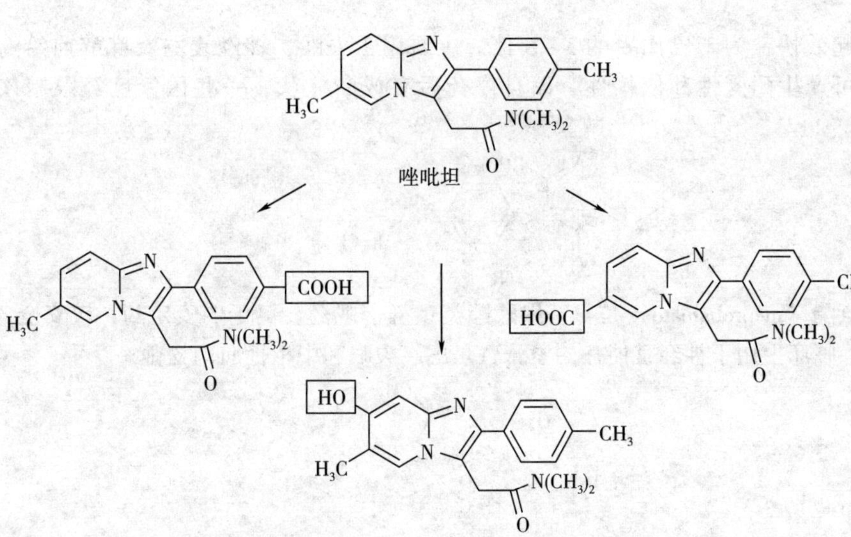

唑吡坦

扎来普隆（zaleplon）属于吡唑并嘧啶类衍生物，药理作用与唑吡坦非常相似，能与苯二氮䓬受体（BZR_1）相互作用，形成中枢神经 $GABA_A$ 受体 Cl^- 离子通道复合物。除镇静催眠和抗癫痫外，还具有肌肉、骨骼肌松弛作用。本品的脂水分配系数（$\log P = 1.23$）恒定，半衰期短（1～7 小时）；有显著的首过效应，生物利用度大约 30%。副作用低，没有精神依赖性。

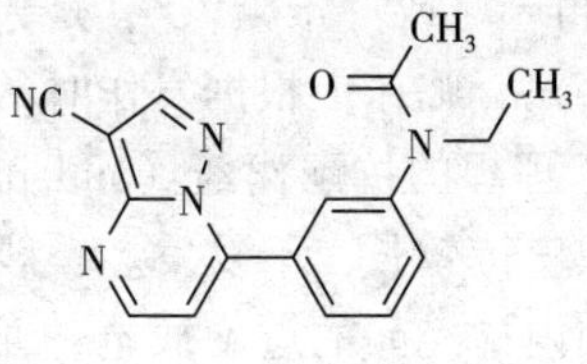

扎来普隆

三、吡咯酮类

佐匹克隆（zopiclone）是第一个非苯二氮䓬类 $GABA_A$ 受体激动剂，作用在 $GABA_A$ 受体 - Cl^- 离子通道复合物的特殊位点上，这些作用位点与苯二氮䓬类完全不同。催眠作用迅速，并可提高睡眠质量，被称为第三代安眠药。右旋佐匹克隆（esopiclone）的药效是外消旋体的两倍，毒性更小。本品的代谢产物从唾液中排泄，所以服药后口腔中会有苦味，改变味觉。长期服用后，如突然停药，会产生戒断性症状。

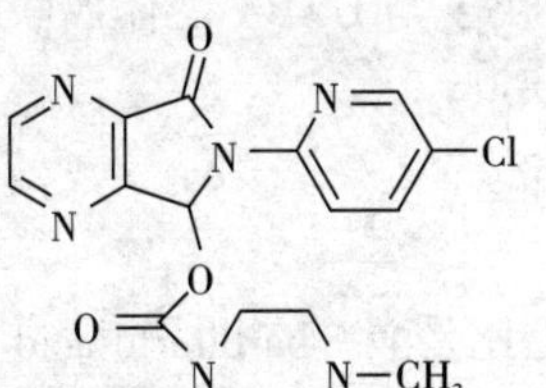

佐匹克隆

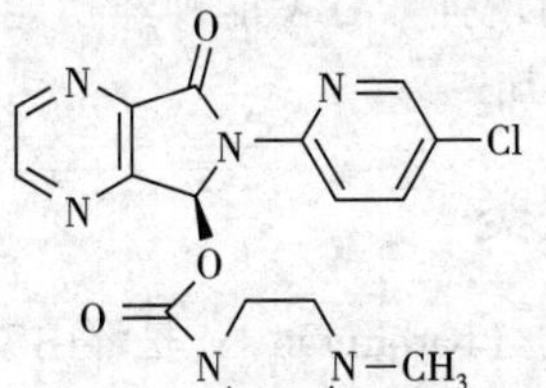

右旋佐匹克隆

四、其他类

甲喹酮（methaqualone）和甲氯喹酮（mecloqualone）是喹唑酮类镇静催眠药，催眠作用强且起效快，为苯巴比妥的 3 ~ 8 倍。主要用于失眠、神经衰弱及麻醉前给药。长期使用本品可产生耐受性和依赖性，而且停药后有戒断症状，一些国家已经限制该类药物的使用。

R=CH₃　甲喹酮

R=Cl　甲氯喹酮

甲丙氨酯（meprobamate）是氨基甲酸酯类镇静催眠药，属于弱安定药，较安全，适合于儿童使用，临床上用于神经官能症的紧张、焦虑、失眠和中枢性肌肉松弛。

甲丙氨酯

第二节　抗癫痫药

　　癫痫（epilepsy）俗称的"羊角风"或"羊癫风"，是大脑神经元突发性异常放电，导致短暂的大脑功能障碍的一种慢性疾病。临床上根据发作时的表现将癫痫分为三种类型：全身性发作、部分发作和非典型发作。理想的抗癫痫药（antiepileptics）应能完全抑制癫痫发作，毒性小、耐受性好，用药后起效快，持效长，不复发。一般认为抗癫痫药物可通过阻断电压依赖性的 Na^+ 通道，降低或防止脑内神经元的过度放电；通过对钙离子第二信使的调节，也可以控制癫痫发作的频率；或通过提高正常脑组织的兴奋阈，从而减弱来自病灶的兴奋扩散，防止癫痫发作；一部分抗癫痫药物是作为 GABA – T 的抑制剂，延长 GABA 失活的过程，从而使 GABA 含量增加；目前使用的抗癫痫药不能完全满足上述要求。

　　目前临床上常用的抗癫痫药物按结构类型，可分为苯二氮䓬类、巴比妥类、乙内酰脲类、二苯并氮杂䓬类、GABA 类似物、脂肪羧酸类和磺酰胺类等。抗癫痫药物的治疗范围小，个体化差异较大，药物的靶向性强，需个体化给药。此外，癫痫治疗中常常联合给药，这就要求注意药物的相互作用、蓄积、成瘾性、毒副作用等影响。

　　苯二氮䓬类药物氯硝西泮等在临床上也用作抗癫痫药，为广谱的抗癫痫药物。该类药物的作用机理主要与增强 GABA 能神经功能有关，加快了与 GABA 受体偶联的 Cl^- 通道开放频率，使 Cl^- 内流增加。

一、巴比妥类

　　巴比妥类药物（barbiturates）是环丙二酰脲（巴比妥酸，barbituric acid）的衍生物，巴比妥酸本身无生理活性，只有当 5 位上的两个氢原子被烃基取代后才呈现活性。取代基的类型不同，起效快慢和作用时间也不同。通常按作用时间将巴比妥药物分为四种类型：长时间作用型（6 ~ 12 小时，如苯巴比妥），中时间作用型（4 ~ 6 小时，如异戊巴比妥），短时间作用型（2 ~ 3 小时，如司可巴比妥），超短时间作用型（1 小时左右，如海索比妥）。巴比妥类药物属结构非特异性药物，药物镇静催眠作用的强度和起效的快慢，主要与其理化性质有关，而作用时间维持的长短则与其在体内的代谢过程有关。临床上常用的巴比妥药物见表 3 − 2。

表 3 − 2 临床常用巴比妥药物的结构及作用时间

名　称	R^1	R^2	显效时间/min	维持时间/h
巴比妥酸（barbituric acid）	H	H	—	—
异戊巴比妥（amobarbital）	C_2H_5-	$(CH_3)_2CHCH_2CH_2-$	45 ~ 60	6 ~ 8
阿普比妥（aprobarbital）	$CH_2=CHCH_2-$	$(CH_3)_2CH-$	45 ~ 60	6 ~ 8
戊巴比妥（pentobarbital）	C_2H_5-	$CH_3(CH_2)_2CH(CH_3)-$	10 ~ 15	3 ~ 4
苯巴比妥（phenobarbital）	C_2H_5-	C_6H_5-	30 ~ 60	10 ~ 16
司可巴比妥（secobarbital）	$CH_2=CHCH_2-$	$CH_3(CH_2)_2CH(CH_3)-$	10 ~ 15	3 ~ 4
海索比妥（hexobarbital）	C_2H_5-		10 ~ 15	1

与活性有关的理化性质主要是药物的解离常数 pK_a 和脂水分配系数。巴比妥类药物可以解离成离子的原因是分子中含有三个内酰胺结构，因 pK_a 不同而进行内酰亚胺 − 内酰胺的互变异构。

取代巴比妥酸（内酰胺）　　　　　　单内酰亚胺　　　　　　双内酰亚胺

巴比妥类药物 5 位无取代基时，分子的极性较大，亲脂性较小，不易透过血 − 脑屏障，无镇静、催眠作用。当 5 位取代基的碳原子总数达到 4 时，如巴比妥，开始显效；临床常用的巴比妥类药物 5 位取代基的碳原子总数在 7 ~ 8 之间，这时药物有良好的脂溶性，利于药物透过细胞膜和血 − 脑屏障，起效快、作用强。当分子中引入硫原子代替 2 位碳上的氧原子时，硫的亲脂性比氧大，使分子更易透过血 − 脑屏障进入中枢神经系统，所以起效快，但由于易代谢，持续时间短。如硫喷妥 30 秒即可生效，作为麻醉前的用药。当 C − 5 上的二个取代基原子总数大于 10 时，亲脂性过强，作用下降甚至出现惊厥。

巴比妥类药物在肝脏进行代谢，最主要的代谢方式是 5 位取代基被 CYP450 酶催化氧化，氧化产物均较原药物的脂溶性下降而失活。其他代谢途径还有 N 上脱烷基、2 位脱硫、内酰胺水解开环等。5 位取代基不同则代谢速度不同，因此药物作用时间长短也不同。

当 5 位取代基为芳烃或饱和烃时，由于不易被催化氧化，因而作用时间长。一般氧化产物为酚和饱和醇，酚和饱和醇再与葡萄糖醛酸结合而排出体外。如苯巴比妥的代谢过程，氧化发生在苯环的对位，酚羟基与葡萄糖醛酸结合，未发生代谢的原形药可通过肾小球吸收而再发挥作用，所以维持作用时间较长。一部分苯巴比妥还可以在 N 上直接与葡萄糖醛酸结合而被排出体外。

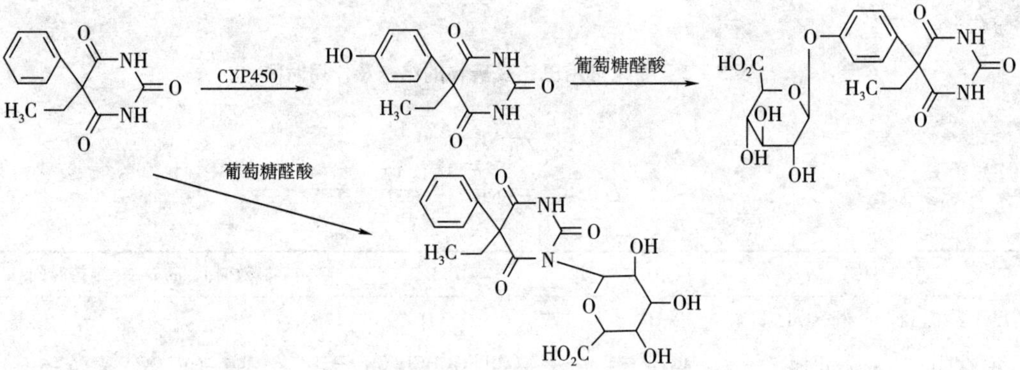

当 5 位取代基为支链烷烃或不饱和烃时，氧化代谢较易发生，常氧化为醇或二醇，故作用时间短，成为中、短时间作用型催眠药，例如异戊巴比妥。

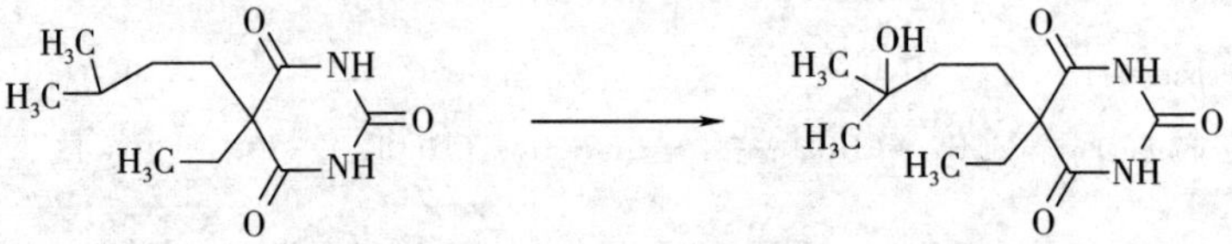

N 上有烷基取代的巴比妥类代谢的另一途径是 *N* – 脱烷基。这种代谢发生比较缓慢，所以一般是长效的催眠药，而有些脱烷基产物排泄比较缓慢，从而在治疗过程中产生积蓄作用，如甲苯比妥（mephobarbital），代谢产物是苯巴比妥。

甲苯比妥   苯巴比妥

一般认为巴比妥类药物作用于 GABA 系统，巴比妥类药物对 GABA 的释放、代谢或重摄入不能产生影响，而是与 GABA 受体 Cl⁻ 通道大分子表面的特定受点作用，形成复合物使复合物的构象发生改变，影响与 GABA 偶联 Cl⁻ 通道的传导，延长 Cl⁻ 通道的开放时间，从而延长 GABA 的作用时间。

另一种解释是认为该类药物具有解偶联氧化磷酸化作用，可影响脑中的氧化代谢过程而使脑的兴奋性活动能力降低，因而具有弱的抗焦虑作用。此外，该类药物还能抑制电子的传递系统，抑制脑内碳酸酐酶的活性。

苯巴比妥（phenobarbital）

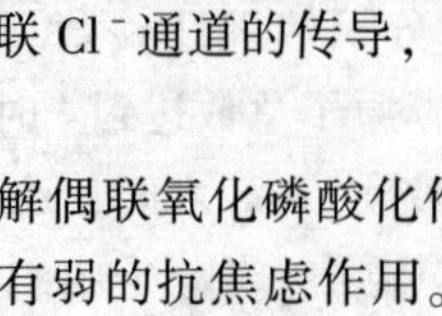

化学名为 5 – 乙基 – 5 – 苯基 – 2，4，6 – (1*H*，3*H*，5*H*) 嘧啶三酮，5 – ethyl – 5 – phenyl – 2，4，6 – (1*H*，3*H*，5*H*) – pyrimidinetrione。

本品为白色有光泽的结晶性粉末；无臭，味微苦，饱和水溶液显酸性反应。在乙醇或乙醚中溶解，在三氯甲烷中略溶，在水中极微溶解；在氢氧化钠或碳酸钠溶液中溶解。熔点174.5～178.0℃。

巴比妥类药物具有内酰胺－内酰亚胺互变异构，形成烯醇型，因而具有弱酸性，能溶解于氢氧化钠溶液中，生成钠盐。但巴比妥的酸性弱于碳酸，其钠盐不稳定，容易吸收空气中的二氧化碳而析出巴比妥沉淀。

巴比妥类分子中双内酰亚胺结构比酰胺更易水解，故巴比妥类药物容易发生水解开环反应。水解反应速度及产物取决于溶液的 pH 值及环境温度，在中性和室温条件下水解难发生。随 pH 和温度升高，水解反应加速。巴比妥类药物的钠盐的水溶液室温放置时，可水解成酰类化合物，若加热可进一步水解并脱羧，生成双取代乙酸钠和氨。为避免水解失效，本品钠盐常预先制成粉针，临用时溶解。苯巴比妥钠露置空气中，易吸潮，也会发生水解反应。

本品具有双缩脲的特征反应，由于具有弱酸性，可在水－吡啶中烯醇化，部分解离为负离子，再与吡啶、硫酸铜作用生成紫色的苯巴比妥铜盐络合物，而硫巴比妥类药物的该反应呈绿色，因此，可以用该反应来区别含硫和非含硫的巴比妥类药物。

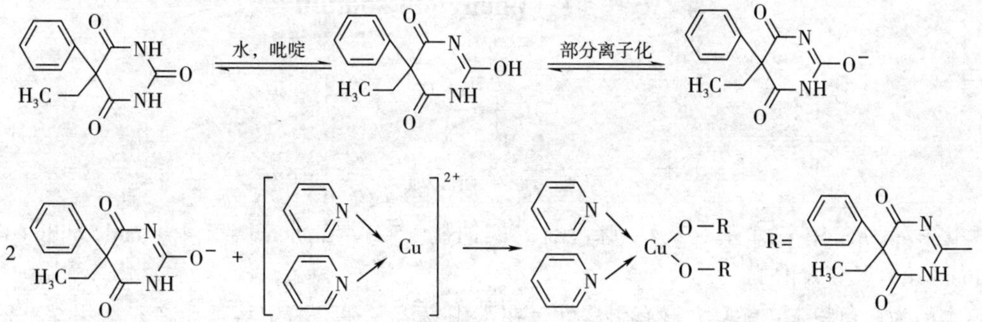

巴比妥钠盐水溶液与硝酸银或硝酸汞试液作用所生成的白色银盐沉淀，可以溶于碳酸钠或氨试液。

本品的合成是以苯乙酸乙酯在醇钠催化下与草酸二乙酯缩合引入苯基，然后加热脱羧，制得 2－苯基丙二酸二乙酯，在用溴乙烷进行乙基化，最后环合而得苯巴比妥钠，经酸化得到苯巴比妥。

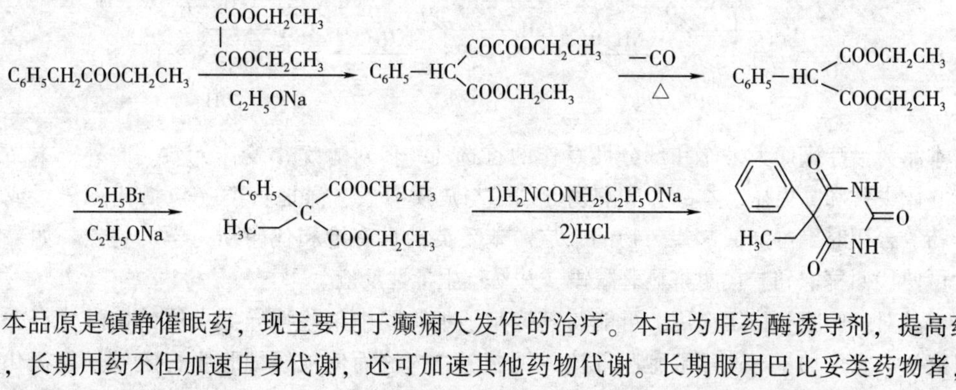

本品原是镇静催眠药，现主要用于癫痫大发作的治疗。本品为肝药酶诱导剂，提高药酶活性，长期用药不但加速自身代谢，还可加速其他药物代谢。长期服用巴比妥类药物者，会增加氟烷等麻醉剂的代谢产物，增加肝脏毒性的危险。巴比妥类与氯胺酮（ketamine）同时应用时，特别是大剂量静脉给药，将增加血压降低、呼吸抑制的危险。与口服避孕药或雌激素合用，可降低避孕药的可靠性。与钙离子拮抗剂合用，则可引起血压下降。

二、乙内酰脲类

巴比妥类是丙二酰脲类化合物，将其缩环得到乙内酰脲类药物。第一个用于临床的乙内酰脲类药物是苯妥英（phenytoin），临床上使用其钠盐，同类药物还有乙苯妥英（ethotoin）和磷苯妥英（fosphenytoin）。乙苯妥英的抗癫痫作用仅为苯妥英的1/5，但毒性很小，口服易吸收。磷苯妥英是一个水溶性的苯妥英磷酸酯前药，已发展成为苯妥英的替代品。

苯妥英　　　　　　　　乙苯妥英　　　　　　　　磷苯妥英

苯妥英钠（phenytoin sodium）

化学名为 5,5 – 二苯基 – 2,4 – 咪唑烷二酮钠盐，5,5 – diphenyl – 2,4 – imidazolidinedione sodium salt，又名大伦丁。

本品为白色粉末；无臭，微有引湿性。在水中易溶，在乙醇中溶解，在三氯甲烷或乙醚中几乎不溶。熔点 293～295℃。

本品在空气中渐渐吸收二氧化碳，分解成苯妥英；水溶液显碱性反应，常因部分水解而发生浑浊。水溶液加酸会析出游离的苯妥英，游离的苯妥英加氨试液，形成铵盐溶解，再加二氯化汞试液，产生不溶于氨试液的白色汞盐沉淀，加硝酸有相同反应。本品与吡啶硫酸铜试液作用，生成蓝色络合物。这些反应可用来鉴别苯妥英钠与其他巴比妥类药物。

本品为治疗癫痫大发作和部分性发作的首选药，但对癫痫小发作无效。此外，本品还能治疗心律失常和高血压。本品为肝酶诱导剂，与皮质激素、洋地黄类（包括地高辛）或口服避孕药等合用时，可降低这些药物的效应。苯妥英钠具有饱和代谢动力学的特点，如果用量过大可使代谢酶饱和，代谢将显著减慢，并易产生毒性反应。

本品对细胞膜有稳定作用，可能与其抑制了细胞膜中某些特异蛋白质的磷酸化有关；也有研究认为它增加了 Na^+ 经细胞膜外流或抑制 Na^+ 内流而使神经细胞膜稳定或是超极化，提高其兴奋阈值，并抑制发作性放电的扩散。这种膜稳定作用与其对三叉神经痛、咽喉神经痛的镇痛有关，也是治疗洋地黄中毒时的室性心律失常的作用机制。

案例分析

案例3-2：噁唑烷酮类（oxazolidinediones）和丁二酰亚氨类药物（succinimides）也用作抗癫痫，结构上与乙内酰脲类药物有何异同？

噁唑烷酮类	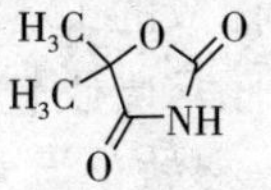 二甲双酮	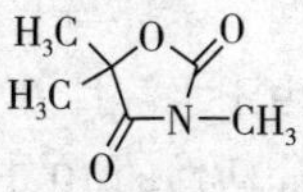 三甲双酮

		R¹	R²	R³	
丁二酰亚氨类		H	C_6H_5	CH_3	苯琥胺
		CH_3	C_6H_5	CH_3	甲琥胺
		CH_3	C_2H_5	H	乙琥胺

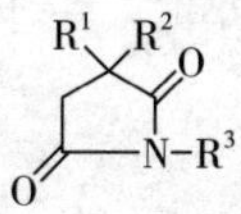

分析：乙内酰脲类药物化学结构中—NH—以其电子等排体—O—或—CH_2—取代，则分别得到噁唑烷酮类和丁二酰亚胺类药物，都属于巴比妥结构改造产物。

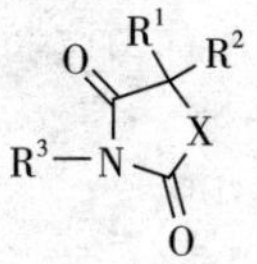

结构类型	X	结构类型	X
巴比妥类	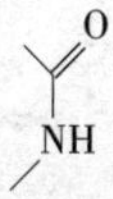 NH(C=O)	噁唑烷酮类	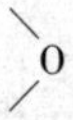 O
乙内酰脲类	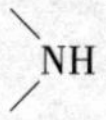 NH	丁二酰亚胺类	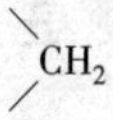 CH_2

三、二苯并氮杂䓬类

卡马西平（carbamazepine）

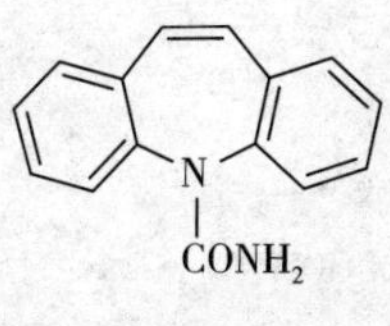

化学名为5H-二苯并[b,f]氮杂䓬-5-甲酰胺，5H-dibenz[b,f]-azepine-5-carboxamide。

本品为白色或类白色的结晶性粉末；几乎无臭。在三氯甲烷中易溶，在乙醇中略溶，在水或乙醚中几乎不溶。熔点 189~193℃。本品加硝酸加热，显橙红色。

本品结构与三环类的抗抑郁药相似，最初用于治疗三叉神经痛，后来发现其对外周苯二氮䓬受体有激活作用，阻断 Na^+ 通道而产生抗癫痫作用。主要用于苯妥英钠等其他药物难以控制的大发作、复杂的部分性发作或其他全身性发作。

本品是由两个苯环与七元氮杂环骈合而成的二苯并氮杂䓬类化合物，三个环通过烯键形成共轭体系。由于水溶性差，口服后从胃肠道吸收较慢。在肝脏内代谢，最主要的代谢活性产物为有抗癫痫活性的 10,11-环氧化物，经转化为无活性的 10,11-二羟基代谢物经肾和胆汁排泄。其中 10-酮基衍生物奥卡西平（oxcarbazepine）的理化性质、药理作用与卡马西平相似，但易从胃肠道吸收，在体内几乎全部代谢生产 10,11-二氢-10-羟基代谢物，该代谢物具有很强的抗癫痫作用，半衰期可达 9 小时。由于不代谢成 10,11-环氧化物，所以副作用和不良反应低，已上市。

卡马西平(CBZ)　　10,11-环氧CBZ　　10,11-二羟基CBZ

奥卡西平　　10,11-二氢-10-羟基CBZ

四、γ-氨基丁酸类似物

癫痫发作的原因之一是 γ-氨基丁酸（GABA）系统失调，GABA 含量过低，抑制性递质减少所引起的。

氨己烯酸（vigabatrin）结构类似于 GABA，是 GABA 主要降解酶 GABA 转氨酶（酶 GABA-T）的不可逆抑制剂，可提高脑内 GABA 浓度而发挥抗惊厥作用，是治疗指数高、比较安全的一种抗癫痫药。本品口服易吸收，1~2 小时后可达峰值血药浓度。分子中具有手性碳原子，对酶具有明显的立体选择性，其中（S）-异构体的作用较强。

加巴喷丁（gabapentin）是一种环状的 GABA 衍生物，亲脂性强，易透过血-脑屏障。口服后迅速吸收，2~3 小时可达最大血药浓度。对急性发作的病人有很好的作用，应用于全身强直阵发性癫痫，毒性小，不良反应少。

氨己烯酸　　加巴喷丁

卤加比（halogabide）也是一种拟 γ - 氨基丁酸药，可直接激动 GABA 受体，结构中 γ - 氨基丁酰胺侧链连结于苯亚甲基核，此核可促使药物向脑内转移，然后经氧化脱氨基或转氨基代谢，产生有活性的相应酸，继而亚胺键断裂，形成氨基丁酰胺及氨基丁酸，因而卤加比既是一个拟氨基丁酸药，也是一种外源性氨基丁酸前药。口服易吸收，口服后 2 ~ 3 小时达血浆峰浓度。其本身及活性代谢产物都可直接作用于 GABA 受体，但由于对肝脏毒性较大，长期使用使转氨酶升高，故要慎用。

五、脂肪羧酸类

丙戊酸（balproic acid，VPA）是在筛选抗癫痫药物时，意外发现作为溶剂的 VPA 本身有很强的抗癫痫作用，进而研究和发展了一类具有脂肪酸结构的抗癫痫药物。构效关系研究发现如果把支链延长到 9 个碳原子，则产生镇静作用。另外，如果取消分支，直链脂肪酸的抗惊厥作用很弱。丙戊酸及丙戊酸钠为不含 N 的广谱抗癫痫药，主要适用于大发作、肌阵挛性发作和失神性发作，对各种小发作效果更好。

VPA 的酰胺衍生物丙戊酰胺（valpromide）也是广谱抗癫痫药，见效快，比 VPA 的作用强 2 倍，毒性低，对各种癫痫都有效。

$$\begin{array}{ll} R=OH & \text{丙戊酸} \\ R=ONa & \text{丙戊酸钠} \\ R=NH_2 & \text{丙戊酰胺} \end{array}$$

六、磺酰胺类

一些具有磺酰胺类结构的药物如舒噻美（sultiame）具有抗癫痫的作用，是一种碳酸酐酶抑制剂。由于对碳酸酐酶的抑制，使脑中 Na^+ 增加，细胞膜的稳定性增加。主要用于精神运动性发作，也可用于局限性发作或大发作的控制，常与其他抗癫痫药合用。

唑尼沙胺（zonisamide）的作用机制是抑制脑内的异常放电，用于治疗癫痫大发作、小发作、局限性发作、精神运动性发作及癫痫持续状态。对碳酸酐酶也有抑制作用。连续用药中不可急剧减量或突然停药。

托吡酯（topiramate）由氨基磺酸酯取代单糖得到，为广谱抗癫痫新药，对各类癫痫发作均有效，对经常性发作的部分癫痫特别有效。可提高 GABA 启动 GABA 受体的频率，从而加强 GABA 诱导 Cl⁻ 内流的能力，增强抑制性神经递质作用。可抑制一些碳酸酐酶同工酶的作用，但比舒噻美等的作用弱。

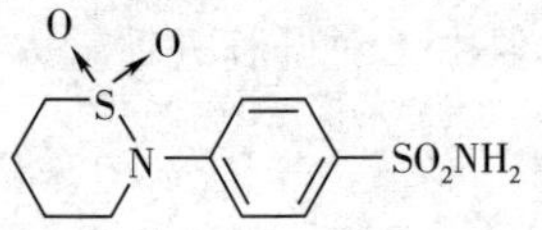

舒噻美 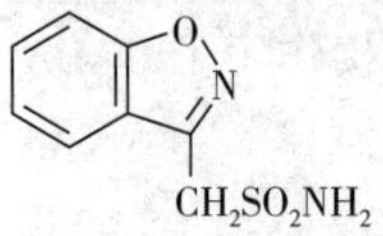   唑尼沙胺 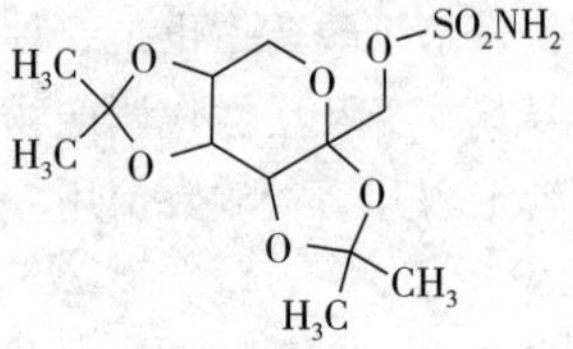   托吡酯

七、苯基三嗪类

拉莫三嗪（lamotrigine）

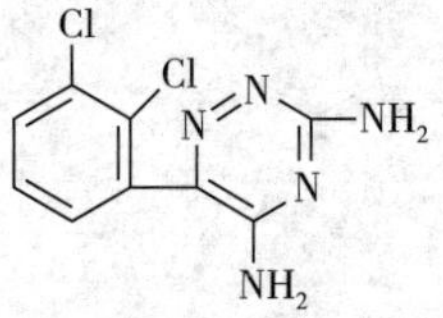

化学名为 3,5 – 二氨基 – 6 – (2,3 – 二氯苯基) – 1,2,4 – 三嗪，3,5 – diamino – 6 – (2,3 – dichlorophenyl) – 1,2,4 – triazine。

本品为白色或类白显黄色固体。微溶于水。熔点 216~218℃。

本品可以阻滞 Na⁺ 通道，稳定细胞膜，抑制脑内兴奋性递质的释放，如谷氨酸、天门冬氨酸等兴奋神经介质释放，从而发挥抗癫痫作用。

本品是 5 – 苯基 – 1,2,4 – 三唑衍生物，对部分癫痫发作和继发性全身发作有效，而对原发性全身性大发作效果较差。约 10% 的病人用药后可出现共济失调、复视、嗜睡及眩晕等副作用。妇女在妊娠头 3 个月期间应用拉莫三嗪，所产婴儿发生唇裂或腭裂的危险较高。

本品有多种合成方法，其中之一是以 2,3 – 二氯甲苯为起始原料，经浓硝酸氧化得到 2,3 – 二氯苯酸，将其用氯化亚砜氯化，生成 2,3 – 二氯苯甲酰氯，酰氯经与氰化亚铜反应生成 2,3 – 二氯苯甲酰氰，再与氨基胍碳酸氢盐及硝酸反应后，经 KOH 碱性闭环得到拉莫三嗪。

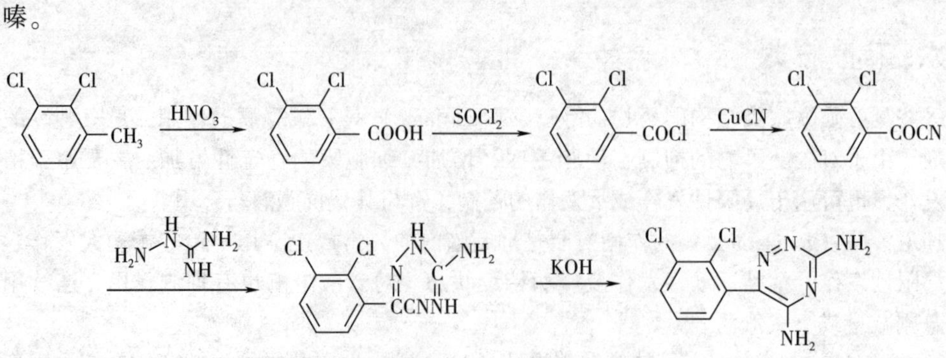

本章小结

　　镇静催眠药和抗癫痫药均属于中枢神经系统疾病用药。

　　苯二氮䓬类镇静催眠药是主要的镇静催眠药，另外还有喹唑酮类、吡咯酮类、氨基甲酸酯等其他类。重点掌握镇静催眠药的结构类型和构效关系，地西泮及奥沙西泮的结构、命名、理化性质、体内代谢及临床用途。

　　抗癫痫药物的治疗范围小，个体化差异较大，这就要求药物的靶向性强，同时需个体化给药。此外，癫痫治疗中常常联合给药，需注意药物的相互作用、蓄积、成瘾性、毒副作用等影响。重点掌握苯妥英钠的结构、命名及临床用途。

思考题

　　1. 简述苯二氮䓬类药物的作用机制。

　　2. 巴比妥类药物可分几种？各列举一代表药物。

　　3. 试述苯巴比妥产生耐受性的原因。

　　4. 简述抗癫痫药物的作用机制。

　　5. 简述苯妥英钠的作用机制和临床用途。

（刘　毅）

第四章　抗精神病药和抗抑郁药

学习导引

1. **掌握**　抗精神病药和抗抑郁药的分类；吩噻嗪类和丁酰苯类抗精神病药的构效关系；氯丙嗪、奋乃静、氯普噻吨、氟哌啶醇、氯氮平、氯米帕明、阿米替林、多塞平的结构特征、性质与作用。
2. **熟悉**　利培酮的结构特征与作用；吗氯贝胺、氟西汀、文拉法辛、西酞普兰、帕罗西汀的结构特征与作用。
3. **了解**　抗抑郁药的发展。

第一节　抗精神病药

精神病又称精神分裂症，是大脑机能活动发生紊乱，导致认知、情感、行为和意志等精神活动不同程度障碍的疾病的总称。抗精神病药也叫抗精神分裂药或强安定药，对中枢神经系统具有选择性抑制作用，能够控制患者的兴奋、躁动、幻觉及妄想症状，主要用于治疗精神分裂症、器质性精神病及双向精神障碍的躁狂期。

目前，抗精神病药的作用机制主要是作为多巴胺（dopamine，DA）受体拮抗剂，阻断中脑－边缘系统和中脑－皮质系统的 DA 通路，降低 DA 水平，从而发挥其抗精神病作用。锥体外系副反应是抗精神病药物最常见的不良反应，发生原因是药物阻断了黑质－纹状体通路的 DA 受体，导致多巴胺系统功能降低和乙酰胆碱系统功能相对增强，表现为帕金森症、静坐不能、急性肌张力障碍和迟发性运动障碍等。经典的抗精神病药如氯丙嗪和奋乃静等，锥体外系副反应发生率比较高；新一代抗精神病药如氯氮平和利培酮等，锥体外系副反应不明显，因而被认为是非经典的抗精神病药物。

抗精神病药按照结构主要可分为吩噻嗪类、硫杂蒽类、丁酰苯类、二苯并二氮䓬类、苯甲酰胺类等。

一、吩噻嗪类

第一个用于临床的吩噻嗪类抗精神病药是氯丙嗪（chlorpromazine），对氯丙嗪的结构改造主要集中在对吩噻嗪母核上 C-2 位和 N-10 位侧链取代基的改变，得到了一系列的吩噻嗪类抗精神病药（表4-1）。

表 4 – 1 常用的吩噻嗪类抗精神病药

名　　称	结构	作用强度	帕金森症副作用
氯丙嗪（chlorpromazine）	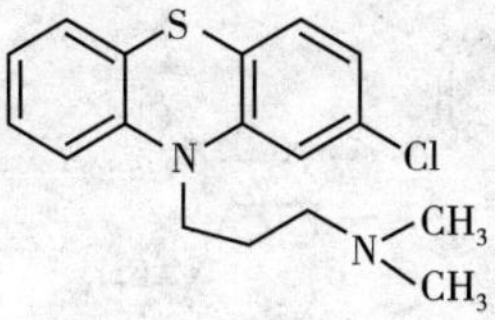	1	++
乙酰丙嗪（acetylpromazine）	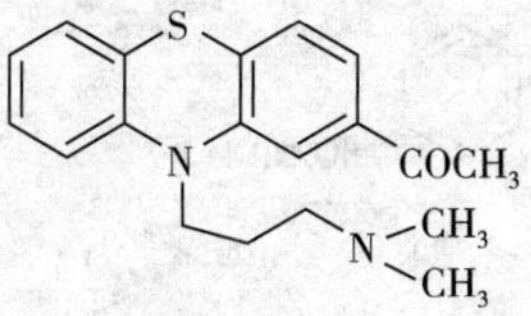	< 1	
三氟丙嗪（triflupromazine）	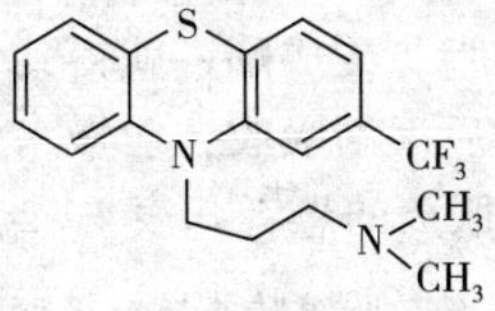	4	+++
奋乃静（perphenazine）	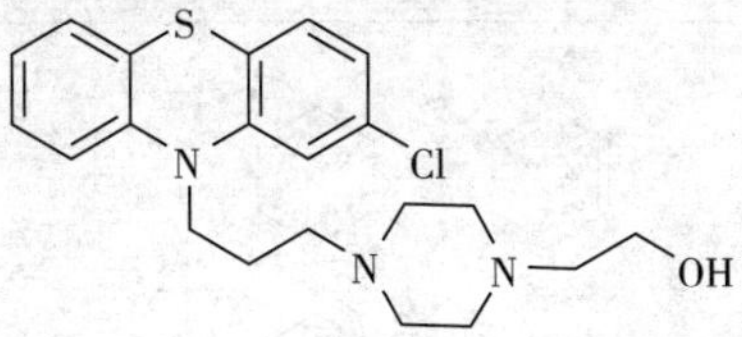	10	+++
氟奋乃静（fluphenazine）	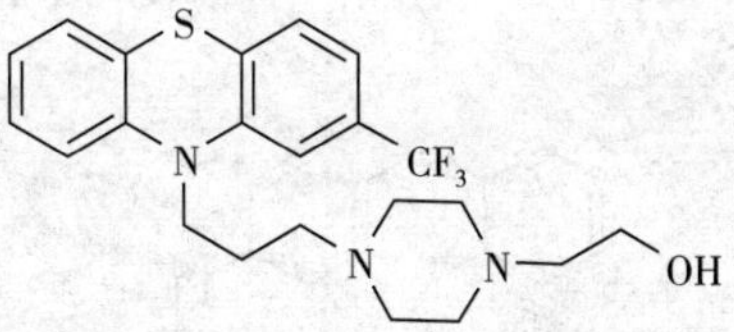	50	+
三氟拉嗪（trifluoperazine）	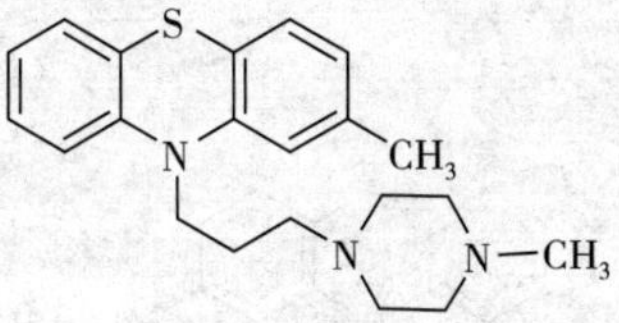	13	+
硫利达嗪（thioridazine）	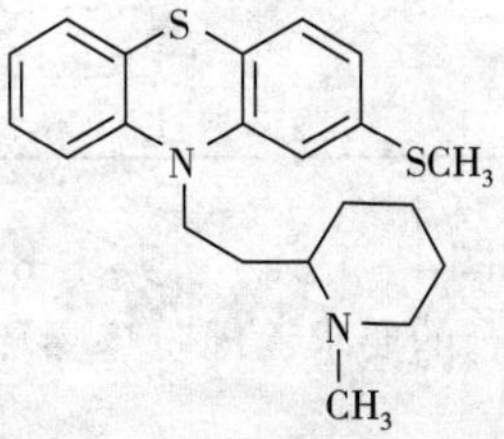	0.5 ~ 1	+

名 称	结构	作用强度	帕金森症副作用
硫乙拉嗪（thiethylperazine）	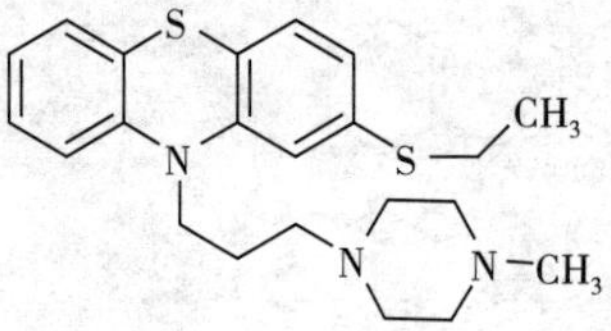	+	
哌泊塞嗪（pipotiazine）	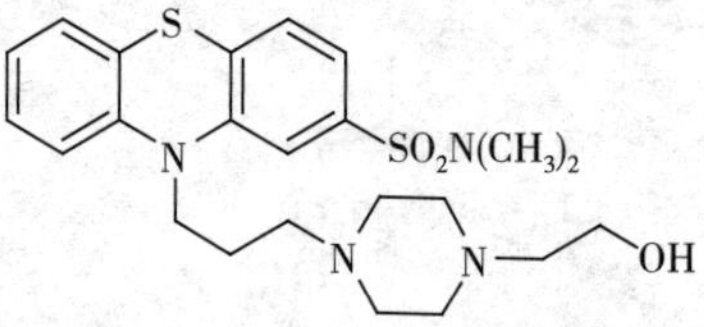		

将侧链有羟乙基哌嗪的药物与长链脂肪酸成酯，就得到作用时间延长的前药。成酯可增加药物的脂溶性，皮下注射或肌肉注射后逐渐吸收，缓慢水解释放原药，药效维持时间可长达几周，适用于需要长期治疗且不配合服药的患者（表4-2）。

表4-2　长效吩噻嗪类抗精神病药

名 称	结构式	作用维持时间
氟奋乃静庚酸酯（fluphenazine enanthate）	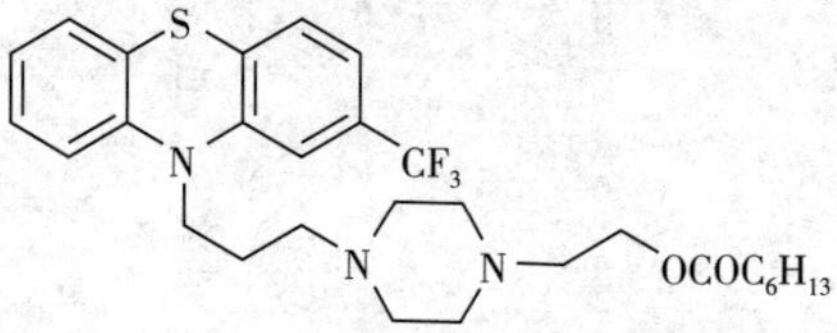	2~4 周
氟奋乃静癸酸酯（fluphenazine decanoate）	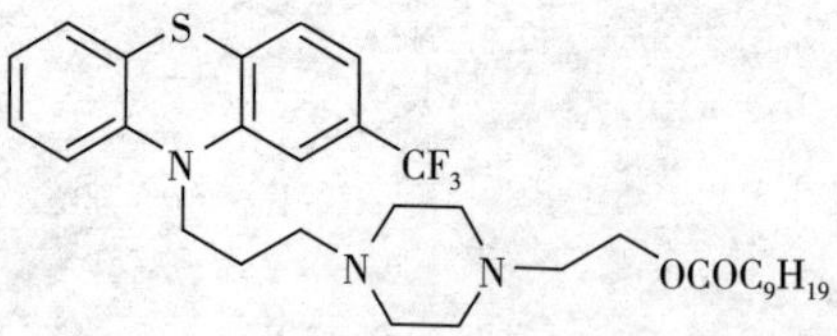	2~4 周
哌泊塞嗪棕榈酸酯（pipothiazine palmitate）	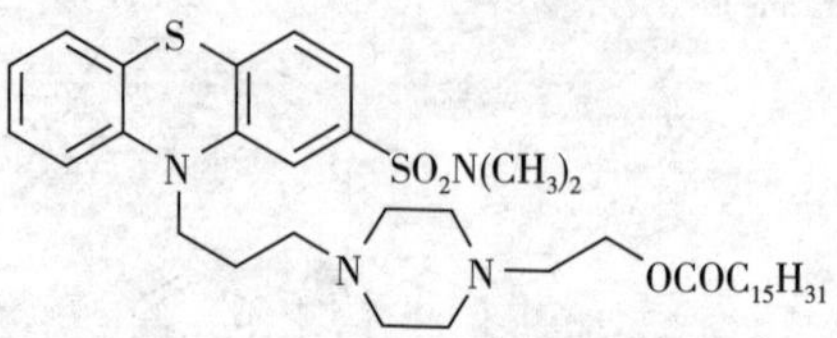	3~4 周

吩噻嗪类药物与受体的结合方式如图4-1所示。其中B部分的立体专属性最高，C部分次之，A部分最小。C部分符合手性结合的要求，即吩噻嗪环沿N-S轴折叠，两个苯环几乎垂直。

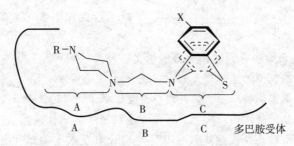

图 4-1 吩噻嗪类药物与受体的作用模式

知识拓展

精神病治疗的里程碑—氯丙嗪的发现

吩噻嗪类化合物最初是作为抗组胺药使用的。1949 年法国外科医生 Laborit 发现抗组织胺药异丙嗪在用于预防麻醉药引起的外科休克时，比其他药物作用强，并对中枢神经系统起作用，这一发现引起了制药公司的重视。对其构效关系研究发现将侧链异丙基换成直链丙基，抗组织胺作用减弱，抗精神病作用增加；将 C-2 位引入氯原子则抗组织胺作用消失，抗精神病作用增强。1950 年法国科学家 Charpentier 合成了氯丙嗪，1952 年法国医生 Lehman 和 Hanrahan 尝试氯丙嗪应用于躁狂症患者，发现氯丙嗪有明显的抗精神病作用。1954 年氯丙嗪作为抗精神病药正式用于临床，从此揭开了精神病药物治疗的序幕。

异丙嗪　　　　　　　氯丙嗪

吩噻嗪环上取代基的位置和种类与它们的抗精神病活性及强度有密切关系，构效关系如图 4-2 所示。

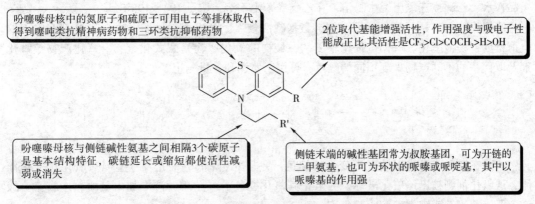

图 4-2 吩噻嗪类抗精神病药的构效关系

案例 4-1：氯丙嗪和异丙嗪均为吩噻嗪类药物，它们的结构非常相似，试分析为什么氯丙嗪有较好的抗精神病作用而异丙嗪没有？

分析：氯丙嗪的优势构象中，侧链倾斜于有氯原子取代的一侧，这种构象可以与多巴胺的优势构象部分重叠，因此有利于药物与多巴胺受体的作用。氯丙嗪环上 C-2 的氯原子引起分子的不对称性，导致 N-10 侧链向含有氯原子的苯环方向倾斜，这是吩噻嗪类抗精神病药物重要的结构特征，失去 C-2 氯原子则无抗精神病作用。异丙嗪没有 C-2 氯原子的结构，因而没有抗精神病作用。

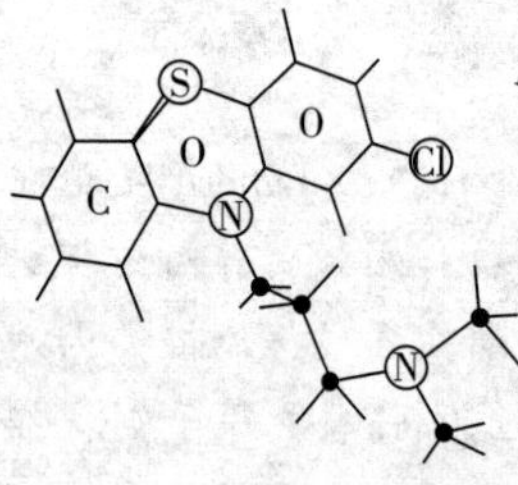

| 氯丙嗪 | 多巴胺 | 氯丙嗪顺式构象
与多巴胺部分重叠 | 氯丙嗪反式构象
与多巴胺不能部分重叠 |

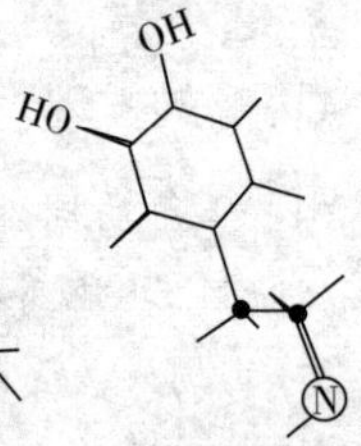

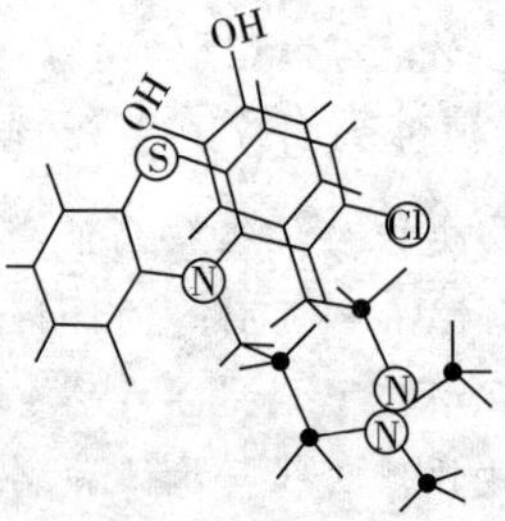

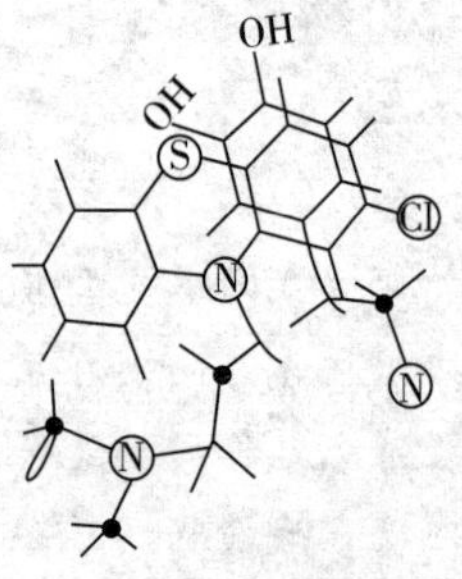

盐酸氯丙嗪（chlorpromazine hydrochloride）

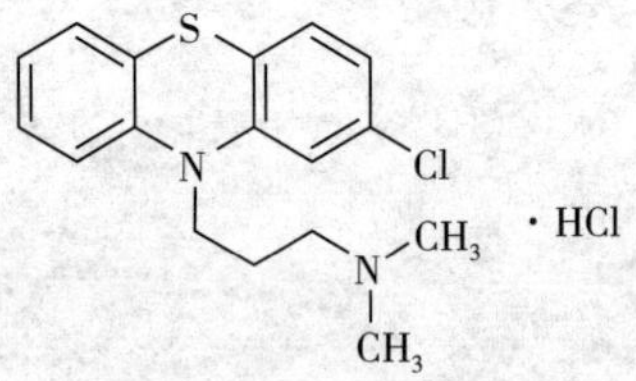

化学名为 N,N-二甲基-2-氯-10H-吩噻嗪-10-丙胺盐酸盐，N,N-dimethyl-2-chloro-10H-phenothiazine-10-propylamine hydrochloride，又名冬眠灵。

本品为白色或乳白色结晶性粉末；有微臭，有吸湿性，遇光渐变色，水溶液显酸性反应。本品在水、乙醇或三氯甲烷中易溶，在乙醚或苯中不溶。熔点 194~198℃。

吩噻嗪环上 N 原子碱性极弱，侧链氨基碱性较强，可成盐。母环中的 S 和 N 都有丰富的电荷密度，易被氧化，氧化过程比较复杂，最初的氧化产物是醌式化合物。氧化产物随氧化剂及取代基的不同产物呈现不同的颜色，可用于鉴别和含量测定。

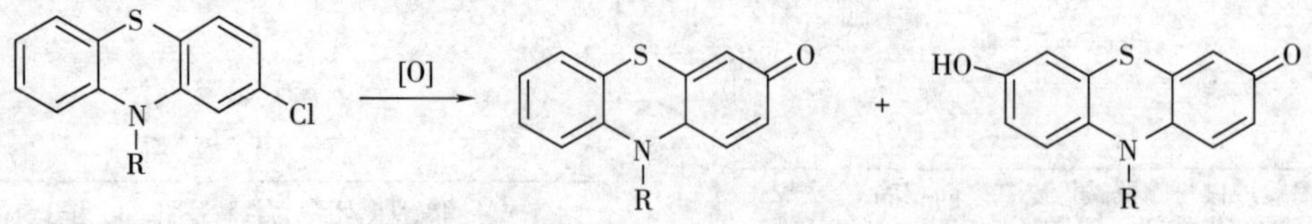

本品在空气或日光下放置渐变为红棕色，并且 pH 降低。日光及重金属对氧化有催化作用，遇氧化剂则被迅速氧化破坏。为阻止其氧化变色，可在注射液中加入氢醌、连二亚硫酸钠、亚硫酸氢钠或维生素 C 等抗氧剂。

本品水溶液加 HNO_3 显红色，渐变淡黄色；与三氯化铁试剂作用，显稳定的红色。

有部分患者在用药后，在强烈日光照射下会发生严重的毒性反应，皮肤出现红疹，这是氯丙嗪和吩噻嗪类药物特有的毒副反应。原因是药物分解产生自由基，并进一步发生各种氧化反应，自由基与体内一些蛋白质作用，发生过敏反应，也称光毒化过敏反应（图4-3），故服用本品后，应尽量减少户外活动，避免日光照射。

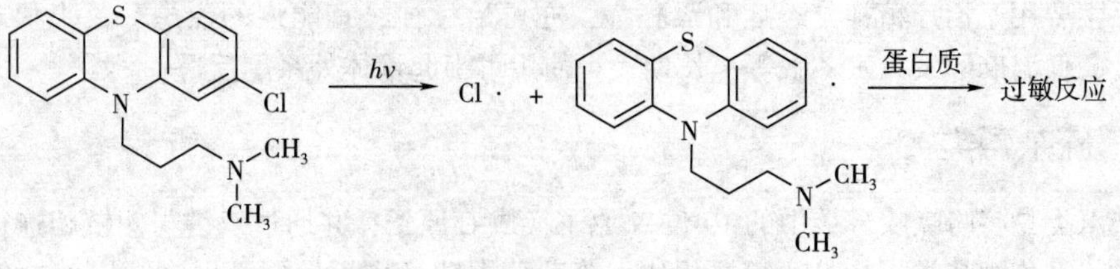

图4-3 氯丙嗪的光毒化反应

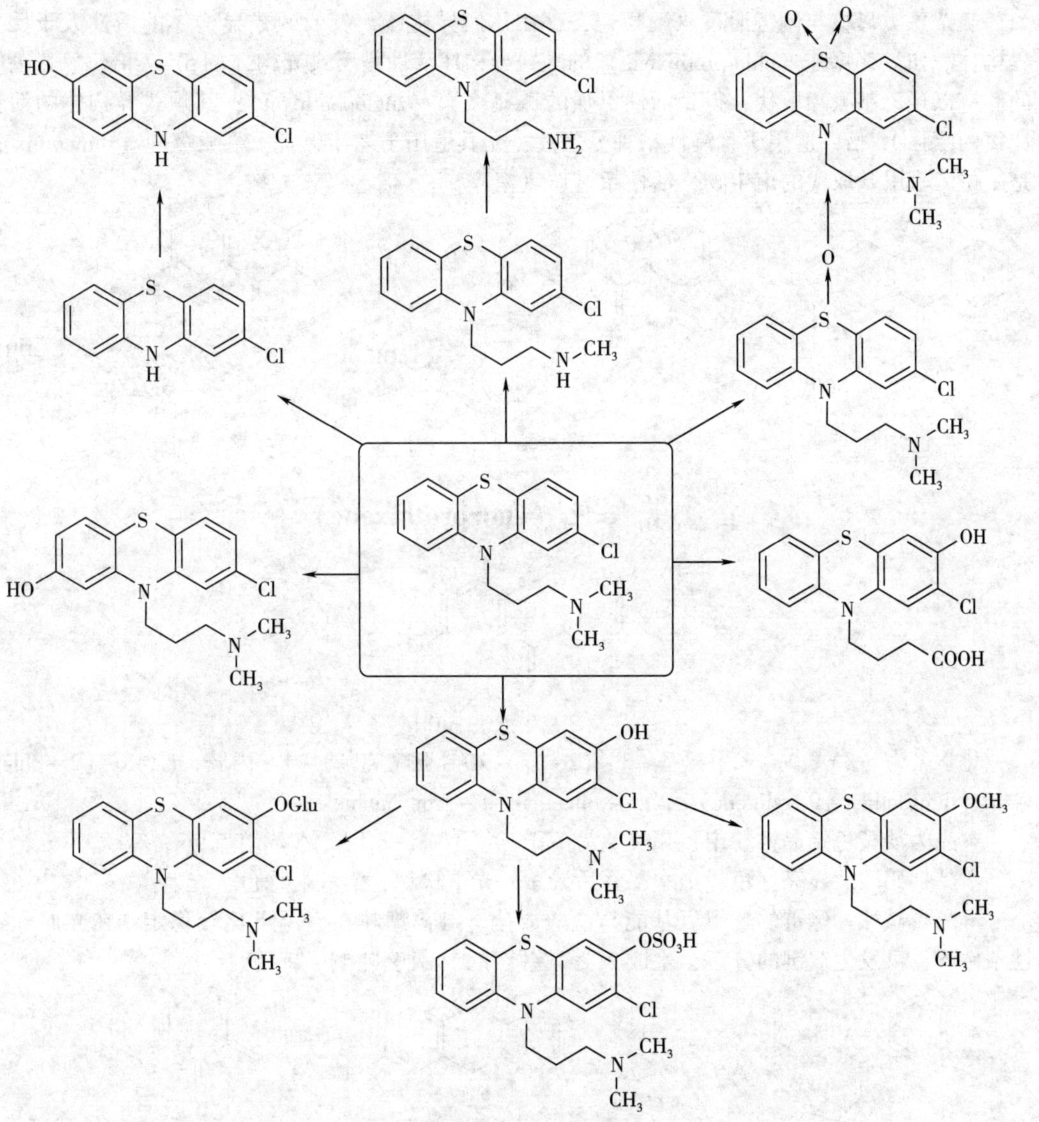

图4-4 氯丙嗪的体内代谢途径

本品主要在肝脏经 CYP450 酶催化代谢，体内代谢复杂，尿中存在 20 多种代谢物，代谢途径（图 4-4）主要有硫原子氧化、苯环羟基化、N-去甲基化、侧链氧化和 10 位脱烷基化等。其中 N-单脱甲基和 N-双脱甲基产物在体内均可与多巴胺受体作用，故为活性代谢物。羟基化产物可进一步与葡萄糖醛酸结合或生成硫酸酯排出体外，也可在体内烷基化生成相应的甲氧基氯丙嗪。

本品主要用于治疗精神分裂症和躁狂症，亦可治疗神经官能症的焦虑、紧张状态，还可用于镇吐、低温麻醉及人工冬眠等。长期大量使用可引起锥体外系副反应。

二、硫杂蒽类

硫杂蒽类是将吩噻嗪母核中的 10 位 N 原子换成 C 原子，并通过双键与侧链相连得到的一类衍生物，又称噻吨类。与吩噻嗪类相比，硫杂蒽类镇静作用较弱，但有一定的抗焦虑和抗抑郁作用，是伴有焦虑、抑郁的精神病性障碍首选药。

硫杂蒽类母核与侧链通过双键相连，存在几何异构体，一般顺式异构体的活性大于反式异构体。如氯普噻吨（chlorprothixene）的顺式异构体活性是反式异构体的 5~7 倍。氯普噻吨的侧链以羟乙基哌嗪取代，得到活性更强的珠氯噻醇（zuclopenthixol），其顺式异构体的活性比氯丙嗪强 10 倍，适用于急慢性精神分裂症，尤其适用于老年患者。氟哌噻吨（flupenthixol）是 2 位三氟甲基取代的衍生物，活性超过珠氯噻醇。

氯普噻吨　　　　　　　珠氯噻醇　　　　　　　氟哌噻吨

氯普噻吨（chorprothixene）

化学名为（Z）N,N-二甲氨基-3-（2-氯-9H-亚噻吨基）-1-丙胺，（Z）3-（2-chloro-9H-thioxanthen-9-ylidene）-N,N-dimethyl-1-propylamine。

本品为淡黄色结晶性粉末；无臭。易溶于三氯甲烷，不溶于水。熔点 96~99℃。

本品加硝酸后显亮红色，加水稀释后置紫外光下检识，溶液显绿色荧光。

本品具碱性，侧链的二甲氨基能与盐酸成盐。氯普噻吨在室温下比较稳定，在光照和碱性条件下，可发生双键的分解，生成 2-氯噻吨和 2-氯噻吨酮。

氯普噻吨可通过阻断脑内神经突触后多巴胺受体而改善精神障碍，也可抑制脑干网状结构上行激活系统，引起镇静作用，还可抑制延脑化学感受区而发挥止吐作用。抗精神病作用不及氯丙嗪，但镇静作用较强，并有明显的抗焦虑和抗抑郁作用。适用于伴有焦虑和抑郁的精神分裂症、躁狂症、焦虑性神经官能症和更年期抑郁症。

三、丁酰苯类

在研究镇痛药哌替啶衍生物的过程中，发现哌替啶 N 上甲基被苯甲酰乙基取代时，镇痛作用减弱，还有类似氯丙嗪的作用。将乙基碳链延长为丙基，得到了有较强抗精神病作用的丁酰苯类药物。此类药物是强效抗精神病药、抗焦虑药，起效迅速，缺点是多见锥体外系副反应。

最早用于临床的药物为氟哌啶醇（haloperidol），现已广泛用于治疗急、慢性精神分裂症、躁狂症。之后，又开发了作用更强的三氟哌多（trifluperidol）及螺哌隆（spiperone）。

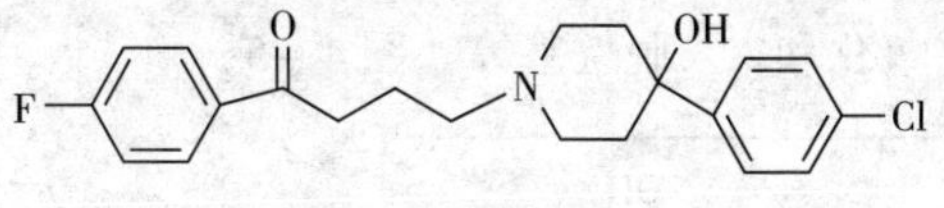

氟哌啶醇

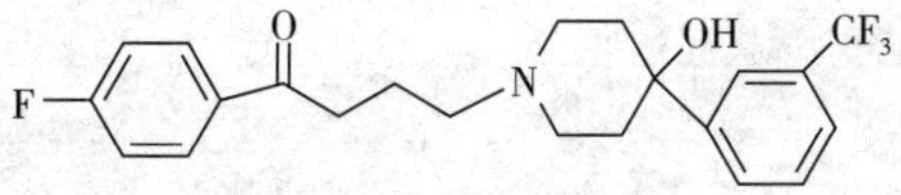

三氟哌多

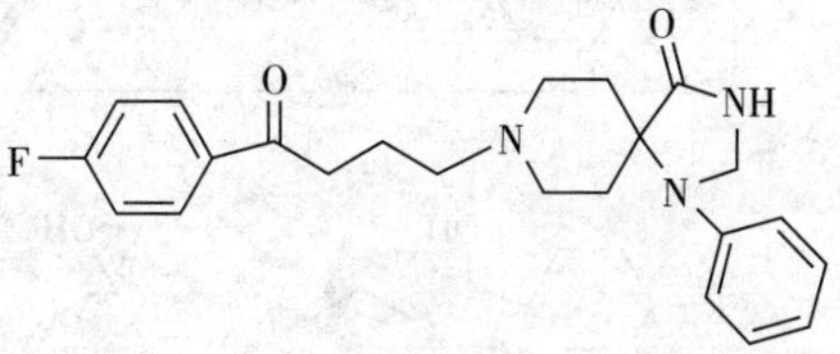

螺哌隆

在改造丁酰苯结构的过程中，发现了具有长效作用的二苯丁基哌啶衍生物，如匹莫齐特（pimozide）片剂口服 1 天 1 次；氟司必林（fluspirilene）注射剂和五氟利多（penfluridol）片剂，给药一次作用可维持 1 周，适用于病情缓解者的维持治疗。利用氟哌啶醇结构中的羟基和长链脂肪酸成酯可得到长效药物，如癸氟哌啶醇在体内水解为氟哌啶醇而发挥作用，每 4 周注射 1 次。

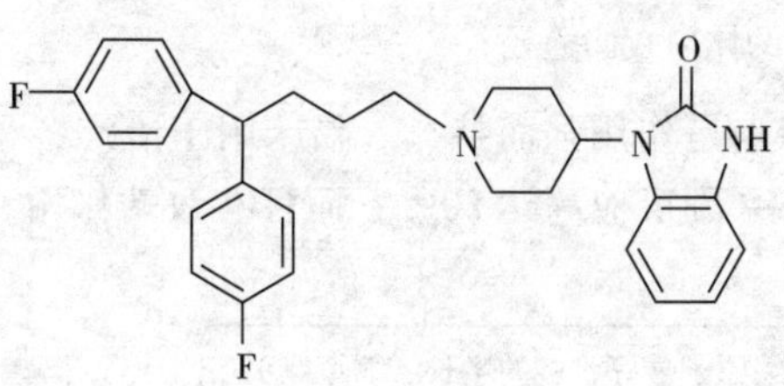

匹莫齐特

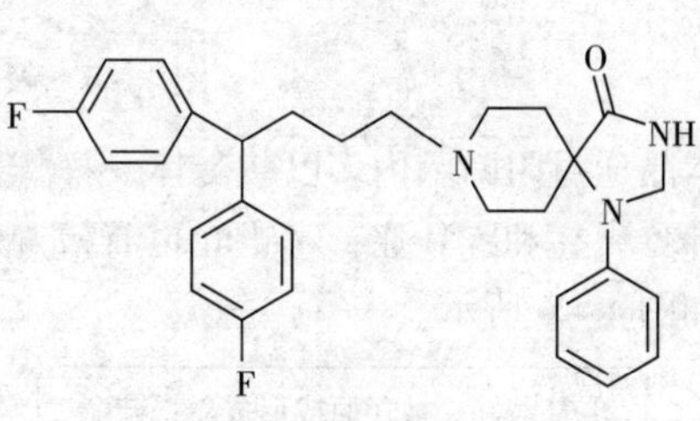

氟司必林

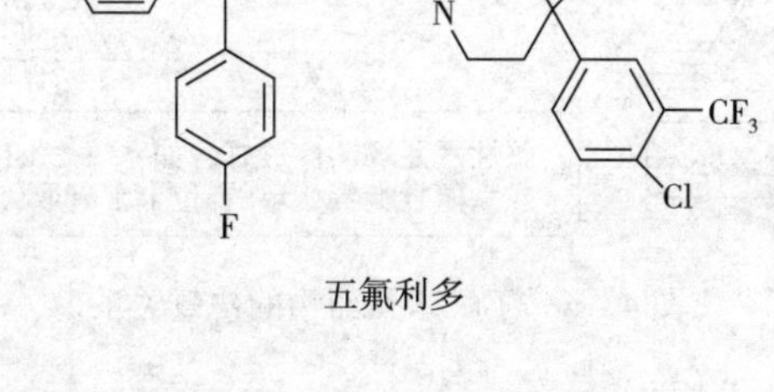

五氟利多

氟哌啶醇（haloperidol）

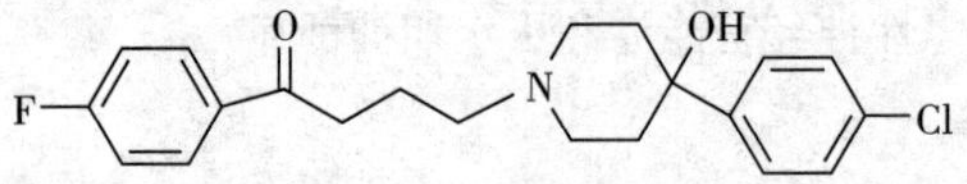

化学名为1-（4-氟苯基）-4-［4-（4-氯苯基）-4-羟基-1-哌啶基］-1-丁酮，4-［4-（4-chlorophenyl）-4-hydroxy-1-piperidinyl］-1-（4-fluorophenyl）-1-butanone。

本品为白色或类白色的结晶性粉末；无臭，无味。在三氯甲烷中溶解，在乙醇中略溶，在乙醚中微溶，在水中几乎不溶。熔点149~153℃。

本品对光敏感，受自然光照射颜色变深，在105℃干燥时发生部分降解。在室温、避光条件下稳定，可贮存5年。

口服后胃肠道吸收良好，2~6小时到达血药浓度高峰，半衰期21小时。在肝脏代谢，代谢途径主要有酮基还原、氧化和N-脱烷基等（图4-5）。

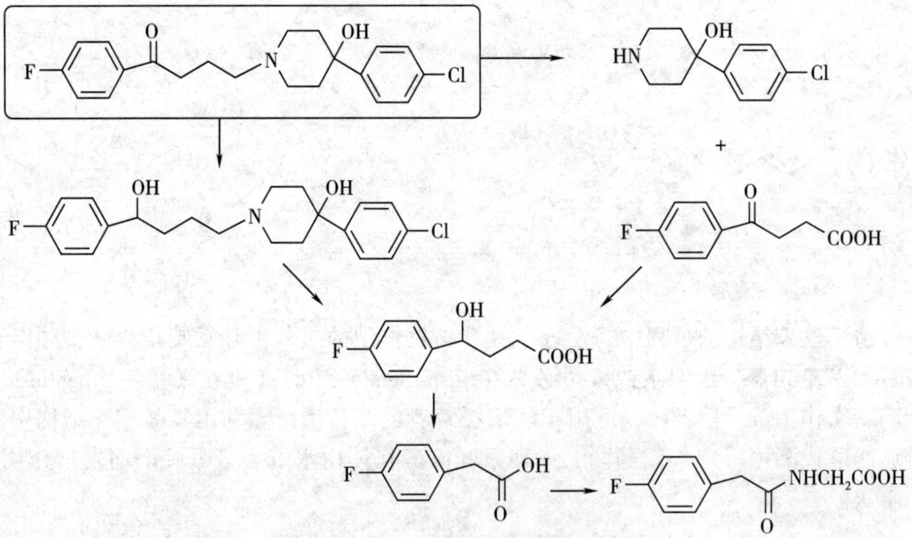

图4-5 氟哌啶醇的体内代谢途径

本品通过阻断脑内多巴胺受体发挥作用，特点是作用强而持久。临床用于治疗各种急慢性精神分裂症和躁狂症，对止吐也有效。锥体外系副反应高达80%，而且有致畸作用。构效关系如图4-6所示。

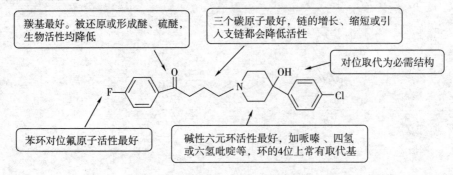

图4-6 丁酰苯类药物的构效关系

四、二苯并二氮䓬类

将吩噻嗪结构中的六元噻嗪环扩为七元二氮䓬环，就得到二苯并二氮䓬类抗精神病药物。首先用于临床的是氯氮平（clozapine），其有较强的广谱抗精神病作用，而锥体外系副反应很小，成为第一个非经典的抗精神病药物。运用生物电子等排原理对氯氮平的 2，5，8 位进行结构改造，得到了更多二苯并氮䓬类药物（见表 4-3），均为没有或较少发生锥体外系副作用的非经典抗精神病药。

表 4-3　二苯并氮䓬类抗精神病药

名　称	X	R	R_1	R_2
氯氮平（clozapine）	—NH—	—H	—Cl	—CH_3
氯噻平（clothiapine）	—S—	—Cl	—H	—CH_3
喹硫平（quetiapine）	—S—	—H	—H	—C_2H_4OC_2H_4OH
洛沙平（loxapine）	—O—	—Cl	—H	—CH_3

氯氮平（clozapine）

化学名为 8-氯-11-（4-甲基-1-哌嗪基）-5H-二苯并[b,e][1,4]二氮䓬，8-chloro-11-（4-methyl-1-piperazinyl）-5H-dibenzo[b,e][1,4]diazepine，又名氯扎平。

本品为淡黄色结晶性粉末；无臭，无味。在三氯甲烷中易溶，乙醇中溶解，水中几乎不溶。熔点 181～185℃。

本品口服吸收迅速、完全，食物对吸收速率和程度没有影响，蛋白结合率高达 95%。有肝脏首过效应，生物利用度约为 50%。体内代谢广泛（图 4-7），主要途径为 N-去甲基和 N-氧化、苯环脱氯、氧化等。本品在人的肝微粒体中、中性粒细胞或骨髓细胞中能产生硫醚代谢产物，导致毒性，表现为粒细胞减少症，因此通常不作为首选药物，在使用时需监测白细胞数量。

本品能阻断各种多巴胺受体亚型，并对肾上腺素受体、胆碱受体、组织胺受体和 5-羟色胺受体也有拮抗作用。主要阻断边缘系统的多巴胺受体，而对纹状体多巴胺受体影响较小，因此几乎无锥体外系反应。除有较强的抗精神病作用外，还具有镇静、抗胆碱、抗肾上腺素

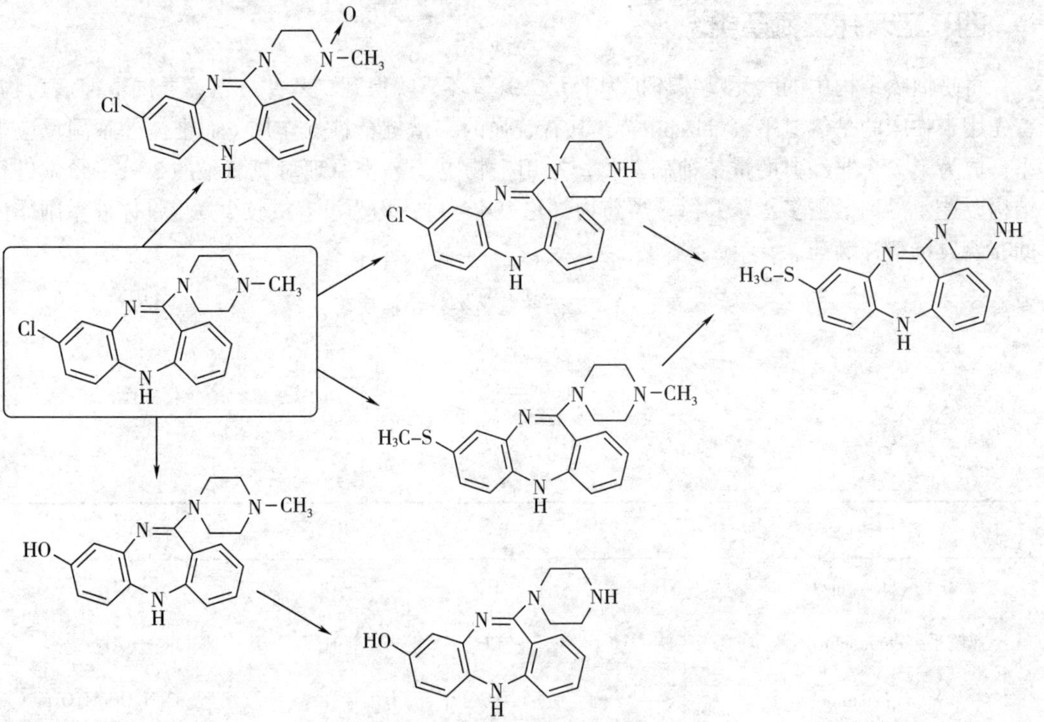

图 4-7 氯氮平的体内代谢途径

及抗组胺的作用，对控制精神病的兴奋、躁动、幻觉、妄想等急性症状效果较好，对慢性退缩、被动的患者也有一定疗效。可降低有反复自杀行为的精神分裂症和情感分裂症患者自杀的危险。

其他非经典抗精神病药还有利培酮（risperidone）、奥氮平（olanzapine）、帕利哌酮（paliperidone）和齐拉西酮（ziprasidone）等。

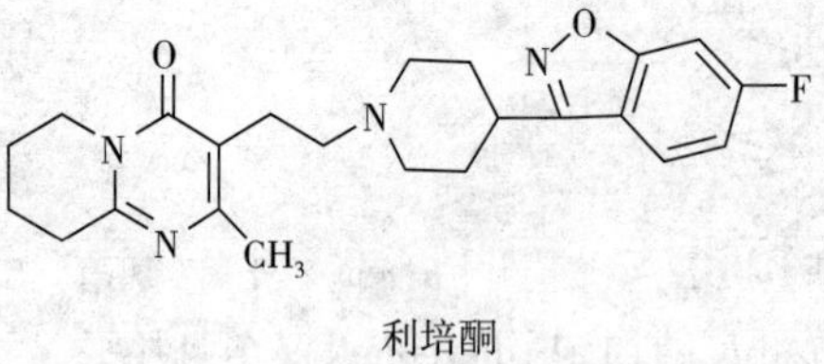

利培酮 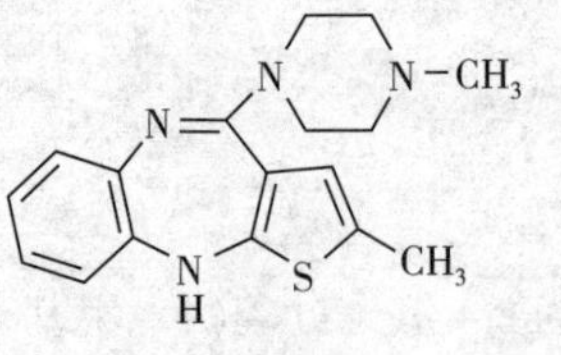　　　　　　　　　　　奥氮平

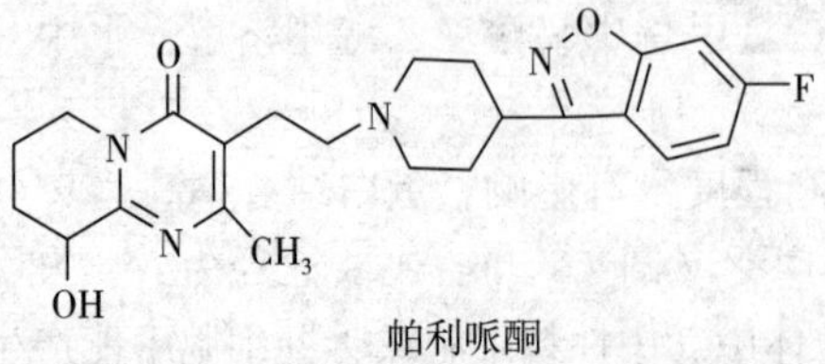

帕利哌酮 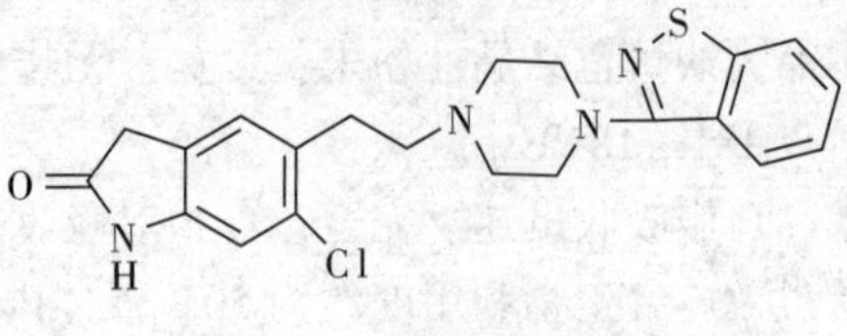　　　　　　　　　　齐拉西酮

利培酮为新型苯并异噁唑类衍生物，是高选择性 5-HT$_2$/DA$_2$ 受体平衡拮抗剂。不但是强有力的 D$_2$ 拮抗剂，可以改善幻觉、妄想等精神分裂症的阳性症状；而且对 5-HT$_2$ 有一定的阻断作用，可改善思维贫乏、感情冷漠等精神分裂症的阴性症状，因此适用于各种精神分裂症，对焦虑和抑郁症都有效。对中枢系统的 5-HT$_2$ 和 DA$_2$ 拮抗作用的平衡也减少了锥体外系副作用。口服吸收迅速、完全，其吸收不受食物影响，用药 1 小时后即达血药峰浓度，半衰期约

为 3 小时，大多数患者在 1 天内达到稳态。帕利哌酮是利培酮的羟基化活性代谢物，半衰期 24 小时。

奥氮平可看作是氯氮平的生物电子等排体，对中枢神经系统的多种受体包括 5 – HT、DA 和胆碱受体等都有拮抗作用，对精神病有广泛的疗效。几乎没有锥体外系副反应，也不会发生粒细胞缺乏症，已成为抗精神病治疗的一线药物。口服后吸收良好，在 5 ~ 8 小时内达到血浆峰浓度。吸收不受食物影响，但是会导致显著体重增加。

齐拉西酮是根据拼合原理而设计的非经典抗精神病药，对多巴胺和 5 – 羟色胺受体都有抑制作用，对精神分裂症相关症状（包括视听幻觉、妄想、动机缺乏和逃避社会）有效。

五、苯甲酰胺类

苯甲酰胺类（benzamides）药物是 20 世纪 70 年代发展起来的作用强且副作用相对低的抗精神病药物。在对局麻药普鲁卡因结构改造时，合成了麻醉作用减弱但有很强的止吐作用和轻微镇静作用的甲氧氯普胺（metoclopramide），研究发现其作用机制与拮抗多巴胺受体有关，进一步的结构改造发现了舒必利（sulpiride）和瑞莫必利（remoxipride）等抗精神病药物。

舒必利　　　　　　　　　　　瑞莫必利

舒必利结构中有手性碳，S – (–) – 异构体具有抗精神病活性，目前左舒必利已上市。舒必利对中脑边缘系统多巴胺功能亢进有明显抑制作用，用于治疗精神分裂症及焦虑性神经官能症，对抑郁症状有一定疗效，也用于止吐和消化道溃疡等，优点是很少有锥体外系副作用。瑞莫必利作用强于舒必利，只拮抗 DA 受体，对其他受体几乎无作用，不良反应较少。

第二节　抗 抑 郁 药

抑郁症是以显著而持久的心境低落为主要特征的精神障碍，常有强烈的自杀倾向，并有自主神经或躯体性伴随症状。目前抑郁症发病率逐年升高，已成为全球第四大疾病负担。抑郁症的病因和病理生理学机制尚不清楚，认为可能是脑内单胺类神经递质 5 – 羟色胺（5 – HT）和去甲肾上腺素（NE）的缺乏导致。抗抑郁药能使抑郁病人的抑郁症状消除，而不能使正常人的情绪提高。目前使用的抗抑郁药物可按照作用机制分为单胺氧化酶抑制剂、去甲肾上腺素重摄取抑制剂和 5 – 羟色胺重摄取抑制剂。

一、单胺氧化酶抑制剂

单胺氧化酶（monoamine oxidase，MAO）的功能是催化体内单胺类神经递质的氧化脱氨代谢，导致其失活；单胺氧化酶抑制剂（MAOIs）通过抑制 MAO 阻止单胺类神经递质的降解，使其积蓄在突触前膜，增加单胺神经递质的浓度。单胺氧化酶抑制剂是最早发现的抗抑郁药，如异烟肼（isoniazid）、苯乙肼（phenelzine）、异卡波肼（isocarboxazid）等。这些药物缺点较多，因其对 MAO 具有不可逆的抑制作用，与富含酪胺的食物（如干酪、酵母、大豆发酵食品等）和拟交感胺类药物合用时会引起高压危象，即 5 – HT 综合征。肝脏毒性和心脏毒性也限制了在临床的应用。

异烟肼　　　　　　苯乙肼　　　　　　异卡波肼

20 世纪 80 年代发现脑内单胺氧化酶有 A 和 B 两种亚型，其中 MAO – A 与 NE 和 5 – HT 的代谢有关。认为 MAO – A 应该是抗抑郁的主要靶点，若能找到特异性地抑制 MAO – A 的药物，则能增强抗抑郁作用，减少 5 – HT 综合征副反应，因此开发出了特异性 MAO – A 的可逆抑制剂吗氯贝胺（moclobemide）和托洛沙酮（toloxatone）。

吗氯贝胺　　　　　　　　　托洛沙酮

吗氯贝胺可提高脑内去甲肾上腺素、多巴胺和 5 – 羟色胺的水平，安全性高，无明显的镇静作用。优点是作用快，口服达峰时间为 1~2 小时，停药后单胺氧化酶活性恢复快。缺点是半衰期短，需要多次给药。托洛沙酮可阻断 NE 和 5 – HT 的代谢，口服吸收快，给药 30 分钟即可达到血药浓度高峰。

二、去甲肾上腺素重摄取抑制剂

去甲肾上腺素重摄取抑制剂（norepinephrine – reuptake inhibitors，NRIs）可以抑制突触前膜对去甲肾上腺素的重摄取，增高脑内神经递质的含量，产生抗抑郁作用。此类药物大部分是运用生物电子等排原理对吩噻嗪类药物的母核进行改造后得到的，结构中都含有三环，因此也称为三环类抗抑郁药。三环类药物具有提高心境、缓解焦虑、增进食欲、改善睡眠等作用，对单、双相抑郁症均有效，但是起效时间缓慢，约需 1~2 周，最佳治疗效果出现的时间更晚。常见的不良反应有心动过速、体位性低血压、嗜睡、震颤、视力模糊、排尿困难、便秘等。

按照结构主要分为二苯并氮䓬类、二苯并氮氧䓬类、二苯并环庚二烯类和二苯并噁嗪类等，见表 4 – 4。

表 4 – 4　常用的三环类抗抑郁药

类别	名称	结构	特点
二苯并氮䓬类	丙米嗪（imipramine）		是以电子等排体—CH_2—CH_2—置换吩噻嗪母核中的 S 原子构成的衍生物。具有较强的抗抑郁作用。同时拮抗肾上腺素 α 受体和胆碱受体，产生心脏抑制的副作用

续表

类别	名称	结构	特点
二苯并氮䓬类	氯米帕明 （clomipramine）		抑制 5 – HT 再摄取作用强于其他同类药物，抗胆碱作用中等。代谢产物去甲基氯米帕明也有抗抑郁作用并用于临床
	曲米帕明 （trimipramine）		抗抑郁作用与丙米嗪相同，但不良反应少，无明显中枢抑制作用。有抗 DA 作用，心血管不良反应小于其他同类药物
二苯并氮氧䓬类	阿莫沙平 （amoxapine）		是抗精神病药洛沙平的脱甲基活性代谢物，阿莫沙平的代谢物 7 –羟基阿莫沙平和 8 –羟基阿莫沙平也有活性，且半衰期较长。作用与丙米嗪相似，但起效快、对心脏毒性低、抗胆碱作用弱。抗抑郁谱广，对其他抗抑郁药治疗无效的患者也有效
二苯并环庚二烯类	阿米替林 （amitriptyline）		抗抑郁作用与丙米嗪极为相似，抑制 NE 和 5 – HT 的再摄取，镇静作用与抗胆碱作用较明显。体内吸收迅速，肝脏中代谢，活性代谢产物去甲替林的抗抑郁作用比丙米嗪强
二苯并噁䓬类	多塞平 （doxepin）		存在几何异构，以 85∶15 的 E 和 Z 的异构体的混合物给药，其中 Z 异构体抑制 5 – HT 活性较强，E 异构体抑制 NE 重摄取活性较强。N –去甲基代谢仍然有活性。抗抑郁作用与阿米替林相似，是镇静作用较强的抗抑郁药之一，有抗焦虑作用，用于抑郁症、焦虑性神经症和失眠症。还具有抗组织胺作用，可用于治疗皮肤过敏性疾病
其他类	马普替林 （maprotiline）		为 9,10 –二氢蒽的 9,10 –亚乙基桥环衍生物，也称四环类抗抑郁药。为选择性 NE 重摄取抑制剂，对 5 – HT 几乎没有作用。抗抑郁效果与丙米嗪相似，但奏效快，不良反应小
	瑞波西汀 （reboxetine）		选择性去甲肾上腺素重摄取抑制剂，对 DA 和 5 – HT 的重摄取没有作用，耐受性好，副作用较少。含两个手性碳，是 R,R（ – ）-异构体和 S,S(+)-异构体的混合物，两个异构体口服生物利用度都大于 90%，后者是前者活性的 2 倍。O –去乙基是主要的代谢途径，代谢物均没有抗抑郁作用

盐酸丙米嗪（imipramine hydrochloride）

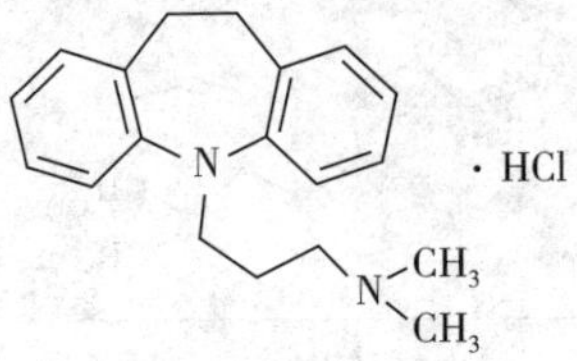

化学名为 N,N – 二甲基 – 10,11 – 二氢 – 5H – 二苯并[b,f] 氮杂䓬 – 5 – 丙胺盐酸盐，3 – (10, 11 – dihydro – 5H – dibenzo[b,f]azepin – 5 – yl) – N,N – dimethylpropan – 1 – amine hydrochloride。

本品为白色或类白色结晶性粉末，无臭或几乎无臭，遇光渐变色。易溶于水、乙醇或三氯甲烷，几乎不溶于乙醚。熔点 170～175℃。

本品加硝酸显深蓝色，可用于鉴别。

本品口服吸收迅速而完全，血浆半衰期 9～24 小时，蛋白结合率为 76%～95%，体内分布广泛。在肝脏代谢，主要代谢酶是 CYP2D6，代谢途径有 N – 去甲基化、N – 氧化、苯环羟基化等。大部分代谢产物为有活性的去甲基丙米嗪（又称地昔帕明，desipramine）。丙米嗪和地昔帕明进一步代谢为 2 – 羟基化产物而失活，并与葡萄糖醛酸结合排出体外（图 4 – 8）。

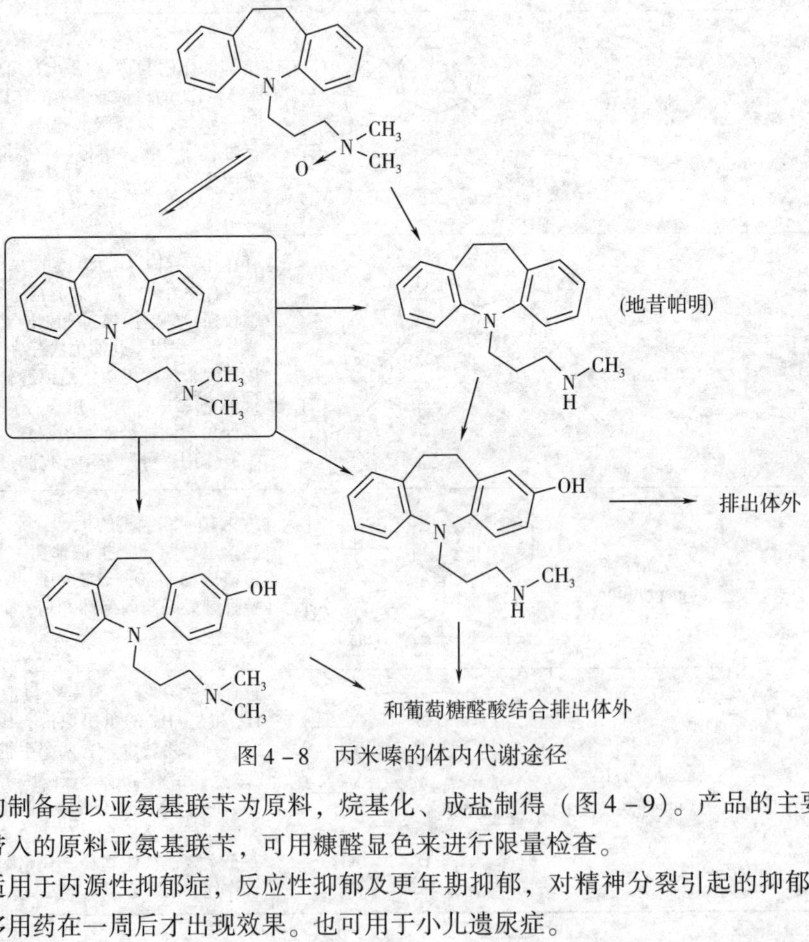

图 4 – 8　丙米嗪的体内代谢途径

本品的制备是以亚氨基联苄为原料，烷基化、成盐制得（图 4 – 9）。产品的主要杂质为生产过程中带入的原料亚氨基联苄，可用糠醛显色来进行限量检查。

本品适用于内源性抑郁症，反应性抑郁及更年期抑郁，对精神分裂引起的抑郁症状无效。起效慢，多用药在一周后才出现效果。也可用于小儿遗尿症。

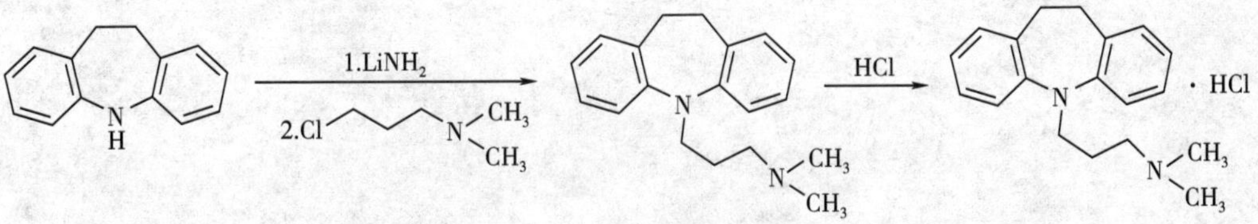

图 4 – 9 丙米嗪的合成路线

盐酸阿米替林（amitriptyline）

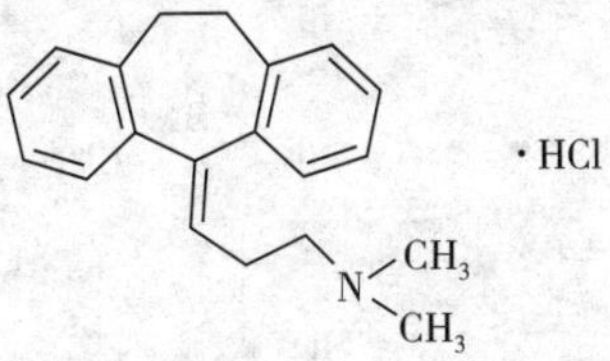

化学名为 N,N – 二甲基 – 3 – （10,11 – 二氢 – 5H – 二苯并［a,d］环庚烯 – 5 – 亚基）– 1 – 丙胺盐酸盐，3 – （10,11 – dihydro – 5H – dibenzo［a,d］cycloheptene – 5 – ylidene）– N,N – dimethyl – 1 – propanamine hydrochloride。

本品为无色结晶或白色、类白色粉末，味苦，有烧灼感，随后有麻木感。易溶于水、甲醇、乙醇或三氯甲烷，几乎不溶于乙醚。熔点 195 ~ 199℃。

本品具有双苯并稠环共轭体系，并且侧链含有脂肪族叔胺结构。对日光较敏感，易被氧化变成黄色，故需避光保存。加氧化剂硫酸时，溶液可显红色。其水溶液不稳定，在缓冲溶液中能分解，某些金属离子能催化本品降解。

本品口服吸收完全，可透过胎盘屏障，可从乳汁排泄。体内代谢途径（图 4 – 10）主要为 N – 脱甲基、N – 氧化和羟基化，活性代谢产物去甲替林活性相当而毒性较低，已在临床使用。去甲替林进一步脱甲基的代谢物没有活性，其他的氧化代谢物也没有活性。排泄较慢，停药 3 周仍可在尿中检出。

本品适用于各种抑郁症的治疗，尤其对内因性抑郁症和更年期抑郁的疗效好。不良反应少，是临床常用的三环类抗抑郁药，能明显改善或消除抑郁症状。

案例分析

案例 4 – 2：某女性患者，55 岁，抑郁病史 20 余年，曾予阿米替林抗抑郁有效。因自行停药致病情复发，至精神科就诊。予阿米替林逐渐增量至 150mg/d 治疗，一月后无明显好转，后再予氟西汀 20mg/d 联合治疗，1 周后患者明显烦躁、焦虑、多汗，双上肢出现震颤、有轻度肠梗阻情况，且血压升高、出现意识障碍。作为药师，你认为医生用药是否正确？为什么？

分析：此案例是在联合使用两种抗抑郁药后出现了 5 – HT 综合征（即抗抑郁药最危险的不良反应之一，临床表现有恶心、呕吐、腹痛、颜面潮红、多汗、心动过速、烦躁不安、震颤和反应亢进等）是由于抗抑郁药导致 5 – HT 能系统过度兴奋所致，常见于两种抗抑郁药联用时，明确诊断后应及时停用所有抗抑郁药。

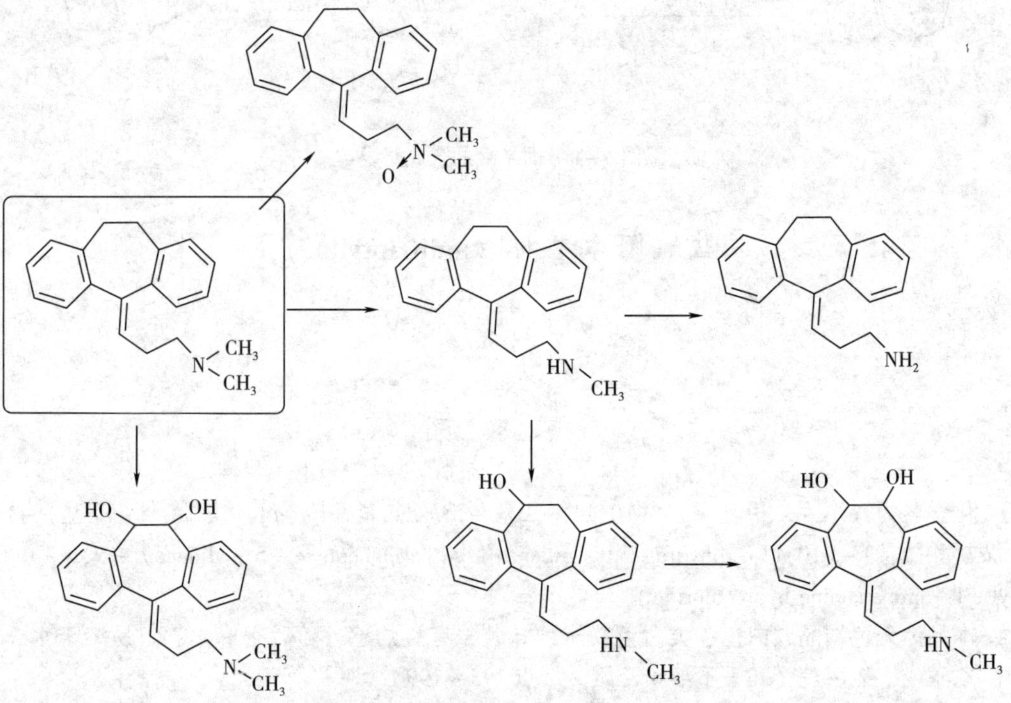

图 4 - 10　阿米替林的体内代谢途径

三、5 - 羟色胺重摄取抑制剂

5 - 羟色胺重摄取抑制剂（serotonin - reuptake inhibitors，SSRIs）发展于 20 世纪 80 年代后期，属于新一代抗抑郁药。此类药物能够选择性地抑制 5 - HT 转运体，拮抗突触前膜对 5 - HT 的重摄取，提高其在突触间隙的浓度，延长 5 - HT 的作用时间，达到抗抑郁作用。SSRIs 禁止与 MAOIs 类药物合用，在停用 SSRIs 或 MAOIs 2 周内禁止使用其他抗抑郁药物，否则可能引起 5 - HT 综合征。

SSRIs 选择性强，几乎不影响中枢的胆碱受体、组织胺受体和肾上腺素受体等，因此，几乎没有镇静作用，安全性相对较高，且口服吸收良好，服用方便，是适用于各种抑郁症治疗的首选一线药物。常用的药物见表 4 - 5。此类药物结构差异较大，似无共同的结构，但作用机制相似，尚未见构效关系的研究。

表 4 - 5　常用的 5 - 羟色胺重摄取类抗抑郁药

名称	结构	特　点
氟西汀 （fluoxetine）	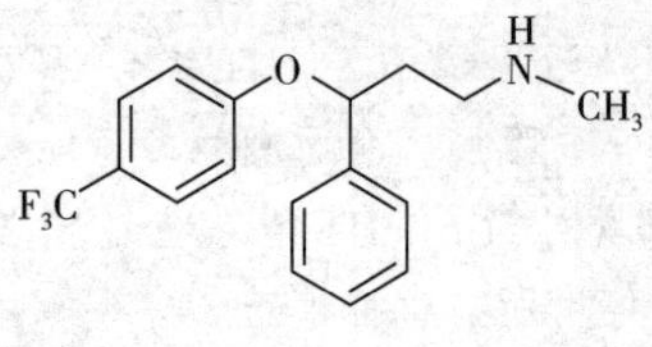	应用广泛的抗抑郁药。强烈抑制 5 - HT 的再吸收，而不影响 NE 和多巴胺的再摄取。选择性高，耐受性好。尤其适用于老年性抑郁症和伴随躯体疾病的抑郁症。代谢产物去甲氟西汀也有活性并用于临床

名称	结构	特点
帕罗西汀 (paroxetine)		四环类结构，选择性抑制 5-HT 的重吸收，是唯一具有治疗抑郁症和所有焦虑症作用的药物，作用比三环类快，而且远期疗效好。用盐酸盐，含两个手性中心，市售的是 (3S,4R)-(-) 异构体
氟伏沙明 (fluvoxamine)		选择性最高的 SSRIs 之一，既无兴奋镇静作用，也无抗胆碱抗组胺作用，亦不影响 MAO 活性，对心血管系统无影响。耐受性良好。不仅能够治疗抑郁性疾病还能治疗焦虑症和强迫症等相关症状，对老年抑郁症患者疗效尤佳
舍曲林 (sertraline)		结构中有两个手性中心，市售为 S,S(+)-异构体。是新型抗抑郁药，强效 5-HT 再摄取抑制剂。也是唯一对 DA 再摄取产生作用的 SSRIs，能有效缓解伴焦虑抑郁原发性高血压患者的焦虑抑郁情绪。N-去甲基代谢物的活性是舍曲林的 10%～20%，半衰期长达 62～104 小时
西酞普兰 (citalopram)		选择性地阻断 5-HT 的再摄取对胆碱组胺受体、NE 及 DA 受体无明显抑制作用，对肝脏 CYP450 影响很小。艾司西酞普兰是其 S-异构体，选择性更强，起效时间、临床治疗缓解率和有效率高。体内代谢产物 N-去甲基西酞普兰活性约为西酞普兰的 50%

盐酸氟西汀 (fluoxetine hydrochloride)

$$\cdot \text{HCl}$$

化学名为 N-甲基-3-苯基-3-(对三氟甲基苯氧基)丙胺盐酸盐，N-methyl-γ-[4-(trifluoromethyl)phenoxy]benzenepropanamine hydrochloride。

本品为白色或类白色结晶性粉末；微溶于水，易溶于甲醇。熔点 179～182℃。结构中含一个手性碳原子，S 异构体的活性较强，临床使用外消旋体。

本品口服吸收良好，不受食物影响，生物利用度 70%，血浆结合率 94%，血药浓度达峰时间为 4～8 小时，半衰期 24～96 小时。在肝脏经 CYP2D6 代谢，生成活性代谢物去甲氟西汀，去甲氟西汀半衰期 7～9 天。

适用于各种抑郁症，也用于强迫症、恐惧症和神经性厌食症。起效慢，治疗抑郁症 4 周后才能显效。常见不良反应有失眠、恶心、易激动、运动性焦虑等。尽管本品及其活性代谢物的半衰期较长,为了避免撤药反应,停药应逐渐减量,忌突然停药。

四、5-羟色胺和去甲肾上腺素重摄取抑制剂

近年来的研究表明,去甲肾上腺素能系统和5-羟色胺系统共同参与了抑郁症的发病机制,同时影响5-HT和NE这两个系统的抗抑郁药在疗效和不良反应方面优于单一作用于5-HT的抗抑郁药。因此研究具有5-HT和NE双重抑制作用的新型抗抑郁药已成为寻找新抗抑郁药的方向之一。5-羟色胺和去甲肾上腺素重摄取抑制剂主要有文拉法辛(venlafaxine)和度洛西汀(duloxetine)。

文拉法辛是苯乙胺衍生物,小剂量时主要抑制5-HT的再摄取,大剂量时对5-HT和NE的再摄取均有抑制作用,对DA或苯二氮䓬受体几乎没有亲和力。适用于各种类型抑郁症,起效快,在高剂量时对严重抑郁症疗效优于SSRIs。在肝脏有两条代谢途径,一是经CYP2D6代谢为初级代谢产物O-去甲基文拉法辛,药理活性和功能几乎与文法拉辛等价;二是经CYP3A4代谢生成无活性的N-去甲基文法拉辛。

度洛西汀是强效而平衡的5-HT和NA重摄取抑制剂,能使大脑和脊髓中的5-HT和NA浓度升高,可改善抑郁患者的病情,并提高5-HT和NA两种神经递质在调控情感和对疼痛敏感程度方面的作用,提高机体对疼痛的耐受力,是唯一可缓解糖尿病周围神经病所引起疼痛的药物。具有较高的有效性与安全性,并且具有起效快和治愈率高的特点,用于治疗各种抑郁,对于缓解抑郁症伴随的疼痛性躯体症状特别有效。

文法拉辛   度洛西汀

五、去甲肾上腺能和特异的5-羟色胺能抗抑郁药

米氮平(mirtazapine)是第一个去甲肾上腺素能和5-羟色胺能的抗抑郁药,作用机制与其他抗抑郁药不同。该药不是再摄取的阻断,而是促进NA和5-HT的释放,从而使两个递质的浓度升高。结构中有一个手性碳,两种光学异构体都具有抗抑郁活性,市售为外消旋体。具有良好的抗抑郁疗效和安全性,口服起效迅速,耐受性好。主要代谢方式为脱甲基及氧化反应。脱甲基后的代谢产物与原化合物一样仍具药理活性。

米氮平

本 章 小 结

　　抗精神病药和抗抑郁药都是治疗精神障碍的药物。

　　抗精神病药通过抑制中枢的多巴胺受体产生安定作用，控制兴奋、躁动、幻觉及妄想等症状。按照结构主要分为吩噻嗪类、硫杂蒽类、丁酰苯类、二苯并二氮䓬类、苯甲酰胺类等。锥体外系副反应是抗精神病药物最常见的不良反应，按照锥体外系副反应发生率可分为经典的抗精神病药和非经典的抗精神病药物。

　　抗抑郁药能消除抑郁患者抑郁症状，而不能使正常人的情绪提高。抗抑郁药按照作用机制主要分为三类，分别是单胺氧化酶抑制剂（MAOIs）、去甲肾上腺素重摄取抑制剂（NRIs）和 5 - 羟色胺重摄取抑制剂（SSRIs）。NRIs 类药物大部分是运用生物电子等排原理对吩噻嗪类药物的母核进行改造后得到的，也称为三环类抗抑郁药；按照结构主要分为二苯并氮䓬类、二苯并氮氧䓬类、二苯并环庚二烯类和二苯并噁嗪类等。SSRIs 类药物安全性高，且口服吸收良好，服用方便，是适用于各种抑郁症治疗的首选一线药物。此类药物结构差异较大，尚未发现共同的结构。

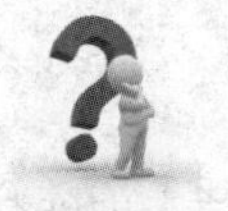

思考题

1. 抗精神病药按照结构分为哪几类？请举出代表药物。
2. 举例说明吩噻嗪类药的稳定性和构效关系。
3. 简述丁酰苯类抗精神病药的构效关系。
4. 抗抑郁药按照作用机制分为哪几类？请举出代表药物。

5. 结合抗抑郁药的研究解释通过药物代谢途经发现新药的方法。

（徐丹丹）

第五章　神经退行性疾病治疗药

学习导引

1. **掌握**　左旋多巴药理作用及其机制、临床应用和不良反应；左旋多巴增效剂氨基酸脱羧酶抑制剂卡比多巴的作用机制及应用特点。
2. **熟悉**　DA 受体激动药溴隐亭作用机制及应用特点。
3. **了解**　促多巴胺释放药金刚烷胺作用特点及抗胆碱药苯海索治疗帕金森病的作用原理；治疗阿尔茨海默病药的分类及特点。

中枢神经系统退行性疾病是指一组由慢性进行性中枢神经组织退行性变性而产生的疾病的总称。共同病理特征为脑或（和）脊髓神经元退行性变化、脱失。主要包括帕金森病（Parkinson disease，PD）、阿尔茨海默病（Alzheimer disease，AD）、亨廷顿病（Huntington disease，HD）、肌萎缩侧索硬化症（amyotrophic lateral sclerosis）等。

随着社会发展和人口老龄化，本类疾病已成为继心脑血管疾病和癌症之后，严重影响人类健康的第三位因素。本章重点介绍治疗帕金森病和阿尔茨海默病的药物。

第一节　抗帕金森病药

帕金森病（Parkinson disease，PD）又称震颤麻痹，是一种主要表现为进行性锥体外系功能障碍的中枢系统退行性疾病，典型症状为静止震颤、肌肉强直、运动迟缓和共济失调，通常伴有知觉、识别及记忆障碍等智力减退。晚期往往全身僵硬、不能活动，严重影响生活质量。

知识链接

唐代著名医学家孙思邈在《千金要方》中已有记载："积年八风五痓，举身蝉曳，不能转侧，行步跛僻，不能收摄。"1817 年，英国内科医生 James Parkinson 首次报道此病，称该病为"震颤麻痹"，描述了其主要症状为行动迟缓、肌肉僵直、四肢颤抖、步伐拖曳、忧郁及痴呆等。由于四肢肌肉的力量并没有受损，后认为称本病为"麻痹"并不合适，所以更名为"帕金森病"。老年性血管硬化、脑炎后遗症及化学和药物中毒（Mn^{2+}、CO、MPTP、抗精神病药物）等均可引起类似帕金森病的症状，称为帕金森综合征，其药物治疗与帕金森病相似。

帕金森病与纹状体内的多巴胺（dopamine，DA）含量显著减少有关。原发性 PD 主要是基底神经节的黑质进行性变性，使大脑内的神经递质多巴胺减少到不能维持神经系统的正常功能而引起。目前较公认的学说为"多巴胺学说"（黑质 – 纹状体 DA – ACh 功能失衡）和"氧化应激说"（DA 氧化 – 自由基学说）。

知识链接

瑞典神经药理学家 Arvid Carlsson 因对 PD 研究的贡献获得 2000 年诺贝尔生理学或医学奖。他的研究成果"多巴胺学说"使人们认识到大脑特定部位缺乏多巴胺可导致帕金森病，并推动了该病治疗药物的研究。

现认为帕金森病是因纹状体内缺乏多巴胺所致，主要病变在黑质 – 纹状体多巴胺能神经通路。黑质中多巴胺能神经元以多巴胺为递质，对脊髓前角运动神经元起抑制作用。同时尾核中也有胆碱能神经元，以乙酰胆碱为递质，对脊髓前角运动神经元起兴奋作用。正常时两种递质处于动态平衡状态。帕金森病患者因黑质有病变，多巴胺合成减少，使纹状体内多巴胺含量降低，造成黑质 – 纹状体通路多巴胺能神经功能减弱，而胆碱能神经功能相对占优势，因而产生帕金森病的张力增高症状。

抗帕金森病药物通过重新调整两类递质的平衡来缓解病症，主要有补充多巴胺或增强多巴胺受体功能的拟多巴胺类药、外周脱羧酶（AADC）抑制剂、多巴胺释放剂、多巴胺受体激动剂、单胺氧化酶 – B（MAO – B）抑制剂、儿茶酚 – O – 甲基转移酶（COMT）抑制剂，以及辅助治疗药包括抗胆碱药、抗组胺药、抗抑郁药。

一、拟多巴胺类药

1960 年研究发现死亡的 PD 病人纹状体中的 DA 水平只有正常人的 20%，根据这一发现，给予 PD 病人高剂量的外消旋的多巴胺，临床试验证实了其有效性，进一步研究发现左旋体在药理上具有更大的潜在性和安全性。但多巴胺碱性较强，体内 pH 值条件下以质子化形式存在，不能透过血 – 脑屏障，故不能直接供药用。多巴胺在体内由左旋多巴（L – dopa）在芳香 L – 氨基酸脱羧酶的作用下转化得到。左旋多巴碱性较弱，在体内只能部分质子化，能以分子形式透过血 – 脑屏障，进入中枢后，在芳香 L – 氨基酸脱羧酶的作用下，生成多巴胺而发挥作用。

左旋多巴（levodopa）

化学名为（–）–3 –（3,4 – 二羟基苯基）– L – 丙氨酸，3,4 – dihydroxylphenylalanine。又名 L – 多巴（L – dopa）。

本品为白色或类白色结晶性粉末，无臭，无味。在水中微溶，在乙醇、三氯甲烷或乙醚中不溶，在稀酸中易溶。本品有一个手性中心，临床用左旋体。

本品具有儿茶酚（邻苯二酚）结构，极易在空气中氧化变色。水溶液久置后，可变黄、红紫直至黑色，变黄则不能供药用。高温、光、碱和重金属离子可加速其变化，本品注射液常加 L - 半胱氨酸盐酸盐作抗氧剂。

本品盐酸溶液加三氯化铁试液，即显绿色。左旋多巴的水溶液，加 1% 茚三酮溶液，加热渐显紫色。可用作鉴别。

本品作为多巴胺的前体，通过血 - 脑屏障进入中枢后，经代谢转化为多巴胺，补充纹状体中多巴胺的不足，而发挥治疗作用。左旋多巴改善肌强直和运动迟缓效果明显，持续用药对震颤、流涎、姿势不稳及吞咽困难有效。对轻症和年轻患者疗效较好，对重症和老年患者疗效较差。对肌肉僵直和运动困难的疗效较肌肉震颤好，对痴呆症状不容易改善。虽然能使肝昏迷患者苏醒，但不能改善肝功能。系在脑内转变成去甲肾上腺素（NA），从而恢复正常的神经活动。

本品血浆 $t_{1/2}$ 约 1～3 小时，食物中的其他氨基酸可与本品竞争同一芳香族氨基酸转运体，0.5～2 小时达峰。胃排空延缓、胃酸 pH 低或高蛋白饮食，降低生物利用度。

本品口服后，约 1% 透过血 - 脑屏障进入中枢，被 AADC（L - 芳香族氨基酸脱羧酶）转化成 DA，补充纹状体内 DA 不足，治疗 PD；其余 95% 以上在肠黏膜、肝和其他外周组织被 ADCC 脱羧成为 DA，不能透过血 - 脑屏障，只在外周发挥作用，引起严重的不良反应。若同时合用 AADC 抑制剂卡比多巴，减少外周 DA 生成，可使进入脑内的左旋多巴增多，同时减少外周的不良反应。

本品的不良反应主要因外周转变为多巴胺所致。外周多巴胺直接刺激胃肠道和兴奋延脑催吐化学感受器（CTZ）中 D_2 受体，引起胃肠道反应如恶心，呕吐。DA 作用于交感神经，反馈性抑制 NA 释放，作用于动脉壁 DA 受体和心脏 β - 受体，扩张血管，引起体位性低血压、心律不齐等。

本品长期使用还可出现运动过多症，如手足、躯体、舌不自主运动。年龄较轻的病人，服用 3～5 年后，40%～80% 出现"开 - 关反应"（"开"时活动正常或近乎正常，"关"时突然出现严重的 PD 症状，即表现为突然多动不安，而后又出现全身性或肌强直性运动不能）。可用 L - DA/AADC 抑制剂、DA - R 激动剂、MAO 抑制剂，少量多次服药等方法防治。10%～15% 的服药患者可出现精神错乱、梦幻、幻觉、幻视或抑郁症等精神障碍。

维生素 B_6 是多巴脱羧酶的辅酶，增强外周多巴脱羧酶的活性，使多巴胺生成增多，增强本品的外周副作用；抗精神病药如氯丙嗪也可对抗左旋多巴作用，使疗效降低；故本品不可与两者合用。但 L - DA 与 AADC 抑制剂合用时，可与维生素 B_6 合用。

本品的生产有化学合成、天然植物中提取以及微生物酶转化法三个主要途径。其中化学合成的方法很多，目前，工业生产多以香草醛和乙内酰脲为原料，经多步反应制得左旋多巴。

二、外周脱羧酶（AADC）抑制剂

卡比多巴（carbidopa）

化学名为 (S) - α - 甲基 - α - 肼基 - 3,4 - 二羟基苯丙酸一水合物，(2S) - 3 - (3,4 - dihydroxyphenyl）–2 – hydrazino – 2 – methylpropanoic acid。

本品为白色或类白色绒毛状结晶；几乎无臭。在水、甲醇中微溶，在乙醇、三氯甲烷中几乎不溶，在稀盐酸中易溶。

本品为外周脱羧酶抑制剂，能抑制外周多巴胺脱羧酶，阻止左旋多巴在外周降解，使更多的左旋多巴进入中枢而起效。不能透过血 – 脑屏障，与左旋多巴合用时，可以明显降低左旋多巴的外周性不良反应。同类药物还有苄丝肼（benserazide）。

苄丝肼

三、多巴胺释放剂

盐酸金刚烷胺（**amantadine hydrochloride**）

化学名为三环［3.3.1.1^{3,7}］癸烷 – 1 – 胺盐酸盐，tricyclic［3.3.1.1^{3,7}］decane – 1 – amine hydrochloride。

本品为白色结晶或结晶性粉末；无臭，味苦。在水、乙醇中易溶，在三氯甲烷中溶解。

本品加水溶解后，加盐酸使成酸性，滴加硅钨酸试液，可析出白色沉淀。

本品碱性较强，生理条件下大部分质子化，但其笼式结构使其脂溶性较大，并阻止了氧化酶对其氨基的代谢，因而较多的药物能透过血 – 脑屏障进入中枢发挥作用。本品能通过多种方式加强多巴胺的功能，如促使纹状体内残存的完整多巴胺能神经元释放多巴胺，并能抑制多巴胺的再摄取，且有直接激动多巴胺受体的作用及较弱的抗胆碱作用。

本品口服易于吸收，半衰期长，在体内降解代谢的量极微，约90%以原形随尿排出，有肾功能障碍者易致蓄积中毒。本品疗效不及左旋多巴，但优于胆碱受体阻断药。见效快，持续短，数天可达最大疗效，与左旋多巴合用有协同作用。本品也用作抗病毒药，用于预防、治疗流感。

四、多巴胺受体激动剂

多巴胺受体激动剂能选择性激动多巴胺受体，特别是选择性激动 D_2 受体，从而发挥作用。该类药物主要有溴隐亭（bromocriptine）、普拉克索（pramipexole）、罗匹尼罗（ropinirole）、阿扑吗啡（apomorphine）和他利克索（talipexole）等。

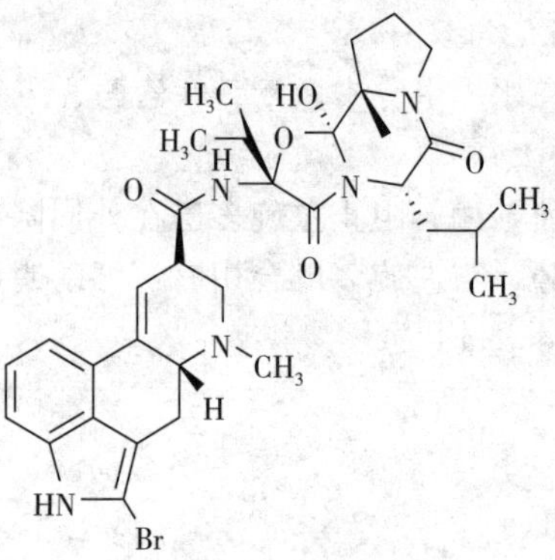

溴隐亭

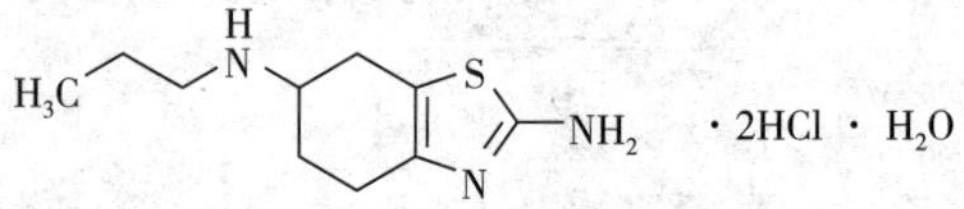

普拉克索

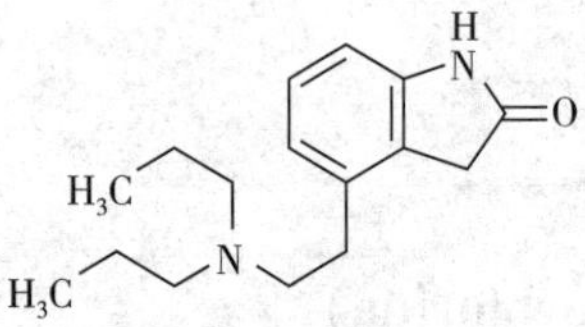

罗匹尼罗

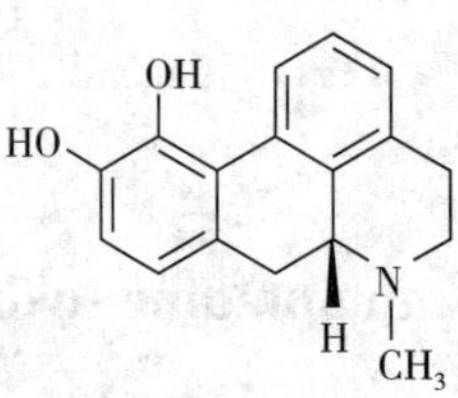

阿扑吗啡

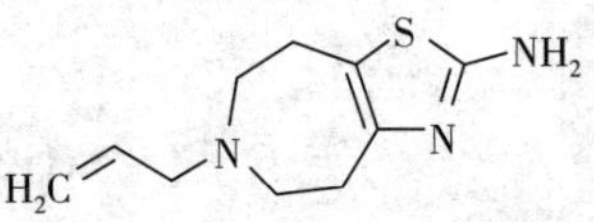

他利克索

溴隐亭小剂量首先激动结节 – 漏斗通路多巴胺 D_2 受体，抑制催乳素和生长激素释放，治疗泌乳闭经综合征和肢端肥大症。增大剂量激动黑质 – 纹状体通路多巴胺 D_2 受体，临床上能有效地改善震颤、僵直、活动迟缓和帕金森病其他症状。溴隐亭既可在早期和晚期单独使用，也可合并其他抗帕金森病药。与左旋多巴合用可加强抗帕金森氏病的作用，同时可减少左旋多巴的用量。对长期使用左旋多巴发生疗效减退或产生异常不自主运动，用药末期失效和"开关"现象的患者，溴隐亭可提供特别有效的治疗。

五、抗胆碱药

降低胆碱能神经功能是改善帕金森病症状的另一个途径。M 受体阻断药对早期的 PD 患者有较好的效果，可与左旋多巴合用。早期使用的阿托品、东莨菪碱，因外周抗胆碱作用引起的副作用大。现主要使用中枢性 M 胆碱受体阻断药，具有拮抗中枢胆碱受体，减弱黑质 – 纹状体通路中乙酰胆碱的作用。

盐酸苯海索（benzhexol hydrochloride）

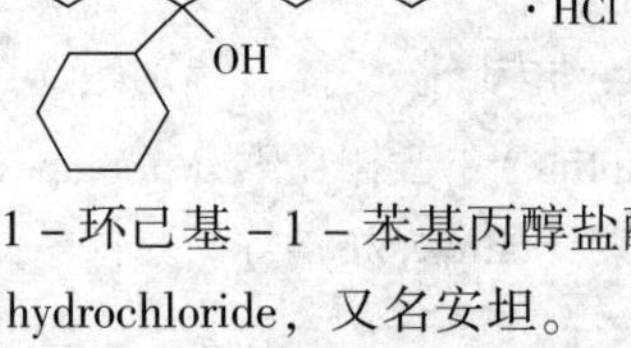

化学名为 3 – （1 – 哌啶基） –1 – 环己基 –1 – 苯基丙醇盐酸盐，3 – （1 – piperidyl） –1 – cyclohexyl –1 – phenyl –1 – propanol hydrochloride，又名安坦。

本品为白色轻质结晶性粉末；无臭，味微苦并有刺痛麻痹感。微溶于水，在甲醇、乙醇或三氯甲烷中溶解。加温乙醇溶解后，滴加氢氧化钠试液至碱性，可析出具有特定熔点的结晶。

本品为中枢抗胆碱抗帕金森病药，选择性阻断纹状体的胆碱能神经通路，而对外周作用较小，从而有利于恢复帕金森病患者脑内多巴胺和乙酰胆碱的平衡，改善患者的帕金森病症状。抗震颤效果好，但改善强直及运动迟缓较差，对某些继发性症状如过度流涎有改善作用。主要用于轻症 PD 患者，和不能耐受左旋多巴或禁用左旋多巴的患者，对抗精神病药引起的帕金森病有效。可引起口干、散瞳、尿潴留、便秘等。闭角型青光眼、前列腺肥大者慎用。伴有明显痴呆的 PD 患者慎用。

本品的合成以苯乙酮为原料，与甲醛和盐酸哌啶通过 Mannich 反应得到 β-哌啶基苯丙酮盐酸盐，再与环己基氯镁反应而得（图 5-1）。药典规定对杂质哌啶苯丙酮进行限量检查。

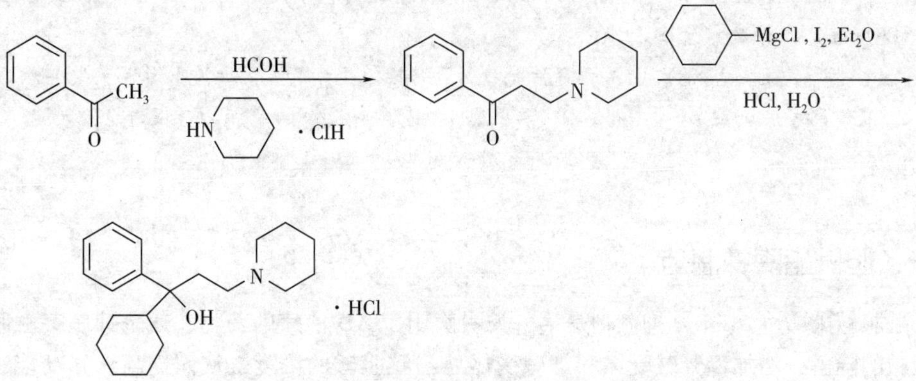

图 5-1 盐酸苯海索的合成路线

第二节 阿尔茨海默病治疗药

老年性痴呆是一种由器质性的脑损伤导致的智能障碍，主要表现为记忆力、判断力、抽象思维能力丧失。分为原发性痴呆（阿尔茨海默病，Alzheimer disease，AD）、血管性痴呆（Vascular dementia，VD）、混合型痴呆和其他型。

阿尔茨海默病是老年病人中痴呆的最常见形式。以近期记忆障碍、记忆和其他认知功能进行性恶化为主要临床症状。脑萎缩、突触的丢失、神经细胞外 β 淀粉样蛋白（β-amyloid protein，Aβ）沉积为核心形成的神经炎斑（senile plaque，SP）和细胞内过磷酸化的 Tau 蛋白为核心形成的神经原纤维缠结（neurofibrillary tangle，NFT）以及脑血管壁淀粉样变性为主要病理改变。生化特点为所有主要神经递质的丢失，主要为乙酰胆碱。

研究表明该病的发病与机体的衰老、遗传及非遗传等因素有关，但具体致病机制还没有完全阐明。遗传因素方面，通过基因分析已确定有三种导致早发家族性 AD（FAD）发病的基因：淀粉样前体蛋白（APP）基因、天冬氨酸蛋白酶早老素（PS）、阿朴脂蛋白 E（ApoE）基因，分别位于 1、14 和 21 号染色体上；而晚发 FAD 其发病的遗传"危险因素"位于 19 号染色体上。非遗传因素中，头部外伤、中风、高血压、动脉硬化、血栓、血清胆固醇与阿尔茨海默病有紧密的联系。

阿尔茨海默病迄今尚无十分有效的治疗方法，现有的药物治疗策略是增加中枢胆碱能神经功能，以改善症状。主要有胆碱酯酶抑制药、M_1 受体激动药等。

知识拓展

β－淀粉样蛋白

淀粉样前体蛋白（APP）是一种具有膜受体蛋白样结构的跨膜糖蛋白，其最明确的功能就是突触形成和修复。早发 FAD 患者 21 号染色体上 APP 基因发生突变，致使该基因编码的 717 号缬氨酸被异亮氨酸、苯丙氨酸和甘氨酸所取代，可以导致 APP 裂解部位的改变，从而产生易于沉淀的 β－淀粉样蛋白（Aβ）。

γ－secretase 分泌酶复合物是细胞膜上的一个蛋白酶体，其主要作用是降解细胞膜上的废物蛋白成小片段，让人体再利用。该酶复合物是由四个膜整合蛋白组成（presenilin、Aph－1、Pen－2 和 nicastrin），其中 presenilin（PS1）是执行酶活功能的活性亚基，PS1 的变异导致产生各种 Aβ。

阿朴脂蛋白 E（ApoE）主要运输脂蛋白、脂溶性维生素和胆固醇进入淋巴系统，然后再进入血液。阿朴脂蛋白 ε4（ApoEε4）与可溶性 Aβ 具有很高的亲和力，促进 Aβ 沉淀。

一、胆碱酯酶抑制药

乙酰胆碱酯酶（AChE）抑制剂是第一类明确用于 AD 治疗的药物，通过抑制突触间隙内乙酰胆碱的降解，增加毒蕈碱受体和烟碱受体处乙酰胆碱的浓度，从而提高认知功能，对毒蕈碱受体及烟碱受体的激动具有神经保护作用，改善认知功能。AChEI 按结构主要可分为吖啶类、氨基甲酸酯类、N－苄基哌啶类和生物碱类。

1. 吖啶类　四氢氨基吖啶类药物他克林（tacrine）属第一代可逆性胆碱酯酶抑制药，对其结构改造，得到一系列类似物，如维吖啶（velnacrine）、阿米利定（amiridine）。

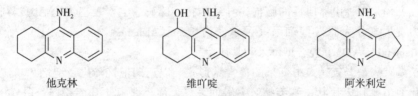

他克林　　　　　　　　　维吖啶　　　　　　　　　阿米利定

2. 氨基甲酸酯类　该类药物是一类选择性胆碱酯酶抑制剂，通过对胆碱酯酶活性部位的丝氨酸残基进行氨甲酰化，使其失活。

毒扁豆碱（physostigmine）是豆科植物毒扁豆的种子中所含的一种生物碱，是最早用于临床的可逆性 AChE 抑制剂，透过血－脑屏障到达中枢，抑制脑内的乙酰胆碱酯酶，逆转抗胆碱类药物的作用，用于治疗老年性痴呆和识别障碍。能改善 AD 病人的记忆。口服吸收好，但半衰期短，仅为 30 分钟，对其结构改造得到了一系列活性良好的衍生物，如 phenserine 是一高选择性的 AChE，可增强患者认知能力，毒性低。

利斯的明（rivastigmine）是第三代选择性胆碱酯酶抑制剂，具有脑选择性，尤其是在皮层及海马区有活性，而对纹状体和心脏中的乙酰胆碱酯酶活性抑制力很小，同时具有抑制脑内的丁酸胆碱酯酶作用，这种选择性可在有效剂量下不发生外周不良反应。对胆碱酯酶抑制作用可达 10 小时，该药不经肝脏及 P450 代谢，对轻、中度早老性痴呆症耐受性较好。

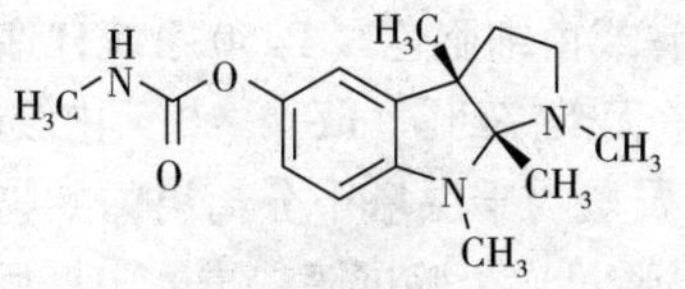

毒扁豆碱

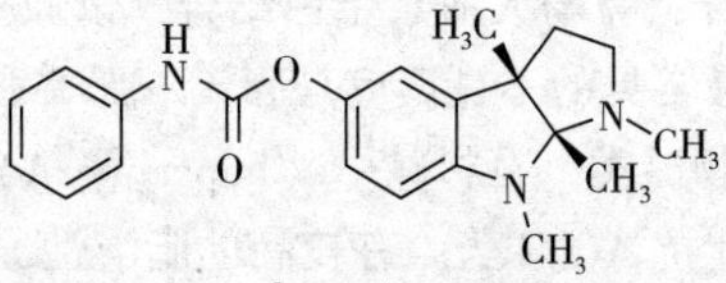

phenserine

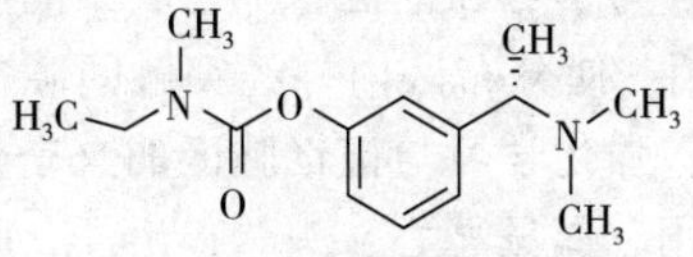

利斯的明

3. N – 苄基哌啶类

盐酸多奈哌齐（donepezil hydrochloride）

· HCl

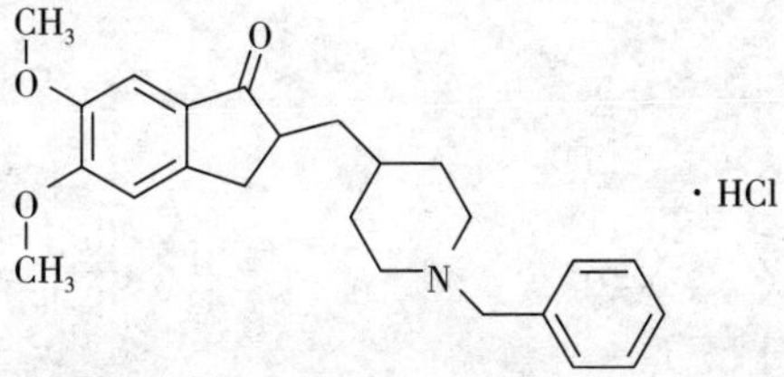

化学名为 1 – 苄基 – 4 – [(5,6 – 二甲氧基 – 1 – 茚满酮) – 2 – 基] – 甲基 – 哌啶盐酸盐，2 – [(1 – benzyl – 4 – piperidyl) methyl] – 5,6 – dimethoxy – 2,3 – dihydroinden – 1 – one hydrochloride。

本品为白色结晶性粉末；易溶于三氯甲烷，溶于水和冰醋酸，微溶于乙醇，几乎不溶于乙酸乙酯和正己烷。

本品是第二代可逆性 AChE 抑制药，可逆性地抑制 AchE 引起的乙酰胆碱水解而增加受体部位的乙酰胆碱含量。能改善轻度至中度 AD 病人的认知能力和临床综合功能，副作用小，患者耐受性较好。

本品口服吸收良好，口服本药后 3~4 小时达血浆峰浓度，血浆浓度和药时曲线下面积与剂量成正比。相对生物利用度 100%，消除半衰期为 70~80 小时。

案例分析

案例 5 – 1：某病人年龄 85 岁，属于重度的老年痴呆患者，需长期服药，选择药物利斯的明进行治疗，是否合理？

分析：该病人年龄 85 岁，属于重度的老年痴呆患者，需长期服药，最佳选择药物应该是盐酸多奈哌齐。盐酸多奈哌齐为强效可逆性非竞争性乙酰胆碱酯酶抑制剂，对中枢乙酰胆碱酯酶有更高的选择性和专一性。对轻中度 AD 患者的临床症状有较好的改善作用，对血管性痴呆患者也有显著疗效。多奈哌齐还显示有改善患者的精神状态和保持脑功能活性的作用。酒石酸利斯的明是一种氨基甲酸酯类选择性乙酰胆碱酯酶不可逆抑制剂，作用强度中等，适用于轻、中度 AD 的治疗，但需要他克林和多奈哌齐辅助治疗。

本品约95%与人血浆蛋白结合，以原型由尿排泄，或由细胞色素P450系统代谢为多种代谢产物。最常见的不良反应是腹泻、恶心和失眠，通常无需停药，可在1~2天内缓解。

4. 生物碱类 石杉碱甲（huperzine A）是从石杉属植物千层塔中分离出的生物碱，为可逆性第三代抗AChE药。有较高的脂溶性，分子小，易透过血-脑屏障，进入中枢后较多地分布于大脑的额叶、颞叶、海马等与学习和记忆有密切联系的脑区。在低剂量下对乙酰胆碱酯酶（AChE）有强大的抑制作用，使分布区内神经突触间隙的乙酰胆碱（ACh）含量明显升高，从而增强神经元兴奋传导，强化学习与记忆脑区的兴奋作用，起到提高认知功能、增强记忆保持和促进记忆再现的作用。偶见恶心、头晕、出汗、腹痛、视力模糊等不良反应，个别患者出现瞳孔缩小、呕吐、心率改变、流涎和嗜睡等现象。

加兰他敏（galantamine）最初从雪花莲球茎和水仙中分离得到，常用其氢溴酸盐。曾用于重症肌无力、营养不良和小儿麻痹后遗症等神经系统疾病的治疗。易透过血-脑屏障，对阿尔茨海默型老年痴呆有肯定的疗效。2001年批准用于AD的治疗，是一种可逆性的脑乙酰胆碱酯酶抑制剂，对学习能力、记忆和认知功能的改善具有有益的作用，不良反应较少。

石杉碱甲　　　　　　　　　　　　　　　加兰他敏

二、M₁受体激动剂

AD患者突触前膜胆碱酯酶活性降低，但是突触后膜上毒蕈碱受体（M受体）大部分完好，因此用毒蕈碱受体激动剂直接刺激突触后毒蕈碱受体，可能绕过胆碱能系统受损的突触前部分，使胆碱能系统的功能得到部分恢复。

传统的M受体激动剂，如槟榔碱（arecoline）、毛果芸香碱（pilocarpine）等，生物利用度差或副作用较大，通过对一系列经典的M受体激动剂进行结构改造，开发出了具有M₁受体选择性的低毒的M₁受体激动剂，如呫诺美林（xanomeline）等。

呫诺美林是目前发现的选择性最高的M₁受体激动剂之一，口服易吸收，易通过血-脑屏障，大脑皮层和纹状体摄取率较高，大剂量可明显改善AD患者的认知功能和行为能力。口服高剂量易引起胃肠和心血管方面的不良反应，新研制的透皮吸收贴剂可避免消化道不良反应。

槟榔碱　　　　　　　　　　毛果芸香碱　　　　　　　　　呫诺美林

三、作用于 β 淀粉样多肽的 AD 治疗药

APP 是一种广泛存在于全身组织细胞、具有膜受体蛋白样结构的跨膜糖蛋白，APP 分子的大部分位于细胞外，羧基端在细胞质内。APP 蛋白质水解主要通过两条路径，由乙酰胆碱、5-羟色胺、谷氨酸胺和神经肽受体等因素调节。主要的、非淀粉样的 α 路径，由 α 分泌酶水解 APP 蛋白的 Lys16 和 Leu17 键。细胞中 APP 这一部位的正常裂解产生可溶性的 APPα 片段和 αC 端片段。αCTF 再由 γ 分泌酶切断产生更小的片段 P3。第二条淀粉样 β 路径由 β 分泌酶切断 Aβ 的 N 端的 APP，产生可溶性的 APPβ 片段和 βC 端片段，βCTF 被 γ 分泌酶切断产生 40 或 42 氨基酸长度的 Aβ。Aβ42 易形成纤维，并选择性地沉积于患者脑部，形成 β 淀粉样斑块而致病。

Aβ 在 AD 病理过程中有着重要的作用，从 Aβ 的形成过程发现阻断或者延迟 AD 早期 Aβ 的聚集，可以成为治疗 AD 的切入点。选择性地提高 α 分泌酶活性或者降低 β、γ 分泌酶的活性都可使 Aβ 的量减少。但是 α 分泌酶需通过激动神经递质受体系统来激活，故在实际应用中，激活 α 分泌酶比抑制 β、γ 分泌酶更困难。

1. β 分泌酶抑制剂 β 分泌酶（BACE）作为 β 位 APP 断裂酶，属于天冬氨酸蛋白酶。目前发现有两种亚型：BACE$_1$ 和 BACE$_2$，其中 BACE$_1$ 被认为是最有希望的 AD 治疗靶点。目前开发的 β 分泌酶抑制剂多为肽类或拟肽类，结构中均含有羟基或类羟基，通过氢键与酶催化部位的两个天冬氨酸结合。

2. γ 分泌酶抑制剂 γ 分泌酶是复杂的高分子量的多亚基复合体，能切割各种 I 型跨膜蛋白，包括 APP、Notch、上皮钙黏蛋白（epithelial cadherin）、表皮生长因子受体（ErbB）酪氨酸激酶和 CD44 等。目前已经报道了多种 γ 分泌酶抑制剂，包括肽醛类、双氟酮类、羟乙基二肽电子等排体类、酰胺类、磺胺类、苯并二氮类、含有 4-氯异香豆素母核结构的非肽类化合物以及 α 螺旋结构的小肽类等。

3. Aβ 集聚抑制剂 Aβ 形成后首先集聚成具有流动性的寡聚 β 淀粉样蛋白，再形成 β 淀粉样蛋白沉淀斑块。抑制 Aβ 聚合成淀粉样蛋白，以至阻止 β 淀粉样蛋白沉淀斑块的形成也可能是一种 AD 治疗途径。抗结核的抗生素利福平或 α 维生素 E 在体外试验中能抑制 Aβ 的聚合和神经毒性，单胺氧化酶抑制剂司来吉兰（selegiline）也有同样作用。

司来吉兰

四、作用于 Tau 蛋白的 AD 治疗药

Tau 蛋白是一种微管相关蛋白，正常成熟脑中 Tau 蛋白分子含 2~3 个磷酸基，而 AD 患者脑的 Tau 蛋白则异常过度磷酸化，每分子 Tau 蛋白可含 5~9 个磷酸基，并丧失正常生物功能。Tau 蛋白异常过度磷酸化聚集后形成神经元纤维缠结（NFTs），Tau 的异常磷酸化需要多种蛋白激酶参与，主要有周期依赖性蛋白激酶 5（cyclin dependant kinase 5，CDK5）系统、糖原合成激酶 3β（glycogen synthase kinase-3β，GSK-3β）等。

未来老年痴呆治疗的研究方向仍以预防痴呆的遗传因素、AD 的危险因子和痴呆早期诊断的确立入手，寻找预防、推迟或逆转疾病的方法以提高病人的生活质量。

本 章 小 结

增强多巴胺能神经功能的药及辅助治疗药是目前用于帕金森病的主要药物。增强多巴胺能神经功能的药又分为拟多巴胺类药、外周脱羧酶抑制剂、多巴胺释放剂、多巴胺受体激动剂等，辅助治疗药主要有抗胆碱药等。

阿尔茨海默病治疗药以改善症状为主，增加中枢胆碱能神经功能，主要有胆碱酯酶抑制药、M_1 受体激动药及其他药物。

思考题

1. 抗帕金森病药应具有哪些特点？
2. 为什么左旋多巴与卡比多巴合用可增强疗效？
3. 简述左旋多巴与苯海索抗帕金森病的作用特点。
4. 简述阿尔茨海默病治疗药分类及可能机制。
5. 写出盐酸苯海索的合成路线。

（胡延维）

第六章 镇 痛 药

学习导引

1. **掌握** 代表药物的化学结构、理化性质、构效关系及临床应用。
2. **熟悉** 镇痛药的分类、结构类型和代谢特点；药物的生产、贮存、典型不良反应和药物相互作用等。
3. **了解** 镇痛药物的发展；国家特殊管理精神药品的特点。

镇痛药是一类作用于中枢神经系统，选择性缓解和抑制疼痛的药物。现常用于镇痛的药物有两大类，一类是抑制前列腺素生物合成的解热镇痛药（非甾类抗炎药）；一类是选择性作用于阿片受体的镇痛药，习惯上称作麻醉性（或成瘾性）镇痛药，简称镇痛药，应用受到限制，受国家颁布的《麻醉药物管理条例》严格管理。

镇痛药根据结构和来源又可分为吗啡生物碱、半合成和合成镇痛药。

知识链接

世界卫生组织已将疼痛确认为继体温、脉搏、血压和呼吸之后的"人体第五大生命体征"。为了加强人们对疼痛的关注，2004 年国际疼痛学会（IASP）确定每年 10 月中旬的第一周为"世界疼痛日（Global day against pain）"。

第一节 吗啡生物碱及类似物

一、吗啡

吗啡（morphine）是阿片（opium）中的主要成分，其含量可达 10% ~ 20%，另含有可待因、罂粟碱等 20 余种生物碱以及三萜类和甾类等多种复杂成分。1805 年，德国药理学家 Sertüner 从阿片提取分离得到吗啡，1925 年确定了其化学结构，直到 1952 年 Gazte 和 Tschudi 完成了化学全合成工作才被完全确定，70 年代开始逐渐揭示出其作用机制。

吗啡是具有菲环结构的生物碱，是由 5 个环（A、B、C、D、E）稠合而成的复杂立体结构，A、B 和 C 环构成部分氢化的多氢菲环，C 和 D 环构成部分氢化的异喹啉环。环上有 5 个手性碳原子（5R、6S、9R、13S 和 14R），5 个环的稠合方式为 B/C 环呈顺式，C/D 呈反式，

C/E 呈顺式，这样的稠合方式使左旋吗啡呈三维的"T"形。天然吗啡为左旋体，对所有的疼痛都有效，但易产生成瘾性，还具有抑制呼吸、降低血压、呕吐、便秘等副作用。右旋体吗啡已被合成，但未发现有镇痛或其他生理活性。

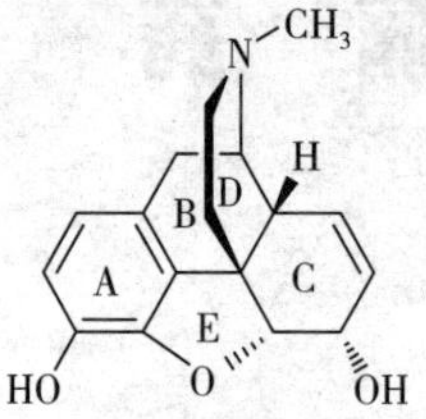

吗啡 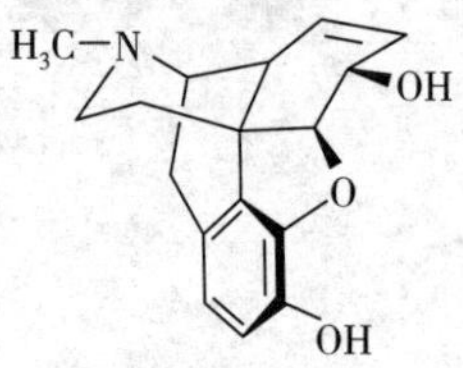　　　　　　　　　　　吗啡的T型构象

盐酸吗啡（morphine hydrochloride）

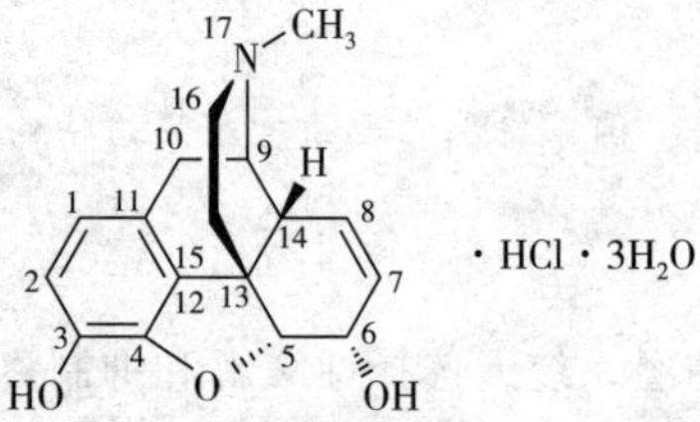

化学名为 17 - 甲基 - 4,5α - 环氧 - 7,8 - 二脱氢吗啡喃 - 3,6α - 二醇盐酸盐三水合物，(5α, 6α) - 7,8 - didehydro - 4,5 - epoxy - 17 - methylmorphinan - 3,6 - diol hydrochloride trihydrate。

本品为白色、有丝光的针状结晶或结晶性粉末；无臭，遇光易变质。在水中溶解，在乙醇中略溶，在三氯甲烷或乙醚中几乎不溶。

本品结构中既有弱酸性的酚羟基，又有碱性的叔胺基，是酸碱两性化合物。能与酸生成稳定的盐，临床上常用盐酸盐。本品及其盐类的化学性质不稳定，在光照下易被空气氧化，生成毒性较大的伪吗啡（又称双吗啡）和吗啡 - N - 氧化物。故应避光，密闭保存。

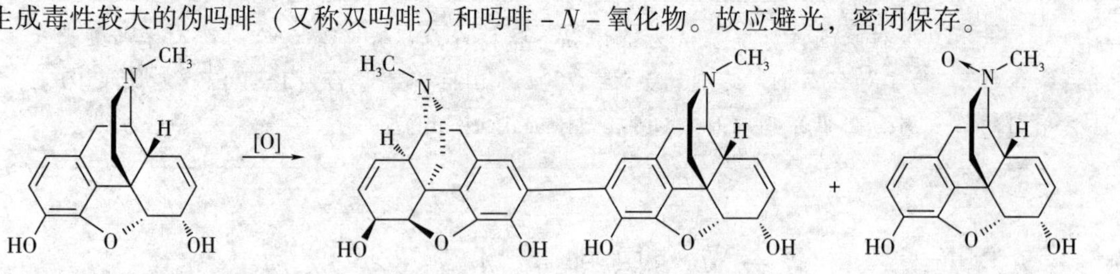

吗啡　　　　　　　　　　　　　　　　伪吗啡　　　　　　　　　　　　　N-氧化吗啡

本品的水溶液稳定性与溶液的 pH 有关，在中性或碱性下易被氧化。配制本品注射液时，应调整 pH 值为 3~5，还可充入氮气，加入亚硫酸氢钠或 EDTA 等稳定剂。

本品与甲醛硫酸试液反应，显紫堇色（Marquis 反应）；与钼硫酸试液反应显紫色，继变为蓝色，最后变为棕绿色（Frohde 反应），可用于鉴别。

本品为强效镇痛药。临床上主要用于其他镇痛药无效的急性锐痛，如严重创伤、烧伤和晚期癌症等疼痛；麻醉和手术前给药。

二、吗啡的半合成衍生物

吗啡的结构中有几个重要的可被修饰的中心，如 3 或 6 位羟基被醚化或酰化，6 位羟基氧化成酮，7-8 位的双键氢化以及新官能团的引入，17 位环状叔氨基的修饰等，可使吗啡的药理作用发生明显的改变。临床上常用的吗啡衍生物见表6-1，构效关系见图6-1。

表6-1 吗啡衍生物

药物名称	药物结构	结构修饰部位	作用特点
可待因 （codeine）	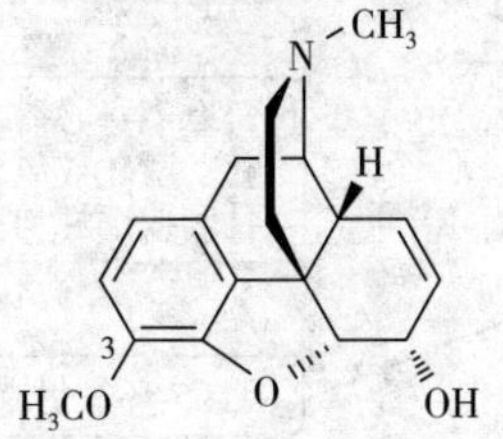	3 位酚羟基醚化	镇痛作用是吗啡的 1/6，成瘾性小，主要用于中枢镇咳
羟考酮 （oxycodone）	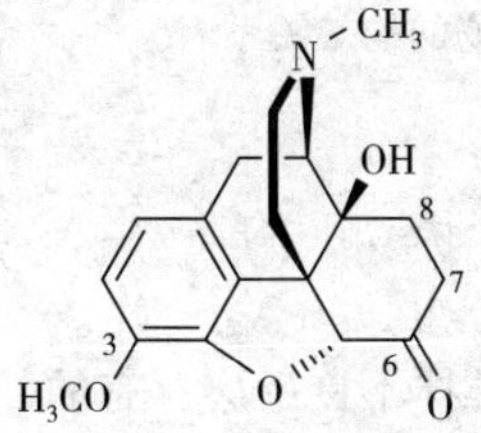	3 位酚羟基醚化；6 位羟基氧化成酮；7,8 位双键还原氢化	阿片受体纯激动剂，作用类似吗啡。主要用于镇痛，也有止咳和镇静作用
海洛因 （heroin）	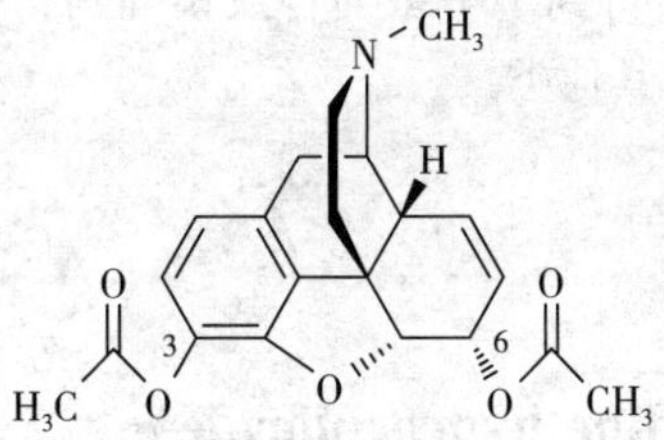	3,6 位两个羟基乙酰化	镇痛作用是吗啡的 5～10 倍，成瘾性大，为禁用的毒品
丁丙诺啡 （buprenorphine）	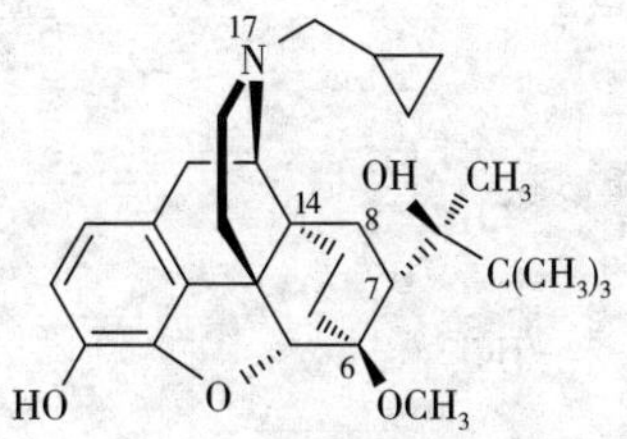	7-8 位双键氢化；7 位引入 1-羟基-1,2,2-三甲基丙基；6,14-桥亚乙基；17 位 N-甲基换成环丙甲基	长效拮抗性镇痛药，可用于对海洛因成瘾者戒毒治疗。本品由于极易形成依赖性，我国列为第一类精神药进行严格管制
纳洛酮 （naloxone）	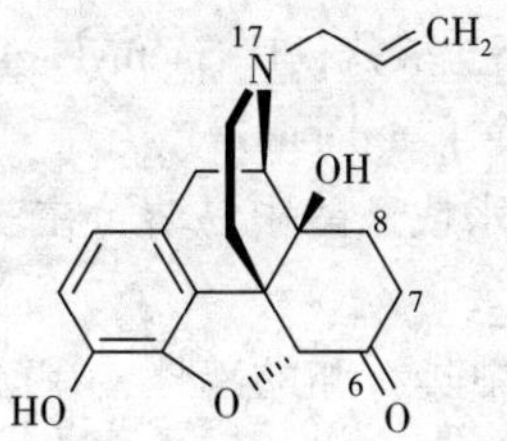	6 位羟基氧化为酮；7，8 位双键氢化；17 位 N-甲基换成烯丙基	为阿片受体完全拮抗剂，可用于吗啡类镇痛药中毒的解救药
纳曲酮 （naltrexone）	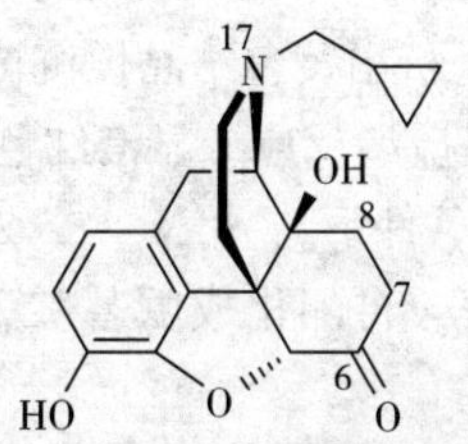	6 位羟基氧化为酮；7，8 位双键氢化；17 位 N-甲基换成环丙甲基	与纳洛酮作用相似

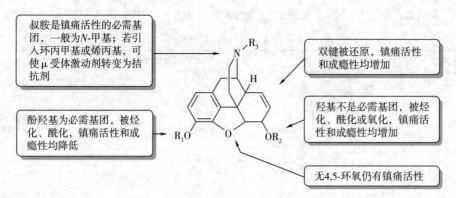

图 6 - 1   吗啡及其衍生物的构效关系

第二节   合成镇痛药

吗啡衍生物天然来源有限，并且多数仍具有吗啡样不良反应，有的部分丧失了镇痛活性，也有的成为受体拮抗剂。通过吗啡结构的简化，得到了一系列合成镇痛药，按化学结构可分为哌啶类、氨基酮类、吗啡喃类、苯并吗啡类及其他类。

一、哌啶类

盐酸哌替啶（pethidine hydrochloride）

化学名为 1 - 甲基 - 4 - 苯基 - 4 - 哌啶甲酸乙酯盐酸盐，1 - methyl - 4 - phenyl - 4 - piperidinecarboxylic acid ethyl ester hydrochloride，又名度冷丁（dolantin）。

本品为白色结晶性粉末；无臭或几乎无臭。在水或乙醇中易溶，在三氯甲烷中溶解，在乙醚中几乎不溶。熔点 186 ~ 190℃。

本品易吸潮，遇光变质，故应密闭保存。结构中具有酯的特性，在酸催化下易水解，在 pH 4 时最稳定，短时煮沸不致分解。

本品的乙醇溶液与三硝基苯酚（苦味酸）反应，析出黄色结晶性沉淀。本品加水溶解后，加碳酸钠试液，振摇，即生成油滴状物。本品与甲醛硫酸反应，显橙红色。

本品的合成是以苯乙腈为原料，在氨基钠碱性条件下与 N,N - 二（2 - 氯乙基）- 甲胺环合生成 N - 甲基 - 4 苯基 - 4 氰基哌啶，经酸化水解，再酯化成哌替啶，最后在乙醇中与盐酸成盐制得（图 6 - 2）。

本品是在研究解痉药阿托品类似物过程中意外发现的镇痛药，为典型的阿片 μ 受体激动

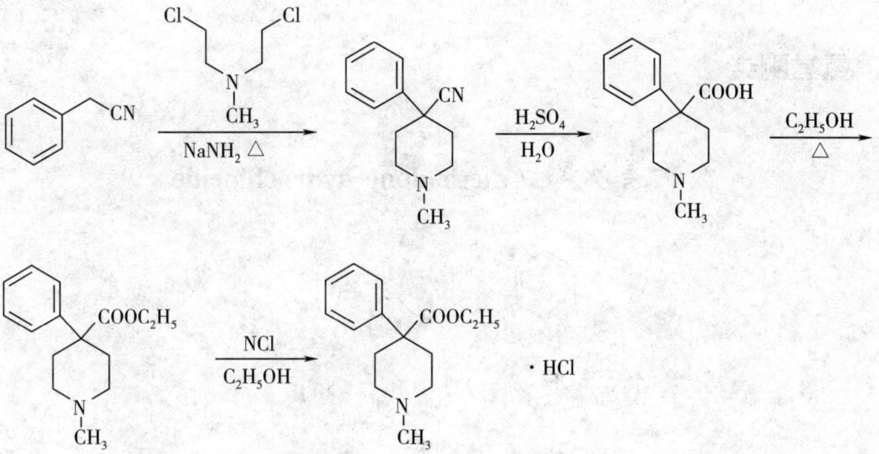

图6-2 盐酸哌替啶的合成路线

剂。其结构比吗啡简单，仅保留吗啡结构的 A 环和 D 环，镇痛作用约为吗啡的 1/8 倍，起效快、作用时间短。不良反应比吗啡较轻，有成瘾性，不宜长期服用。本品可口服和注射，口服时约 50% 经肝脏代谢，故通常采用肌内注射给药。临床上主要用于各种剧痛，如创伤性疼痛、手术后疼痛、内脏绞痛；麻醉前给药、人工冬眠时常与氯丙嗪、异丙嗪组成人工冬眠合剂应用；还可用于心源性哮喘、消除肺水肿等。以哌替啶为先导化合物进一步结构修饰，得到了芬太尼（fentanyl）和舒芬太尼（sufentanil）等。

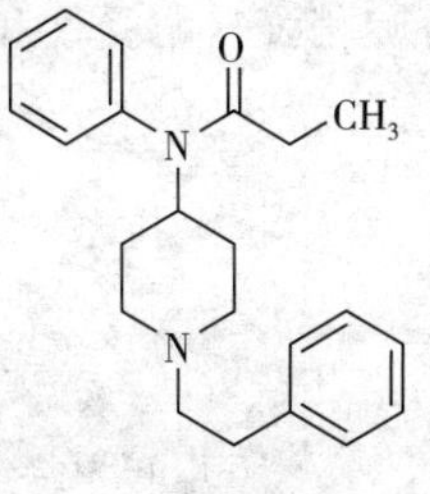

芬太尼 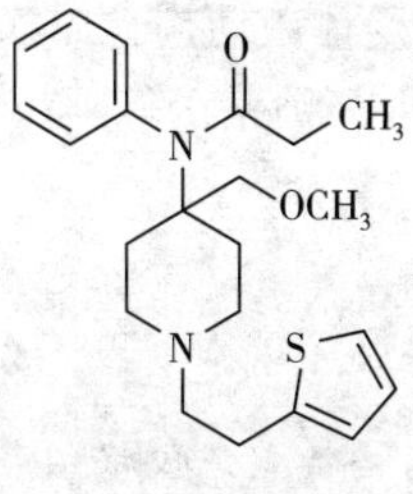   舒芬太尼

案例分析

案例6-1：患者，女性，58 岁，患胃炎多年，经常上腹不适、进食后饱胀，近几个月反复呕吐、呕血、黑便等症状，去医院检查确诊为中晚期胃癌。医生给患者服用顺铂（每 4 周为 1 疗程）治疗，恶心、腹泻现象仍在，并伴有腹痛无法入睡。试分析医生用药是否正确？根据你的药学知识，你建议给患者加开哪些药物？

分析：医生用药正确。顺铂是非小细胞肺癌、食管癌、胃癌、卵巢癌及膀胱癌等实体瘤的首选药物之一。建议加开镇痛药物如盐酸哌替啶或盐酸羟考酮，同时联合治疗神经病理性疼痛的普瑞巴林。癌性疼痛是晚期癌症患者的主要症状表现之一，给患者带来巨大的精神折磨，甚至相当多的晚期癌症患者死于严重疼痛。

二、氨基酮类

盐酸美沙酮（methadone hydrochloride）

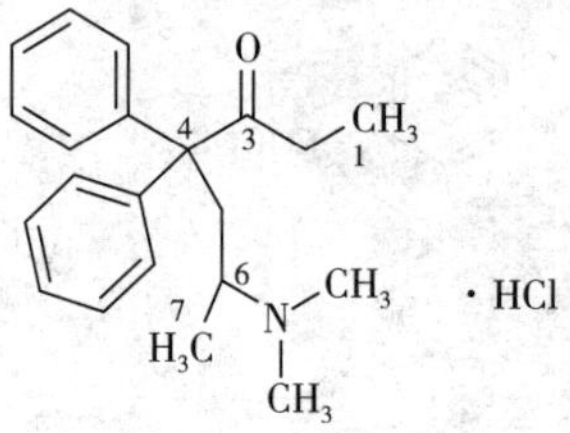

化学名为 4,4 - 二苯基 - 6 - 二甲氨基 - 3 - 庚酮盐酸盐，6 - dimethylamino - 4,4 - diphenyl - 3 - heptanone hydrochloride。

本品为无色结晶或白色结晶性粉末；无臭。在乙醇或三氯甲烷中易溶，在水中溶解，在乙醚或甘油中几乎不溶。熔点 230 ~ 234℃。

本品分子中含有一个手性碳原子，具有旋光性。其左旋体镇痛活性大于右旋体，临床上常用外消旋体。

本品水溶液中加入甲基橙指示液少许，即可生成黄色复盐沉淀。

本品为阿片 μ 受体激动剂，镇痛作用比吗啡和哌替啶稍强，耐受性和成瘾性发生较慢。临床上主要用于吗啡、海洛因等阿片类药物的戒毒治疗。

知识链接

美沙酮的结构特点是仅保留了吗啡结构中的苯环、季碳结构和碱性叔氮原子，是一个高度柔性分子。经构象分析，分子中的羰基发生极化后，碳原子上带有部分正电荷，与叔胺氮原子上的孤对电子相互吸引，形成类似于哌替啶的构象。

该类药物还有右丙氧芬（dextropropoxyphene）等。

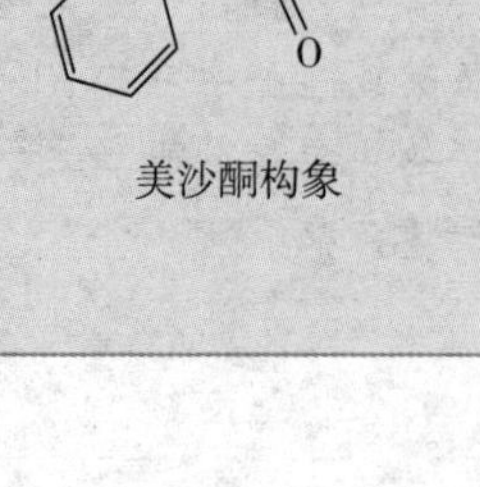

美沙酮构象 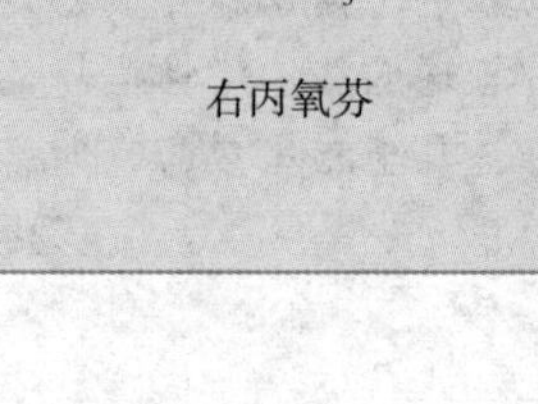   右丙氧芬

第三节 其他药物

盐酸布桂嗪（bucinnazine hydrochloride）

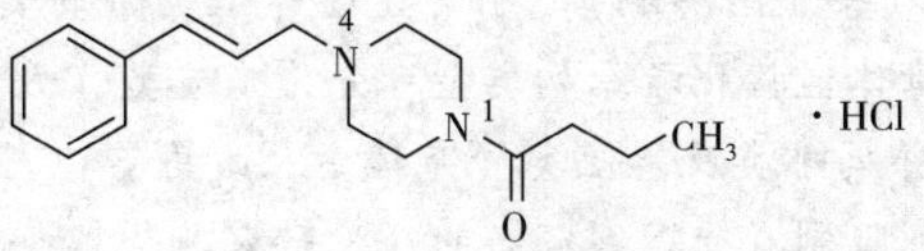

化学名为 1 - 正丁酰基 - 4 - 肉桂基哌嗪盐酸盐，1 - butylacyl - 4 - cinnamylpiperazine hydrochloride，又名强痛定。

本品为白色结晶性粉末；有异臭，味苦。在水和三氯甲烷中易溶，在乙醇中溶解。熔点 204～208℃。

本品水溶液中加入硝酸银试液，即产生白色沉淀；水溶液中加1%三硝基苯酚试液数滴，即产生黄色沉淀。

本品起效快，镇痛作用是吗啡的1/3，依赖性较低，但连续使用可产生耐受性和成瘾性。临床上常用于各种疼痛，如偏头疼、术后疼痛、关节痛及癌症引起的疼痛治疗。

盐酸曲马多（tramadol hydrochloride）

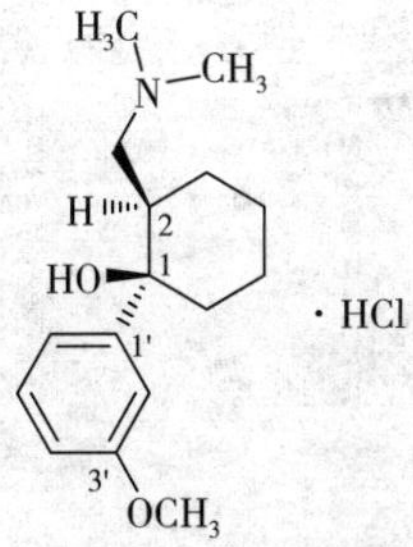

化学名为（±）-（1RS,2RS）- 2 -［（N,N-二甲基氨基）亚甲基］- 1 -（3 - 甲氧基苯基）- 环己醇盐酸盐，（1R,2R）- rel - 2 -［（dimethylamino）methyl］- 1 -（3 - methoxyphenyl）cyclohex-anol hydrochloride。

本品为白色结晶或结晶性粉末；无臭，味苦，有引湿性。在水中极易溶解，在乙醇或三氯甲烷中易溶，在丙酮中微溶，在乙醚中不溶。熔点 179～182℃。

本品水溶液中加入枸橼酸醋酐试液 3～4 滴，在约90℃的水浴中加热 3～5 分钟，即显紫红色。

本品是微弱的阿片 μ 受体激动剂，它还能通过对单胺重摄取的抑制作用，阻断疼痛脉冲传导，为中枢性镇痛药。具有吗啡样作用的环己烷衍生物，也可看作是 4 - 苯基哌啶类似物。曲马多镇痛作用约为吗啡的1/10，对呼吸抑制作用低，短时间应用时成瘾性小，可代替吗啡和哌替啶，用于中重度急、慢性疼痛的止痛。

本 章 小 结

　　根据结构和来源临床常用镇痛药分为吗啡生物碱、半合成和合成的镇痛药三大类。吗啡是由5个环稠合而成的立体结构，环上有5个手性碳原子，左旋吗啡呈三维的"T"形具有镇痛活性。构效关系中叔胺是镇痛活性的必需基团，17位 N – 甲基（可待因、羟考酮）若引入环丙甲基（纳曲酮）或烯丙基（纳洛酮），可使 μ 受体激动剂转变为拮抗剂。合成镇痛药分子结构中不存在吗啡结构母体，按化学结构类型可分为哌啶类（哌替啶、芬太尼）、氨基酮类（美沙酮）、吗啡喃类、苯并吗啡类及其他类（布桂嗪、曲马多）。

　　本类镇痛药，应用受到限制，受国家颁布的《麻醉药物管理条例》严格管理。

思考题

1. 根据吗啡及其衍生物的结构特征及作用特点，讨论该类药物研发的思路。
2. 简述镇痛药物的临床应用特点。
3. 写出盐酸哌替啶的合成路线。

（李福男）

第七章 非甾体抗炎药

学习导引

1. **掌握** 解热镇痛药、非甾体抗炎药和抗痛风药的结构类型和作用机制；代表药物的名称、结构、理化性质、体内代谢、用途及合成方法。
2. **熟悉** 非甾体抗炎药的结构与化学稳定性和毒副作用之间的关系。
3. **了解** 非甾体抗炎药和抗痛风药的研究概况和进展。

非甾体抗炎药（nonsteroidal anti - inflammatory drugs，NSAIDs）是一类具有良好解热、镇痛和抗炎作用的药物。自阿司匹林于 1899 年问世，非甾体抗炎药的应用已有一百年多年的历史。非甾体抗炎药的镇痛作用机制不同于第 6 章介绍的作用在中枢阿片受体的镇痛药，其抗炎作用机制也不同于具有甾体结构的肾上腺皮质激素类抗炎药物。非甾体抗炎药作用于体内环氧合酶，抑制前列腺素的合成。大多数解热镇痛药具有抗炎作用，而部分非甾体抗炎药用于痛风的治疗，因此将解热镇痛药、非甾体抗炎药和抗痛风药放在本章中一并介绍。

第一节 解热镇痛药

解热镇痛药是一类能降低过高体温，并能缓解疼痛的药物。该类药物作用于下丘脑的体温调节中枢，可使发热病人的体温降至正常，但对正常人的体温没有影响。其镇痛范围仅限于头痛、牙痛、肌肉痛等慢性钝痛，对创伤性锐痛和内脏平滑肌痉挛所致的绞痛无效，不易产生耐受性和成瘾性。除苯胺类药物外，均有一定抗炎作用。常用的解热镇痛药按化学结构分为水杨酸类、苯胺类及吡唑酮类。

一、水杨酸类

水杨酸是人类最早使用的解热镇痛药之一，但其酸性较强（pK_a 3.0），对胃肠道刺激大，现只供外用。乙酰化得到的阿司匹林（aspirin）副作用较低，但大剂量或长期使用时仍对胃黏膜有刺激，甚至引起胃出血。为了降低阿司匹林的胃肠道刺激性，制备了一系列阿司匹林的盐、酰胺或酯衍生物。如乙酰水杨酸铝盐（aluminium acetylsalicylate）、乙氧苯酰胺（ethoxy benzamide）、赖氨匹林（lysine acetylsalicylate）、水杨酸胆碱（choline salicylate）和贝诺酯（benorilate）等。其中，赖氨匹林的吸收良好，对胃肠道的刺激性小，且水溶性增大，可以制成注射剂使用。贝诺酯是前药，在体内经酸或酶水解成阿司匹林起作用。在水杨酸的 5 - 位引入芳香环，可以增加其抗炎活性，如引入二氟苯基得到二氟尼柳（diflunisal），其抗炎和镇痛活性均比阿司匹林强 4 倍，体内的维持时间长达 8 ~ 12 小时，胃肠道的刺激性小，可用于关节炎，手术后或癌症引发的疼痛的治疗。

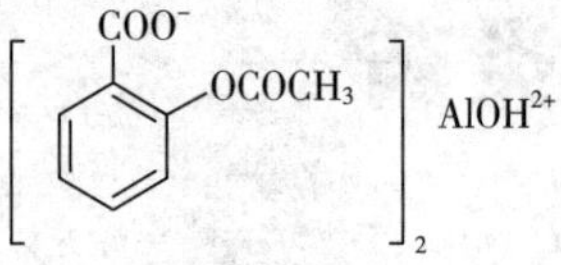

阿司匹林铝盐 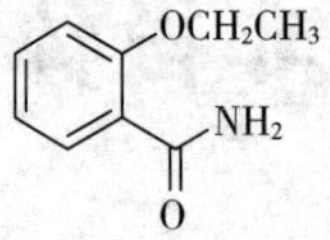　　　　　乙氧苯酰胺 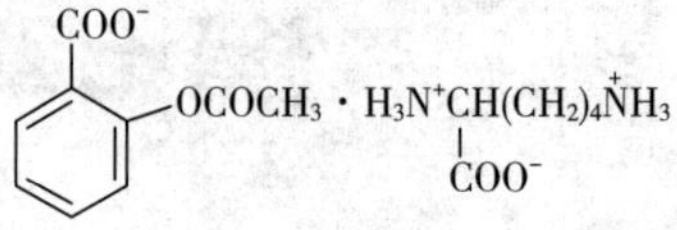　　　　　赖氨匹林

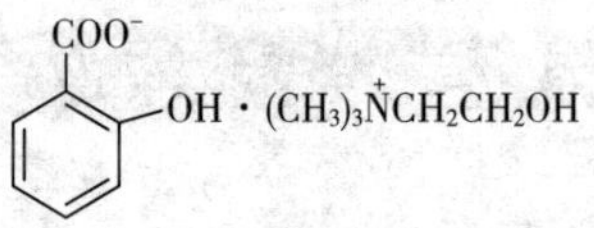

水杨酸胆碱 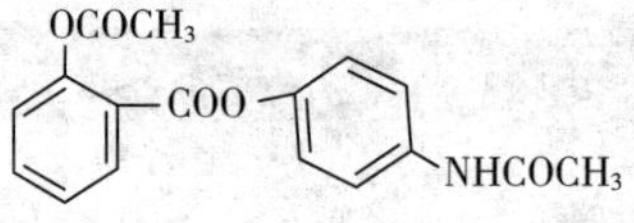　　　　　贝诺酯 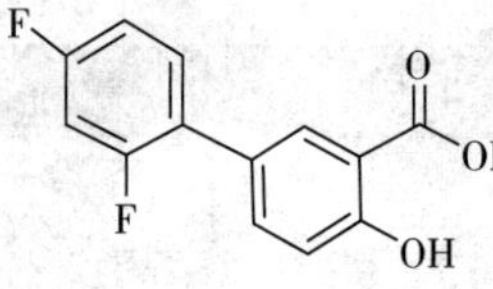　　　　　二氟尼柳

阿司匹林（aspirin）

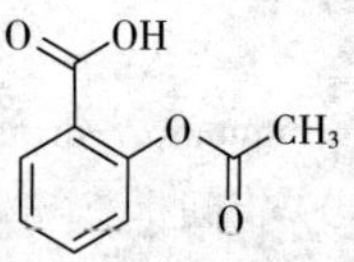

化学名为 2 -（乙酰氧基）苯甲酸，2 -（acetyloxy）benzoic acid，又名乙酰水杨酸。

本品为白色结晶或结晶性粉末；无臭或微带醋酸臭，味微酸；遇湿气缓缓分解。在乙醇易溶，三氯甲烷或乙醚溶解，水或无水乙醚中微溶；在氢氧化钠溶液或碳酸钠溶液中溶解，但同时分解。具酸性，pK_a 3.5；熔点 135 ~ 140℃。

本品水解后，用硫酸酸化可析出水杨酸的白色沉淀，可供鉴别。

本品口服易吸收，服后 2 小时，血药浓度达到峰值，在肝脏代谢，先水解成水杨酸，再和甘氨酸或葡萄糖醛酸结合，以结合物的形式排出体外。

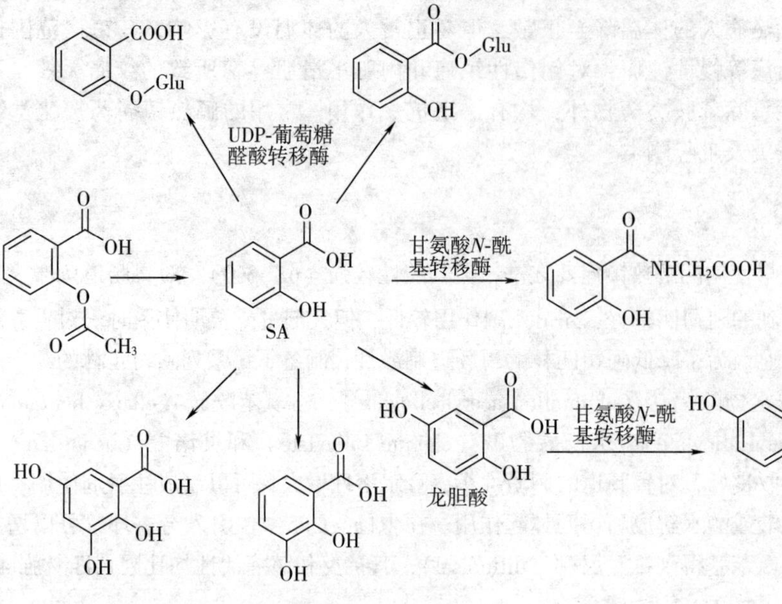

本品水溶液中加入三氯化铁试液不发生变化，加热后可显紫堇色，这是由于水解成水杨酸，三价铁离子与水杨酸的酚羟基结合所致。此反应可用于检测阿司匹林中水杨酸的含量。

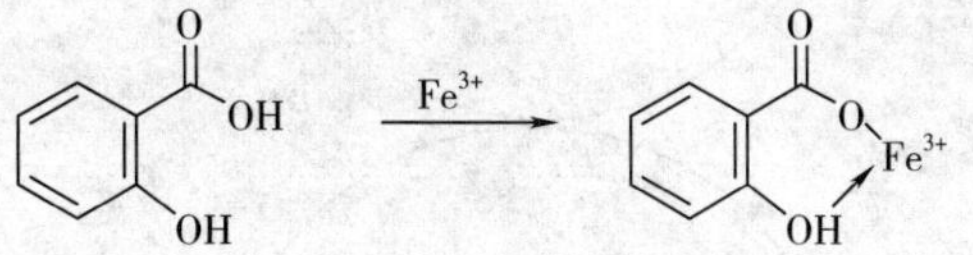

本品的制备是从水杨酸为原料，在硫酸催化下经醋酐乙酰化制得。

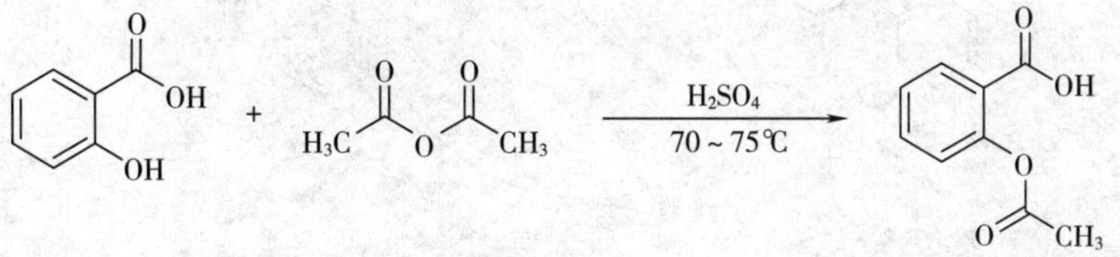

本品生产中可能从原料中带入苯酚类物质，也可能产生乙酰苯酯、水杨酸苯酯和乙酰水杨酸苯酯等副产物，这些杂质的酸性均小于阿司匹林，不溶于碳酸钠试液，故药典规定检查碳酸钠不溶物来控制上述杂质的含量。

本品的合成过程中，也可能会有少量的乙酰水杨酸酐副产物生成，该杂质会引起过敏反应，故在产品中应检查其限量。

本品在生产中带入或贮存期中水解而含有水杨酸，水杨酸对人体产生较大的毒副作用，而且可在空气中逐渐被氧化成一系列醌型有色物质，如淡黄、红棕甚至深棕色，使阿司匹林变色，变色后不可使用，需控制水杨酸的限量。

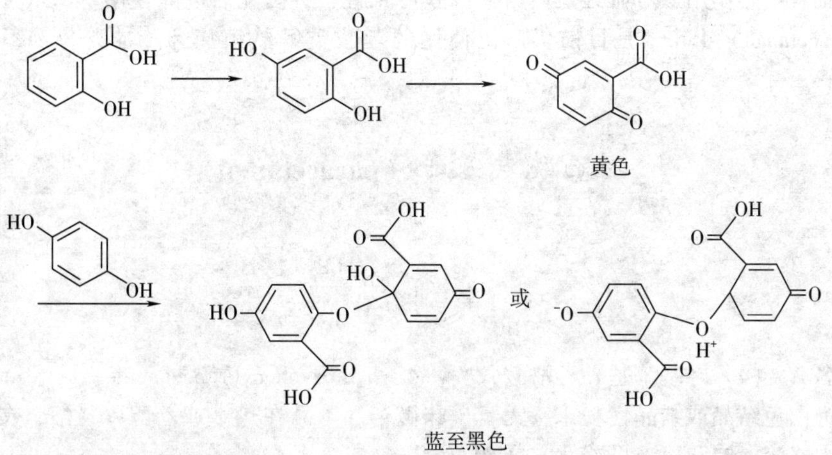

黄色

蓝至黑色

本品具有较强的解热镇痛作用和消炎抗风湿作用，临床上用于感冒发烧、头痛、牙痛、神经痛、肌肉痛和痛经等，是风湿热及活动型风湿性关节炎的首选药物。不良反应是刺激胃黏膜细胞，长期服用可出现胃肠道反应，甚至引起胃及十二指肠出血。为避免对胃的刺激常制成肠溶片使用。

本品是花生四烯酸环氧合酶的不可逆抑制剂，结构中的乙酰基能使环氧合酶活动中心的丝氨酸乙酰化，从而阻断了酶的催化作用，乙酰基难以脱落，酶活性不能恢复，进而抑制了前列腺素的生物合成。本品对血小板有特异性的抑制作用，可抑制血小板中血栓素（TXA_2）的合成。而 TXA_2 具有血小板聚集作用，并可引起血管收缩形成血栓。因此，本品还可用于心血管系统疾病的预防和治疗。

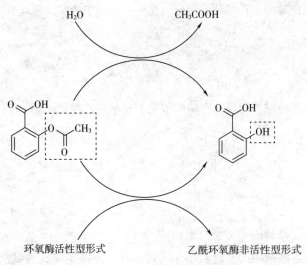

图 7 - 1　阿司匹林的作用模式

二、苯胺类

乙酰苯胺（acetanilide）曾以商品名"退热冰"作为解热镇痛药引入临床，虽然退热效果良好，但不久就发现其在体内易水解成苯胺，严重破坏血红素而产生正铁血红蛋白，毒性较大，后退市。自 1887 年非那西丁（phenacetin）曾广泛用于临床，后发现长期服用非那西汀对肾脏及膀胱有致癌作用，对血红蛋白与视网膜有毒性，各国先后废除使用。1893 年对乙酰氨基酚（paracetamol）上市，是目前仍广泛使用的苯胺类解然镇痛药。本类药物不具有抗炎作用。

对乙酰氨基酚（paracetamol）

化学名 N -（4 - 羟基苯基）乙酰胺，N -（4 - hydroxyphenyl）acetamide。

本品为白色结晶或结晶性粉末；无臭、味微苦。本品在热水或乙醇中易溶，在丙酮中溶解，在水中略溶。饱和溶液呈酸性，pK_a 9.7。

本品在 45℃以下稳定，但如暴露在潮湿的条件下会水解成对氨基酚，对氨基酚可进一步氧化，生成醌亚胺类化合物，颜色逐渐变成粉红色至棕色，最后成黑色。

（黄色 ⟶ 红色 ⟶ 黑色）

本品含酚羟基，遇三氯化铁试液显蓝紫色。本品在酸性条件下水解生成对氨基酚后，滴加亚硝酸钠试液，生成重氮盐，再加碱性 β - 萘酚试液，生成红色偶氮化合物。可用于鉴别。

本品生产中可带入对氨基酚，或因贮存不当水解，药典规定用亚硝基铁氰化钠试液的呈色反应进行对氨基酚限量测定。

本品口服后消化道吸收，1～2 小时后血药浓度达峰值。半衰期为 2.75～3.25 小时，在肝脏代谢（图 7 - 2）。主要与硫酸成酯或以葡萄糖醛酸结合物的形式排出体外，小部分代谢 N - 羟基衍生物，进一步转化为 N - 乙酰亚胺醌，为毒性代谢物，能引起血红蛋白血症、溶血性贫血，毒害肝细胞。通常乙酰亚胺醌在肝中与谷胱甘肽（GSH）结合而失去活性，但当大剂量服用对乙酰氨基酚时，使肝中贮存的谷胱甘肽大部分被耗竭。此时，乙酰亚胺醌与巯基等亲核基因反应，在肝蛋白质上形成共价物导致肝坏死。如过量服用对乙酰氨基酚，可用 N - 乙酰半胱氨酸来对抗。

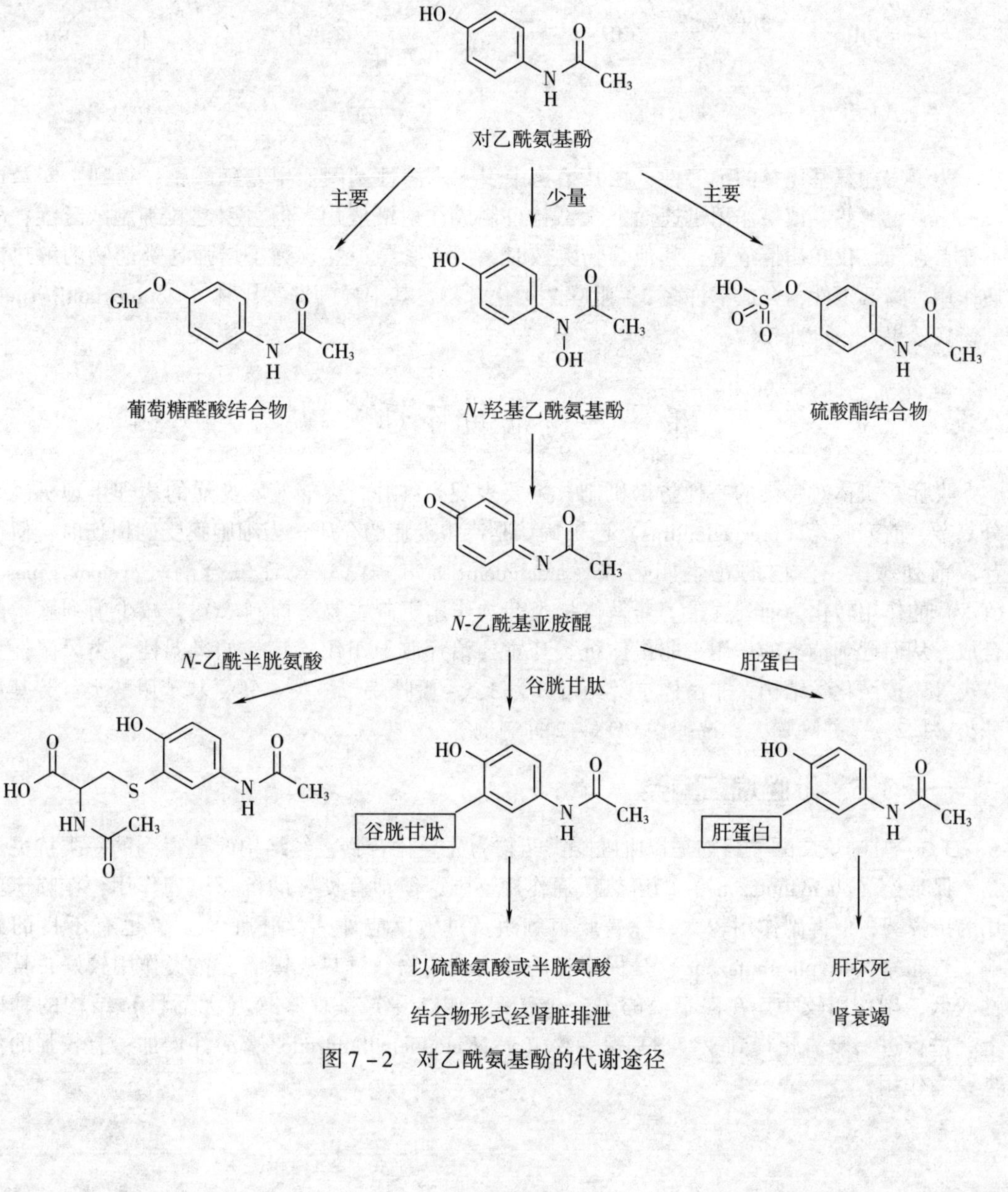

图 7 - 2　对乙酰氨基酚的代谢途径

三、吡唑酮类

在研究奎宁类似物过程中，偶然发现了安替比林（antipyrine），并于1884年应用于临床。在安替比林分子中引入二甲氨基得到氨基比林（aminopyrine），解热镇痛作用较好，且作用持久，曾广泛用于临床；后来发现氨基比林毒性较大，能引起白细胞减少及粒细胞缺乏症，已淘汰。

安替比林　　　　　氨基比林　　　　　　安乃近　　　　　异丙安替比林

为了增加氨基比林的水溶性，在其结构中引入水溶性基团亚甲基磺酸钠，得到了安乃近（analgin），解热、镇痛作用迅速而强大，且可制成注射液应用，但可引起粒细胞缺乏症；故不作首选药，仅在病情危重，其他药物无效时，用于紧急退热。为了增强这类药物的解热镇痛作用，降低毒性，合成了许多3-吡唑酮类化合物，其中异丙安替比林（isopropylantipyrine）的镇痛效果好，毒性较低。

第二节　非甾体抗炎药

炎症是机体对感染的一种防御机制，主要表现为红肿、疼痛等。炎症的病理生理机制十分复杂。前列腺素（prostaglandins）已被确认是产生炎症的介质，当细胞膜受到损伤时，便可释放前列腺素。体内的花生四烯酸（arachidonic acid，AA）经环氧合酶（cyclooxygenase，COX）的作用转化为前列腺素。非甾体抗炎药物作用机制主要是抑制COX，减少前列腺素的合成，从而起到抗炎的作用。非甾体抗炎药主要治疗胶原组织疾病，如风湿性、类风湿性关节炎等。按照化学结构，非甾体抗炎药可分为3,5-吡唑烷二酮类、邻氨基苯甲酸类、芳基烷酸类、1,2-苯并噻嗪类、选择性COX-2抑制剂等。

一、3,5-吡唑烷二酮类

3,5-吡唑烷二酮类药物是以吡唑酮类药物为先导化合物，经结构改造得到的一类抗炎药物。保泰松（phenylbutazone）的解热镇痛作用不强，但却有良好的抗炎镇痛作用，在临床上用为抗炎药，但毒副作用较大，除胃肠道刺激及过敏反应外，对肝脏及血象也有不良的影响。羟布宗（oxyphenbutazone）是保泰松的体内代谢物，解热、镇痛、抗炎作用较好，且毒性较低，副作用较小。在保泰松的另一个代谢产物 γ-羟基保泰松（无活性）结构的基础上，进行进一步氧化得到 γ-酮基保泰松（γ-Ketophenylbutazone），活性增加，有较强的消炎镇痛作用。

一般认为该类药物的抗炎作用与化合物的酸性有密切关系，3,5 位的二羰基增强 4 位的氢原子的酸性。

羟布宗的 pK_a 为 4.5，保泰松为 4.4。为了降低 3,5 – 吡唑二酮类化合物的酸性，将 4 – 位氢用琥珀酸酯类结构取代得到的琥布宗（suxibuzone）在体内可转化为保泰松而产生作用，对胃肠道的刺激作用仅为保泰松的 1/10。采用拼合原理将抗胃溃疡药吉法酯（gefarnate）中的有效基团异戊烯基引入到保泰松的结构中，得到非普拉宗（feprazone）可明显减少对胃肠道的刺激及其他副作用。在吡唑酮的 1,2 – 位引入芳杂环得到阿扎丙宗（azapropazone），其消炎镇痛作用比保泰松强，且毒性降低。

琥布宗　　　　　　　　非普拉宗　　　　　　　　阿扎丙宗

二、邻氨基苯甲酸类

邻氨基苯甲酸类药物又称为芬那酸类或灭酸类药物，具有邻氨基苯甲酸的结构，为水杨酸羟基被氨基取代的衍生物，具有很强的镇痛、消炎作用，临床上用于风湿性和类风湿性关节炎（表7-1）。

表7-1　邻氨基苯甲酸类抗炎镇痛药

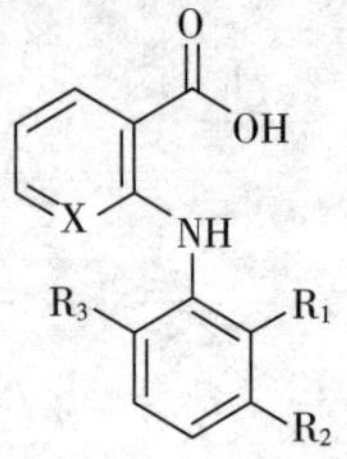

药物名称	X	R₁	R₂	R₃
甲芬那酸（mefenamic acid）	CH	CH₃	CH₃	H
氟芬那酸（flufenamic acid）	CH	H	CF₃	H
甲氯芬酸（meclofenamic acid）	CH	Cl	CH₃	Cl
单氯那芬那酸（chlofenamic acid）	CH	H	Cl	H
尼氟酸（niflumic acid）	N	H	CF₃	H
氯尼辛（clonixin）	N	CH₃	Cl	H
氟尼辛（flunixin）	N	CH₃	CF₃	H

三、芳基烷酸类

（一）芳基乙酸类

20世纪50年代，研究者考虑到5-羟色胺（5-HT）是炎症的化学致痛物质，5-羟色胺的生物来源与色氨酸有关，此外，风湿患者的色氨酸的代谢水平较高，希望在5-羟色胺即吲哚衍生物中发现抗炎药物。后利用抗炎动物模型，筛选了350个吲哚类衍生物，从中发现了吲哚乙酸衍生物吲哚美辛（indomethacin），现仍在临床使用。

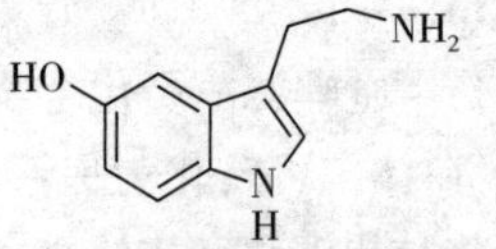

5-羟色胺 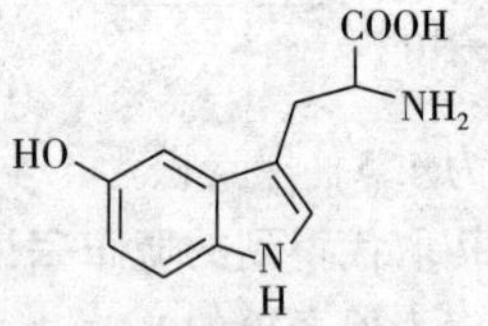　　　　　　　色氨酸

吲哚美辛（indomethacin）

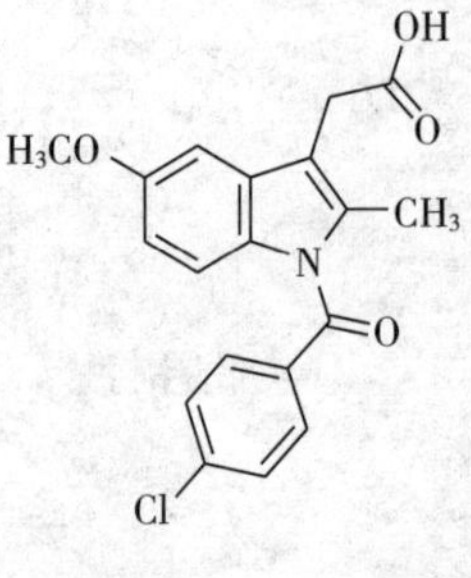

化学名为2-甲基-1-（4-氯苯甲酰基）-5-甲氨基-1H-吲哚-3-乙酸，1-（4-

chlorobenzoyl）– 5 – methoxy – 2 – methyl – 1H – indole – 3 – acetic acid。

本品为类白色或微黄色结晶性粉末；几乎无臭、无味；溶于丙酮，略溶于乙醚、乙醇、甲醇及氯仿，微溶于苯，极微溶于甲苯，几乎不溶于水，可溶于氢氧化钠溶液。pK_a 4.5；熔点 158~162℃。

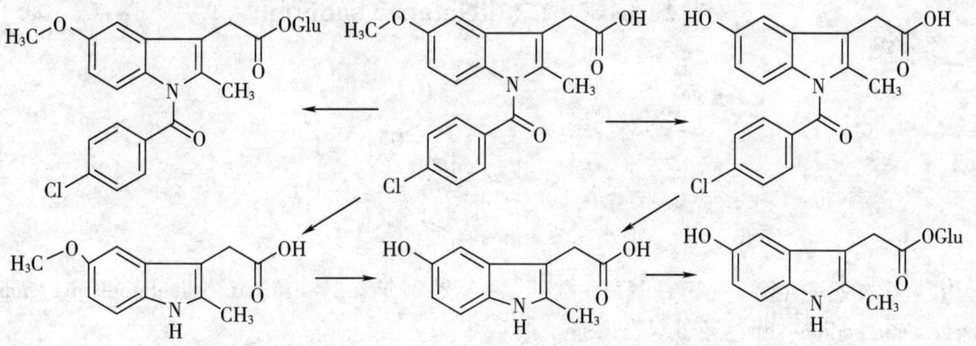

本品室温下在空气中稳定，但对光敏感。水溶液在 pH 2~8 时较稳定，强酸或强碱条件下水解，生成对氯苯甲酸和 5 – 甲氧基 – 2 – 甲基吲哚 – 3 – 乙酸，后者可脱羧生成 5 – 甲氧基 – 2,3 – 二甲基吲哚，吲哚类的分解物还可进一步氧化变为有色物质。

本品口服吸收迅速，大约 50% 被代谢为去甲基衍生物，10% 与葡萄糖醛酸结合。

本品是强效抗炎药，作用较阿司匹林和保泰松强，但胃肠道反应、中枢神经系统的毒副作用较严重。主要作为对水杨酸类不耐受、疗效不显著时的替代药，也可用于急性痛风和炎症发热。后来研究其作用机制发现，吲哚美辛的抗炎作用不是设想的对抗 5 – 羟色胺，而和其他抗炎药一样，作用于环氧合酶，抑制前列腺素的合成。

构效关系研究表明 3 – 位的乙酸基是抗炎活性的必需基团，其酸性强度与抗炎活性成正比，若将羧基改为其他基团，则抗炎活性消失；2 – 位甲基取代比芳基取代的活性强，因为甲基的立体作用使 N – 芳烷基处于与具有甲氧基的苯环同侧的优势构象，加强了和受体的结合；5 – 位的甲氧基可以用烷氧基、二甲氨基、乙酰基、氟等基团取代，取代后得到的化合物比未

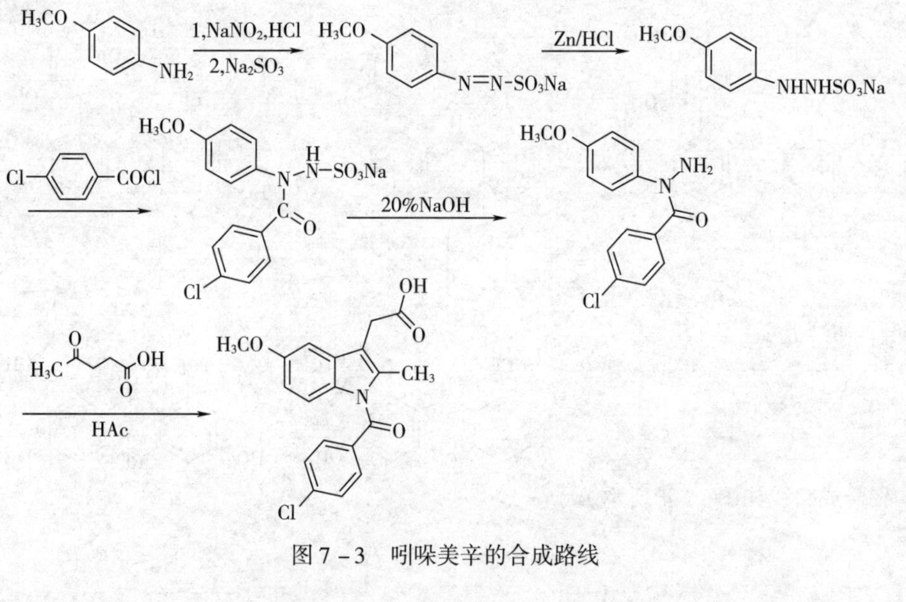

图 7 – 3　吲哚美辛的合成路线

取代的化合物及 5 – 氯取代的化合物活性强；1 – 位 N – 酰基化比 N – 烷基化的抗炎活性强，N – 芳酰化的活性较好。

本品合成是以对甲氧基苯胺为原料，合成路线如图 7 – 3 所示。

双氯芬酸钠（diclofenac sodium）

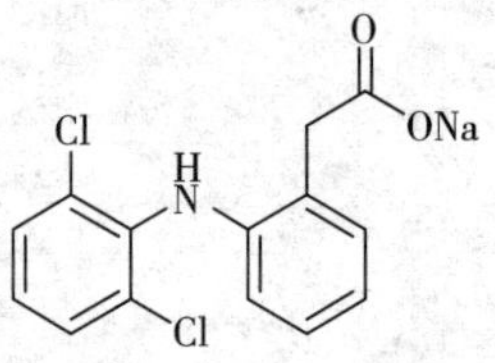

化学名为 2 – [（2,6 – 二氯苯基）氨基] – 苯乙酸钠，2 – [（2,6 – dichlorophenyl）amino] benzeneacetic sodium salt，又名双氯灭痛。

本品为白色或类白色结晶性粉末；有刺鼻感。在乙醇中易溶，水中略溶，三氯甲烷中不溶。1% 的水溶液 pH6.5 ~ 7.5，pK_a 4.5；熔点 283 ~ 285℃。

本品具有很强的抗炎、镇痛和解热作用，其镇痛活性为吲哚美辛的 6 倍，阿司匹林的 40 倍；解热作用为吲哚美辛的 2 倍，阿司匹林的 35 倍。本品药效强，不良反应少，剂量小，个体差异小。

本品口服吸收迅速，服用后 1 ~ 2 小时内血药浓度达峰值，排泄快，长期应用无蓄积作用。用于类风湿性关节炎、神经炎、红斑狼疮及癌症和手术后疼痛，以及各种原因引起的发热。

本品的作用机制比较特别，除抑制环氧合酶、减少前列腺素的生物合成和血小板的生成外，还能抑制酯氧合酶，减少白三烯的生成，尤其是抑制 LTB_4，这种双重的抑制作用可以避免由于单纯抑制环氧合酶而导致脂氧合酶活性突增而引起的不良反应。此外，本品还能抑制花生四烯酸的释放并刺激花生四烯酸的再摄取。本品在体内的代谢以两个苯环的氧化为主，代谢产物的活性低于双氯芬酸。本品的主要副作用为胃肠道反应，肝肾损害或有溃疡病史者慎用。

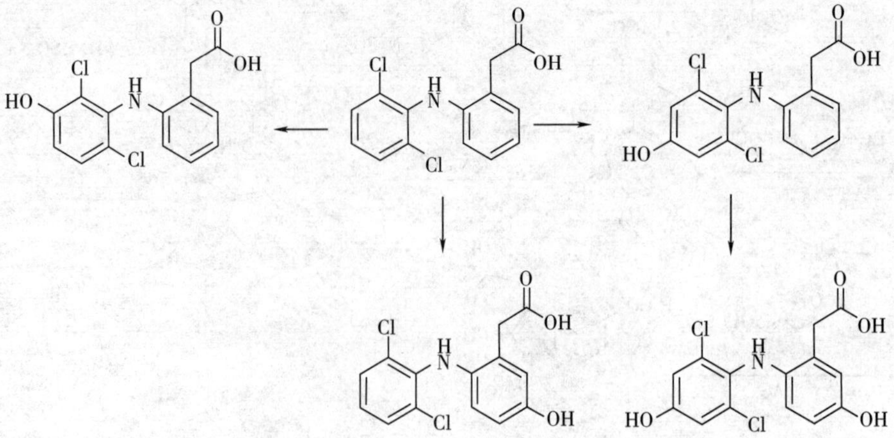

本品合成路线如图 7 – 4 所示。

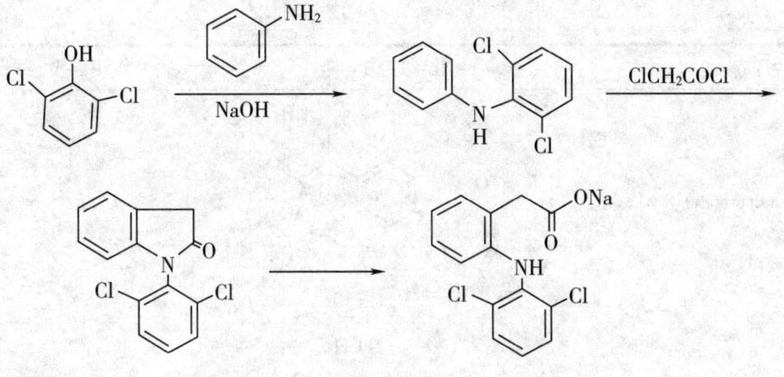

图 7 - 4 双氯芬酸钠的合成路线

芬布芬（fenbufen）是一前体药物，具有酮酸型结构，在体内代谢生成联苯乙酸（felbinac）而发挥作用。

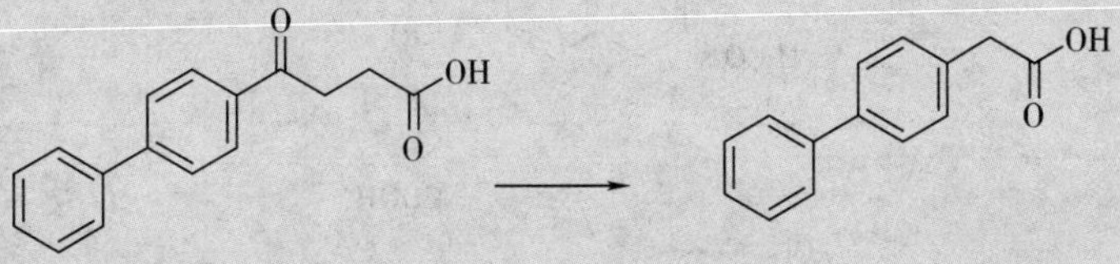

芬布芬   联苯乙酸

（二）芳基丙酸类

在 4 - 异丁基苯乙酸的 α - 碳原子上引入甲基得布洛芬（ibuprofen），不但解热镇痛作用增强，毒性也有所降低，在临床得到广泛的应用。常见的芳基丙酸类抗炎药见表 7 - 2，芳基丙酸类抗炎药的构效关系见图 7 - 5。

表 7 - 2 常见到芳基丙酸类抗炎药

药物名称	化学结构	作用强度（吲哚美辛 =1）
酮洛芬（ketoprofen）	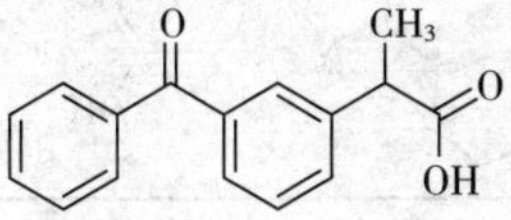	1.5
氟比洛芬（flurbiprofen）	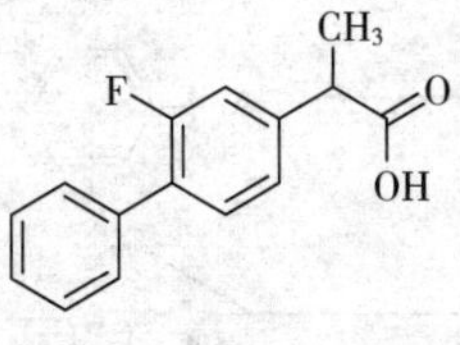	5
非诺洛芬（fenoprofen）	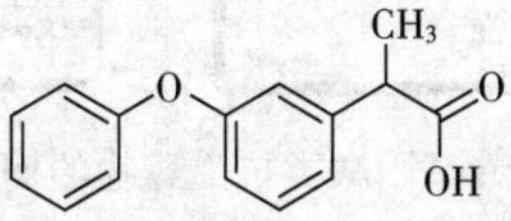	0.1

药物名称	化学结构	作用强度（吲哚美辛＝1）
吲哚洛芬（indoprofen）	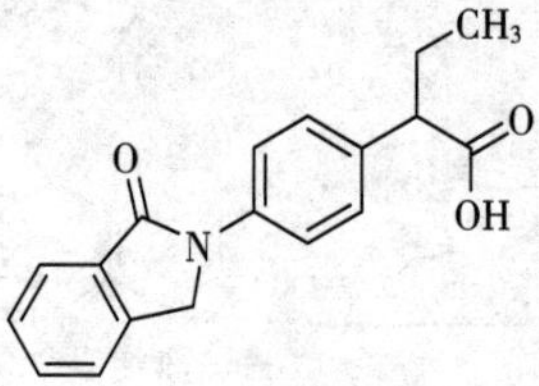	2
吡洛芬（pirprofen）	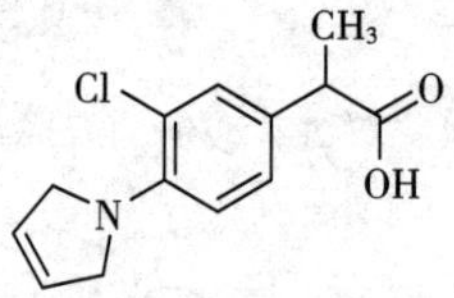	1
萘普生（naproxen）	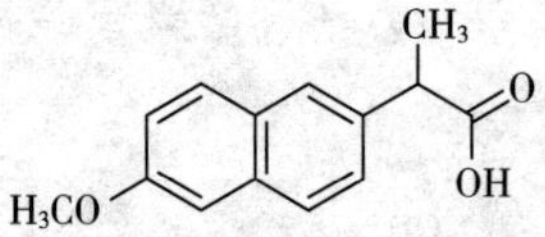	1
卡洛芬（carprofen）	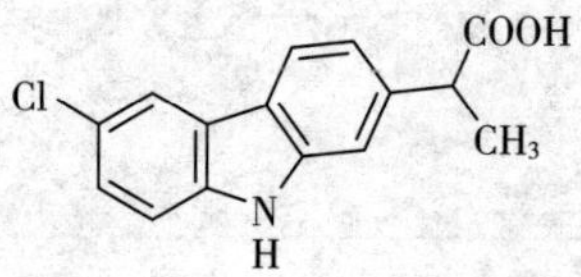	—
噻洛芬酸（tiaprofenic acid）	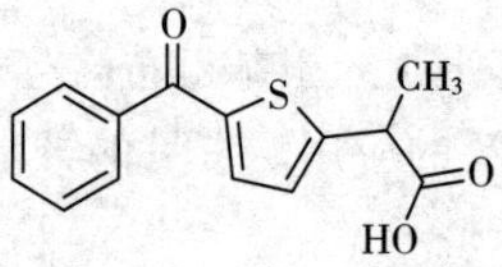	—
奥沙普秦（oxaprozin）	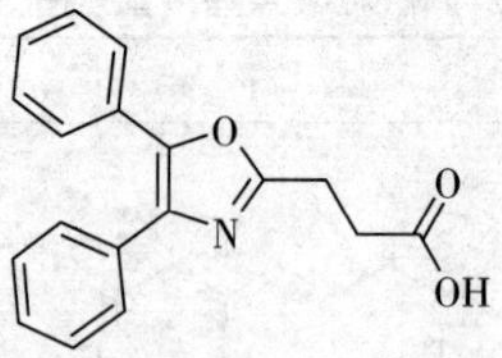	—

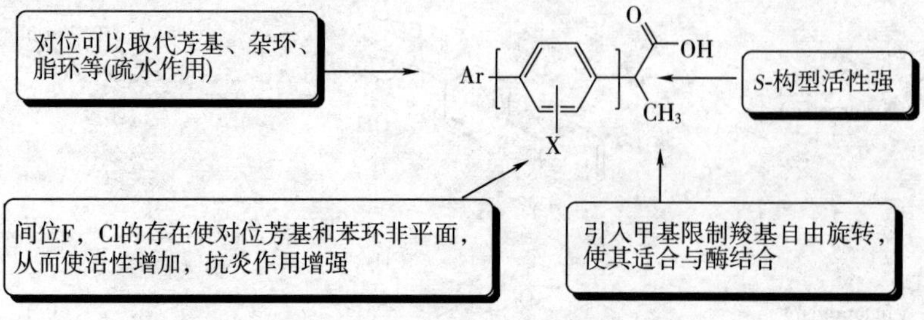

对位可以取代芳基、杂环、脂环等(疏水作用)

S-构型活性强

间位F，Cl的存在使对位芳基和苯环非平面，从而使活性增加，抗炎作用增强

引入甲基限制羧基自由旋转，使其适合与酶结合

图 7－5　芳基丙酸类抗炎药物的构效关系

布洛芬（ibuprofen）

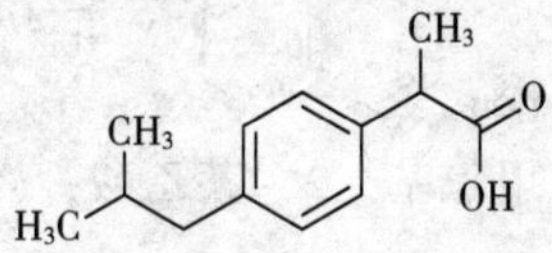

化学名为 2 - (4 - 异丁基苯基) 丙酸，2 - (4 - isobutylphenyl) propionic acid。

本品为白色结晶性粉末；稍有特异臭。可溶于氢氧化钠或碳酸钠水溶液，可溶于丙酮、乙醚、三氯甲烷，几乎不溶于水。pK_a 5.2；熔点 74.5 ~ 77.5℃。

本品的消炎、镇痛和解热作用均大于阿司匹林，临床上广泛用于类风湿关节炎、风湿性关节炎等，一般病人耐受性良好。

本品口服吸收快，半衰期短，在体内与蛋白质结合率高，用药后血药浓度变化大。服药后 70% 成代谢物从尿中排泄，代谢物主要为异丁基上的氧化。布洛芬使用消旋体，其药理作用虽主要来自 $S - (+) -$ 异构体，在体内 $R - (-) -$ 异构体可转变成 $S - (+) -$ 异构体，故使用时不必拆分。

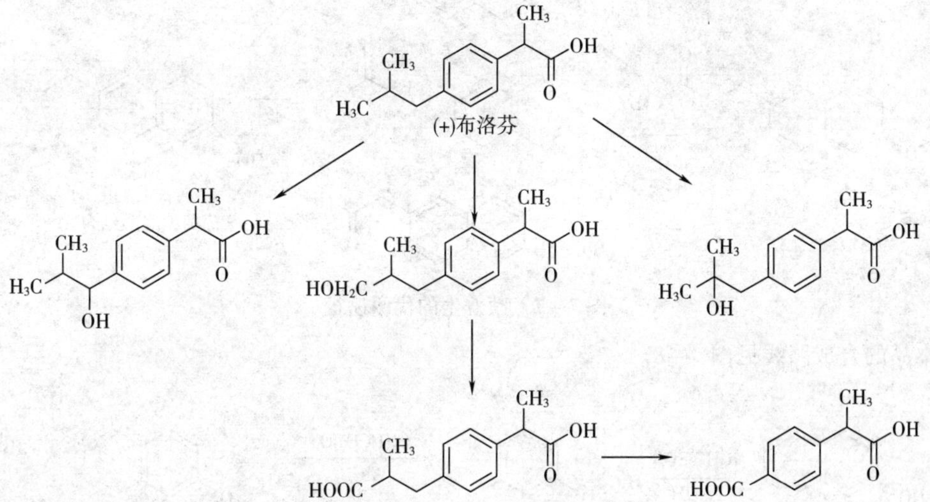

合成路线如图 7 - 6 所示。

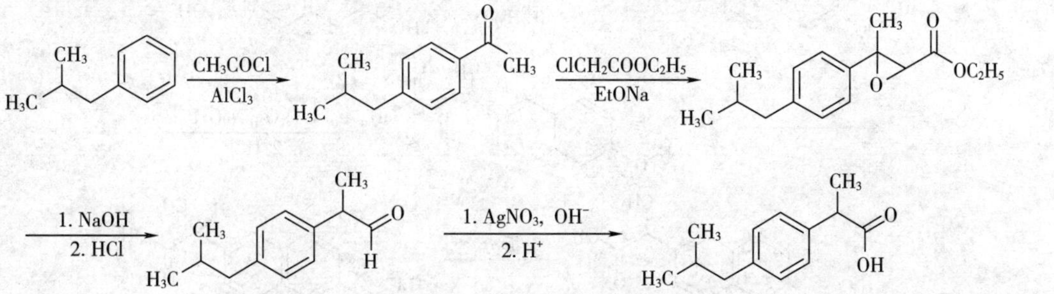

图 7 - 6 布洛芬的合成路线

萘普生（naproxen）

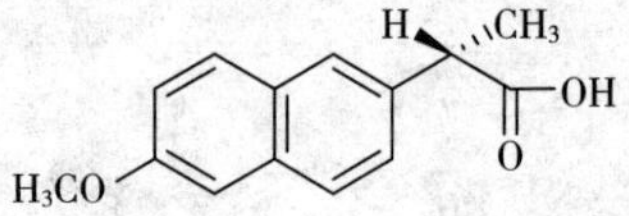

化学名为 (S) – α – 甲基 – 6 – 甲氧基 – 2 – 萘乙酸，(S) – 6 – methoxy – α – methyl – 2 – naphthaleneacetic acid。

本品为白色或类白色的结晶性粉末。溶于醇，略溶于乙醚，几乎不溶于水。在日光照射下变色，需避光保存。pK_a 4.2；熔点 153～158℃。

本品抑制前列腺素生物合成的活性是阿司匹林的 12 倍，布洛芬的 3～4 倍，但比吲哚美辛低，仅为其 1/300。临床上用 S – 构型的右旋光学活性异构体。口服吸收迅速而完全，部分以原形从尿中排出，部分以葡萄糖醛酸结合物的形式或以无活性的 6 – 去甲基萘普生从尿中排出（图 7 – 7）。与血浆蛋白有高度的结合能力，故有较长的半衰期（12～15 小时），本品适用于风湿性关节炎、类风湿性关节炎、风湿性脊椎炎等疾病的治疗。

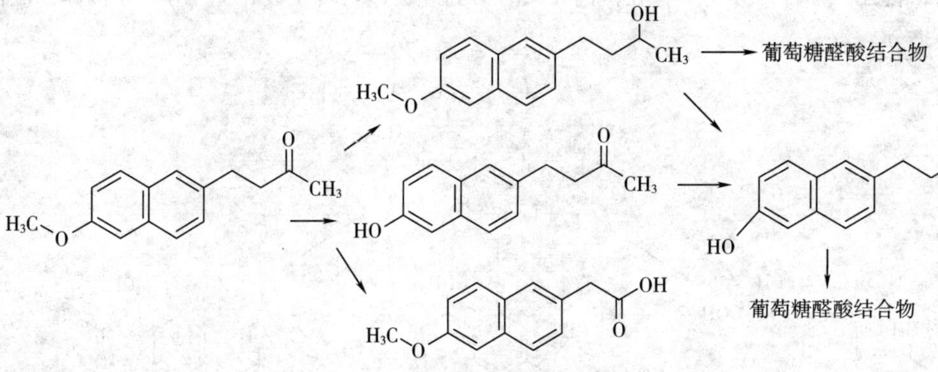

图 7 – 7　萘普生的代谢途径

本品的合成路线见图 7 – 8。

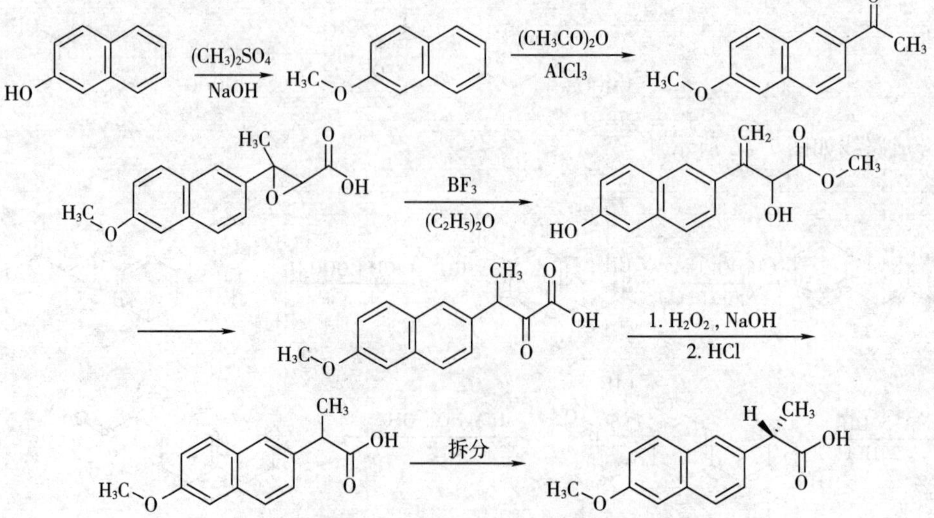

图 7 – 8　萘普生的合成路线

知识链接

　　萘丁美酮（nabumetone）是非酸性的前体药物，无一般芳基乙酸类药物的羧基，服药后对胃肠道的刺激作用较小，用于治疗类风湿性关节炎。经小肠吸收，在体内经肝脏首过代谢为类似萘普生的活性代谢物 6 - 甲氧基 - 2 - 萘乙酸，该代谢物对环氧合酶 - 2（COX - 2）有选择性抑制作用。

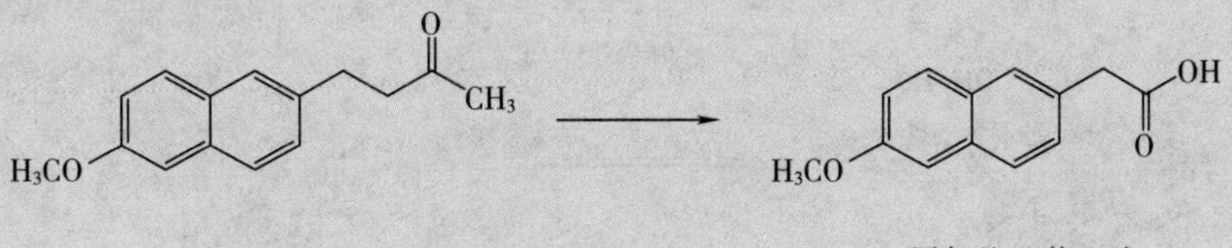

萘丁美酮　　　　　　　　　　　　　　　6-甲氧基-2-萘乙酸

四、1,2 - 苯并噻嗪类

　　1,2 - 苯并噻嗪结构的抗炎药又称为昔康类（oxicams），对与炎症有关的 COX - 2 的抑制活性较对 COX - 1 的抑制活性强，因而具有较好的抗炎作用和较少的胃肠道和肾脏的副作用。代表药物有吡罗昔康（piroxicam）、舒多昔康（sudoxicam）、美洛昔康（meloxicam）和伊索昔康（isoxicam）等，该类药物的半衰期一般较长，可一天给药一次。安吡昔康（ampiroxicam）是吡罗昔康的前体药物，口服后在胃肠道中转化为吡罗昔康产生作用，其安全指数比原药高。

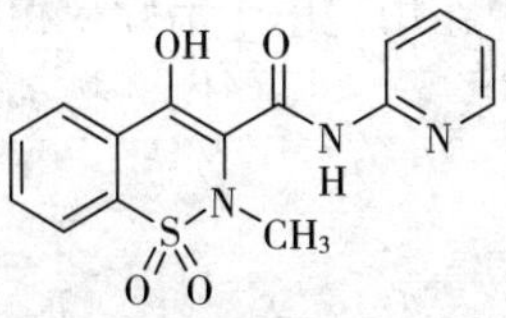

吡罗昔康 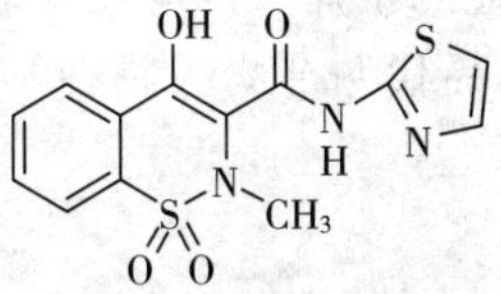　　　　　　　　　舒多昔康 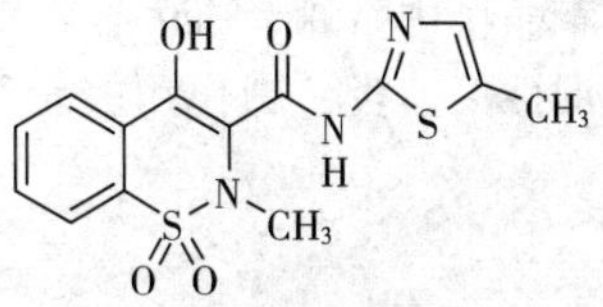　　　　　　　　　美洛昔康

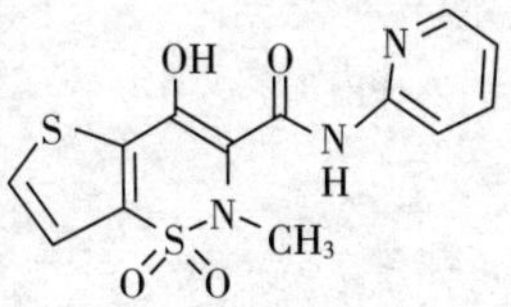

噻吩昔康 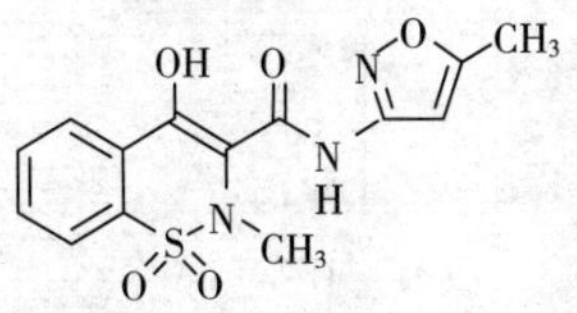　　　　　　　　　伊索昔康 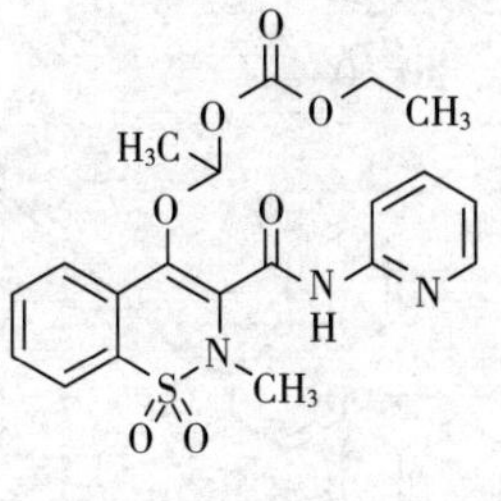　　　　　　　　　安吡昔康

　　构效关系研究表明，六元环中 N 连接的取代基为甲基时，活性最强，而末端 N 连接的取代基则可以是芳核或芳杂环。此类药物多显酸性，其 pK_a 4 ~ 6。芳杂环取代时的酸性大于芳香核衍生物。这些使得酸性更强，且更有利于电荷分散而稳定。

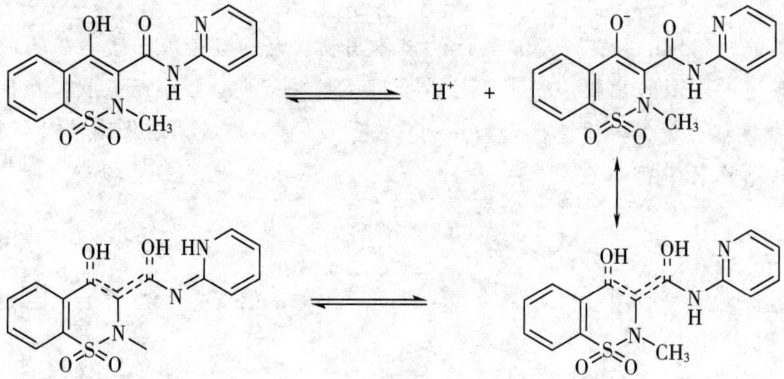

吡罗昔康（piroxicam）

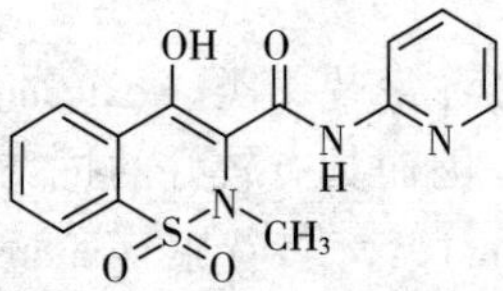

化学名为 2-甲基-4-羟基-N-(2-吡啶基)-2H-1,2-苯并噻嗪-3-甲酰胺-1,1-二氧化物，4-hydroxy-2-methyl-N-2-pyridinyl-2H-1,2-benzothiazine-3-carboxamide-1,1-dioxide，又名炎痛喜康。

本品作用略强于吲哚美辛，有明显的镇痛、抗炎及一定的消肿作用，用于治疗风湿性及类风湿性关节炎，副作用较轻微。本品代谢产物因物种不同而有差异，所有代谢物都失去活性。

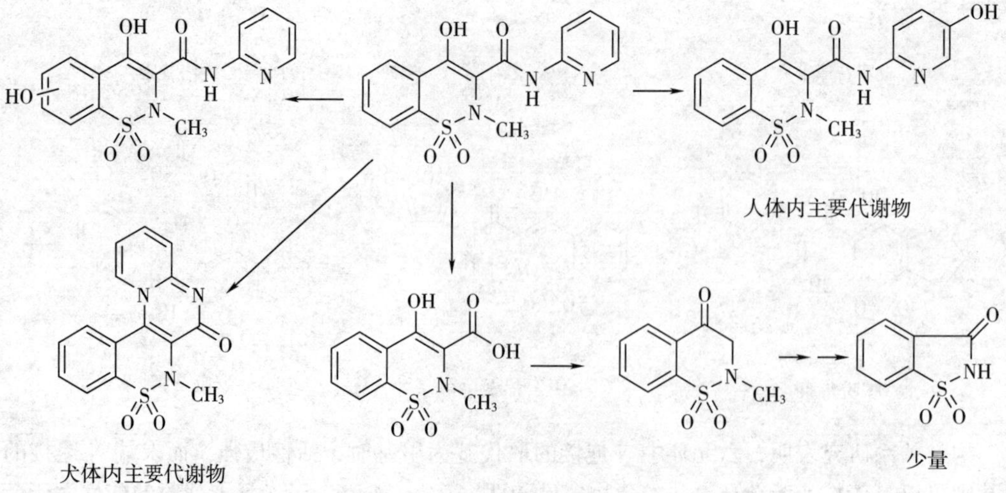

图7-9 吡罗昔康的代谢途径

本品的合成以无水糖精钠为原料，合成路线如图7-10所示。

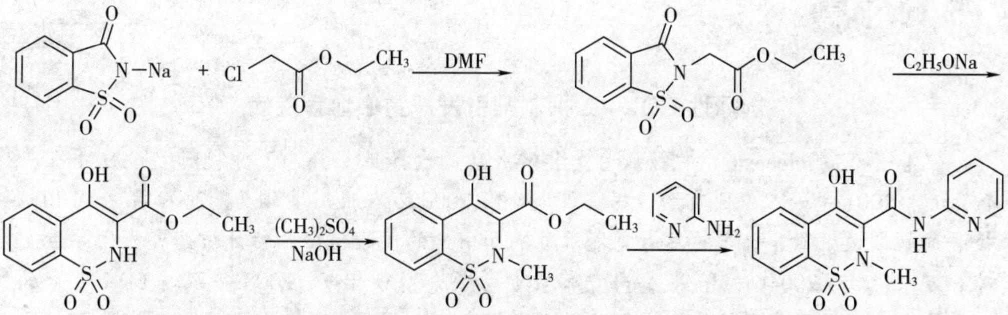

图 7 - 10　吡罗昔康的合成路线

五、选择性 COX - 2 抑制剂

非甾体抗炎药大都具有胃肠道刺激副作用，而且这种副作用与抗炎作用是平行的。原认为与酸性药物对胃的刺激有关，但非酸性前药或用制剂的方法改变吸收部位，都只能部分地减少这些副作用。现代研究认为，药物被吸收后全身分布，在抑制炎症部位前列腺素合成的同时，也抑制了胃黏膜中前列腺素的合成。前列腺素对动物和人体的胃酸分泌有很强的抑制作用，可保护胃黏膜。故长期大剂量使用非甾体抗炎药，会使胃酸分泌过多，导致溃疡甚至出血。

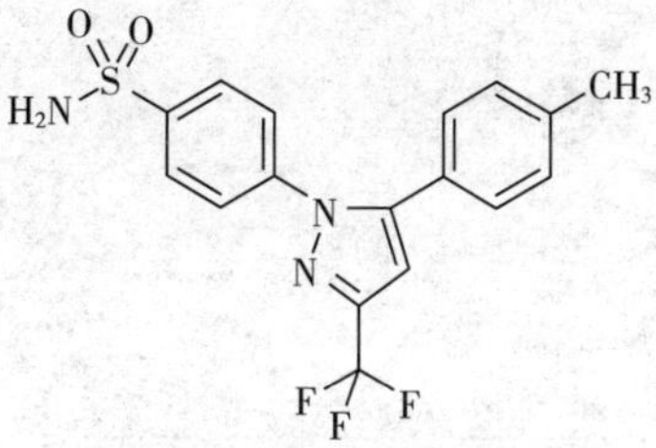

塞来昔布 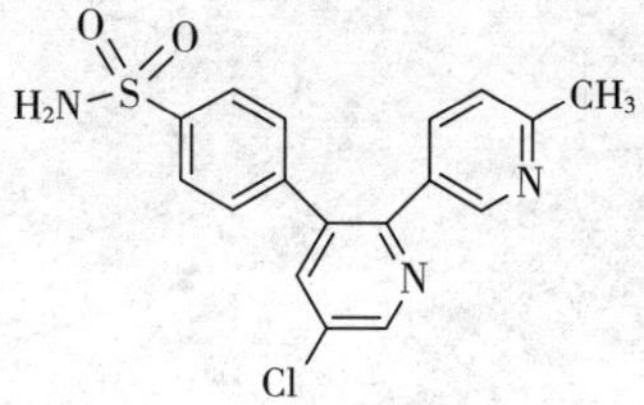　　　　　　　　依托考昔 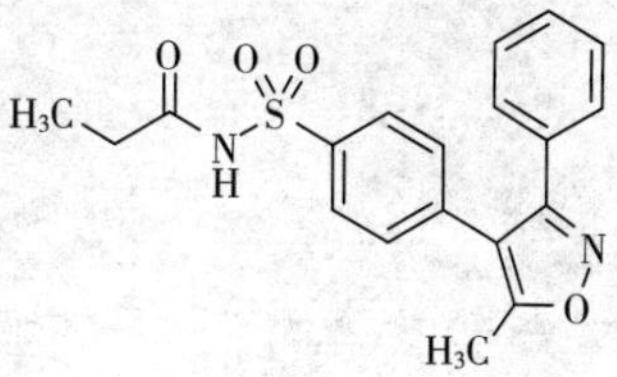　　　　　　　　帕瑞考昔

近年来发现，环氧合酶 COX 有两种形式（同工酶）存在，即 COX - 1 和 COX - 2，它们的作用不一样。COX - 2 是一个诱导酶，在炎症部位被诱导使活性增高，从而使炎症组织的前列腺素含量增加，产生炎症。因此，研究选择性的抑制 COX - 2 的非甾体抗炎药则能避免药物对胃肠道的副作用。三环类 COX - 2 选择性抑制剂是目前非甾体抗炎药领域研究最为活跃，也是最富有成果的一类。此类化合物通常在一杂（芳）环或不饱和脂环的相邻位上取代两个芳环，杂（芳）环或不饱和脂环大多数系五元环，现已有多个选择性抑制 COX - 2 的药物上市，如塞来昔布（celecoxib）、依托考昔（etoricoxib）和帕瑞考昔（parecoxib），构效关系见图 7 - 11。

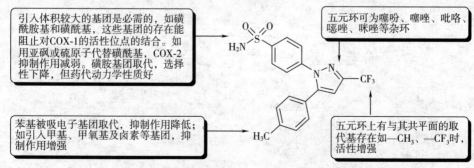

引入体积较大的基团是必需的，如磺酰胺基和磺酰基，这些基团的存在能阻止对COX-1的活性位点的结合。如用亚砜或硫原子代替磺酰基，COX-2抑制作用减弱。磺胺基团取代，选择性下降，但药代动力学性质好

五元环可为噻盼、噻唑、吡咯、噁唑、咪唑等杂环

苯基被吸电子基团取代，抑制作用降低；如引入甲基、甲氧基及卤素等基团，抑制作用增强

五元环上有与其共平面的取代基存在如—CH₃、—CF₃时，活性增强

图 7 - 11　选择性 COX - 2 抑制剂构效关系

知识拓展

选择性 COX – 2 抑制剂引发严重心血管疾病

罗非昔布（rofecoxib）曾被认为是非常成功的选择性 COX – 2 抑制剂，1999 年在美国上市，2001 年进入中国市场，据统计全球有 2000 万人服用过该药。2003 年美国 FDA 报告称长期服用罗非昔布的患者突发心脏病和中风的风险倍增，估计该药可能已导致全球 6 万人死亡。2004 年 Merck 公司宣布从市场撤除罗非昔布，2005 年经过 FDA 专家顾问委员会表决，同意继续使用，但必须在说明书中加黑框警告，指出具有引发严重心血管事件的风险。随后同类药物伐地考昔（valdecoxib）也因增加血管栓塞的风险而撤出市场。

近年来，临床应用中发现其他的选择性 COX – 2 抑制剂也有诱发心脏病的风险，主要原因是由于 COX – 2 选择性抑制剂抑制血管内皮的前列腺素生成，使血管内的前列腺素和血小板中的血栓素动态平衡失调，导致血栓素升高，促进血栓的形成。

罗非昔布　　　　　　　　　　　　　伐地考昔

案例分析

案例 7 – 1：艾瑞昔布（imrecoxib）是我国具有知识产权的新药，2011 年上市。试分析其设计思路？

分析：艾瑞昔布是以已上市的选择性 COX – 2 抑制剂塞来昔布和罗非昔布为先导化合物，是经 "me – too" 结构改造而获得成功的典型案例。

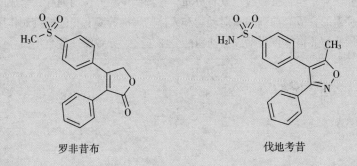

塞来昔布　　　　　　　　　　罗非昔布　　　　　　　　　　艾瑞昔布

第三节　抗痛风药

痛风的急性发作是由于沉积在关节组织内的尿酸钠结晶（人体内嘌呤代谢的最终产物），引起炎症反应的结果。在炎症过程中，滑液膜组织及白细胞中产生大量乳酸盐，使局部的 pH 值降低，从而促进尿酸进一步沉积。

大多数强效非甾体抗炎药物（NSAIDs）能快速有效缓解疼痛，减轻炎症，如吲哚美辛可在 2~4 小时缓解疼痛，是广泛应用的首选药物。秋水仙碱（colchicine）可能促进粒细胞运动，增加粒细胞吞噬尿酸盐结晶，对急性痛风性关节炎有选择性的消炎作用。丙磺舒（probenecid）抑制尿酸盐在近曲肾小管的主动再吸收，增加尿酸的排泄而降低血中尿酸盐的浓度，可缓解或防止尿酸盐结晶的生成，减少关节的损伤，亦可促进已形成的尿酸盐的溶解。解热镇痛药如阿司匹林具有促进尿酸排泄的作用，可以缓解症状，也用于痛风的治疗。苯溴马隆（benzbromarone）通过抑制近曲肾小管细胞顶侧刷状缘尿酸转运蛋白，减少尿酸分泌后重吸收从而降低血尿酸浓度，适用于原发性高尿酸血症、痛风性关节炎的间歇期和痛风结节。

秋水仙碱　　　　丙磺舒　　　　苯溴马隆

案例分析

案例 7-2：患者，男性，36 岁。手指、足趾关节红肿疼痛 5 年，夜间尤甚，时好时坏，关节有小的硬结，X 线检查发现有肾结石，血尿酸检查高于 60g/L。给予治疗醋酸泼尼松和秋水仙碱合并用药，你认为用药是否正确？并说明秋水仙碱的药理特点。

分析：本患者可诊断为高尿酸的痛风，急性发作期。秋水仙碱对本病有特效，常选用非甾体类抗炎药以终止关节炎急性发作，对病情严重而秋水仙碱等治疗无效时，可加用氢化可的松等糖皮质激素。故用药合理。秋水仙碱对急性痛风性关节炎有选择性消炎作用，用药后数小时关节红、肿、热、痛等症状消退；不影响尿酸盐的生成、溶解及排泄，因而无降血尿酸的作用；对慢性痛风无效，对一般性疼痛及其他类型关节炎无效。具有抗癌作用，毒性较大，且有致畸倾向。

别嘌醇（allopurinol）是黄嘌呤氧化酶抑制剂，阻止次黄嘌呤转化为尿酸，从而抑制了尿酸的合成，降低血中尿酸的浓度，防止尿酸盐析出沉积于关节和其他组织内。此外，还有助于痛风病人组织中沉积的尿酸盐重新溶解，从而逆转痛风并发症，防止发展为慢性痛风性关节炎和肾病。适用于慢性原发性和继发性高尿酸血症，尤其是尿酸生成过多而引起的高尿酸血症。奥昔嘌醇（oxypurinol）是别嘌醇的主要活性代谢产物，已批准上市。

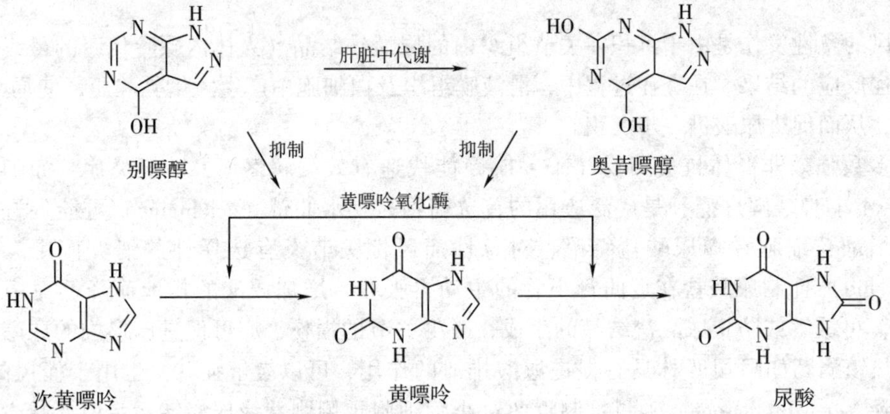

别嘌醇 — 肝脏中代谢 → 奥昔嘌醇

抑制 ↓ 抑制 ↓

黄嘌呤氧化酶

次黄嘌呤 → 黄嘌呤 → 尿酸

非布司他（febuxostat）是新型非嘌呤类黄嘌呤氧化酶选择性抑制剂，具有高度选择性，在治疗浓度下不抑制嘌呤和嘧啶的合成及代谢过程中的相关酶，因此不会影响嘌呤和嘧啶的正常代谢，也不会产生与别嘌呤醇类似的毒副作用，有较高安全性。通过抑制尿酸合成降低血清尿酸浓度，适用于具有痛风症状的高尿酸血症的长期治疗。

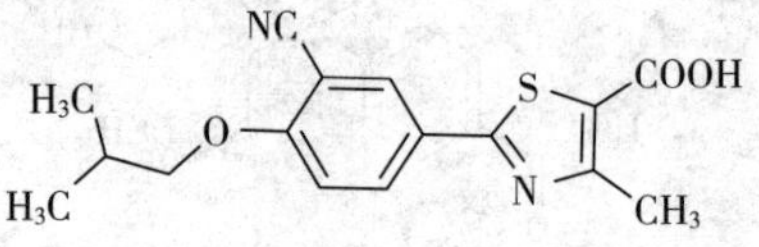

非布司他

本 章 小 结

本章包括解热镇痛药、非甾体抗炎药和抗痛风药，总称非甾体抗炎药。

解热镇痛药和非甾体抗炎药，都具有类似的解热、镇痛和抗炎作用；作用机制都是作用于体内环氧合酶，抑制体内前列腺素的合成。

解热镇痛药按化学结构分为水杨酸类、苯胺类及吡唑酮类；非甾体抗炎药按结构分为3，5-吡唑烷二酮类、邻氨基苯甲酸类、芳基烷酸类、1,2-苯并噻嗪类、选择性 COX-2 抑制剂等。非甾体抗炎药只能缓解痛风的疼痛症状，抗痛风药可促进尿酸排泄、降低血浆中的尿酸浓度，对抗痛风的发作。

思考题

1. 根据环氧合酶的特点，如何能更好的设计出理想的非甾体抗炎药物？
2. 为什么将含苯胺类的非那西丁淘汰而保留了对乙酰氨基酚？
3. 为什么临床上使用的布洛芬为消旋体？
4. 从现代科学角度分析，将阿司匹林制成钙盐，是否能降低胃肠道的副作用？
5. 从保泰松的代谢过程的研究中，说明如何从药物代谢过程发现新药。

（孙 琦）

第八章　抗变态反应药和局部麻醉药

学习导引

1. **掌握**　代表药物的名称、结构、理化性质和用途。
2. **熟悉**　组胺 H_1 受体拮抗剂和局部麻醉药的分类；局部麻醉药的构效关系。
3. **了解**　抗变态反应药和局部麻醉药的发展过程。

第一节　抗变态反应药

变态反应又称过敏反应，是指机体对某些外源性物质（或称过敏原）初次应答后，再次接触相同过敏原刺激时，发生的一种以组织细胞损伤或机体生理功能紊乱为主的特异性免疫应答。过敏原进入人体后刺激 B 细胞产生免疫球蛋白 E（immunoglobulin E，IgE），IgE 与人体血清嗜碱细胞和肥大细胞结合后成为致敏细胞。当人体再次接触相同过敏原时就会与致敏细胞上的抗体结合，引发细胞膜的一系列生物化学反应，导致细胞脱颗粒并释放出组胺（histamine）、缓激肽（bradykinin）和白三烯（leukotriene，LTs）等活性物质作为过敏介质与相应受体结合，导致毛细血管扩张和通透性增加，平滑肌痉挛、腺体分泌增多等生物效应。病人会出现皮肤瘙痒、红肿、荨麻疹、呼吸困难、哮喘、喷嚏、恶心、呕吐、腹泻等一系列过敏反应症状，严重时还可发生过敏性休克。变态反应性疾病是人类的多发病和常见病。

变态反应性疾病的发病机制十分复杂，与组胺、前列腺素 D_2、白三烯、缓激肽和血小板活化因子等多种生物活性物质有关。抗变态反应药根据作用机制可分为组胺 H_1 受体拮抗剂、过敏介质释放抑制剂、缓激肽拮抗剂、白三烯拮抗剂等，临床上以组胺 H_1 受体拮抗剂最常用。

一、组胺 H_1 受体拮抗剂

组胺广泛存在于自然界多种动、植物和微生物体内，作为一种重要的内源性生物活性物质参与多种复杂的生理过程。它是在组氨酸脱羧酶催化下由组氨酸脱羧形成的，其化学结构为 4(5) – (2 – 氨乙基) 咪唑，具有碱性。其分子中 1 位 N 上的氮原子为 N^τ（$pK_a = 14.0$），靠近侧链的 3 位氮原子为 N^π（$pK_a = 5.80$），侧链氮原子为 N^α（$pK_a = 9.40$）。组胺在水溶液中有互变异构体，80% 以 N^τ – H 形式（Ⅰ）存在，20% 以 N^π – H 形式（Ⅲ）存在，两者通过质子化中间体（Ⅱ）达到互变异构平衡。

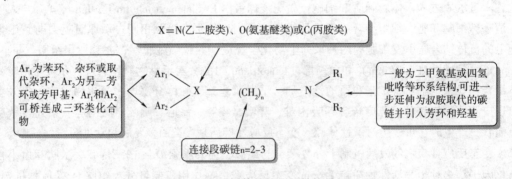

体内新合成的组胺与黏蛋白肝素络合存在于肥大细胞核嗜碱粒细胞的颗粒中，不具活性。在内源性和外源性刺激下组胺释放，与组胺受体 H_1、H_2、H_3 和 H_4 等结合后，产生多种生理效应。其中组胺与分布于肠道、子宫、支气管平滑肌的 H_1 受体结合后，通过 G 蛋白激活磷脂酶 C，促使胞内 Ca^{2+} 浓度增加，从而引起器官平滑肌收缩，严重时导致支气管平滑肌痉挛而呼吸困难。另外还引起毛细血管舒张和血管壁渗透性增加，产生水肿和痒感。因此拮抗组胺 H_1 受体具有抗变态反应的药理活性。

1933 年在研究抗疟药物时，发现了哌罗克生（piperoxan）对组胺诱导的支气管痉挛有缓解作用，从此开始了组胺 H_1 受体拮抗剂的研究。在经过大量的结构改造和构效关系研究之后，一批经典的组胺 H_1 受体拮抗剂陆续上市，称为第一代抗组胺药。经典的 H_1 受体拮抗剂抗过敏疗效确切，但由于分子量小、脂溶性较强，故易于通过血 - 脑屏障进入中枢，产生中枢抑制和镇静副作用。且由于其选择性不强，常呈现出不同程度的抗 5 - 羟色胺、抗肾上腺素、抗胆碱等副作用。因此，限制药物进入中枢并提高药物对组胺 H_1 受体的选择性，就成为设计和寻找新型抗组胺药的指导思想。20 世纪 80 年代后开发出的第二代抗组胺药物，具有 H_1 受体选择性高，无镇静作用、副作用少等优点，称为非镇静性抗过敏药。目前，已有几十种 H_1 受体拮抗剂用于临床，按化学结构可分为六类：乙二胺类、氨基醚类、丙胺类、三环类、哌嗪类和哌啶类。其中，乙二胺类均为经典的 H_1 受体拮抗剂，哌啶类均为非镇静性 H_1 受体拮抗剂。H_1 受体拮抗剂的共同结构特征见图 8 - 1。

图 8 - 1 H_1 受体拮抗剂的结构特征

1. 乙二胺类   1942 年发现了第一个有临床疗效的乙二胺类抗组胺药芬苯扎胺（phenbezamine），在此基础上用吡啶、噻吩等对苯环进行生物电子等排交换，得到了一系列疗效更强、副作用更小的抗过敏药。例如当吡啶取代苯环时得到的曲吡那敏（tripelennamine），抗组胺作用强而持久，且不良反应较少，至今仍是临床常用的抗过敏药之一。乙二胺类 H_1 受体拮抗剂的抗组胺作用弱于其他结构类型，且具有中等强度的镇静作用，还可引起胃肠道功能紊乱，局部外用可引起皮肤过敏。常见的乙二胺类抗组胺药物见表 8 - 1。

2. 氨基醚类   氨基醚类是将乙二胺类结构的 $Ar_1CH_2(Ar_2)N-$ 改为 $Ar_1(Ar_2)CHO-$ 得到的一类组胺 H_1 受体拮抗剂。常见氨基醚类抗组胺药物见表 8 - 2。

表 8-1 乙二胺类抗组胺药物

药物名称	化学结构	特点与用途
芬苯扎胺 （phenbezamine）	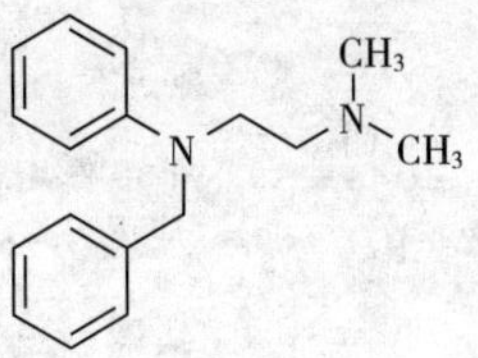	本品是第一个用于临床的抗组胺药，可引起嗜睡
曲吡那敏 （tripelennamine）	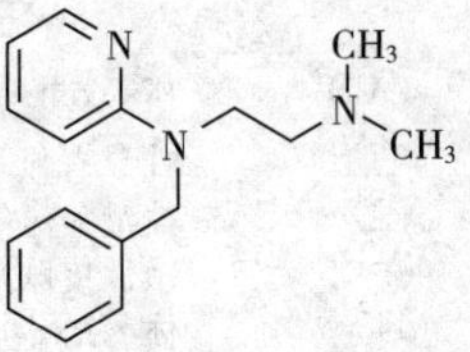	本品抗组胺作用比苯海拉明略强而持久，用于过敏性皮炎、湿疹、过敏性鼻炎等，嗜睡等不良反应较少
美吡拉敏 （mepyramine）	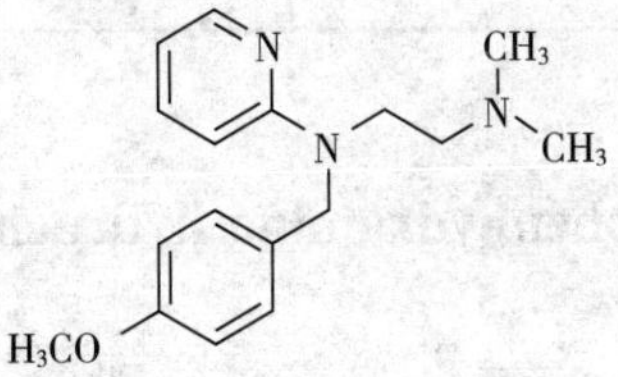	本品抗组胺作用较弱，持续时间短，并有局麻作用；常作为抗感冒药的成分
安他唑啉 （antazoline）	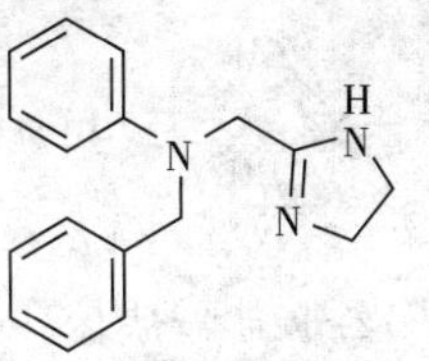	本品有抗组胺、抗胆碱和局麻作用，用于抗过敏和抗心律失常，作用短暂

表 8-2 氨基醚类抗组胺药物

药物名称	化学结构	特点与用途
苯海拉明 （diphenhydramine）	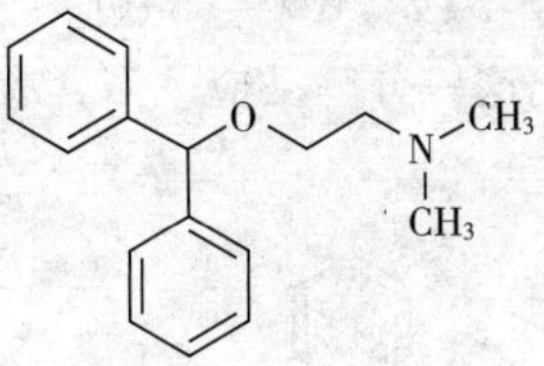	本品适用于皮肤、黏膜的过敏性疾病，对支气管哮喘的效果较差。有明显的中枢镇静作用，常见嗜睡、口干、头晕等不良反应
溴苯海拉明 （bromodiphenhydramine）	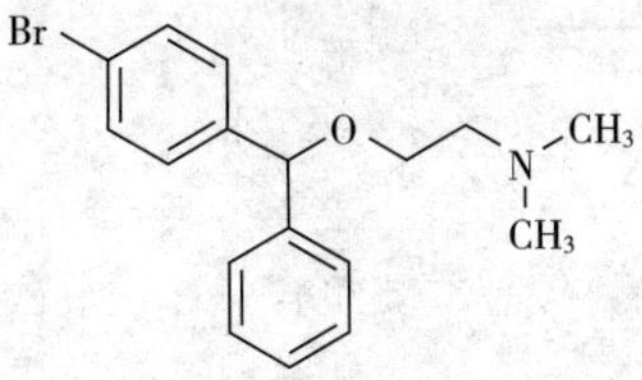	本品抗组胺作用和镇静作用均较强；常配于复方中应用，与麻黄碱合用治疗支气管哮喘，与东莨菪碱合用可预防晕动病
多西拉敏 （doxylamine）	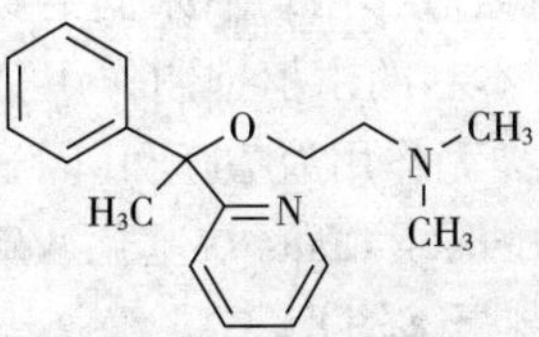	本品具有抗组胺作用和镇静作用，还有轻微的局麻和解痉作用

药物名称	化学结构	特点与用途
卡比沙明 （carbinoxamine）	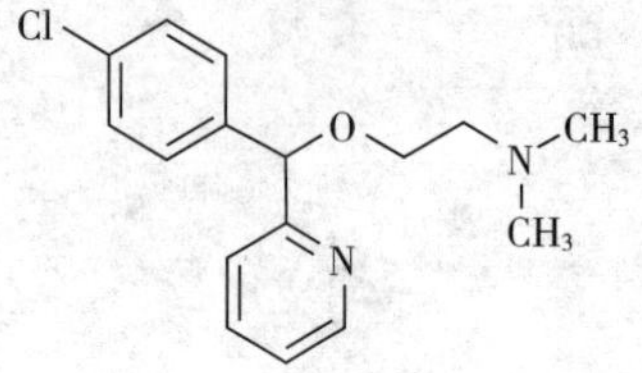	本品作用快，持续时间短，常配于复方中应用
氯马斯汀 （clemastine）	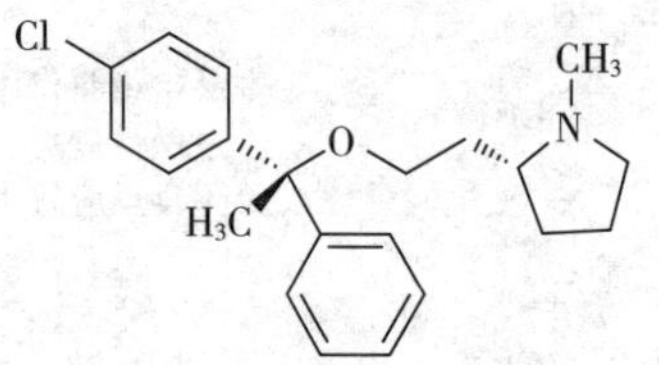	第二代抗组胺药，作用强且持久，起效快，并具有显著的止痒作用；临床上用其富马酸盐治疗过敏性鼻炎、荨麻疹、湿疹及其他过敏性皮肤病，也可用于治疗支气管哮喘；*RR*体、*RS*体活性最强

盐酸苯海拉明（diphenhydramine hydrochloride）

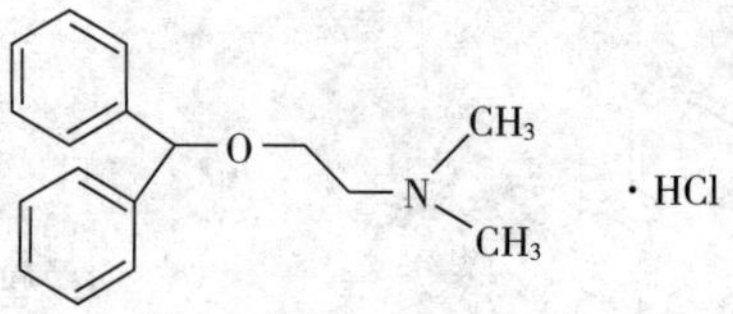

化学名为 N,N–二甲基–2–（二苯甲氧基）乙胺盐酸盐，2–diphenylmethoxy–N,N–dimethylethanamine hydrochloride。

本品为白色结晶性粉末；无臭，味苦。在水中极易溶解，在乙醇或三氯甲烷中易溶，在丙酮中略溶，在乙醚或苯中微溶。熔点 167～171℃。

本品为醚类化合物，纯品对光稳定。水溶液呈中性，碱性溶液中较稳定，遇酸易水解，生成二苯甲醇与二甲氨基乙醇。光照可催化这一分解反应，当含有二苯甲醇等杂质时，遇光易变色，故药典规定检查二苯甲醇杂质限量。

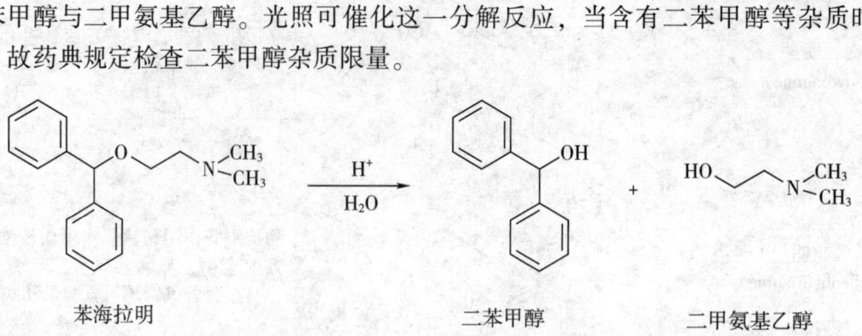

本品能竞争性阻断组胺 H_1 受体而产生抗组胺作用，临床上主要用于皮肤黏膜的过敏性疾病，如荨麻疹、过敏性鼻炎和皮肤瘙痒等。本品的中枢抑制作用显著，有镇静、防晕动和止吐作用，可预防晕动病及治疗妊娠呕吐。主要副作用为嗜睡和口干。

本品的合成是以氯苄为起始原料，经 Friedel–Crafts 烷基化、硝酸氧化、锌粉还原得二苯甲醇中间体，再经醚化、N–烷基化、成盐制得（图8–2）。

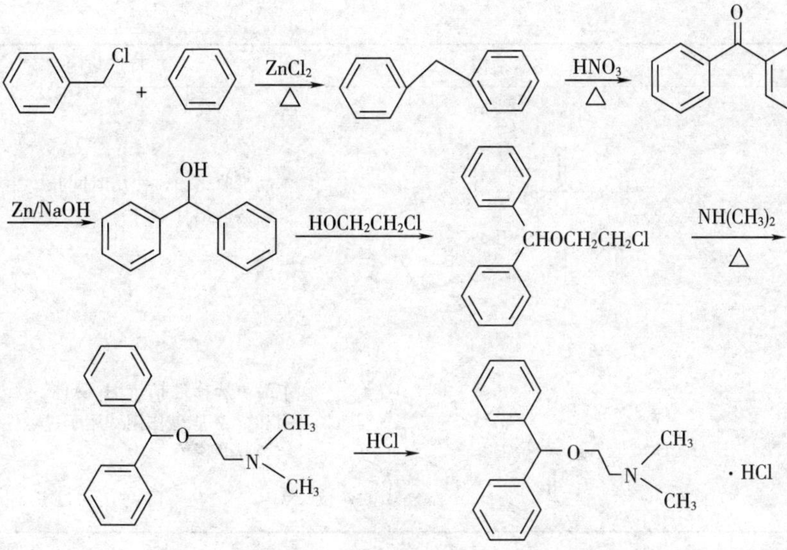

图 8 - 2　盐酸苯海拉明的合成路线

为了克服本品的嗜睡和中枢抑制副作用，将其与具有中枢兴奋作用的 8 - 氯茶碱成盐，得到茶苯海明（dimenhydrinate，乘晕宁），临床用于防治因乘车、船、飞机引起的恶心、呕吐、眩晕等。

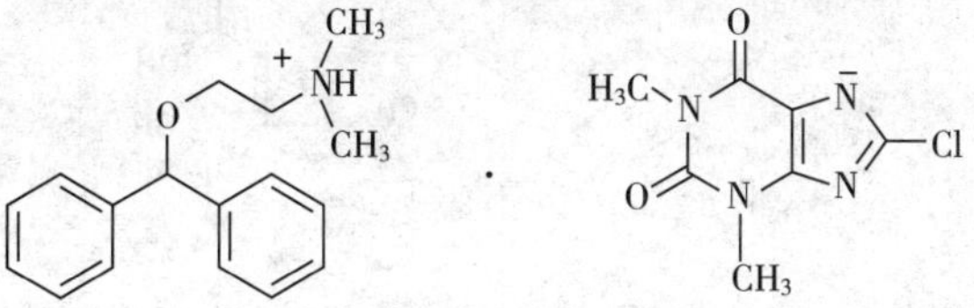

茶苯海明

3. 丙胺类　运用生物电子等排体原理，将乙二胺和氨基醚类结构中—N—、—O—用—CH— 生物电子等排替代，得到一系列丙胺类 H_1 受体拮抗剂，常用药物见表 8 - 3。其中非尼拉敏（pheniramine）、氯苯那敏（chlorpheniramine）和溴苯那敏（brompheniramine）等结构中存在手性碳原子，其右旋异构体的活性比左旋体强，毒性也比消旋体低。丙胺不饱和类似物的顺、反异构体对 H_1 受体的拮抗活性明显不同，E - 型（反式）异构体活性一般高于 Z - 型（顺式）异构体。

表 8 - 3　丙胺类抗组胺药物

药物名称	化学结构	特点与用途
非尼拉敏 （pheniramine）	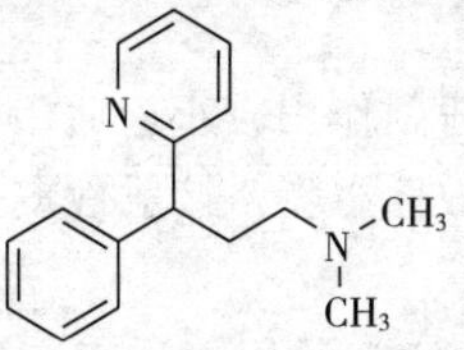	本品虽然拮抗 H_1 受体作用较弱，但治疗指数高；用于皮肤黏膜过敏性疾病
溴苯那敏 （brompheniramine）	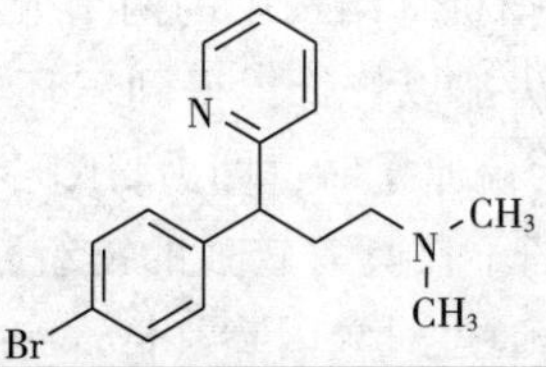	本品作用较非尼拉敏强，用于皮肤黏膜过敏性疾病和慢性荨麻疹

续表

药物名称	化学结构	特点与用途
曲普利啶 (triprolidine)		本品吸收迅速,作用时间长,用于各种过敏性疾病的治疗
阿伐斯汀 (acrivastine)		本品可选择性拮抗 H_1 受体,无中枢镇静作用和抗 M 胆碱作用;用于过敏性鼻炎、花粉病和荨麻疹等

马来酸氯苯那敏 (chlorphenamine maleate)

化学名为 2 - [对 - 氯 - α - [2 - (二甲氨基)乙基]苯基]吡啶马来酸盐,2 - [p - chloro - α - [2 - (dimethylamino)ethyl]phenyl]pyridine meleate,又名扑尔敏。

本品为白色结晶性粉末;无臭,味苦;有升华性,升华物有特殊晶形可作鉴定。易溶于水、乙醇或三氯甲烷,微溶于乙醚,其 1% 水溶液 pH 4.0~5.0。熔点 131~135℃。

本品含有一个手性中心,存在一对光学异构体,R - (-) - 异构体的活性仅为消旋体的 1/90,S - (+) - 异构体的活性比消旋体强约 2 倍,急性毒性也较小,已经上市。

本品具有叔胺结构,与枸橼酸 - 乙酸酐试液共热,即显红紫色,为叔胺类特征反应。马来酸结构中的不饱和双键能使高锰酸钾试液褪色。

本品服用后吸收迅速而完全,排泄缓慢,作用持久。主要是以 N - 去甲基、N - 氧化物及未知的极性代谢物随尿排出。

本品抗组胺作用强而持久,用量少,嗜睡副作用较小,适用于小儿科。本品适于日间服用,临床主要用于治疗荨麻疹、枯草热、过敏性鼻炎,接触性皮炎等疾病。老年人对常用剂量反应较敏感,过量可导致排尿困难或排尿痛。

4. 三环类 将前面介绍的几类 H_1 受体拮抗剂结构中的两个芳环部分通过不同的基团连接,形成三环结构,再运用生物电子等方法加以修饰,得到三环类抗组胺药,常见药物见表 8 - 4。当结构通式中的 X 为氮原子,Y 为硫原子时,即为吩噻嗪类,这是最早应用的一种三环类抗组胺药。传统的吩噻嗪类抗组胺药不仅具有较强的抗组胺作用,还具有中枢抑制、抗胆碱和镇吐作用,也可引起光致敏反应。通过对异丙嗪(promethazine)的吩噻嗪母核和异丙胺侧链进行改造，得到了多种三环类 H_1 受体拮抗剂。将通式中 X 变为 sp^2 杂化的碳原子，Y 用生物电子等排体 —CH_2CH_2— 基置换，并用吡啶环代替一个苯环，即得到阿扎他定（azatadine）。对阿扎他定进行结构改造得到了一系列第二代非镇静性 H_1 受体拮抗剂，这些药物的共同特点是苯环上引入氯原子，不同的是哌啶环氮原子上的取代基。

表 8-4　三环类抗组胺药物

药物名称	化学结构	特点与用途
异丙嗪（promethazine）		抗组胺活性比苯海拉明强而持久，还具有镇吐抗眩晕作用和镇静催眠作用；用于治疗皮肤及黏膜过敏，过敏性鼻炎，哮喘，麻醉和手术后的恶心呕吐，乘车、船引起的眩晕，还可用于人工冬眠
赛庚啶（cyproheptadine）		本品不仅抗组胺活性强，还具有抗 5-羟色胺及抗胆碱作用；用于各种过敏性疾病
酮替芬（ketotifen）		既是强效的 H_1 受体拮抗剂，还可抑制过敏介质的释放，药用其富马酸盐，用于各种哮喘的预防和治疗
阿扎他定（azatadine）		具有抗组胺、抗 5-HT、抗胆碱及镇静作用，用于各种过敏性疾病
地氯雷他定（desloratadine）		本品是氯雷他定的活性代谢物，具有长效抗组胺作用，无中枢镇静作用；用于过敏性鼻炎、慢性荨麻疹

人工冬眠合剂

人工冬眠是一种医疗方法。使用氯丙嗪、异丙嗪和哌替啶组成的药物合剂，再配合物理降温，可以使机体进入人工冬眠状态，此时机体对各种病理刺激的反应减弱，各组织尤其是脑组织对缺氧的耐受力增强，使病理状态下异常收缩的小动脉得以扩张，从而增加区域性血流灌注，改善微循环。这种方法可用于治疗某些危重病例，使机体处于一种保护性抑制状态，得以度过危险的缺氧、缺能阶段，此种疗法被称为人工冬眠。

氯雷他定（loratadine）

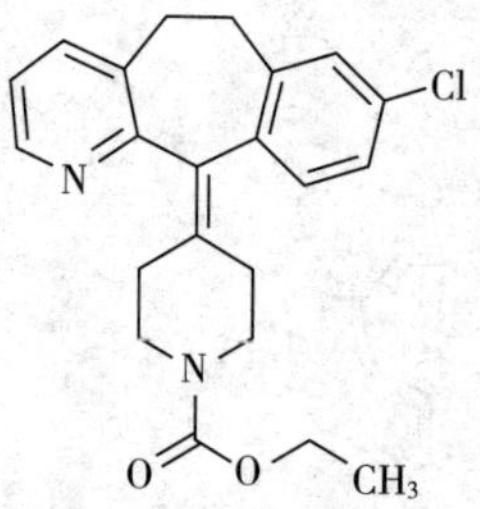

化学名称为4 -（8 -氯 -5,6 -二氢 -11H -苯并[5,6]环庚并[1,2 - b]吡啶 - 11 -亚基）- 1 -哌啶羧酸乙酯，4 -（8 - chloro - 5,6 - dihydro - 11H - benzo[5,6]cyclohepta[1,2 - b]pyridine - 11 - ylidene）- 1 - piperidine carboxylic acid ethyl ester。

本品为白色或微黄色结晶性粉末；无臭，无味。在甲醇、乙醇或丙酮中易溶，乙醚中溶解，在0.1mol/L盐酸中微溶，在0.1mol/L氢氧化钠中不溶。熔点134～136℃。

本品口服吸收良好，起效快，作用持久，服后1～3小时起效，8～12小时达最大效应，持续作用达24小时以上。本品在体内的主要代谢产物为去乙氧羰基氯雷他定（地氯雷他定，desloratadine），代谢物仍具有较强的 H_1 受体拮抗作用，为非镇静性长效三环类抗组胺药。

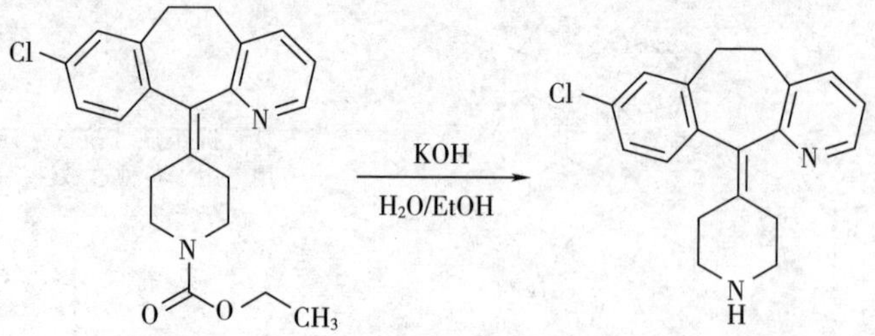

氯雷他定　　　　　　　　　地氯雷他定

本品是一种选择性非镇静性 H_1 受体拮抗剂，具有长效、强效等优点，同时还具有抗过敏介质血小板活化因子作用，且无抗肾上腺素能、抗胆碱能活性及中枢神经抑制作用。临床上主要用于缓解过敏性鼻炎的有关症状以及慢性荨麻疹、瘙痒性皮肤病和其他过敏性皮肤病的治疗。本品不能通过血 - 脑屏障，无明显镇静作用，罕见嗜睡、肝功能改变等不良反应。

知识链接

　　血小板活化因子（platelet activating factor，PAF）是一种参与哮喘、过敏、凋亡、炎症、休克等多种生理或病理效应的磷脂性化学介质。体内许多细胞如嗜酸性细胞、嗜碱性粒细胞和血小板细胞等在一定条件刺激下均可产生 PAF，其与细胞膜表面的 PAF 受体结合可引发多种生理效应。PAF 在过敏反应中是一种重要介质，可与组胺相互补充，并且促进彼此的释放，从而进一步加重过敏反应。

　　5. 哌嗪类　将乙二胺类药物的两个氮原子再用一个乙基环合起来，就构成了哌嗪类抗组胺药，其哌嗪环中的一个氮原子上常带有二苯甲基，另一个氮原子上取代基的变化则较多。西替利嗪（cetirizine）自 1987 年上市以来即以长效、低毒、非镇静性等特点成为临床常用的哌嗪类抗组胺药。本品可选择性拮抗 H_1 受体，其结构中的羧基易离子化，不易透过血-脑屏障，故其中枢镇静作用弱，也无明显抗 5-羟色胺或抗胆碱作用，临床上主要用于治疗季节性或常年性过敏性鼻炎、荨麻疹及皮肤瘙痒。此类药物中的其他药物除具有较强的 H_1 受体拮抗作用外，又各具特点。例如去氯羟嗪（decloxizine）有平喘效果，美克洛嗪（meclozine）可用于妊娠、放疗及晕动病引起的恶心、呕吐，氟桂利嗪（flunarizine）具有钙离子阻滞作用，可显著改善脑缺血和缺氧。

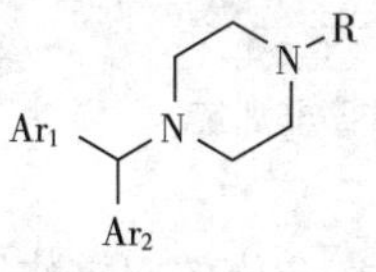

哌嗪类基本结构

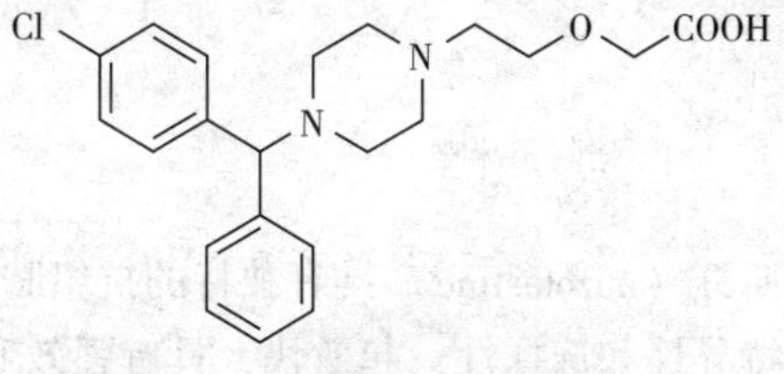

西替利嗪

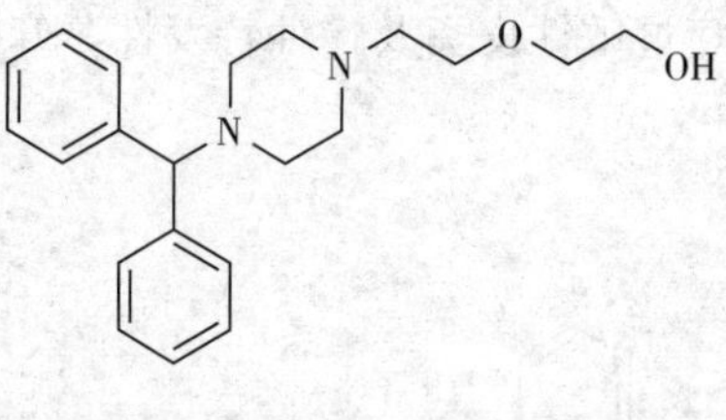

去氯羟嗪

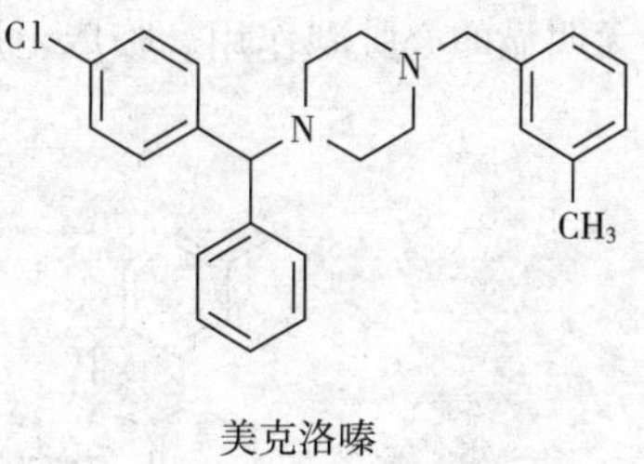

美克洛嗪

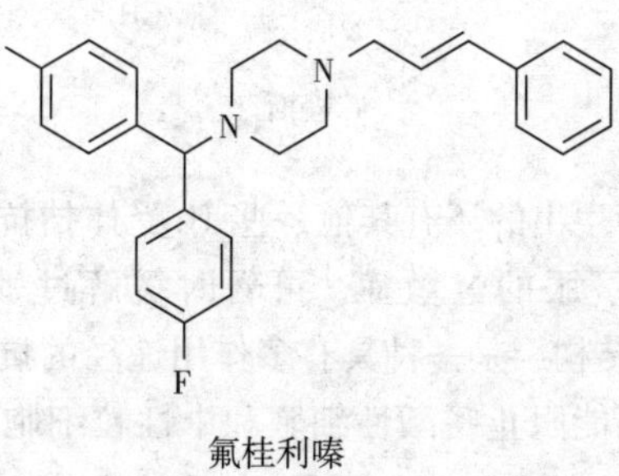

氟桂利嗪

6. 哌啶类 将哌嗪类药物的氮原子用碳原子替代，即得到哌啶类抗组胺药，此类药物是非镇静性 H_1 受体拮抗剂的主要结构类型。此类药物中应用较早的是阿司咪唑（astemizole）和特非那定（terfenadine），因导致尖端扭转性室性心动过速（TDP）和 QT 间期延长等心脏不良反应，分别于 1999 年和 1997 年被撤出欧美市场。这两个药物的活性代谢物诺阿司咪唑（no-rastemizole）和非索非那定（fexofenadine）具有比原型药物更强的抗组胺活性，且无中枢抑制作用和明显的心脏毒性，目前已作为第三代组胺 H_1 受体拮抗剂用于临床。

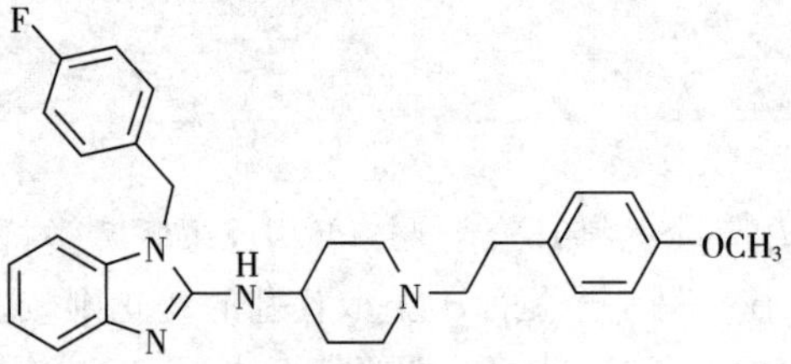

阿司咪唑 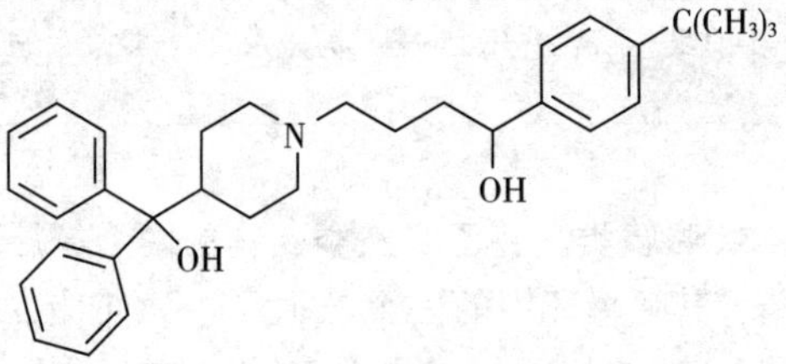　　　　特非那定

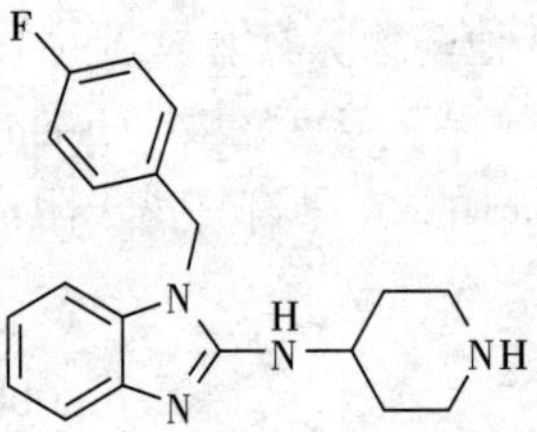

诺阿司咪唑 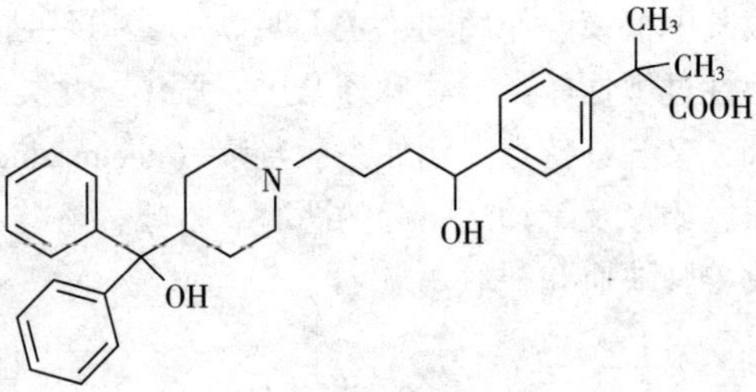　　　　非索非那定

咪唑斯汀（mizolastine）具有独特的抗组胺和抗过敏反应炎症介质的双重作用，对 H_1 受体具有高度特异性和选择性，起效快，具有强效和长效（24 小时）作用；同时有效抑制其他炎性介质的释放。此外，本品不良反应极少，对体重的影响极弱，特别是当剂量增加至推荐剂量的 4 倍时仍无明显的心脏副作用。临床上用于治疗过敏性皮炎及慢性特发性荨麻疹等皮肤过敏症状。

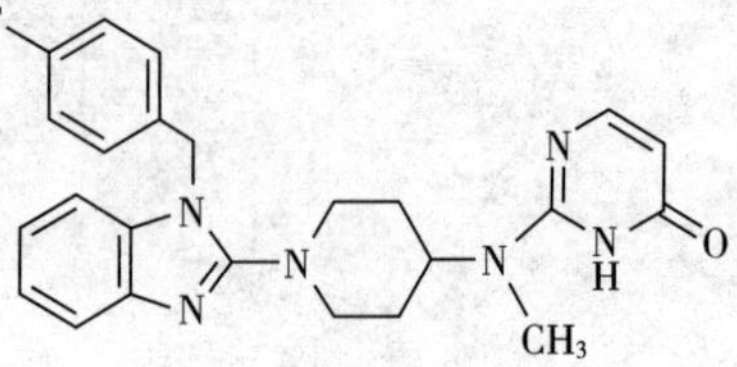

咪唑斯汀

由上述哌啶类抗组胺药衍生出的还有其他一些 H_1 受体拮抗剂。如依美斯汀（emedastine）因刺激性小，常用于耳、鼻、眼的过敏症，可暂时缓解过敏性结膜炎的症状；氮卓斯汀（azelastine）具有二氮杂萘酮结构，是一种具有多作用途径的抗组胺药，可抑制组胺和白三烯等化学递质的产生和释放，还能阻止嗜酸性细胞和中性粒细胞的活动，用于支气管哮喘和过敏性鼻炎的治疗。

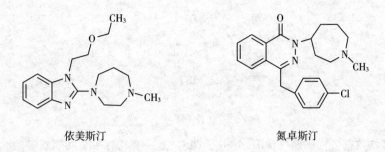

依美斯汀   氮卓斯汀

案例分析

　　案例8－1：某男，50岁，大货车司机。因感到腕关节、双手背及双小腿前等处皮肤瘙痒破裂，入院治疗。经实验室检查及专科检查后拟诊皮炎湿疹样变伴感染。给予抗组胺等综合治疗：马来酸氯苯那敏注射液静脉滴注。请问病人用药是否正确？为什么？

　　分析：马来酸氯苯那敏除了拮抗组胺 H_1 受体产生抗过敏作用外，还具有较强的镇静作用。其结构中含有脂溶性较大的基团，易通过血－脑屏障进入人体中枢系统并产生中枢抑制作用，所以服药后易产生困倦感，影响车辆驾驶。因此不适用于从事货物运输行业的患者。

　　此种情况可选择非镇静性 H_1 受体拮抗剂，如氯雷他定和西替利嗪等。这些药物在化学结构上与经典的 H_1 受体拮抗剂不同，通过引入亲水性基团使药物难以通过血－脑屏障，从而克服了中枢镇静的副作用。

二、其他抗变态反应药

　　抗原抗体反应除使肥大细胞释放组胺之外，还能释放其他过敏介质，如缓激肽、白三烯、血小板活化因子等，这些体内活性物质均能引发过敏反应。因此有时单用 H_1 受体拮抗剂不能抑制变态反应，还应从上述多种途径考虑。

　　1. 过敏介质释放抑制剂　过敏介质释放抑制剂也称肥大细胞膜稳定剂，能有效阻止肥大细胞脱颗粒，减少过敏介质的游离和释放。色甘酸钠（cromolyn sodium）是最常用的肥大细胞膜稳定剂，能有效抑制肥大细胞释放过敏介质，阻止血清游离 IgE 与肥大细胞及其他效应细胞的结合，从而抑制 IgE 介导的炎症反应；用于过敏性哮喘、过敏性湿疹、过敏性鼻炎、季节性枯草热和急慢性过敏性结膜炎等。同类药物还有曲尼司特（tranilast）、扎普司特（zaprinast）等。

色甘酸钠   曲尼司特

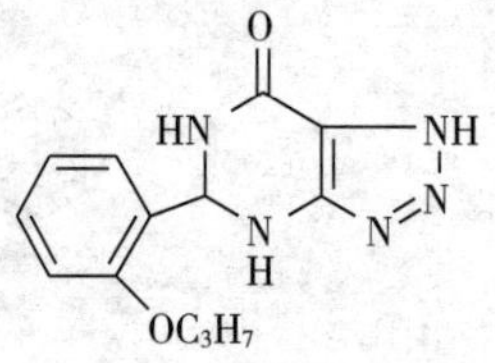

扎普司特

2. 白三烯拮抗剂 白三烯（leukotrienes，LTs）是一类具有三个共轭双键的二十碳不饱和酸的总称，参与哮喘气管炎症的各个病理生理进程，可促进炎症细胞在气管的聚集，直接引起支气管平滑肌收缩，引起呼吸道反应。普鲁司特（pranlukast）是特异性半胱氨酰白三烯（Cys–LTs）受体拮抗剂，临床作为轻中度哮喘的有效治疗药物使用。另外缓激肽、血小板活化因子等过敏介质的拮抗剂也能作为抗变态反应药。

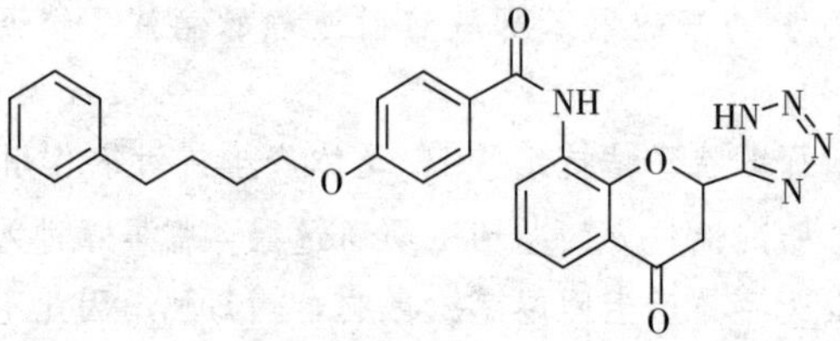

普鲁司特

第二节　局部麻醉药

局部麻醉药物（local anesthetics）简称局麻药，是指当局部应用时能暂时、完全和可逆性地阻断周围神经冲动从局部向大脑传递，在不影响意识的前提下，使局部痛觉消失的药物。局麻药普遍应用于眼科、妇科、口腔和外科手术中，局麻作用消失后，神经功能可完全恢复。

局部麻醉药物能降低神经细胞兴奋性，但不影响静息电位。目前普遍认为局麻药通过直接作用于钠通道和钾通道，阻断 Na^+、K^+ 内流，从而防止或降低神经细胞膜去极化，阻滞神经冲动传导，进而产生局麻作用。

局部麻醉药起源于南美洲古柯树的树叶。1860 年 Niemann 从古柯树叶中提取到了一种名为可卡因（cocaine）的生物碱，1884 年澳大利亚眼科医生 Koller 首次将可卡因应用于临床的外科手术，从而推动了局部麻醉药的迅速发展。

人们采用结构简化的策略，展开了对可卡因的构效关系研究，以期寻找到理想的局部麻醉药。在可卡因结构改造中，首先将其水解，得到爱康宁、苯甲酸及甲醇，药理实验证明三者均不具有局部麻醉作用。进一步用其他羧酸代替苯甲酸与爱康宁成酯后，麻醉作用降低或完全消失，可见苯甲酸酯是可卡因产生局麻作用的药效基团。

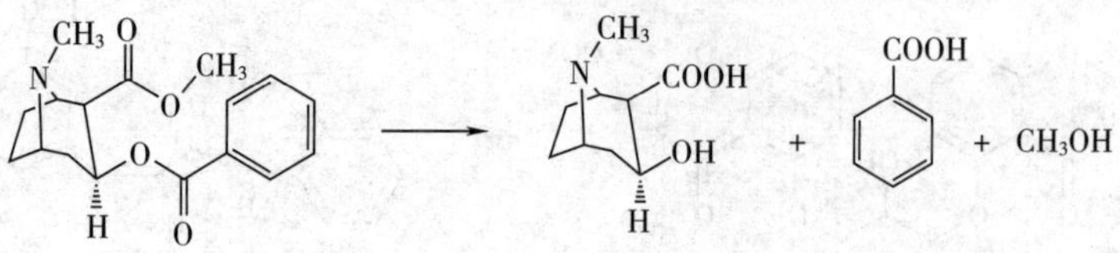

可卡因　　　　　　　　(-)爱康宁

另外人们从爪哇古柯树叶中分离得到的托呱可卡因（tropacocaine）也具有局麻活性，其结构中只存在苯甲酸酯结构，而没有羧酸甲酯基，这表明可卡因的甲氧羰基并非活性所必需基团。

托呱可卡因

其次对可卡因的爱康宁结构进行简化，设计、合成了两个六氢吡啶的衍生物 α – 优卡因 （α – eucaine）和 β – 优卡因（β – eucaine），发现两者都具有局部麻醉作用，说明可卡因分子 中的莨菪烷双环结构并不是必需的。

α-优卡因　　　　　　　　　　　　　β-优卡因

在上述研究基础上，1890 年发现苯佐卡因（benzocaine）具有良好的局部麻醉作用并且毒 性很低，但其与可卡因相比缺乏碱性强的脂肪族氨基，不能形成稳定的盐导致药物水溶性不 好。此后，通过酯键引入脂肪族的氨基结构，1905 年成功开发了普鲁卡因（procaine），虽然 普鲁卡因的麻醉效力低于可卡因，但由于其没有成瘾性等严重的局部和全身毒性，因而成为 临床上最经典的局麻药之一。此类药物的成功应用，也使人们进一步意识到可卡因分子中的 爱康宁结构只不过相当于脂肪族氨基侧链。从可卡因结构的研究到普鲁卡因的发现，提供了 从剖析活性天然产物分子结构入手进行药物化学研究的一个经典例证。

苯佐卡因　　　　　　　　　　　　　普鲁卡因

目前临床使用的局麻药按化学结构可分为芳酸酯类（aromatic acid esters）、酰胺类（am-ides）、氨基酮类（aminoketones）、氨基醚类（aminoethers）以及氨基甲酸酯类（cabamates）等。

一、芳酸酯类

盐酸普鲁卡因（procaine hydrochloride）

化学名为 4 – 氨基苯甲酸 – 2 – （二乙氨基）乙酯盐酸盐，4 – aminobenzoic acid 2 – （diethyl-amino）ethyl ester hydrochloride。

本品为白色结晶或结晶性粉末；无臭，味微苦，随后有麻痹感。在水中易溶，乙醇中略溶，三氯甲烷中微溶，乙醚中几乎不溶。2% 水溶液的 pH 5~6。熔点 154~157℃。本品在空气中稳定，但对光线敏感，宜避光贮存。

本品结构中含芳伯氨基，易被氧化变色，pH 值及温度升高、紫外线、氧、重金属离子等均可加速氧化。因此在制备注射剂时要注意控制 pH 和温度，通入惰性气体，加入抗氧剂及金属离子掩蔽剂等。本品显芳香第一胺类反应，在稀盐酸中与亚硝酸钠生成重氮盐，加碱性 β - 萘酚试液，生成猩红色偶氮颜料，可用于鉴别。

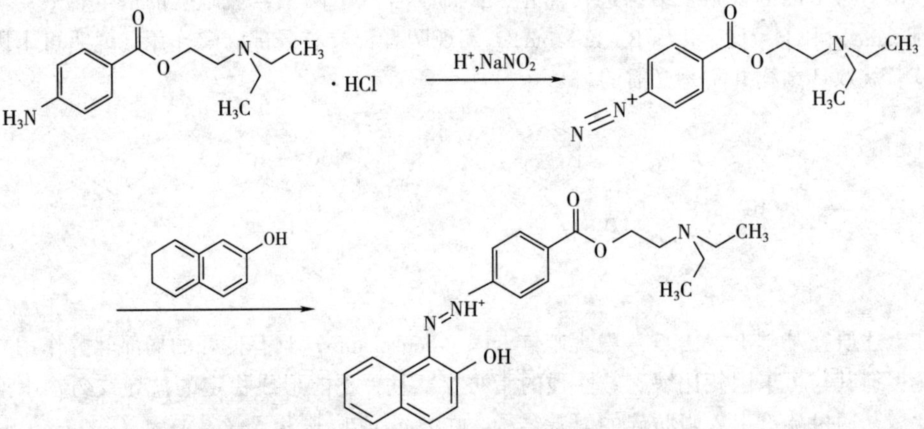

本品的水溶液加氢氧化钠溶液，析出油状的普鲁卡因，放置后形成结晶（熔点 57~59℃）。若继续加热则生成对氨基苯甲酸和二乙氨基乙醇，酸化后析出对氨基苯甲酸。本品在体内的代谢过程也主要为水解生成对氨基苯甲酸和二乙氨基乙醇。前者 80% 可随尿排出，或形成结合物后排出；后者有微弱的麻醉作用，30% 随尿排出，其余可继续脱氨、脱羟和氧化后排出。

本品的合成是以对硝基甲苯为原料，经氧化、酯化得到硝基卡因，再经还原、成盐即制得盐酸普鲁卡因（图 8 - 3）。

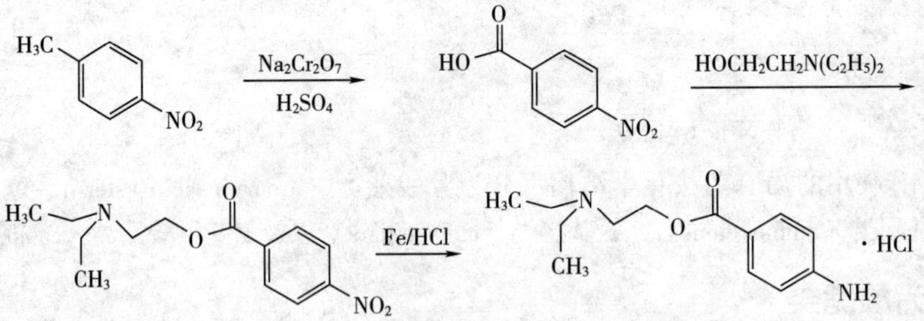

图 8 - 3　盐酸普鲁卡因的合成路线

本品具有良好的局部麻醉作用，至今仍为临床广泛使用的局部麻醉药。毒性低，无成瘾性，用于阻滞麻醉、浸润麻醉、腰麻、硬膜外麻醉和局部封闭疗法。因其穿透力弱，不做表面麻醉作用。

为了增加局麻药的活性，克服盐酸普鲁卡因麻醉强度低、作用持续时间短、易水解和氧化的缺点，以普鲁卡因作为先导物，对苯环、酯键、侧链进行改造合成了一系列衍生物。

在普鲁卡因的苯环上引入其他取代基后，因空间位阻作用而使酯基的水解减慢，并可使局部麻醉作用增强。如奥布卡因（oxybuprocaine）、氯普鲁卡因（chloroprocaine）和羟普鲁卡因（hydroxyprocaine）的局部麻醉作用均比普鲁卡因强，且作用持久。在苯环上的氨基上引入取代烷基，可以增强局部麻醉作用，如丁卡因（tetracaine）对神经膜的穿透力强，局麻作用比普鲁卡因强约 10 倍，可用于浸润麻醉和眼角膜的表面麻醉。

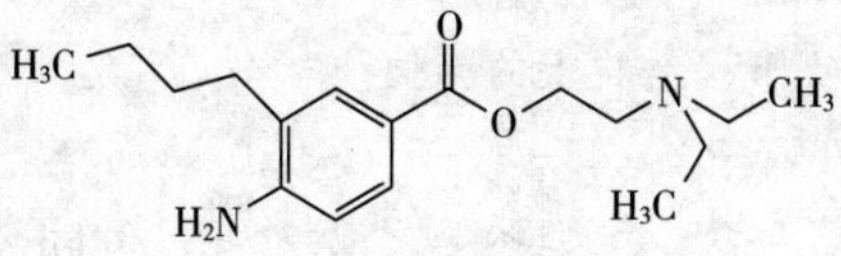

奥布卡因

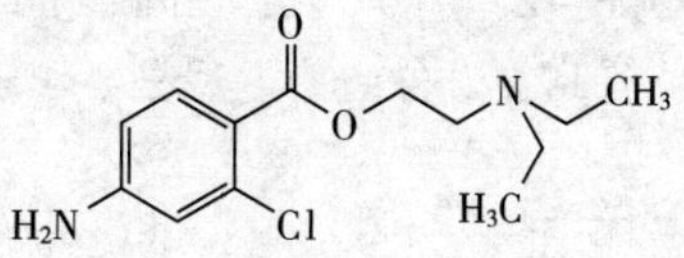

氯普鲁卡因

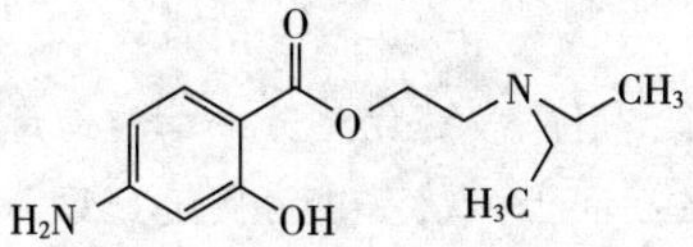

羟普鲁卡因

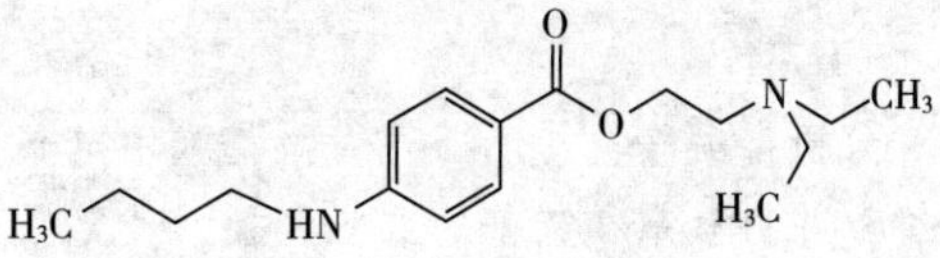

丁卡因

延长普鲁卡因侧链并将氮原子上的两个乙基以正丁基取代得到布他卡因（butacaine），局麻作用比普鲁卡因强 3 倍，可用于浸润麻醉和表面麻醉。徒托卡因（tutocaine）的侧链碳链比普鲁卡因长且连有两个甲基，麻醉作用比普鲁卡因有所提高，同时因空间位阻影响延长了药物的作用时间。

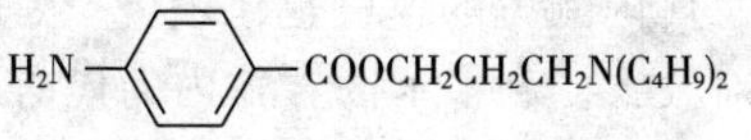

H_2N—C$_6$H$_4$—COOCH$_2$CH$_2$CH$_2$N(C$_4$H$_9$)$_2$

布他卡因

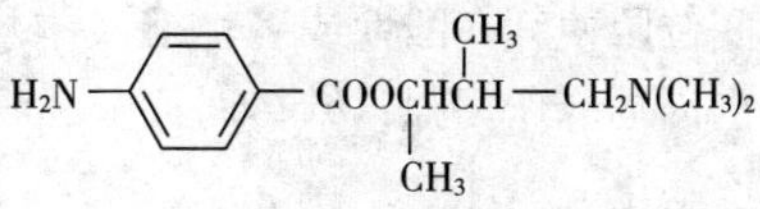

徒托卡因

羧酸酯中的氧原子若以其电子等排体硫原子置换，脂溶性增大，显效快。如硫卡因（thiocaine）的局麻作用较普鲁卡因强，毒性也比普鲁卡因大，用于表面麻醉及浸润麻醉。用电子等排体氮原子取代则得到普鲁卡因胺（procainamide），其水溶液比普鲁卡因稳定，但局部麻醉作用仅为普鲁卡因的 1/100，目前主要用于治疗心律不齐。

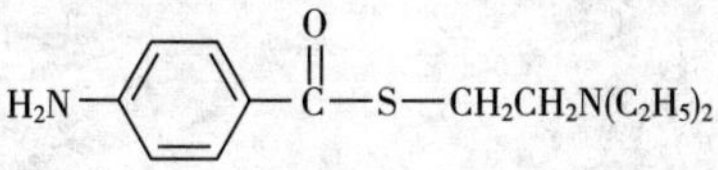

硫卡因

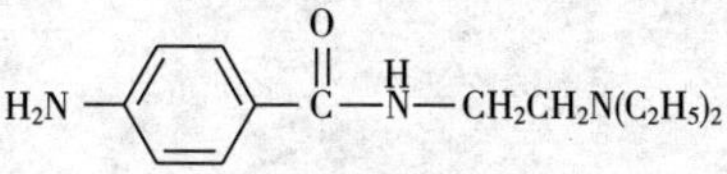

普鲁卡因胺

二、酰胺类

盐酸利多卡因（lidocaine hydrochloride）

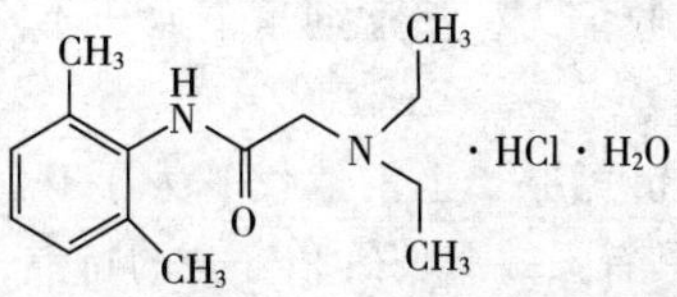

化学名为 N-(2,6-二甲苯基)-2-(二乙氨基)乙酰胺盐酸盐一水合物，2-(diethylamino)-N-(2,6-dimethylphenyl)acetamide hydrochloride monohydrate，又名赛罗卡因（xylocaine）。

案例分析

案例 8－2： 利多卡因（lidocaine）是从具有麻醉作用的天然生物碱异芦竹碱（isogramine）得到启发得到的。试分析利多卡因和普鲁卡因结构上的异同。

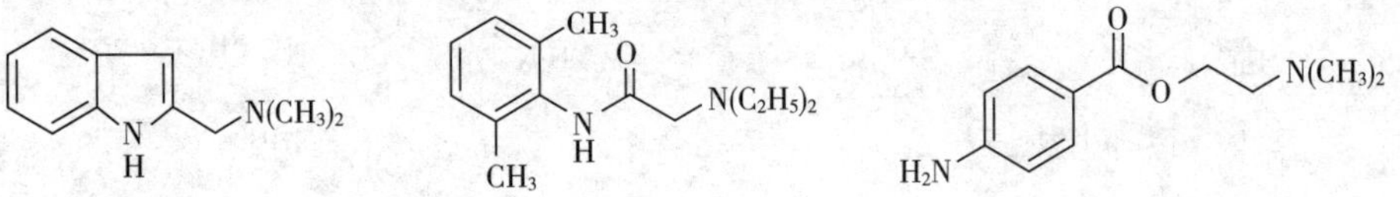

异芦竹碱　　　　　　　　利多卡因　　　　　　　　普鲁卡因

分析： 酰胺类局麻药可看做是采用电子等排原理，用酰胺键代替芳酸酯类局麻药的酯键，并将氨基和羧基的位置互换，使氮原子连接在芳环上，羧基成为侧链一部分，由此构成了酰胺类局部麻醉药的基本结构。

本品为白色结晶性粉末；无臭，味苦，继有麻木感。易溶于水和乙醇，可溶于三氯甲烷，不溶于乙醚。pK_a 为 7.8。熔点 75～79℃。

本品结构中的连接键为酰胺键，酰胺键较酯键稳定，且利多卡因酰胺键的两个邻位均有甲基，空间位阻使其在酸性或碱性溶液中均不水解，体内酶解的速度也比较慢。因此利多卡因较普鲁卡因局麻作用强，维持时间长，毒性也相对较大。利多卡因在体内的代谢途径主要是 N－脱乙基化。

本品的合成以间二甲苯为原料，经硝化反应后，以铁粉在稀盐酸中还原成 2,6－二甲基苯胺，再与氯乙酰氯作用后，生成 2,6－二甲基氯乙酰苯胺，最后和乙二胺缩合、盐酸成盐即得（图 8－4）。

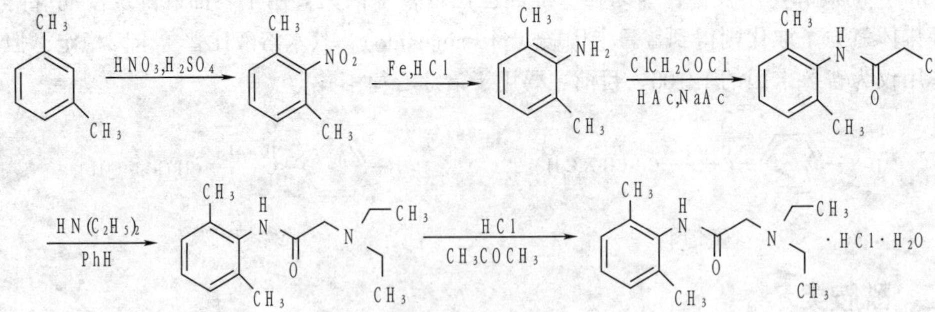

图 8－4　盐酸利多卡因的合成路线

本品局部麻醉作用比普鲁卡因强 2～9 倍，由于其穿透扩散性强，常用于表面麻醉、浸润麻醉和传导麻醉等。本品还可作为抗心律失常药物，尤其对室性心律失常疗效较好，作用时间短暂，无蓄积性，不抑制心肌收缩力，治疗剂量下血压不降低，是防治急性心肌梗死并发室性心律失常的首选药物。

布比卡因（bupivacaine）侧链氮原子上的取代基为丁基，pK_a 为 8.1，脂溶性高，麻醉时间比盐酸利多卡因长 2～3 倍，具有强效、长效和安全的特点，主要用于局部浸润麻醉、外周神经阻滞和椎管内阻滞。其（S）－异构体左布比卡因（levobupivacaine）已上市，疗效与布比卡因相比并无明显差异，但中枢神经系统和心脏毒性明显低于布比卡因。

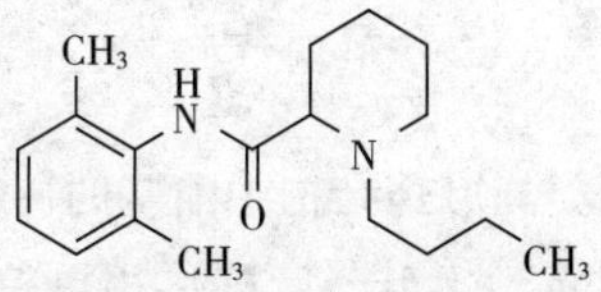

布比卡因 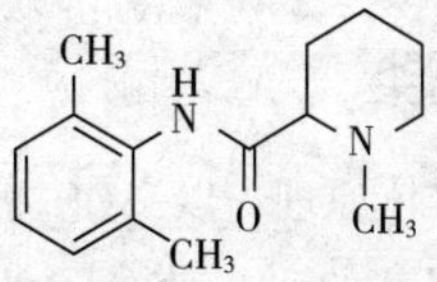　　　　　　　　　甲哌卡因

甲哌卡因（mepivacaine）是用环叔胺结构代替利多卡因的链状叔胺得到的化合物，pK_a为 7.6，作用较迅速、持久，且具有穿透力强、毒副作用小、不扩张血管等特点，适用于腹部、四肢及会阴部手术。

临床常用的酰胺类局麻药还有依替卡因（etidocaine）、三甲卡因（trimecaine）、奥他卡因（octacaine）、布坦卡因（butanilicaine）和辛可卡因（cinchocaine）等。

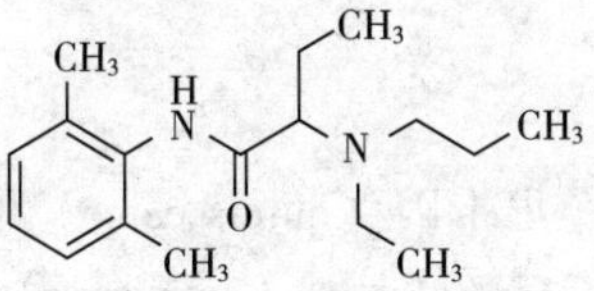

依替卡因 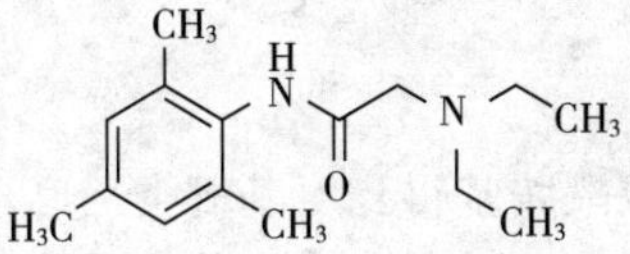　　　　　　　三甲卡因 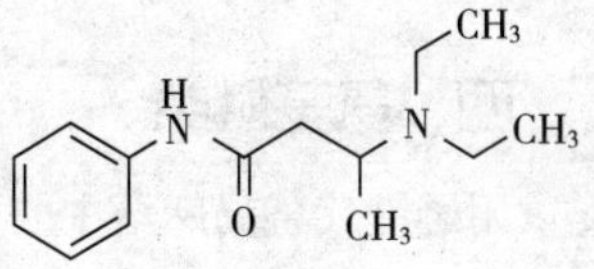　　　　　　　奥他卡因

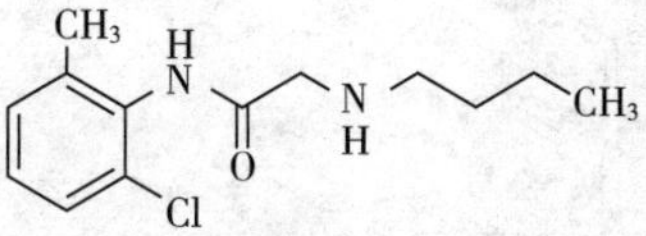

布坦卡因 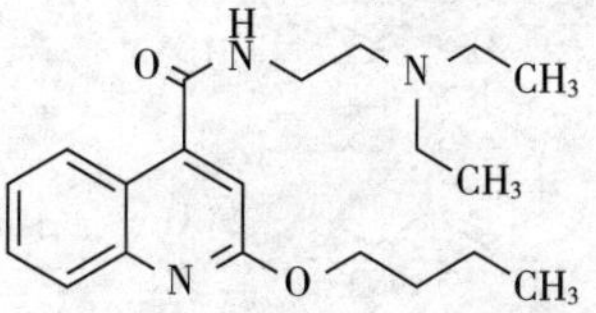　　　　　　　　　　辛可卡因

案例分析

案例 8-3：丙胺卡因（prilocaine）可用于浸润麻醉和表面麻醉等，其结构中酰胺基的邻位仅有一个甲基，使得酰胺键更易水解，在肝脏等部位转化降解较快，从而引发对中枢神经系统及心血管的毒性副作用；再加上其代谢产物邻甲苯胺可引起高铁血红蛋白血症，使得丙胺卡因在 1995 年被撤出市场。阿替卡因（articaine）则与丙胺卡因不同，其中枢和心脏毒性小，是目前唯一口腔专用局部麻醉剂。请从化学结构阐述阿替卡因中枢神经系统及心脏毒性小的原因。

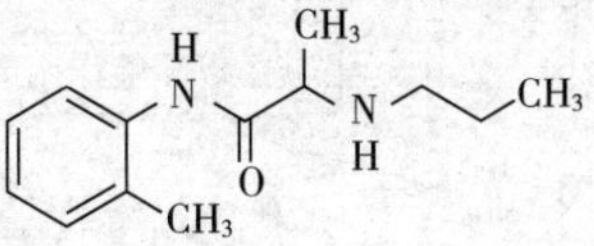

丙胺卡因 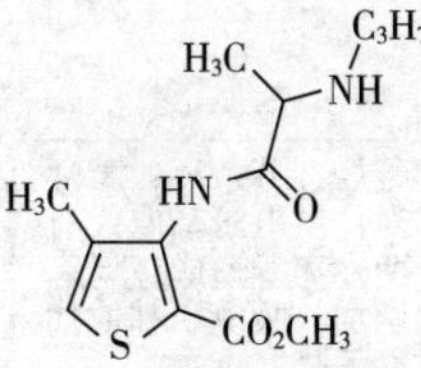　　　　　　　　　　阿替卡因

分析：相比于丙胺卡因，在阿替卡因的结构中用噻吩环取代了苯环，用羧酸甲酯基代替酰胺基邻位的氢原子，这使得酰胺基的水解变得相对困难。另外，阿替卡因的羧酸甲酯基极易被血浆的酯酶水解为羧酸，水解产物的极性大，很难通过血-脑屏障和心脏的脂质膜，因此降低了阿替卡因的中枢和心脏毒性。

三、氨基酮类

采用电子等排体原理，以—CH$_2$—代替芳酸酯类局麻药结构中酯基的—O—则成为氨基酮类化合物。由于酮基的引入使分子的脂溶性和稳定性上升，麻醉作用更持久。如达克罗宁（dyclonine），具有很强的表面麻醉作用，对黏膜穿透力强，见效快，作用较持久，但由于刺激性较大，不宜作静脉注射和肌内注射，只作为表面麻醉药使用。

达克罗宁

四、氨基醚类

用醚键代替局麻药中的酯基或酰胺基得到氨基醚类局麻药，奎尼卡因（quinisocaine）的表面麻醉作用比可卡因强约 1000 倍，而毒性仅高 2 倍。同类药物还有普莫卡因（pramoxine）。

奎尼卡因   普莫卡因

地哌冬   卡比佐卡因

此外，氨基甲酸酯类局麻药有地哌冬（diperodon）和卡比佐卡因（carbizocaine）等，具有很强的局部麻醉作用。前者曾作为表面麻醉剂用于临床，后者可用于有炎症的组织的麻醉。

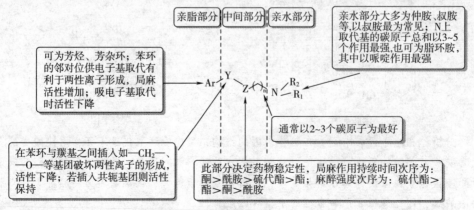

图 8 - 5   局部麻醉药的构效关系

如上所述，局部麻醉药的结构类型较多，有酯、酰胺、酮、醚及氨基甲酸酯等，结构特异性较低。但大多数局部麻醉药的化学结构包括三个部分：亲脂性芳香环、中间连接功能基和亲水性氨基，其中亲水性部分和亲酯性部分应保持一定的平衡，构效关系见图 8-5。

本 章 小 结

变态反应性疾病是临床的常见病和多发病。根据作用机制可分为组胺 H_1 受体拮抗剂、过敏介质释放抑制剂、白三烯拮抗剂等，其中以组胺 H_1 受体拮抗剂最为常用。组胺 H_1 受体拮抗剂按化学结构可分为乙二胺类、氨基醚类、丙胺类、三环类、哌嗪类和哌啶类等，重点学习马来酸氯苯那敏、氯雷他定的化学名、化学结构、理化性质和用途。

局部麻醉药物按化学结构可分为芳酸酯类、酰胺类、氨基酮类和氨基醚类等，重点学习盐酸普鲁卡因和盐酸利多卡因的化学名、化学结构、理化性质和用途，以及普鲁卡因结构改造的相关内容。

思考题

1. 组胺 H_1 受体拮抗剂按结构分为哪几类？各列举一个代表药物。

2. 经典的 H_1 受体拮抗剂与非镇静性 H_1 受体拮抗剂有何区别，各列举一个代表药物。

3. 局部麻醉药根据化学结构主要分为哪几类？列举相应的代表药物并写出它们的化学结构。

4. 简述局部麻醉药的构效关系。

5. 写出盐酸普鲁卡因的合成路线。

（孟繁浩）

第九章 影响胆碱能神经系统药物

学习导引

1. **掌握** 代表药物的化学结构、命名、理化性质和体内代谢。
2. **熟悉** 各类药物的结构改造方法、构效关系、合成路线和药物作用的靶点；拟胆碱药、抗胆碱药的发展和结构类型。
3. **了解** M 受体和 N 受体的结构及功能。

机体神经系统通过神经冲动的传导及其反射活动来调控机体各器官和系统的活动。当神经冲动传导到神经末梢的突触时，突触前膜释放出神经递质，递质扩散到突触后膜并与相应的受体结合，从而使后膜兴奋，完成冲动从突触前膜向后膜的传导过程。

机体传出神经系统的运动神经、交感神经节前神经元和全部副交感神经的神经递质均为乙酰胆碱（acetylcholine，ACh）。乙酰胆碱在神经末梢突触前神经细胞内合成，以丝氨酸为原料，首先在丝氨酸脱羧酶及胆碱 N – 甲基转移酶作用下生成胆碱，随后在胆碱乙酰基转移酶催化下生成乙酰胆碱，并由载体转运进入囊泡贮存。神经冲动使之释放并作用于突触后膜上的乙酰胆碱受体，产生效应。之后，乙酰胆碱被乙酰胆碱酯酶催化水解为胆碱和乙酸而失活。胆碱可经主动再摄取返回突触前神经末梢，重新被利用合成乙酰胆碱（图 9 – 1）。

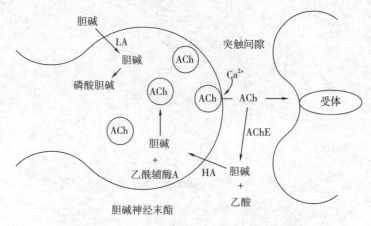

图 9 – 1 ACh 的生物合成、贮存、释放和摄取

理论上，乙酰胆碱的生物合成、释放、与受体结合和代谢等各个环节都可能经药物的影

响增强或减弱乙酰胆碱的作用。但事实上，迄今成功应用于临床的胆碱能神经系统用药，包括拟胆碱药和抗胆碱药，都是作用于胆碱受体和乙酰胆碱酯酶两个环节之一而发挥作用的。

第一节 拟胆碱药

拟胆碱药是一类具有和乙酰胆碱相似作用的药物，按其作用环节和机制的不同，可分为胆碱受体激动剂和乙酰胆碱酯酶抑制剂两种类型。

一、胆碱受体激动剂

与乙酰胆碱结合的受体称为胆碱受体，分为毒蕈碱型受体（muscarinic receptor，M 受体）和烟碱型受体（nicotinic receptor，N 受体）两类。乙酰胆碱直接作用于 M 受体产生 M 样作用，如心肌收缩力减弱、心率减慢、血管舒张、平滑肌（胃、肠、支气管）收缩、瞳孔缩小、腺体分泌增加等；作用于 N 受体，产生 N 样作用，导致自主神经节兴奋、肾上腺素的释放及骨骼肌收缩。

M 受体能与毒蕈碱特异性结合并被激动而得名，属于 G 蛋白偶联受体，主要分布于节后胆碱能神经纤维所支配的效应器细胞膜上，可以将细胞外信息由 G 蛋白传入细胞内，从而激活效应蛋白，产生第二信使，出现 M 样作用。M 受体激动剂主要用于手术后腹气胀、尿潴留，降低眼内压、治疗青光眼、治疗阿尔茨海默病，大部分胆碱受体激动剂还具有吗啡样镇痛作用。

N 受体根据分布的不同，分为 N_1、N_2 两种，两者都是配体门控型阳离子通道。当 ACh 与 N 受体结合后，N 受体空间构象发生改变，通道开放，发生局部去极化。当去极化水平达到钠通道开放阈值时，钠通道开放，引发动作电位。具有 N_2 受体的骨骼肌细胞表现为细胞外钙内流和细胞内钙释放，肌肉收缩；具有 N_1 受体的神经节兴奋，促使肾上腺素释放。N 受体激动剂可缓解帕金森病症状，但由于对 N_1、N_2 两种受体及中枢神经系统均有作用，作用广泛而复杂，故无临床应用价值。

> **知识链接**
>
> M 受体可以分为 $M_1 \sim M_5$ 五种亚型：M_1 受体主要分布于胃壁细胞、神经节和中枢神经系统，激活可引起胃酸分泌、平滑肌收缩、神经兴奋等；M_2 受体主要分布于心脏、脑（间脑、脑桥）、自主神经节、平滑肌，激活可产生镇痛及心脏抑制；M_3 受体主要分布于外分泌腺、平滑肌、血管内皮、脑、自主神经节，激活引起平滑肌松弛、腺体分泌；M_4 受体分布于腺体和平滑肌，激活显示抑制作用；M_5 受体在中枢神经系统的海马、丘脑等部位表达，生理功能尚不清楚。

乙酰胆碱具有十分重要的生理作用，但其在胃部极易被酸水解，在血液中也极易经化学水解或胆碱酯酶水解，并且乙酰胆碱的作用选择性不高，无临床实用价值。为了寻找性质较稳定，同时具有较高选择性的拟胆碱药物，以乙酰胆碱作为先导物进行结构改造，以相对不易水解的基团取代乙酰氧基就成为一条合理途径。氨甲酰基由于氮上孤电子对的参与，其羰基碳的亲电性较乙酰胆碱低，因此不易被化学和酶水解。其他常用的 M 受体激动剂见表 9－1。

表 9 –1 其他常用的 M 受体激动剂

名称	结构式	临床应用
氯醋甲胆碱 （methacholine）	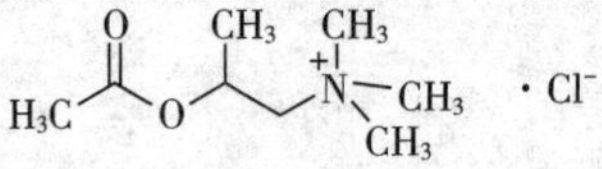	口腔黏膜干燥症，支气管哮喘诊断剂
毛果芸香碱 （pilocarpine）	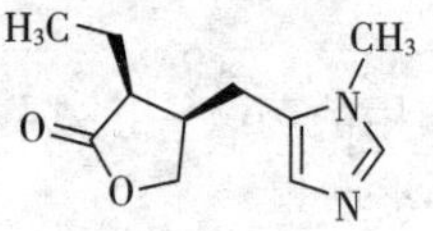	青光眼
槟榔碱 （arecoline）	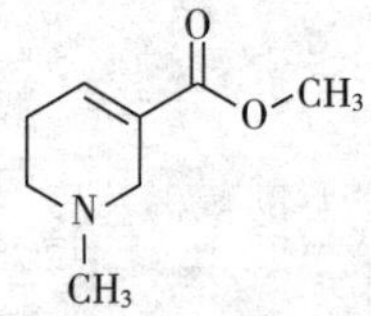	驱绦虫药，泻药

氯贝胆碱（bethanechol chloride）

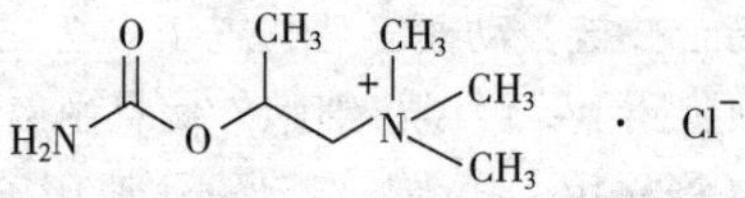

化学名为（±）–氯化 N,N,N – 三甲基 – 2 – 氨基甲酰氧基 – 1 – 丙胺，（±） – 2 – [（aminocarbonyl）oxy] – N,N,N – trimethyl – 1 – propanaminium chloride。

本品为吸湿性无色或白色结晶性粉末；有轻微氨样气味。极易溶于水，易溶于 95% 乙醇，几乎不溶于三氯甲烷和乙醚。S – 异构体的活性大大高于 R – 异构体。

本品是对乙酰胆碱进行结构改造获得成功的一个案例，口服有效，临床主要用于手术后及产后的非阻塞性尿潴留、腹气胀，以及其他原因所致的胃肠道或膀胱功能异常。

目前对 M 胆碱受体激动剂的设计和合成研究的重点集中在开发治疗阿尔茨海默病（Alzheimer disease，AD）和其他认知障碍疾病的药物。AD 患者的认知减退归因于大脑皮层胆碱能神经元的变性，使中枢乙酰胆碱的释放明显降低，结果使 M_1 受体处于刺激不足的状态。由于 M_1 受体的活化对学习和记忆非常重要，刺激不足会导致认知减退。因此选择性中枢拟胆碱药目前被认为是较有前途的抗老年痴呆药物的主要类型之一。M 受体激动剂的构效关系见图 9 – 2。

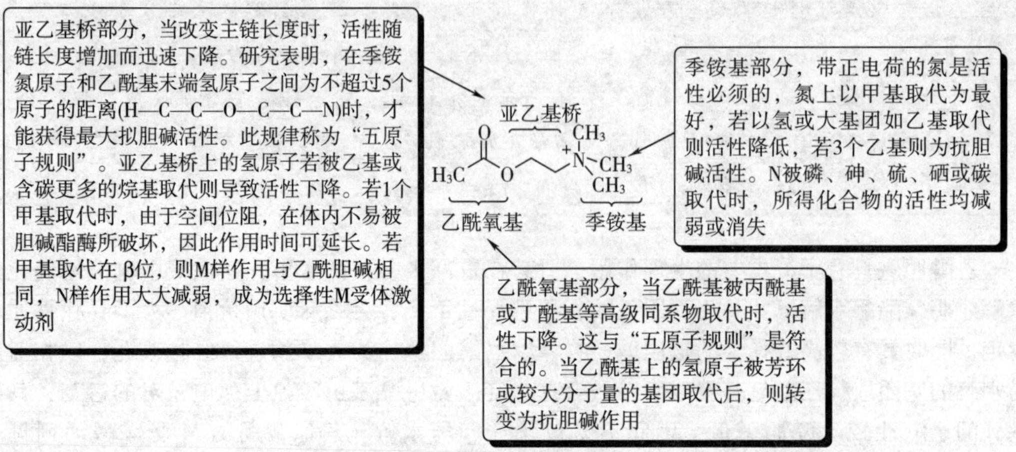

亚乙基桥部分，当改变主链长度时，活性随链长度增加而迅速下降。研究表明，在季铵氮原子和乙酰基末端氢原子之间为不超过 5 个原子的距离（H—C—C—O—C—C—N）时，才能获得最大拟胆碱活性。此规律称为"五原子规则"。亚乙基桥上的氢原子若被乙基或含碳更多的烷基取代则导致活性下降。若 1 个甲基取代时，由于空间位阻，在体内不易被胆碱酯酶所破坏，因此作用时间可延长。若甲基取代在 β 位，则 M 样作用与乙酰胆碱相同，N 样作用大大减弱，成为选择性 M 受体激动剂

季铵基部分，带正电荷的氮是活性必须的，氮上以甲基取代为最好，若以氢或大基团如乙基取代则活性降低，若 3 个乙基则为抗胆碱活性。N 被磷、砷、硫、硒或碳取代时，所得化合物的活性均减弱或消失

亚乙基桥

乙酰氧基   季铵基

乙酰氧基部分，当乙酰基被丙酰基或丁酰基等高级同系物取代时，活性下降。这与"五原子规则"是符合的。当乙酰基上的氢原子被芳环或较大分子量的基团取代后，则转变为抗胆碱作用

图 9 – 2 M 受体激动剂的构效关系

二、乙酰胆碱酯酶抑制剂

进入神经突触间隙的乙酰胆碱会被乙酰胆碱酯酶（acetylcholinesterase，AChE）迅速催化水解而失活，抑制 AChE 将导致乙酰胆碱的积累，从而延长并增强乙酰胆碱的作用。乙酰胆碱酯酶抑制剂又称为抗胆碱酯酶药，因不与胆碱能受体直接作用，属于间接拟胆碱药。

乙酰胆碱酯酶抑制剂根据作用特点分为不可逆性和可逆性两种。不可（难）逆性乙酰胆碱酯酶抑制剂主要为有机磷酸酯类，多为农业和环境杀虫剂，如敌敌畏、乐果等。可逆性乙酰胆碱酯酶抑制剂在一段时间内占据酶的活性部位使之不能催化乙酰胆碱水解，临床上主要用于治疗重症肌无力和青光眼，如新斯的明（neostigmine）、毒扁豆碱（physostigmine）、加兰他敏（galanthamine）等。选择性作用于中枢神经系统的可逆性胆碱酯酶抑制剂主要用于老年痴呆的对症治疗，如他克林（tacrine）、多奈哌齐（donepezil）等。

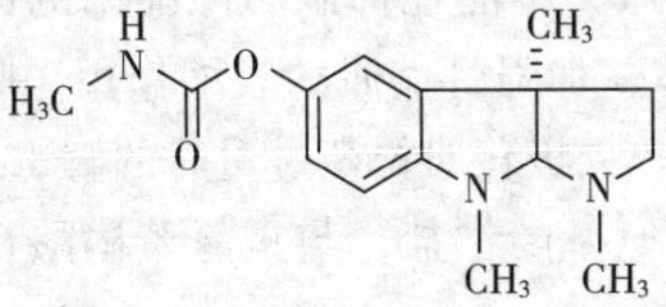

毒扁豆碱

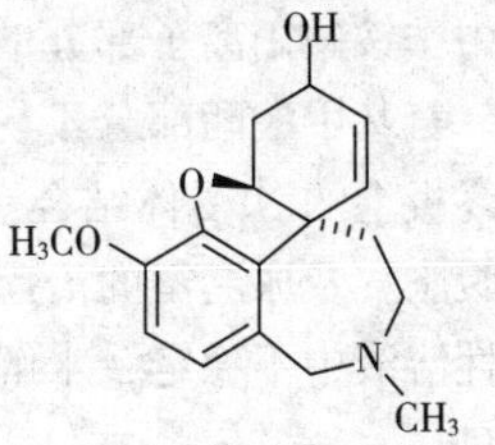

加兰他敏

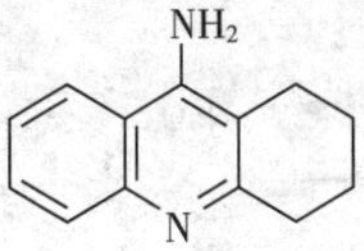

他克林

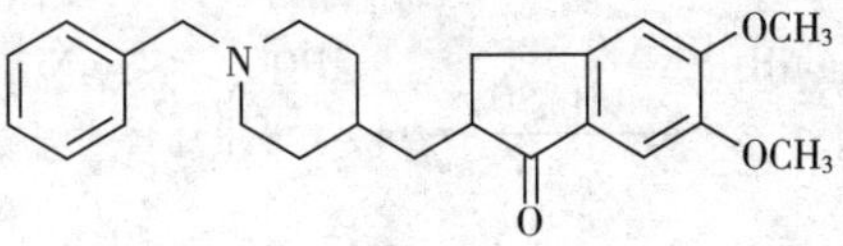

多奈哌齐

知识拓展

不可逆性乙酰胆碱酯酶抑制剂

有机磷酸酯类不可（难）逆性乙酰胆碱酯酶抑制剂使乙酰胆碱酯酶磷酰化后水解速率非常慢，相当长时间内 AChE 全部抑制，导致 ACh 在突触间隙聚集而异常增高，使 M 受体和 N 受体过度兴奋，并产生中枢现象，引起支气管收缩、继之惊厥等有机磷中毒现象，最终导致死亡。可用比水更强的亲核试剂水解磷酰酯键，重新释放出活性的胆碱酯酶来解毒。主要的解毒剂对 AChE 有高的选择性和结合能力，并在结构中带有与羟胺类似的亲核基团—吡啶甲醛肟季铵盐，如碘解磷定。

溴新斯的明（neostigmine bromide）

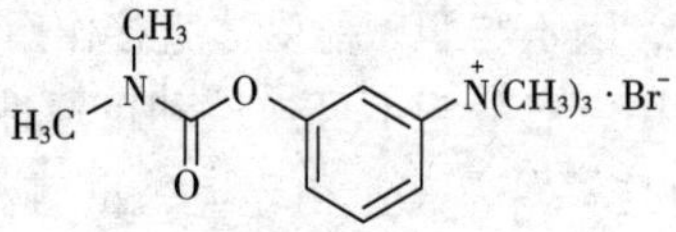

化学名为溴化3 - [[（二甲氨基）甲酰]氧基] - N,N,N - 三甲基苯铵，3 - [[（dimethylami-no）carbonyl] oxy] - N,N,N - trimethylbenzenaminium bromide。

本品为白色结晶性粉末；无臭，味苦。极易溶于水，易溶于乙醇和三氯甲烷，几乎不溶于乙醚。熔点171～176℃（分解）。

本品结构中季铵碱阳离子部分增强与胆碱酯酶的结合，也不易透过血 - 脑屏障，从而降低了中枢作用。氨基甲酸酯部分不易水解，可口服。本品在抑制胆碱酯酶的同时，还能直接与骨骼肌运动终板上的 N_2 受体结合，激动 N_2 受体，加强骨骼肌的收缩作用。临床上用于重症肌无力、术后腹胀气及尿潴留的治疗，也可作为非去极化肌松药过量时的解毒。

本品在碱性溶液中不稳定，水解生成间二甲氨基酚钠盐，与重氮苯磺酸反应，生成偶氮化合物而显红色。

本品的合成以间氨基苯酚为原料，经甲基化、酯化、季铵化即得（图9-3）。

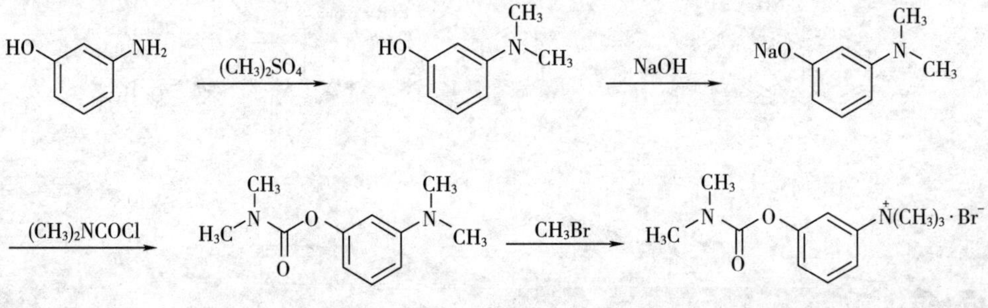

图9-3 溴新斯的明的合成路线

溴新斯的明及其类似物溴吡斯的明（pyridostigmine bromide）和苄吡溴铵（benzpyrinium bromide）为疗效较好的抗胆碱酯酶药。

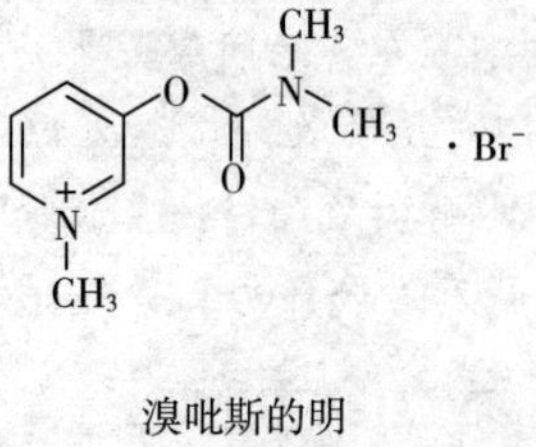

溴吡斯的明 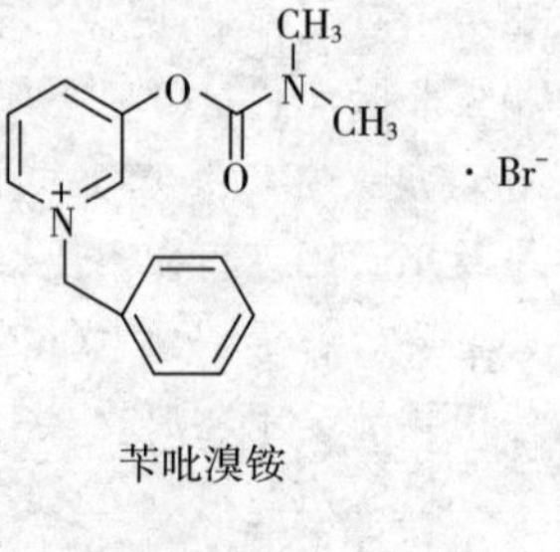　　　苄吡溴铵

第二节　抗胆碱药

因胆碱能神经系统过度兴奋造成的病理状态，可用抗胆碱药物治疗。目前临床上使用的抗胆碱药主要是阻断乙酰胆碱与胆碱受体的相互作用，即胆碱受体拮抗剂。

按照药物的作用部位及对胆碱受体亚型选择性的不同，抗胆碱药通常分为三类。①M 胆碱受体拮抗剂：可逆性阻断节后胆碱能神经支配的效应器上的 M 受体，呈现抑制腺体（唾液腺、汗腺、胃液）分泌、散大瞳孔、加速心率、松弛支气管和胃肠道平滑肌等作用，临床用于散瞳、眼底检查、扩张支气管、治疗消化道溃疡及缓解平滑肌痉挛引起的内脏绞痛等。②神经节阻断剂：在交感和副交感神经节选择性拮抗 N_1 胆碱受体，稳定突触后膜，阻断神经冲动在神经节中的传递，主要呈现降低血压的作用，临床用于治疗重症高血压。③神经肌肉阻断剂：与骨骼肌运动终板膜上的 N_2 受体结合，阻断神经冲动在神经肌肉接头处的传递，表现为骨骼肌松弛作用，临床作为肌松药用于辅助麻醉。

一、茄科生物碱类 M 胆碱受体拮抗剂

从茄科（Solanaceae）植物颠茄（Atropa belladonna）、曼陀罗（Datura stramonium）及莨菪（Hyosyamus niger）等植物中提取出来的生物碱称为茄科生物碱或颠茄生物碱。这类生物碱的基本结构均是由莨菪醇（tropine，托品）与不同的有机酸形成的酯。莨菪醇的基本骨架为莨菪烷（tropane，托品烷），莨菪醇 3 位羟基处于 α 位。莨菪烷和莨菪醇都有椅式和船式两种构象，由于哌啶环椅式能量低于船式，故通常写成椅式。

莨菪烷　　　莨菪醇(椅式)　　　(船式)

硫酸阿托品 （atropine sulphate）

化学名为 α‐（羟甲基）苯乙酸(3‐内型)‐8‐甲基‐8‐氮杂双环[3.2.1]‐3‐辛酯硫酸盐一水合物，（endo‐（±）‐α‐（hydroxymethyl）benzeneacetic acid 8‐methyl‐8‐azabicyclo[3.2.1]oct‐3‐yl ester sulfate monohydrate。

本品为无色结晶或结晶性粉末；无臭，味苦。极易溶于水，易溶于乙醇、甘油，不溶于乙醚或三氯甲烷。熔点 190～194℃（分解）。

本品结构中具有莨菪烷骨架，莨菪烷 3α 位带有羟基即为莨菪醇，α‐羟甲基苯乙酸简称莨菪酸，由（‐）‐莨菪酸与莨菪醇形成的酯称为（‐）‐莨菪碱。由于莨菪酸在提取分离过程中极易发生消旋化，药用为外消旋体。本品具有外周及中枢 M 胆碱受体拮抗作用，但对 M_1 和 M_2 受体缺乏选择性，常引起多种不良反应。

本品水解生成莨菪醇和莨菪酸，莨菪酸进一步可氧化生成苯甲醛，有苦杏仁特异臭味。

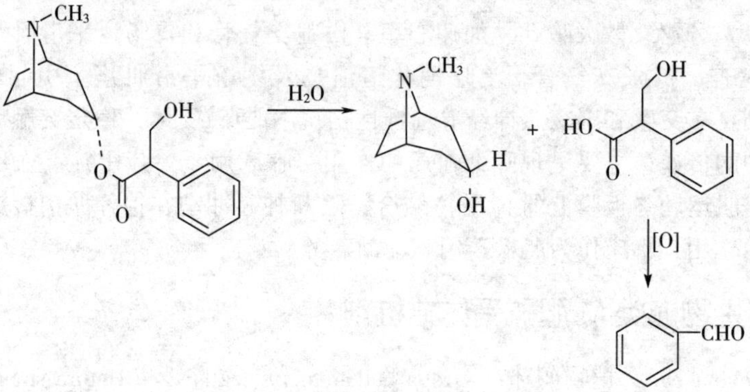

本品经与发烟硝酸加热处理后，再加入氢氧化钾醇溶液和一小粒固体氢氧化钾，最初显紫堇色，后转暗红色，最后颜色消失。此反应称为 Vitali 反应，是莨菪酸的专属反应。

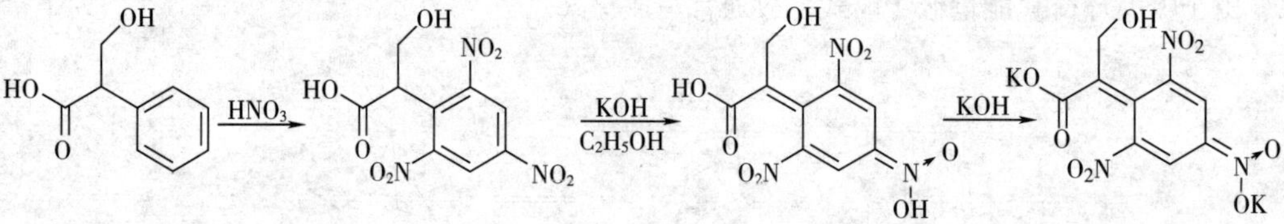

颠茄生物碱除阿托品外，还有东莨菪碱（scopolamine）、山莨菪碱（anisodamine）和樟柳碱（anisodine）。

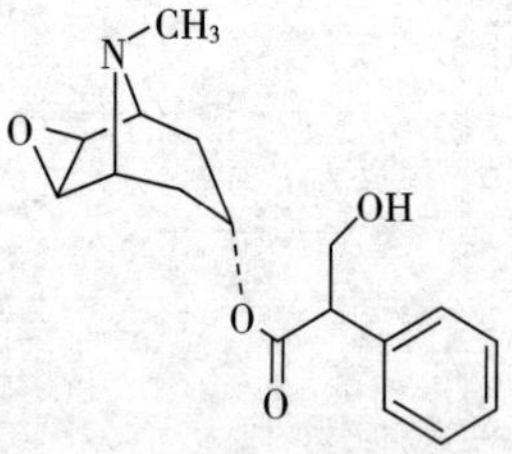

东莨菪碱 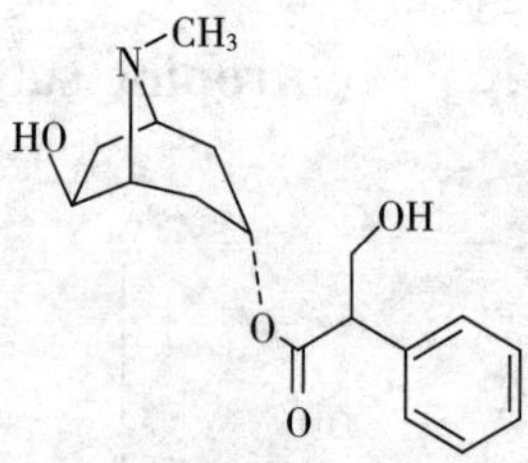　　　　　山莨菪碱 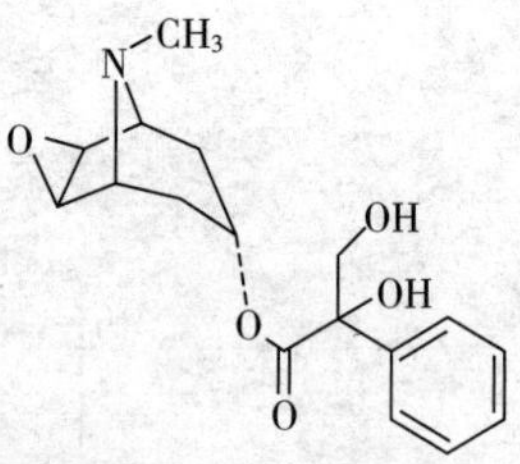　　　　　樟柳碱

氢溴酸东莨菪碱（scopolamine hydrobromide）为 M 胆碱受体拮抗剂，作用与阿托品相似。具有中枢抑制作用，临床用作镇静药、全身麻醉前给药、预防和控制运动症、帕金森病等，也可用于内脏痉挛及有机磷农药中毒的解救。

山莨菪碱（anisodamine hydrobromide）是 20 世纪 60 年代从我国特有茄科植物山莨菪（*Scopolia tangutica* Maxim.）根中提取所得的一种生物碱，山莨菪碱中叔氮原子的碱性较强，可以与酸形成稳定的盐，临床用其氢溴酸盐。本品有针状和块状结晶两种晶型，两种结晶为同质异晶，控制结晶条件，两种晶体可互换。其 M 受体阻断作用与阿托品相似，临床用于感染中毒性休克的抢救、治疗血栓及各种神经痛等。

樟柳碱（anisodine）为 M 胆碱受体拮抗剂，具有散瞳、解痉、平喘、抗震颤等作用，临床用于血管性头疼、视网膜血管痉挛等，对有机磷中毒有明显的解毒作用。

对比阿托品、东莨菪碱、山莨菪碱和樟柳碱的化学结构及生理活性，可以发现6,7位氧桥可以增加药物的脂溶性，使药物更容易进入中枢产生中枢抑制作用。而6位或莨菪酸α位羟基的存在则使分子亲水性增强，中枢作用减弱。东莨菪碱的6,7位有氧桥，并且6位及莨菪酸α位均无羟基，故中枢作用最强，对大脑皮层抑制作用最大。阿托品既无氧桥也无羟基，药理作用大多产生在外周，仅有兴奋呼吸中枢作用。樟柳碱有氧桥，但莨菪酸α位有羟基，其中枢作用弱于阿托品。山莨菪碱无氧桥有6位羟基，故中枢作用最弱。

案例分析

案例9-1：溴甲阿托品（atropine methobromide）和后马托品（homatropine）是阿托品结构改造后得到的药物，试分析其作用特点。

溴甲阿托品   后马托品

分析：阿托品药理作用广泛，不良反应较多。溴甲阿托品是将阿托品做成季铵盐，难以通过血-脑屏障，不能进入中枢神经系统，因而不呈现中枢作用。主要用于胃及十二指肠溃疡、胃酸过多症、胃炎、慢性下痢、痉挛性大肠炎等。后马托品由莨菪醇与杏仁酸成酯，具有麻痹瞳孔括约肌和睫状肌的作用，扩瞳作用好，不抑制腺体分泌，临床做成滴眼剂用于眼科检查。

二、合成 M 胆碱受体拮抗剂

阿托品等天然生物碱类 M 受体拮抗剂生理作用广泛，临床应用中常引起多种不良反应，对其结构进行简化改造，寻找选择性高，作用强，毒性低及具有新适应证的新型药物，是胆碱能药物的发展方向之一。

阿托品结构中托品烷的双环结构对维持活性构象意义重大，氨基乙醇酯结构与乙酰胆碱相似，被认为是"药效基本结构"，阿托品的酰基部分带有苯基大基团对阻断 M 受体功能十分重要。通过基团变换，设计合成了多种季铵类和叔胺类抗胆碱药。

叔胺类 M 受体拮抗剂大多数具阿托品样解痉作用，也可抑制胃酸分泌，可用于胃酸过多症、胃和十二指肠溃疡病。如盐酸贝那替嗪（benactyzine hydrochloride）、哌仑西平（pirenzepine）和替仑西平（telenzepine）是 M_1 受体选择性抑制剂，对胃肠道的 M_1 受体具有高度亲和力，主要用作抗溃疡药。疏水性较大的叔胺类药物，易进入中枢，可作为中枢抗胆碱药，用于治疗帕金森病引起的震颤、肌肉强直、运动功能障碍等。如盐酸苯海索（benzhexol hydrochloride）等。

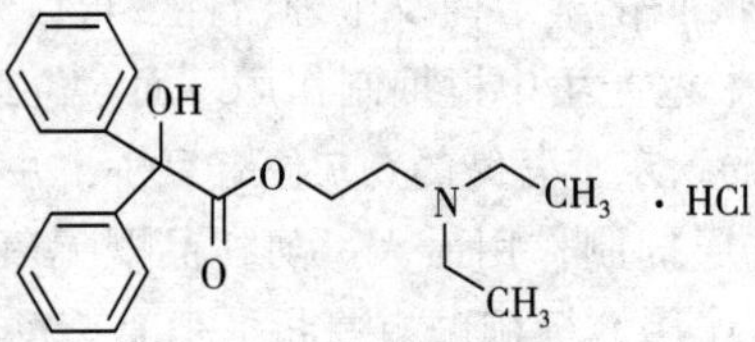

盐酸贝那替嗪

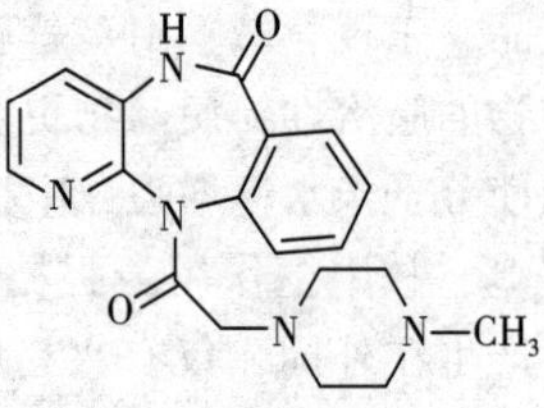

哌仑西平

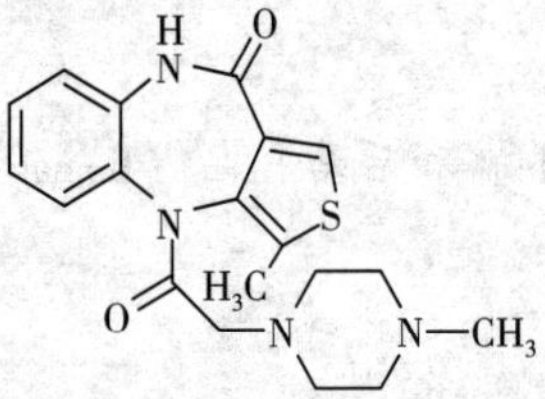

替仑西平

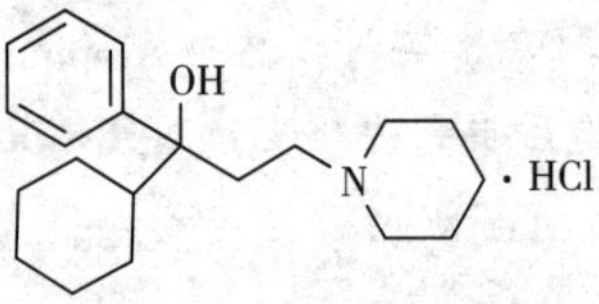

盐酸苯海索

季铵类 M 受体拮抗剂极性大，口服吸收较差，不易透过血 – 脑屏障，和叔胺类相比，解痉作用增强，同时中枢副作用减弱。如格隆溴铵（glycopyrronium bromide）、奥芬溴铵（oxyphenonium bromide）、溴丙胺太林（propantheline bromide）等。

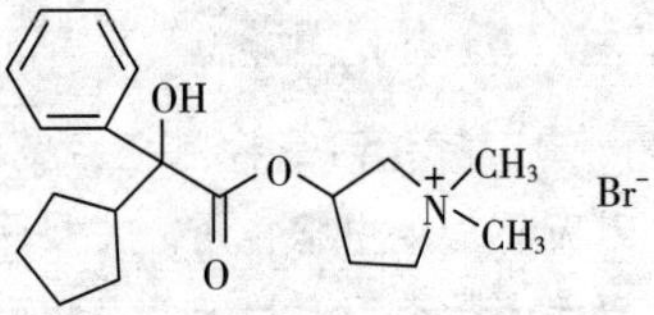

格隆溴铵

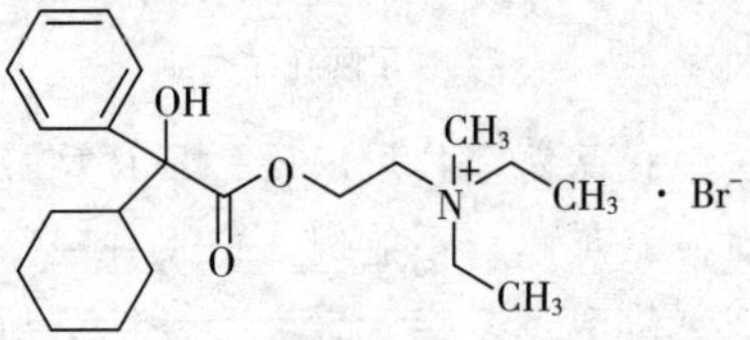

奥芬溴铵

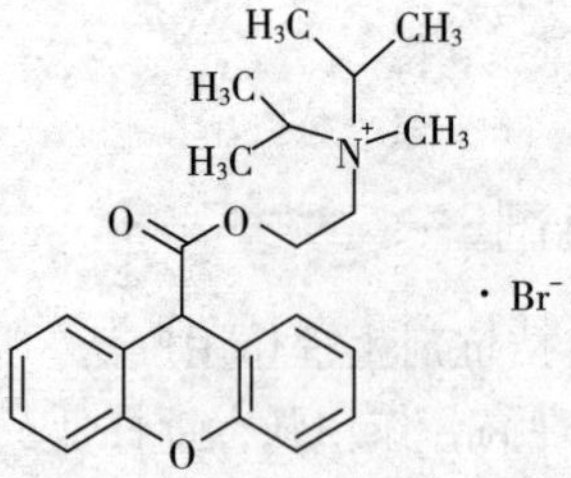

溴丙胺太林

M 受体拮抗剂的化学结构有共同点，这一结构与胆碱受体激动剂有相似之处，这是因为 M 受体拮抗剂与激动剂共同竞争 M 受体，均通过含氮的正离子部分与受体的负离子位点结合，而分子中乙酰氧基上的基团大小不同，则产生拮抗与激动的不同效应。

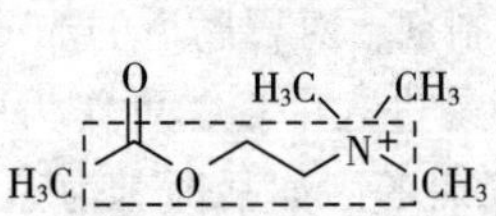

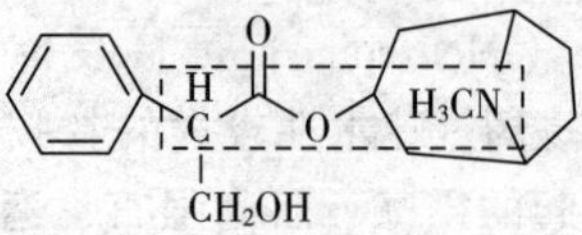

将 M 受体拮抗剂的结构进行比较，构效关系见图 9 – 4。

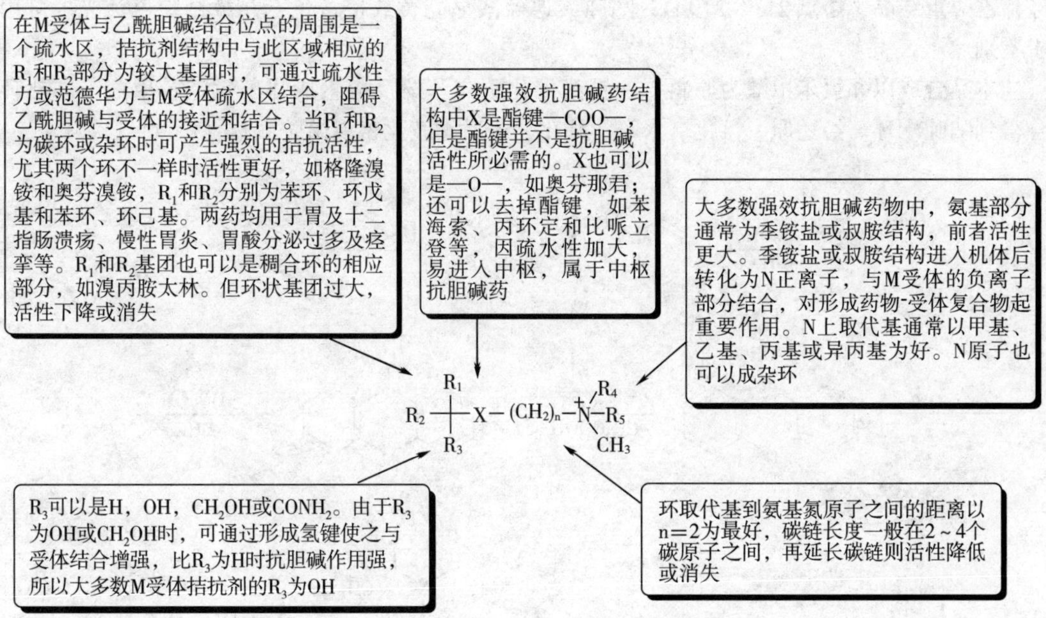
在M受体与乙酰胆碱结合位点的周围是一个疏水区，拮抗剂结构中与此区域相应的R1和R2部分为较大基团时，可通过疏水性力或范德华力与M受体疏水区结合，阻碍乙酰胆碱与受体的接近和结合。当R1和R2为碳环或杂环时可产生强烈的拮抗活性，尤其两个环不一样时活性更好，如格隆溴铵和奥芬溴铵，R1和R2分别为苯环、环戊基和苯环、环己基。两药均用于胃及十二指肠溃疡、慢性胃炎、胃酸分泌过多及痉挛等。R1和R2基团也可以是稠合环的相应部分，如溴丙胺太林。但环状基团过大，活性下降或消失
大多数强效抗胆碱药结构中X是酯键—COO—，但是酯键并不是抗胆碱活性所必需的。X也可以是—O—，如奥芬那君；还可以去掉酯键，如苯海索、丙环定和比哌立登等，因疏水性加大，易进入中枢，属于中枢抗胆碱药
大多数强效抗胆碱药物中，氨基部分通常为季铵盐或叔胺结构，前者活性更大。季铵盐或叔胺结构进入机体后转化为N正离子，与M受体的负离子部分结合，对形成药物-受体复合物起重要作用。N上取代基通常以甲基、乙基、丙基或异丙基为好。N原子也可以成杂环
R1
R2
X
(CH2)n
N
R4
R5
R3
CH3
R3可以是H，OH，CH2OH或CONH2。由于R3为OH或CH2OH时，可通过形成氢键使之与受体结合增强，比R3为H时抗胆碱作用强，所以大多数M受体拮抗剂的R3为OH
环取代基到氨基氮原子之间的距离以n=2为最好，碳链长度一般在2~4个碳原子之间，再延长碳链则活性降低或消失

图 9-4　M 受体拮抗剂的构效关系

溴丙胺太林（propantheline bromide）

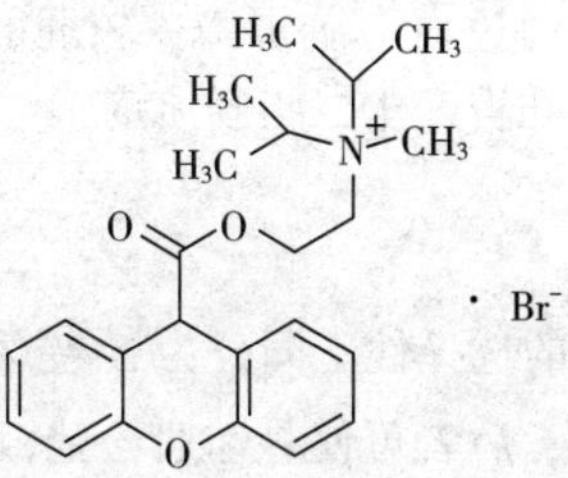

化学名为溴化 *N*-甲基-*N*-(1-甲基乙基)-*N*-[2-(9*H*-呫吨-9-甲酰氧基)乙基]-2-丙铵，(*N*-methyl-*N*-(1-methylethyl)-*N*-[2-(9*H*-xanthen-9-ylcarbonyloxy)ethyl]-2-propaminium bromide。

本品为白色或类白色的结晶性粉末；无臭，味极苦。在水、乙醇或三氯甲烷中极易溶解，乙醚中不溶。熔点 157~164℃（分解）。

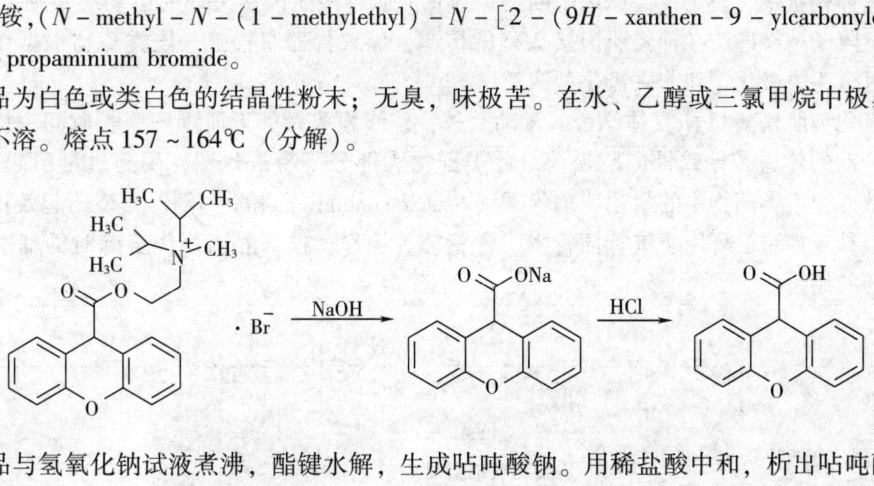

本品与氢氧化钠试液煮沸，酯键水解，生成呫吨酸钠。用稀盐酸中和，析出呫吨酸固体，

经稀乙醇重结晶，熔点 213～219℃，呫吨酸遇硫酸显亮黄或橙黄色，并微显绿色荧光。可用于鉴别。

本品合成以邻氯苯甲酸为原料，在铜粉催化下与苯酚反应生成邻苯氧基苯甲酸，加热环合得到呫吨酮环。经还原、氰化、水解、酯化，最后季铵化得溴丙胺太林（图 9-5）。

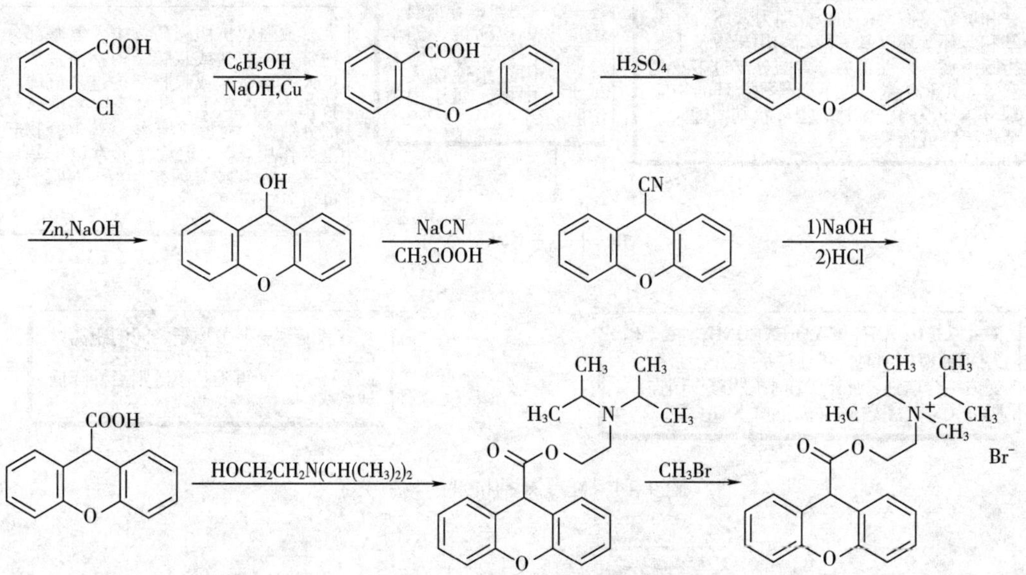

图 9-5　溴丙胺太林的合成路线

本品为外周抗胆碱作用，不易通过血-脑屏障，较弱的神经节阻断作用，对胃肠道平滑肌有选择性，用于治疗胃肠道痉挛和胃及十二指肠溃疡。

三、N 胆碱受体拮抗剂

N 受体拮抗剂根据对受体亚型的选择性不同分为 N_1 受体拮抗剂和 N_2 受体拮抗剂。前者用作降压药，现多被其他降压药取代；后者可使骨骼肌松弛，临床作为肌松药，用于辅助麻醉。本部分主要讨论 N_2 受体拮抗剂。

N_2 受体拮抗剂又称为神经肌肉阻断剂，与骨骼肌神经肌肉接头处的运动终板膜上的 N_2 受体结合，阻断神经冲动在神经肌肉接头处的传递，导致骨骼肌松弛。该类药物根据作用机制不同，可分为去极化型和非去极化型两类。

去极化型肌松药与 N_2 受体结合并激动受体，使终板膜及邻近肌细胞膜长时间去极化，阻断神经冲动的传递，导致骨骼肌松弛。此类药物大部分不易被代谢，用药过量引起中毒时，难以解救。但本类药物中的氯化琥珀胆碱（suxamethonium chloride）例外，该药起效快，作用时间短，易于控制，可用于气管插管术、食管镜等操作，也可静滴用作全麻时的辅助药以减少全麻药的用量。

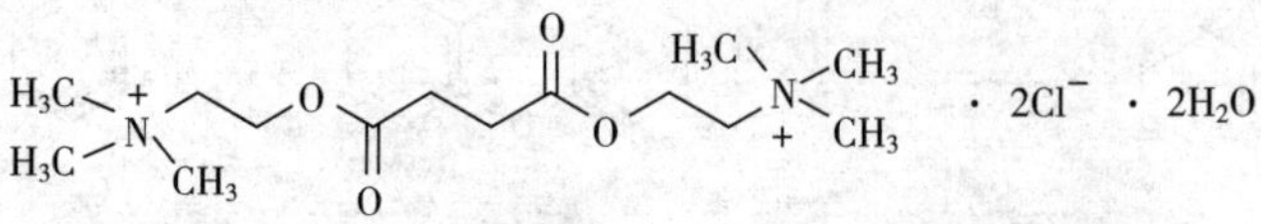

氯化琥珀胆碱

非去极化型肌松药和乙酰胆碱竞争，与 N_2 受体结合，因无内在活性，不能激活受体，但是又阻断了乙酰胆碱与 N_2 受体的结合及去极化作用，使骨骼肌松弛，因此又称为竞争性肌松药。此类药在使用中容易控制，比较安全，临床上使用的肌松药多属于此类。此类药按结构可分为苄基异喹啉和氨基甾体两类。

从南美洲防己科植物 *Drodendron tomentosum* 中分离得到的苄基异喹啉类生物碱右旋氯筒箭毒碱（*d* – tubocuraine chloride）是第一个非去极化型肌松药，作用较强，曾用于治疗震颤麻痹、破伤风、狂犬病和士的宁中毒等，因使心率降低，血压下降，有麻痹呼吸肌的危险，现已少用。

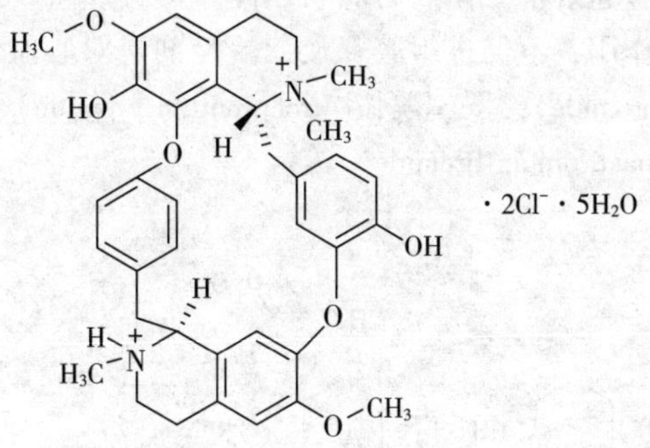

右旋氯筒箭毒碱

右旋氯筒箭毒碱的结构研究表明，其双季铵结构、两个季铵氮原子间相隔 10 ~ 12 个原子、季铵氮原子上较大取代基及含有苄基四氢异喹啉结构等为其药效结构。在此药效结构基础上，以右旋氯筒箭毒碱为先导物，设计合成了其一系列衍生物。如以分子内对称的含四氢异喹啉的双季铵结构为母体，在季铵氮原子的 β 位上引入吸电子的酯基得到苯磺酸阿曲库铵（atracurium besylate）。

苯磺酸阿曲库铵（atracurium besylate）

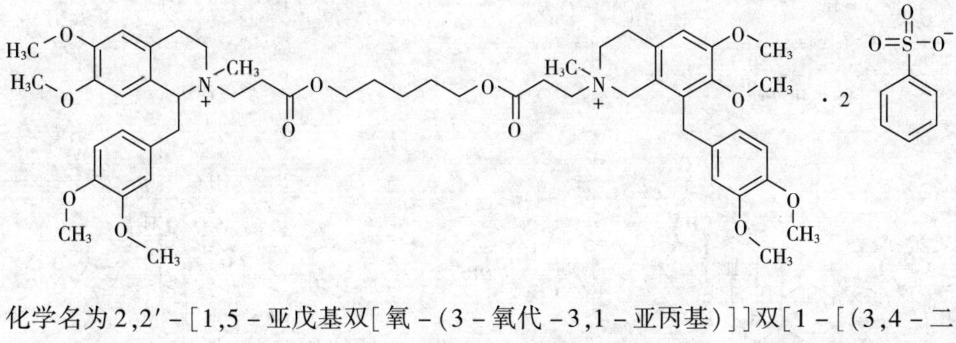

化学名为 2,2′–[1,5–亚戊基双[氧–（3–氧代–3,1–亚丙基）]]双[1–[（3,4–二甲氧苯基）甲基]–1,2,3,4–四氢–6,7–二甲氧基–2–甲基异喹啉鎓]二苯磺酸盐，2,2′–[1,5–pentanediyl bis[oxy–（3–oxo–3,1–propanediyl）]]bis[1–[（3,4–dimethoxyphenyl）methyl]–1,2,3,4–tetrahydro–6,7–dimethoxy–2–methylisoquinolinium] dibenzenesulfonate，又名卡肌宁。

本品季铵氮原子上的 β 位上有吸电子基团，使其在体内可发生非酶性的 Hofmann 消除反应，避免了对肝、肾代谢的依赖性，解决了其他神经肌肉阻断剂应用中的一大缺陷——蓄积中毒问题。其非去极化型肌松作用强度约为右旋氯筒箭毒碱的 1.5 倍，起效快（1~2 分钟），维持时间短（约半小时），不影响心、肝、肾功能，无蓄积性，是比较安全的肌松药。

本品分子结构中有 4 个手性中心，以 1R - cis，1'R - cis 的顺苯磺酸阿曲库铵（cis - atracurium besylate）活性最强，为苯磺酸阿曲库铵的 3 倍，无引起组胺释放和心血管的副作用，已用于临床。

泮库溴铵（pancuronium bromide）是第一个上市的氨基甾体类非去极化型神经肌肉阻断剂，作用强于氯筒箭毒碱，起效快，作用时间长。泮库溴铵属于雄甾烷衍生物，却无雄性激素作用，也无神经节阻滞作用，不促进组胺释放，治疗剂量对心血管影响较小。同类药物还有维库溴铵（vecuronium bromide）、罗库溴铵（rocuronium bromide）、哌库溴铵（pipecuronium bromide）和雷库溴铵（rapacuronium bromide）等。

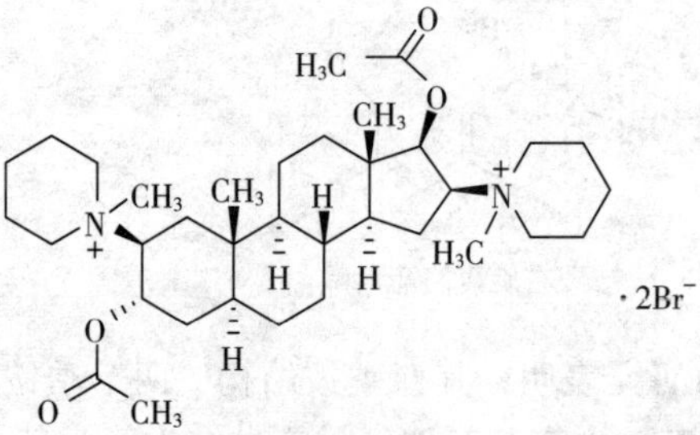

泮库溴铵

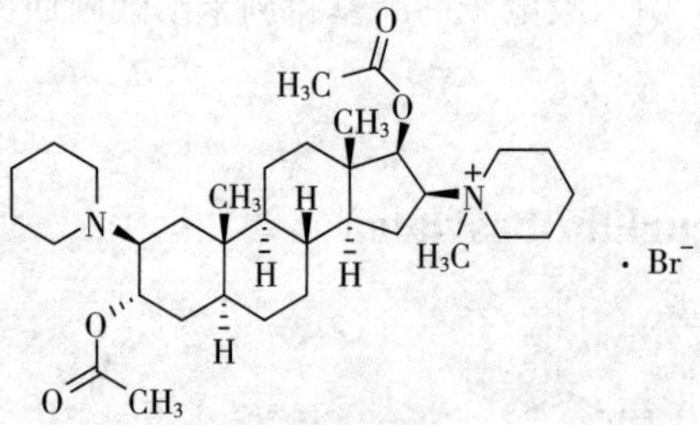

维库溴铵

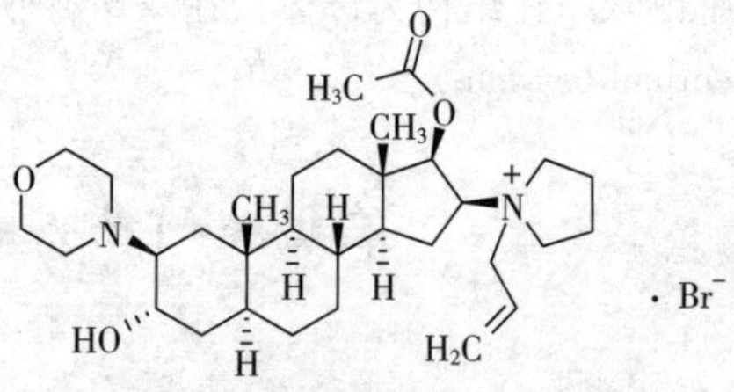

罗库溴铵

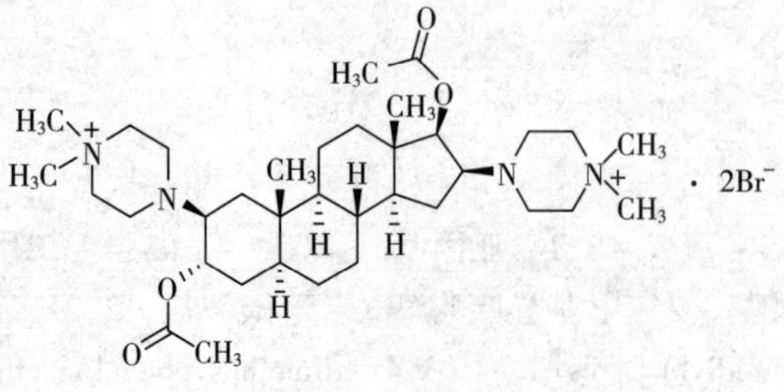

哌库溴铵

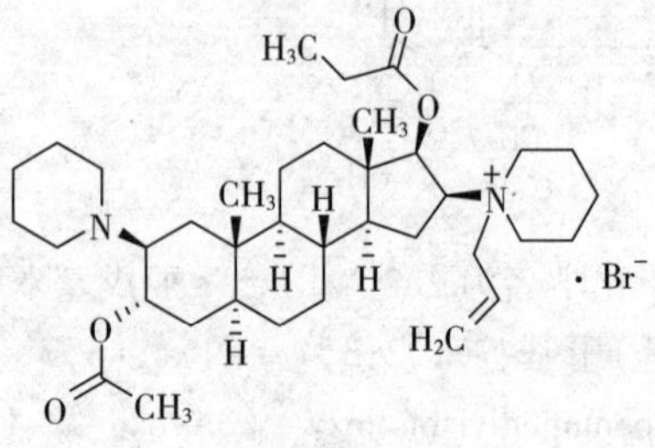

雷库溴铵

本 章 小 结

　　拟胆碱药主要有 M 受体激动剂和胆碱酯酶抑制剂，要用于手术后腹气胀、尿潴留；降低眼内压，治疗青光眼；治疗重症肌无力及治疗阿尔茨海默症。

　　抗胆碱药主要有 M 受体拮抗剂和 N 受体拮抗剂，M 受体拮抗剂主要用作散瞳、眼底检查、扩张支气管、治疗消化道溃疡及缓解平滑肌痉挛引起的内脏绞痛等；N 受体拮抗剂临床作为肌松药用于辅助麻醉。

思考题

　　1. 胆碱能受体有几种？其受体的拮抗剂各有什么作用？

　　2. 试述从生物碱类肌松药的结构特点出发，寻找毒性较低的异喹啉类 N 胆碱受体拮抗剂的设计思路。

　　3. 合成 M 胆碱受体激动剂和拮抗剂的化学结构有哪些异同点？

　　4. 阿托品、东莨菪碱、山莨菪碱和樟柳碱在结构上有何差异？其中哪个中枢副作用最大？为什么？

　　5. 写出溴新斯的明的合成路线。

（胡延维）

第十章　影响肾上腺素能神经系统药物

学习导引

1. **掌握** 拟肾上腺素药物、β受体拮抗剂的构效关系；肾上腺素、麻黄碱、可乐定、普萘洛尔的名称、结构、性质和临床应用。

2. **熟悉** 拟肾上腺素药和抗肾上腺素药的分类；异丙肾上腺素、去甲肾上腺素、伪麻黄碱、重酒石酸间羟胺、盐酸克仑特罗、盐酸哌唑嗪、美托洛尔、倍他洛尔、比索洛尔、拉贝洛尔的结构、性质和临床应用。

3. **了解** 肾上腺素受体的分类；具有儿茶酚胺结构的肾上腺素能药物的代谢特点；麻黄碱类药物的使用管理。

肾上腺素能神经系统在调节血压、心律、心力、胃肠运动和支气管平滑肌张力等生理功能上起着重要的作用。影响肾上腺素能神经药物包括拟肾上腺素药和抗肾上腺素药两大类，是通过影响肾上腺素能神经递质的生物合成、储存、释放、再摄取或者直接作用于受体等不同环节发挥激动或拮抗作用。其中，拟肾上腺素药是一类使肾上腺素能受体兴奋，产生肾上腺素样作用的药物；抗肾上腺素药是一类能与肾上腺素能受体结合，不产生或较少产生肾上腺素样作用，却能阻断肾上腺素能神经递质或激动剂与受体结合，从而拮抗其作用的药物。

第一节　肾上腺素能神经递质与肾上腺素能受体

去甲肾上腺素（norepinephrine）、肾上腺素（epinephrine）和多巴胺（dopamine）是体内重要的内源性肾上腺素能神经递质。其中去甲肾上腺素是交感神经节后神经元的神经递质，可与肾上腺素能受体相互作用而产生生理效应，而多巴胺和肾上腺素是由锥体外系分泌的。由于它们都含有邻苯二酚结构，因此都是儿茶酚胺类化合物。

这三种内源性肾上腺素能神经递质都在突触前神经细胞内合成，在体内有共同的合成和代谢途径，如图10-1所示，其中酪氨酸羟化酶是全过程的限速酶。

肾上腺素能神经递质生物合成后，主要与ATP形成复合物储存在囊泡中。当神经冲动传导到达神经末梢后，产生去极化，递质释放到突触间隙，与突触后膜的受体结合，通过级联放大而产生生理效应。突触间隙的肾上腺素能神经递质约有75%~95%被重新摄入神经末梢而储存于囊泡中，其余部分被酶代谢失活。主要受到儿茶酚-O-甲基转移酶（COMT）和单胺氧化酶（MAO）的催化而代谢失活（图10-2）。

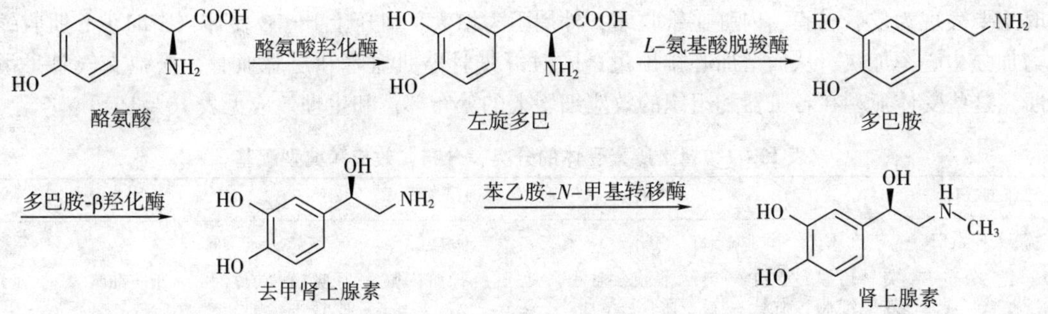

图 10-1 肾上腺素能神经递质的生物合成

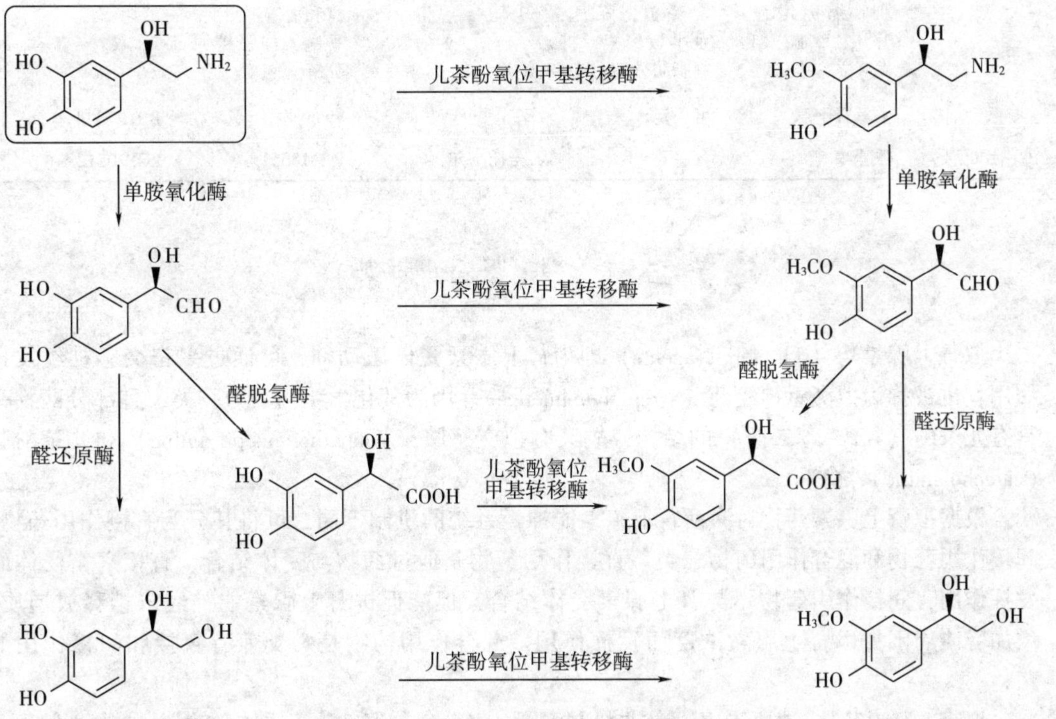

图 10-2 肾上腺素能神经递质的体内代谢

肾上腺素能受体在体内分布广泛，对心血管系统、呼吸系统及内分泌等系统都有重要的调节作用。根据肾上腺素受体对去甲肾上腺素、肾上腺素和异丙肾上腺素（isoproterenol）的反应性不同，将其分为两大类，即 α 受体和 β 受体。α 受体对上述儿茶酚胺类药物的反应性为去甲肾上腺素 > 肾上腺素 > 异丙肾上腺素；而 β 受体的反应性顺序正好相反。根据其生理效应的不同，α 受体又可分为 α_1 和 α_2 两种亚型；β 受体亦分为 β_1、β_2 和 β_3 三种亚型。肾上腺素受体的所有已知亚型都属于 G 蛋白偶联受体超家族，其结构均由三部分组成，即受体蛋白、G 蛋白、效应器酶系或离子通道。受体蛋白与配体结合后，受体分子构象发生改变，在细胞膜上位移，与细胞内侧的 G 蛋白结合，活化腺苷酸环化酶系统，然后作用于效应器酶系或离子通道，引发一系列生理效应。

肾上腺素能的神经递质与肾上腺素受体结合后，能产生各种生物学效应。当 α 受体兴奋时主要表现为皮肤黏膜、内脏血管收缩，外周阻力增大，血压上升。β 受体兴奋时，心肌收缩力加强，心率加快，从而增加心排出量；同时舒张骨骼肌血管和冠脉血管，松弛支气管平滑肌。这些受体亚型在各脏器和组织的效应细胞上的分布部位和生理效应见表 10 - 1。

表 10 -1　肾上腺素受体的分类、分布、效应和典型配基

亚型受体	α_1	α_2	β_1	β_2	β_3
偶联 G 蛋白	Gp	Gi	Gs		
主要分布	突触后膜、心脏效应细胞、血管平滑肌、扩瞳肌、毛发运动平滑肌	突触前膜、血小板、血管平滑肌、脂肪细胞	心脏、肾脏、脑干	呼吸道、子宫和血管平滑肌、骨骼肌、肝脏	脂肪细胞
受体激动效应	收缩平滑肌，心肌收缩力增强，升压，缩瞳，毛发竖立	抑制去甲肾上腺素释放，降压，血小板聚集，抑制脂肪分解	增强心脏功能，升压	舒张支气管、子宫和血管平滑肌，平喘，加强糖原分解	脂肪分解，增加氧耗
激动剂	去氧肾上腺素	可乐定	多巴酚丁胺	特布他林	BRL37344
阻断剂	哌唑嗪	育亨宾	美托洛尔	ICI118551	LGP20712A

第二节　拟肾上腺素药

拟肾上腺素药（adrenergic agents）即为肾上腺素受体激动剂，可通过兴奋交感神经发挥作用，也被称为拟交感神经药（sympathomimetics）。因为其化学结构均为胺类，且部分药物又具有儿茶酚（1,2 - 苯二酚）的结构，故又有拟交感胺（sympathomimetic amine）和儿茶酚胺（catecholamine）之称。

根据拟肾上腺素药物对激活肾上腺素能神经系统的机制不同，可将其分为直接作用药物、间接作用药物和混合作用药物三类。直接作用药物是通过药物与受体结合，直接兴奋受体而发挥作用，间接作用药物不与肾上腺素受体结合，但能促进肾上腺素能神经末梢释放递质，增加受体周围去甲肾上腺素浓度而发挥作用，混合作用药物是一类兼有直接和间接作用的药物。

拟肾上腺素药物，根据作用受体与机制不同，又分为 α 肾上腺素受体激动剂、β 肾上腺素受体激动剂和 α、β 肾上腺素受体激动剂。拟肾上腺素药物见表 10 - 2，构效关系见图10 - 3。

表 10 - 2　拟肾上腺素药物的受体选择性、药理作用和临床用途

受体亚型	代表药物	主要作用	临床用途
α、β	肾上腺素（epinephrine） 多巴胺（dopamine） 麻黄碱（ephedrine）	对肾上腺能受体无选择性激动作用，可直接或间接作用于 α、β 受体产生激动效应	抗休克，治疗哮喘
α	去甲肾上腺素（norepinephrine）	收缩血管，升高血压	抗休克、上消化道出血
α_1	去氧肾上腺素（phenylephrine） 甲氧明（methoxamine） 间羟胺（metaraminol）	血管收缩，外周阻力增加	防治低血压，抗休克

续表

受体亚型	代表药物	主要作用	临床用途
α₂	可乐定（clonidine）	兴奋突触后α₂受体，使心率、心输	抗高血压
	甲基多巴（methyldopa）	出量和外周阻力降低	
	利美尼定（rilmenidine）		
	胍法辛（guanfacine）		
β	异丙肾上腺素（isoprenaline）	支气管舒张	治疗支气管哮喘
β₁	多巴酚丁胺（dobutamine）	正性肌力和心搏量增加	治疗心力衰竭
β₂	沙丁胺醇（salbutamol）	支气管平滑肌舒张	治疗哮喘和支气管痉挛
	特布他林（terbutaline）		
	克仑特罗（clenbuterol）		
	沙美特罗（salmeterol）		
	福莫特罗（formoterol）		

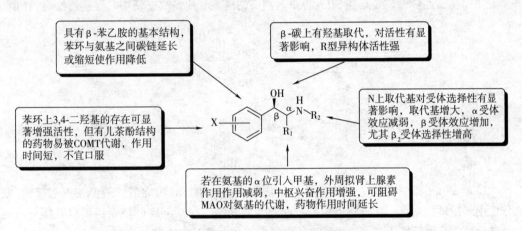

图 10-3 拟肾上腺素药物的构效关系

一、α、β肾上腺素受体激动剂

肾上腺素（epinephrine）

化学名为（R）-4-[-2-（甲氨基）-1-羟基乙基]-1,2-苯二酚，4-[（1R）-1-hydroxy-2-（methylamino）ethyl]-1,2-benzenediol。

本品为白色或类白色结晶性粉末；无臭，味苦。在水中极微溶解，在乙醇、三氯甲烷、乙醚、脂肪油或挥发油中不溶；在矿酸和氢氧化碱溶液中易溶，在氨溶液和碳酸碱溶液中不溶。熔点206~212℃（分解）。

饱和水溶液显弱碱性反应。其在中性或碱性水溶液中不稳定，遇碱性肠液可分解，故口服无效。

本品结构中有邻苯二酚结构，具有较强还原性，与空气或日光接触易氧化变质，呈红色的肾上腺素红，后者可进一步聚合生成棕色多聚体。

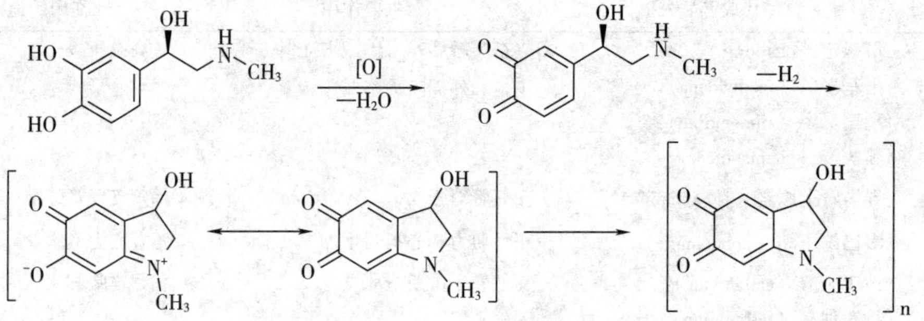

肾上腺素红   棕色多聚体

　　本品具有 β–苯乙胺的结构骨架，β 碳的绝对构型对活性影响很大。拟肾上腺素药物 β 碳均为 R 构型，一般 R 构型异构体的活性大于 S 构型异构体。水溶液加热或室温放置后可发生外消旋化而使活性降低。尤其在 pH 4 以下，消旋的速度较快，故在使用时要注意控制 pH 值。

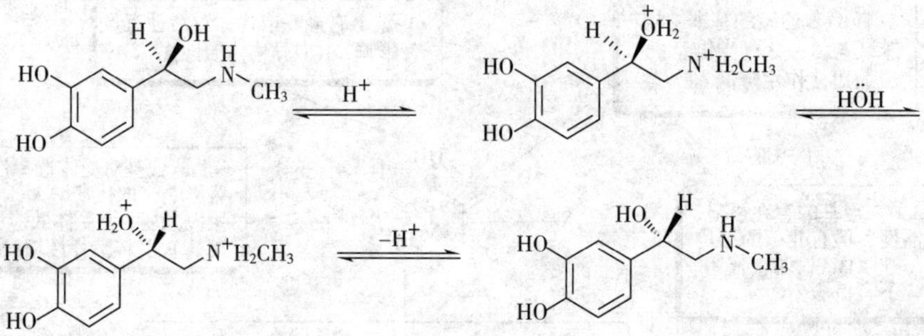

　　本品对 α 和 β 受体都有较强激动作用，能够兴奋心脏、收缩血管、松弛支气管平滑肌，临床上用于过敏性休克、心脏骤停的抢救和支气管哮喘，与局部麻醉药合用可以延缓局麻药的扩散及吸收，延长作用时间，可减少其毒副作用和手术部位的出血。

案例分析

　　案例 10–1：治疗青光眼的药物地匹福林（dipivefrin），是将肾上腺素的酚羟基酯化后得到的特戊酸酯前药，根据地匹福林化学结构式，试述其在青光眼治疗中有何优势？

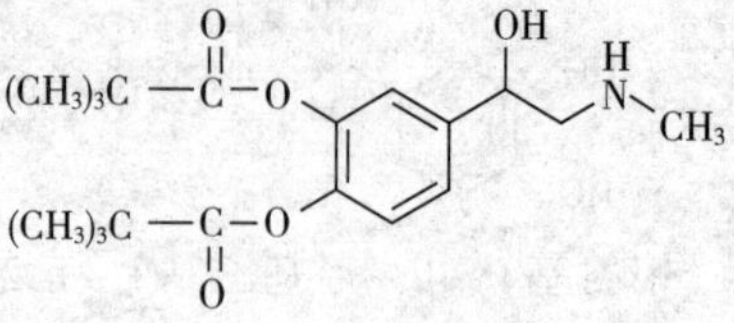

地匹福林

　　分析：肾上腺素局部应用治疗青光眼，由于分子极性大，代谢快，角膜吸收很差。将其酚羟基酯化后得到的地匹福林，亲脂性增加，代谢缓慢，增强了角膜渗透性，降低了原药在不需要部位的浓度，青光眼治疗活性增加了 20 倍，同时，由于地匹福林的剂量减少，也减少了肾上腺素对心脏的副作用。

盐酸麻黄碱（ephedrine hydrochloride）

化学名为(1R,2S)-2-甲氨基-1-苯丙烷-1-醇盐酸盐，（1R,2S)-2-methylamino-1-phenyl propanol-1-ol hydrochloride）。

本品为白色针状结晶或结晶性粉末；无臭，味苦。在水中易溶，在乙醇中溶解，在三氯甲烷和乙醚中不溶。熔点217~222℃。麻黄碱无儿茶酚胺的结构，化学性质较稳定，遇日光、热和空气不易被破坏。

本品具有α-氨基-β-羟基化合物的特征反应，如被高锰酸钾、铁氰化钾等氧化生成苯甲醛和甲胺，前者具有特臭，后者可使红色石蕊试纸变蓝。

麻黄碱有两个手性碳原子、四个光学异构体。一对为赤藓糖型对映异构体（1R,2S）和（1S,2R）称为麻黄碱，另一对为苏阿糖型对映异构体（1R,2R）和（1S,2S）称为伪麻黄碱。四个异构体中活性最强的是（1R,2S）-（-）麻黄碱，能兴奋α和β两种受体，同时还能促进肾上腺素能神经末梢释放递质，直接和间接地发挥拟肾上腺素作用，为临床主要药用异构体。（1S,2R)-（+）麻黄碱只有间接作用且作用较弱；另一种异构体（1S,2S）-（+）伪麻黄碱，拟肾上腺素作用比麻黄碱稍弱，没有直接作用，但中枢副作用较小，广泛用作鼻充血减轻剂，多用于复方感冒药。

(1R,2S)
(-)-麻黄碱

(1R,2R)
(-)-伪麻黄碱

(1S,2R)
(+)-麻黄碱

(1S,2S)
(+)-伪麻黄碱

知识链接

麻黄碱为二类精神药品，同时又是制造冰毒（N-甲基苯丙胺）、摇头丸（3,4-亚甲基双氧基甲基安非他明及其类似物）等许多毒品的原料，为此国家对麻黄碱和伪麻黄碱的生产和使用均有特殊管理要求。

N-甲基苯丙胺

3,4-亚甲基双氧基甲基安非他明

本品由于没有酚羟基，极性小，易通过血-脑屏障进入中枢，产生中枢兴奋作用。口服后易被肠道吸收，大部分以原形从尿中排泄。在体内不易受儿茶酚氧甲基转移酶（COMT）代谢失活，稳定性增加，作用时间持久，但其与受体结合力减弱，作用强度相对低。另外，本品侧链 α 碳上有甲基取代，因空间位阻效应，使其不易被单胺氧化酶（MAO）氧化代谢，代谢稳定性也增加，作用时间延长。因此本品作用弱而持久，口服有效。

本品属于混合作用型药物，对 α 和 β 受体均有激动作用，呈现出松弛平滑肌、收缩血管及中枢兴奋作用，用于支气管哮喘、过敏反应、鼻黏膜肿胀以及低血压等病的治疗。用量过大或长期连续服用会产生震颤、焦虑、失眠、心悸等中枢的不良反应。

二、α 肾上腺素受体激动剂

按受体选择性不同 α 肾上腺素受体激动剂可分为三类：非选择性 α 受体激动剂、选择性 α_1 受体激动剂和选择性 α_2 受体激动剂。其中，选择性 α_1 受体激动剂可收缩周围血管，增加外周阻力，使血压上升，临床主要用于治疗低血压和休克。α_2 受体被激动时可抑制去甲肾上腺素的释放，降低血压，临床主要用于治疗高血压。

1. 非选择性 α 受体激动剂 去甲肾上腺素（noradrenaline）为非选择性 α 受体激动剂代表药，主要激动 α 受体，对 β 受体激动作用很弱，具有很强的血管收缩作用。临床上主要用于升压作用，治疗各种休克。口服使用还可以治疗上呼吸道出血。去甲肾上腺素具有儿茶酚胺的结构，理化性质与肾上腺素相似，临床用重酒石酸盐，体内代谢途径见图 10-2。

重酒石酸去甲肾上腺素

2. 选择性 α_1 受体激动剂 选择性 α_1 受体激动剂可分为苯乙胺类和咪唑啉类（表 10-3）。苯乙胺类药物因结构中不具有儿茶酚胺结构，不被 COMT 所代谢，因此作用用时间比儿茶酚胺类药物长并且可以口服。咪唑啉类药物的结构特点是在咪唑啉的 2 位与取代芳环之间有一碳桥，因此它们的结构中都有苯乙胺的基本骨架。该类药物常用作治疗鼻充血和眼充血。

表 10-3 常用选择性 α_1 受体激动剂

类别	药物名称	药物结构	临床用途
苯乙胺类	间羟胺 （metaraminol）		升压效果比去甲肾上腺素稍弱，但较持久。有中等强度加强心脏收缩的作用，不易引起心律失常，适用于各种休克及手术时低血压
	甲氧明 （methoxamine）		在代谢过程中脱 O-甲基生成保留活性的间酚代谢物，用于低血压患者的升压
	去氧肾上腺素 （phenylephrine）		可兴奋虹膜瞳孔扩大肌引起散瞳，起效快，作用时间短，用于散瞳和检查眼底

续表

类别	药物名称	药物结构	临床用途
咪唑啉类	噻洛唑啉 （xylometazoline）	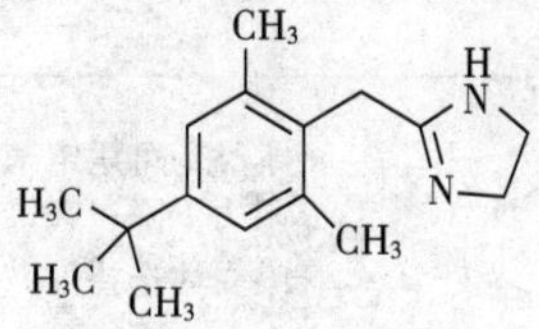	治疗鼻充血和眼充血
	羟甲唑啉 （oxymetazoline）	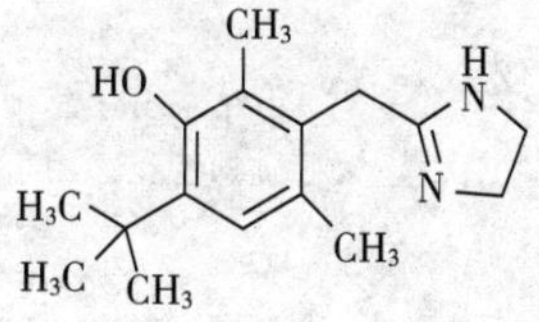	可收缩局部血管用于滴鼻治疗鼻黏膜充血和鼻炎
	萘甲唑啉 （naphazoline）	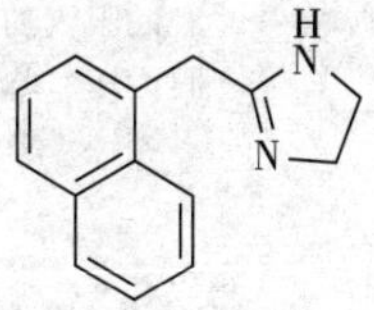	用于过敏性及炎症性鼻充血、急慢性鼻炎、眼充血等

3. 选择性 α_2 受体激动剂

盐酸可乐定（clonidine hydrochloride）

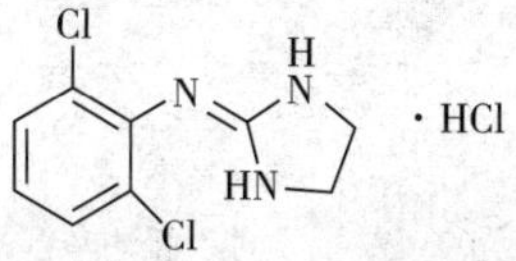

化学名为 2 - [（2,6 - 二氯苯基）亚氨基]咪唑烷盐酸盐，2 - [（2,6 - dichloro - phenyl）imi-no] - 2 - imidazoline hydrochloride。

本品为白色结晶性粉末；无臭。在水或乙醇中溶解，在三氯甲烷中极微溶解，在乙醚中几乎不溶。熔点 305℃（分解）。

本品为 2 - 氨基咪唑啉类药物，分子存在着亚胺型和氨基型两种互变异构体，主要以亚胺型形式存在。pK_a 为 8.3，在生理的 pH 条件下约有 80% 电离成阳离子形式。

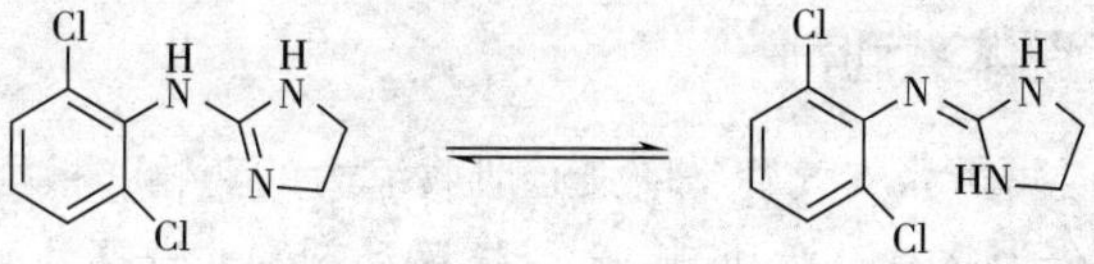

氨基型　　　　　　　亚胺型

本品口服吸收迅速，生物利用度达 95% 以上，服后 0.5 小时产生降压作用，可维持 6 小时。大部分在肝脏代谢，主要代谢为无活性的 4 - 羟基可乐定及其葡萄糖醛酸酯和硫酸酯。

本品可激动外周 α_2 受体而使血压短暂升高，同时，又是中枢 α_2 受体和血压相关的咪唑啉 I_1 受体激动剂，从而可导致血压持久下降，临床上用于治疗中度高血压，对原发性高血压疗效较好。可乐定还具有中枢镇静作用和镇痛作用，可治疗多动症及用于阿片成瘾者的戒毒。

其他临床常用药物见表 10 - 4。

表 10 - 4 常用的选择性 α_2 受体激动剂

药物名称	药物结构	药理特点及用途
莫索尼定 (moxonidine)		本品为可乐定苯环被嘧啶环替代得到的衍生物，可使外周阻力下降，直接产生中枢性降压作用。同时也为 I_1 - 咪唑啉受体选择性激动剂，临床上治疗原发性高血压
利美尼定 (rilmenidine)		以生物电子等排体噁唑环替代咪唑环，具有吸收迅速、完全的特点，用于治疗高血压
阿普乐定 (apraclonidine)		激动眼内的 α_2 受体而减少房水产生，加强房水外流而降低眼内压，临床用于治疗青光眼
溴莫尼定 (brimonidine)		同 "阿普乐定"
胍法辛 (guanfacine)		可乐定的咪唑啉开环类似物，属于中枢性 α_2 受体激动剂，作用与可乐定相似，适用于中、轻度高血压
胍那苄 (guanabenz)		同 "胍法辛"
甲基多巴 (methyldopa)		属于前体药物，口服吸收后可通过血 - 脑屏障到达中枢，经芳香氨基酸脱羧酶和多巴胺 β - 羟化酶的催化作用下，被代谢为 α - 甲基去甲肾上腺素。本品为中枢性抗高血压药，适用于治疗肾功能不良的高血压

三、β 肾上腺素受体激动剂

β 受体激动剂是一类可舒张支气管、增强心肌收缩力的药物。根据 β 受体激动剂对受体作用的选择性不同，可分为 β_1 受体激动剂、β_2 受体激动剂和非选择性 β 受体激动剂三类。非选择性 β 受体激动剂临床用于治疗哮喘，也可用于心动过缓型心律失常的治疗。β_1 受体激动剂主要能促进房室传导，有较强的正性肌力作用，临床上用于急性心肌梗死、心力衰竭及中毒性休克的治疗。β_2 受体激动剂使支气管和冠状动脉松弛，主要用于治疗哮喘及改善微循环。

1. 非选择性 β 受体激动剂 盐酸异丙肾上腺素（isoprenaline hydrochloride）是非选择性 β 受体激动剂，本品主要兴奋 β 受体，对 α 受体无作用。对 β_1 和 β_2 受体的兴奋作用均很强，无选择性。可使心肌收缩力增加、心率加快、传导加速，扩张支气管，临床上用于治疗支气管

哮喘、抗休克、房室传导阻滞等，但由于选择性低，在治疗哮喘时会产生心悸、心动过速等心脏兴奋副作用。本品口服无效，但舌下含服吸收良好，经注射或制成喷雾剂给药容易吸收，吸收后主要在肝脏或其他组织中被代谢，其作用持续时间比肾上腺素长。

盐酸异丙肾上腺素

2. β₁受体激动剂

盐酸多巴酚丁胺（dobutamine hydrochloride）

化学名为4-[2-[[1-甲基-3-(4-羟苯基)丙基]氨基]乙基]-1,2苯二酚盐酸盐，4-[2-[[3-(4-hydroxyphenyl)-1-methylpropyl]amino]ethyl]-1,2-benzenediol hydrochloride。

本品为白色或类白色结晶性粉末；几乎无臭，味微苦。在水中、无水乙醇中略溶，在三氯甲烷中难溶。熔点189～191℃。

本品为芳氧丙醇胺类化合物，结构中含有邻苯二酚和苯酚，具有还原性，遇光及放置空气中可氧化，颜色逐渐变深。含有一个带氨基的手性碳原子，有两种光学异构体。两种异构体都选择激动β₁受体，右旋体比左旋体作用更强。但左旋体有激动α₁受体的作用，右旋体则有阻滞α受体的作用，所以临床上使用的为外消旋体，抵消α作用，减少副作用。临床用于治疗器质性心脏病所发生的心力衰竭、心肌梗死所致的心源性休克及术后低血压。缺点是作用时间短，口服无效，易产生耐受性和增加心肌耗氧量。

同类药物还有普瑞特罗（prenalterol）和扎莫特罗（xamoterol），均为芳氧丙醇胺类化合物。普瑞特罗可直接兴奋心肌，正性肌力作用强，用于治疗急慢性心力衰竭，扎莫特罗选择性作用于心脏β₁受体，兴奋心脏，在交感神经功能低下时，可产生正性肌力作用，而当交感神经功能亢进时，可产生负性肌力作用，因此具有良好的双重作用，临床用于伴有心肌梗死的心力衰竭治疗。

普瑞特罗   扎莫特罗

3. β₂受体激动剂 β₂受体激动剂临床主要用于平喘（详见第15章），品种较多，结构多为苯乙胺类，其结构的共同点是氮原子上有较大的取代基。此类药物对β₂受体的选择性强，对心脏的副作用很小，不易被COMT和MAO代谢，作用时间长。常用的β₂受体激动剂见表10-5所示。

表 10-5 常用的 β₂ 受体激动剂

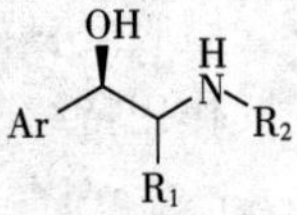

药品名称	—Ar	—R₁	—R₂
沙丁胺醇 (salbutamol)	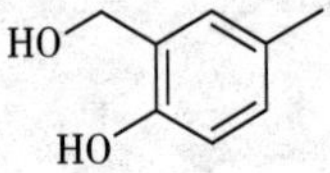	—H	—C(CH₃)₃
克仑特罗 (clenbuterol)	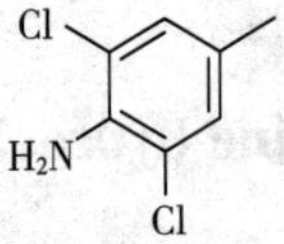	—H	—C(CH₃)₃
特布他林 (terbutaline)	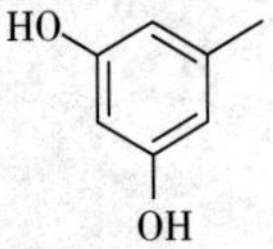	—H	—C(CH₃)₃
马布特罗 (mabuterol)	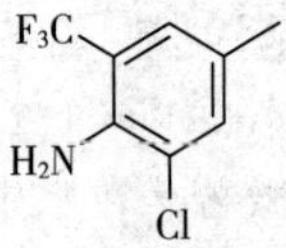	—H	—C(CH₃)₃
妥洛特罗 (tulobuterol)	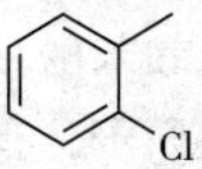	—H	—C(CH₃)₃
丙卡特罗 (procaterol)	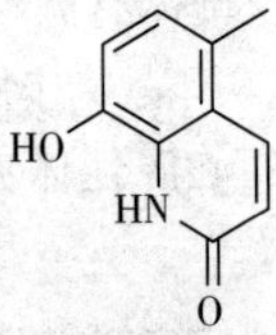	—C₂H₅	—CH(CH₃)₂
氯丙那林 (clorprenaline)	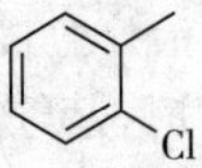	—H	—CH(CH₃)₂
福莫特罗 (formoterol)	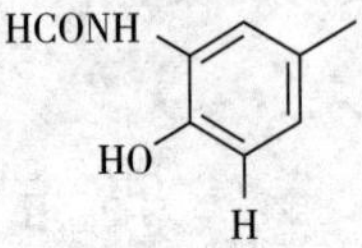	—H	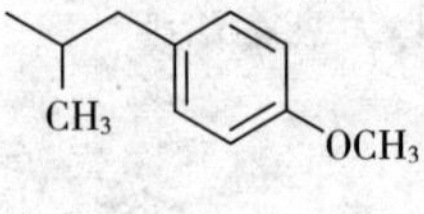
利托君 (ritodrine)	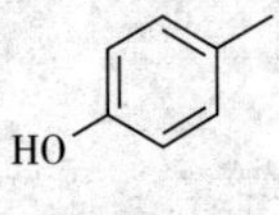	—CH₃	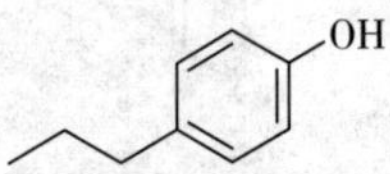
非诺特罗 (fenoterol)	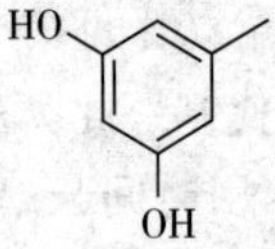	—H	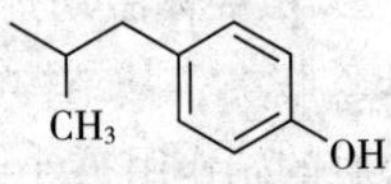

瘦 肉 精

克仑特罗（clenbuterol）曾被人用作瘦肉型猪饲料的添加剂，俗名"瘦肉精"。当它们以超过治疗剂量5～10倍的用量用于家畜饲养时，能显著促进动物体蛋白质沉积、促进脂肪分解抑制脂肪沉积，以提高瘦肉率、增重和提高饲料转化率，因此曾被用作畜禽的促生长剂、饲料添加剂。猪吃了含有盐酸克仑特罗的饲料后会在猪体组织中形成残留，尤其是在猪的肝脏等内脏器官残留较高，人食用后直接危害身体健康，严重的可导致死亡。因此，该类药物严格禁止用作饲料添加剂。

第三节　抗肾上腺素药

抗肾上腺素药也称为肾上腺素受体拮抗剂，是一类能与肾上腺素能受体结合，但无内在活性或活性很低，阻断肾上腺素能神经递质或拟肾上腺素药与受体作用的药物，根据药物对 α 和 β 受体选择性不同，分为 α 受体拮抗剂（α–adrenergic antagonists）和 β 受体拮抗剂（β–adrenergic antagonists）。

一、α 受体拮抗剂

α 受体拮抗剂可选择性阻断与血管收缩有关 α 受体效应，而与血管舒张有关的 β 受体效应不受影响，故导致血压下降。该类药物在临床上主要用于降血压、改善微循环、治疗外周血管痉挛性疾病及血栓鼻塞性脉管炎。此外，部分药物还可使前列腺平滑肌舒张，用于治疗良性前列腺增生（benign prostatic hyperplasia，BPH）和男性勃起功能障碍（erectile dysfunction，ED）。根据药物对受体亚型选择性不同，α 受体拮抗剂可分为选择性 α_1 受体拮抗剂、选择性 α_2 受体拮抗剂及非选择性 α 受体拮抗剂。

1. 非选择性 α 受体拮抗剂　本类药物对 α_1 和 α_2 受体无选择性，阻滞 α_1 受体产生降压作用的同时又阻滞突触前 α_2 受体，促使去甲肾上腺素的释放，使血压升高，两种作用互相抵消，因此降压作用弱而不良反应较多。根据作用时间不同，分为短效药物和长效药物。短效药物包括酚妥拉明（phentolamine）和妥拉唑啉（tolazoline），具有抗高血压作用，但作用时间短暂，主要用于外周血管痉挛性疾病及嗜铬细胞瘤的诊断，因能引起胃酸分泌等副作用，目前在临床上已被其他药物替代。长效药物酚苄明（phenoxybenzamine）是 β–氯乙胺类衍生物，结构类似氮芥类药物，可以与 α 受体的亲核基团发生烷基化反应，生成稳定的共价键，因此作用强而且持久。临床主要用于外周血管痉挛性疾病、预防嗜铬细胞瘤的高血压、休克以及神经性尿潴留等。

酚妥拉明　　　　　　　　妥拉唑林　　　　　　　　酚苄明

2. 选择性 α_1 受体拮抗剂　α_1 受体拮抗剂能阻断 α_1 受体，对 α_2 受体无影响，降低总外周血管阻力，使血压下降，但对心排血量无明显影响，并很少引起心动过速的副作用，降压效果好。哌唑嗪（prazosin）是第一个被发现的 α_1 受体拮抗剂，临床用于治疗各种原因引起的高血压和充血性心力衰竭，后来又发现了一些同类药物，如特拉唑嗪（terazosin）、多沙唑嗪（doxazosin）等，都是喹唑啉的衍生物，区别在于哌嗪环氮原子上取代基的不同，而使各个药物在药代动力学性质上的明显不同。如将哌唑嗪的呋喃环还原为四氢呋喃而成为特拉唑嗪，其亲水性增加，对 α_1 受体的亲和力仅为哌唑嗪的 1/2，毒性降低，半衰期长。将哌唑嗪的呋喃环转换成苯并二氧六环即为多沙哌嗪，半衰期更长。该类药物主要用于良性前列腺增生及高血压病的治疗。

哌唑嗪
特拉唑嗪
多沙唑嗪

该类药物还有阿夫唑嗪（alfuzosin）和坦索罗辛（tamsulosin），阿夫唑嗪也是哌唑嗪的衍生物，结构中以丙二胺的开链结构替代哌唑嗪中的哌嗪环。坦洛新是苯丙胺的衍生物，对 α_1 受体的选择性更强，在治疗良性前列腺增生时对心血管的不良反应小，是目前治疗良性前列腺增生的一线药物。

阿夫唑嗪
坦洛新

3. 选择性 α_2 受体拮抗剂　育亨宾（yohimbine）是从植物萝芙木根中提取的一种吲哚生物碱，是选择性 α_2 受体拮抗剂，能扩张血管平滑肌，降低血压，同时还可使阴茎动脉扩张等。常用作研究 α_2 受体的工具药，也用于治疗体位性低血压和男性性功能障碍。

育亨宾

二、β 受体拮抗剂

β 受体拮抗剂可竞争性的与 β 受体结合从而产生拮抗肾上腺素能神经递质或 β 受体激动剂效应，产生对心脏兴奋的抑制作用和对支气管及血管平滑肌的舒张作用。临床上广泛用于心绞痛、心律失常、青光眼、高血压等疾病的治疗。

β 受体拮抗剂是 20 世纪 60 年代发展起来的一类治疗心血管疾病的药物，是从异丙肾上腺素的结构改造中发现的。1957 年 Lillly 公司将异丙肾上腺素结构中的两个酚羟基用两个氯原子取代时，得到二氯特诺（dichloroisoproterenal，DCI），这是第一个发现的 β 受体拮抗剂，因有较强的内在拟交感活性而未被应用于临床。构效关系的研究表明，这种拟交感活性与苯环上的极性取代基的结构有关，因此将二氯特诺结构上的两个氯原子用萘环替代后，得到丙萘洛尔（pronethalol），几乎没有内源性拟交感活性，却有中枢神经系统毒性和致癌作用，也未被临床应用。在改变丙萘洛尔的结构中发现，在芳环和乙醇胺侧链之间插入—OCH₂—，并将此侧链从萘环的 β 位移至 α 位，得到了第一个临床成功应用的 β 受体拮抗剂普萘洛尔（propranolol），研究者 Jsmes Whyte Black 博士因此获得 1988 年的诺贝尔生理学与医学奖，开启了现代心血管疾病药物治疗的新篇章。

异丙肾上腺素　　二氯特诺　　丙萘洛尔

自普萘洛尔问世以来，先后合成了数以千计的结构类似物，迄今上市的有 30 余种。经深入的研究发现 β 受体拮抗剂绝大多数有 β 受体激动剂异丙肾上腺素分子的基本骨架，按化学结构可分为苯乙醇胺或芳氧丙醇胺两种类型。

苯乙醇胺类　　芳氧丙醇胺类

β 受体可分为 β₁ 和 β₂ 两种亚型，前者主要存在于心脏，后者主要分布于血管和支气管平滑肌。根据 β 受体拮抗剂对 β₁ 和 β₂ 两种受体亚型的亲和力的差异，可将 β 受体拮抗剂分为非选择性 β 受体拮抗剂、选择性 β₁ 受体拮抗剂和非典型的 β 受体拮抗剂。常用药物见表 10－6，构效关系见图 10－4。

表 10－6　β 受体拮抗剂分类及常用药物

受体类型	代 表 药 物
β	普萘洛尔（propranolol）　阿普洛尔（alprenolol）　氧烯洛尔（oxprenolol） 纳多洛尔（nadolol）　索他洛尔（sotalol）　吲哚洛尔（pindolol）

受体类型	代 表 药 物	

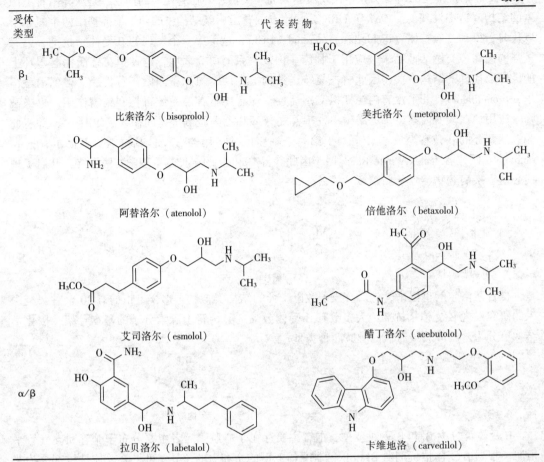

β₁ 比索洛尔（bisoprolol） 美托洛尔（metoprolol）

阿替洛尔（atenolol） 倍他洛尔（betaxolol）

艾司洛尔（esmolol） 醋丁洛尔（acebutolol）

α/β 拉贝洛尔（labetalol） 卡维地洛（carvedilol）

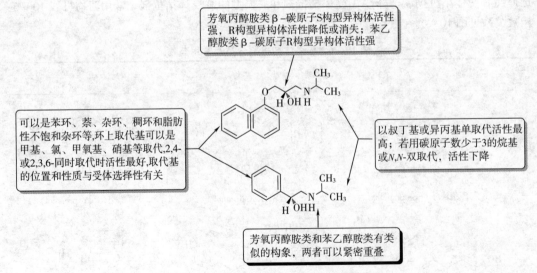

芳氧丙醇胺类β-碳原子S构型异构体活性强，R构型异构体活性降低或消失；苯乙醇胺类β-碳原子R构型异构体活性强

可以是苯环、萘、杂环、稠环和脂肪性不饱和杂环等，环上取代基可以是甲基、氯、甲氧基、硝基等取代，2,4-或2,3,6-同时取代时活性最好，取代基的位置和性质与受体选择性有关

以叔丁基或异丙基单取代活性最高；若用碳原子数少于3的烷基或N,N-双取代，活性下降

芳氧丙醇胺类和苯乙醇胺类有类似的构象，两者可以紧密重叠

图 10 - 4　β受体拮抗剂的构效关系

1. 非选择性β受体拮抗剂　该类药物对β₁、β₂受体无选择性，在同一剂量时对两种亚型产生相似强度的拮抗作用。在治疗心血管疾病时，因阻断β₂受体可引起支气管痉挛和哮喘等副作用。

盐酸普萘洛尔（propranolol hydrochloride）

化学名为 1 - 异丙氨基 - 3 - (1 - 萘氧基) - 2 - 丙醇盐酸盐，1 - isopropylamino - 3 - (1 - naphthalenyloxy) - 2 - propanol hydrochloride。

本品为白色结晶性粉末；无臭，味微甜后苦。溶于水和乙醇，在三氯乙烷中微溶。熔点 162 ~ 165℃。

本品水溶液为酸性，游离碱的 pK_a 为 9.45。酸性水溶液可发生异丙氨基侧链氧化，在碱性条件下较稳定。

本品分子侧链中含一个手性碳原子，其 S - 构型左旋体作用强效，R - 构型右旋体的作用很弱，临床多使用外消旋体。

本品是一种非选择性的 β 受体拮抗剂，阻断心肌 β 受体，减慢心率，抑制心脏收缩力与传导，使循环量减少，心肌耗氧量降低，没有内在拟交感活性。口服吸收率在 90% 以上，主要在肝脏代谢。临床上用于心绞痛、窦性心动过速、心房扑动和颤动，也用于早搏和高血压的治疗。主要缺点是游离碱的脂溶性大，易透过血 - 脑屏障产生中枢效应，还可引起支气管痉挛和哮喘的副作用。

本品合成方法可用 α - 萘酚在氢氧化钾存在下用氯代环氧丙烷进行 O - 烃化反应，得 1,2 - 环氧 - 3 - (α - 萘氧)丙烷，再以异丙胺氨化，成盐后即得。

案例分析

案例 10 - 3：患者，男，50 岁，因反复发作性喘息 12 年，加重 5 余天就诊。此次患者主诉静息喘息、咳嗽、咳痰，夜间不能平卧。在询问病史过程中，患者诉有高血压病史三年，在家中自服普萘洛尔 10mg，t.i.d.，入院血压 180/110mmHg。入院后临床诊断为支气管哮喘合并感染；高血压（3 级，高危组）。医生确定的临床治疗方向是抗感染、解痉平喘、控制血压。请问医生用药是否合理？

分析：本案例中，患者服用普萘洛尔治疗高血压病，存在危险因素。因为普萘洛尔是非选择性的 β 受体阻断剂，会阻断支气管平滑肌的 $β_2$ 受体，有使支气管平滑肌收缩的危险，可引起支气管痉挛，引发或加重哮喘，重者会危及生命，所以支气管哮喘患者禁用非选择性 β 受体阻滞剂，应用选择性 $β_1$ 受体阻断剂也需慎重，因此建议患者选用钙通道阻滞类降血压药物。

2. 选择性 β_1 受体拮抗剂　该类药物对心脏的 β_1 受体具高选择性，对 β_2 受体阻断作用较弱，可以减少药物的副作用。此类药物的化学结构基本都属于芳氧丙醇胺类，芳环对位有不同的取代基。

艾司洛尔（esmolol）是利用软药设计原理，在分子中引入代谢时易变的基团而发展的一种超短效 β_1 受体拮抗剂，由于分子中含甲酯结构，在体内易被血清酯酶代谢水解而失活，因此，作用迅速而短暂，其半衰期仅 8 分钟，适用于室上性心律失常的紧急状态的治疗，一旦发现不良反应，停药后可立即消失。

比索洛尔（bisoprolol）是特异性最高的 β_1 受体拮抗剂之一，强效，长效。作用类似于对 β_1 受体的选择性是阿替洛尔的 4 倍，作用为普萘洛尔的 4 倍，美托洛尔的 $5 \sim 10$ 倍，且在降压的同时还可改善心脏舒张功能，对血糖、血脂无不良反应，特别适用于伴有糖尿病的高血压患者。

案例分析

案例 10 - 4： 选择性 β_1 肾上腺素受体拮抗剂美托洛尔可被肝脏单氧合酶代谢，代谢的部位是作为药效团的 β - 氨基醇和对位的羟醚基，其中两个代谢产物 O - 去甲基美托洛尔和 α - 羟基美托洛尔有活性，但强度仅为美托洛尔的 $10\% \sim 20\%$。主要代谢产物是氧化成羧酸的产物，没有 β 受体阻断作用，也没有毒性。请问该药的哪种代谢物可以作为软药设计的先导物？并请举例说明

分析： 美托洛尔的羧酸代谢物经酯化和引入柔性侧链，可得到一系列 β 受体阻断剂软药，在受体结合、转运、水解速率和代谢等方面具有不同的性质。阿达洛尔（adaprolol）是依据上述的设计策略合成抗青光眼药，可长时间降低眼压。

阿达洛尔可迅速被水解，水解产物为游离酸，没有 β 受体阻断作用，因而减少了对心血管和肺组织的副作用。临床应用表明对老年青光眼患者安全。

阿达洛尔

3. 非典型 β 受体拮抗剂　同时具有 α、β 受体阻断作用的一类药物，此类药物是将 β 受体拮抗剂分子中氨基上取代烷基改成芳烷基，则产生 α 受体拮抗作用，对 β 受体的拮抗作用强于 α 受体。这类药物在发挥 β 受体拮抗作用的同时，还具有扩张血管的 α_1 受体拮抗的协同

作用，比单纯的β受体拮抗剂更优越。

盐酸拉贝洛尔（labetalol hydrochloride）

化学名为2-羟基-5-[1-羟基-2[（1-甲基-3-苯丙基）氨基]-乙基]苯甲酰胺盐酸盐，2 - hydroxy - 5 - (1 - hydroxy - 2((1 - methyl - 3 - phenylpropyl) amino) ethyl) benzamide hydrochloride。

本品为白色或类白色粉末；在水和乙醇中微溶，不溶于二氯甲烷和乙醚。熔点181～185℃（分解）。

本品含有酚羟基，药用其盐酸盐，属于水杨酰胺的衍生物，与三氯化铁试液反应呈紫色，与碘试液反应生成棕色沉淀。

本品结构中含有两个手性碳原子，有4个异构体，其中（S,S）和（R,S）两个异构体无活性，（S,R）异构体为α受体拮抗剂，（R,R）异构体具有β受体拮抗作用，且为阻断α受体作用的4～8倍，目前临床应用外消旋体。

本 章 小 结

影响肾上腺素能神经系统的药物作用于去甲肾上腺素的生物合成、贮存、释放、与受体结合等各个位点，包括拟肾上腺素药和抗肾上腺素药。

拟肾上腺素药是一类用于心血管和呼吸系统疾病的重要药物，可分为α肾上腺素受体激动剂、β肾上腺素受体激动剂和α、β肾上腺素受体激动剂三类，分别以去甲肾上腺素、异丙肾上腺素和肾上腺素为代表。一般临床用于抗休克、降压、平喘等。

抗肾上腺素药能够拮抗去甲肾上腺素能神经递质或肾上腺素受体激动剂的作用，分为α受体拮抗剂和β受体拮抗剂，α受体拮抗剂主要通过阻断α_1和α_2受体而产生对心脏、血管和血压的作用，主要用于降血压、改善微循环及治疗外周血管痉挛性疾病。β受体拮抗剂竞争性拮抗β受体激动药的作用，是一类应用较广的心血管疾病治疗药，普萘洛尔是这类药物的代表。

思考题

1. 写出拟肾上腺素药结构通式，并简述其构效关系。

2. 以麻黄碱为例，说明光学异构体与生理活性的关系。

3. 试述肾上腺素能拮抗剂的分类，各类的主要作用是什么？

4. 写出肾上腺素β受体拮抗剂的结构通式，并简述其构效关系。

5. 用α-萘酚与环氧氯丙烷为原料合成盐酸普萘洛尔，写出反应式。

（邓 卅）

第十一章 抗高血压药和利尿药

学习导引

1. **掌握** ACEI、Ang Ⅱ 受体拮抗剂、钙通道阻滞剂构效关系；代表药物的结构、理化性质、体内代谢和临床应用。

2. **熟悉** ACEI 及 Ang Ⅱ 受体拮抗剂的作用机制；先导化合物的发现和优化、生物电子等排体、前药等新药设计原理。

3. **了解** 钙通道阻滞剂、利尿药的分类和作用机制。

第一节 抗高血压药

高血压（hypertension）是一种动脉血压升高超过正常范围（140/90mmHg）的常见疾病，是目前严重危害人类健康的疾病之一。世界范围内的发病率高达 10%～20%，同时伴有冠心病、心力衰竭、糖尿病、肾病、中风等多种并发症的发生，以心、脑、肾的损害并发症最为显著。90% 以上的高血压发病原因迄今尚未阐明，但普遍认为高血压是在一定遗传背景下，由于多种因素参与使正常血压调节机制失衡所致。

高血压除有原发性和继发性之外，还有非病态的高血压，当精神刺激或情绪激动、压力过大时，血压会偏高，这实际上是人体的一种自我调节，但如果长期存在，会对血管造成伤害，危及生命。

血压生理调节极其复杂，但血压高低主要取决于循环血量、外周血管阻力和心排出量等因素。这些因素主要通过自主神经系统、肾素－血管紧张素－醛固酮系统（renin-angiotensin-aldosterone system，RAAS）等进行调节。根据作用机制，抗高血压药物可分为：作用于中枢的抗高血压药、作用于交感神经系统的抗高血压药、神经节阻断药物、血管扩张药、肾上腺素 α_1 受体拮抗剂、肾上腺素 β 受体拮抗剂、影响肾素－血管紧张素－醛固酮系统的药物和钙通道阻滞剂等。利尿药通过减少血容量降低血压，也用于高血压的治疗。本章重点讲述影响肾素－血管紧张素－醛固酮系统的药物、钙通道阻滞剂和利尿药。

一、影响肾素－血管紧张素－醛固酮系统的药物

肾素是一种水解蛋白酶，由肾脏入球小动脉的近球细胞合成，储存并释放到血液中，直接作用于肝脏所分泌的血管紧张素原，使血管紧张素原转变成血管紧张素 Ⅰ（angiotensin Ⅰ，

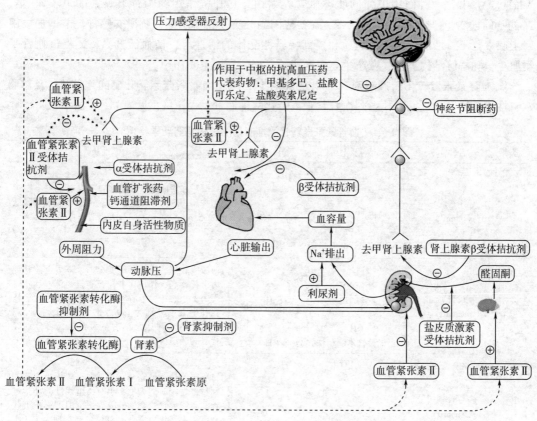

图 11-1 高血压发病机制及抗高血压药物作用靶点

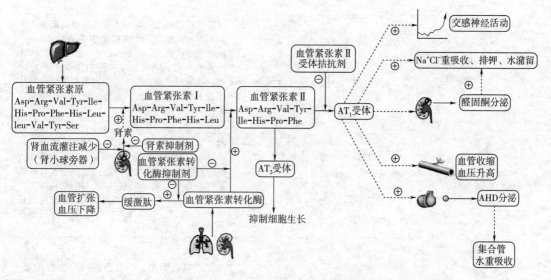

图 11-2 肾素-血管紧张素-醛固酮系统

Ang Ⅰ），在正常血浆浓度下无生理活性，经过肺、肾等脏器时，在血管紧张素转化酶（angio-tensin converting enzyme，ACE）的作用下，形成血管紧张素Ⅱ（angiotensin Ⅱ，Ang Ⅱ）。ACE又称激肽酶Ⅱ，尚有降解缓激肽的作用。Ang Ⅱ在酶作用下脱去一个天门冬氨酸，转化为

AngⅢ。AngⅡ是一种作用极强的肽类血管收缩剂，其升压作用约为肾上腺素的 10～40 倍。AngⅡ可通过刺激肾上腺皮质球状带，促使醛固酮分泌，潴留水钠，刺激交感神经节增加去甲肾上腺素分泌，增加交感神经递质和提高特异性受体的活性等，使血压升高；还促进血管平滑肌生长和心脏结构重构，在产生高血压病的过程中发挥重要作用。

1. 血管紧张素转化酶抑制剂 20 世纪 80 年代，根据血管紧张素转化酶的化学结构及对酶水解性质的研究，开发出一系列血管紧张素转化酶抑制剂（ACEI），见表 11-1 所示。

表 11-1 血管紧张素转化酶抑制剂的结构及药动学特性

类别	名称	结构及上市时间、公司	药动学性质
含巯基（—SH）或硫基（—SR）类	卡托普利（captopril）	（结构式）1981 年 Sqibb 公司（美国）	口服后在胃肠道吸收迅速，吸收率60%，空腹生物利用度为70%。与食物同服吸收率可降低约35%。达峰时间 1～2 小时，血浆蛋白结合率30%
	阿拉普利（alacepril）	（结构式）1988 年大日本制药株式会社（日本）	口服吸收好，生物利用度67%。体内迅速转变为卡托普利，作用比卡托普利强 3 倍。达峰时间为 1 小时。血中游离、蛋白结合和总的卡托普利半衰期分别为 1.9 小时、4.2 小时和 5.2 小时。24 小时尿总排出量为59%，可分别经肾脏和肠道排泄
	佐芬普利（zofenopril）	（结构式）2001 年 Enarini 公司（意大利）	口服吸收快速且完全，几乎完全转化为佐芬普利拉，达峰时间为 1.5 小时，呈线性药动学过程。胃肠道食物会影响吸收速率但不影响吸收程度。血浆蛋白结合率88%。半衰期为 5.5 小时。经肝肾双重代谢途径消除
含羧基（—COOH）类	依那普利（enalapril）	（结构式）1984 年默克公司（美国）	口服吸收约 60%，吸收不受胃肠道内食物的影响。在肝内水解所生成的依那普利拉作用强。血药浓度达峰时间约 1 小时，依那普利拉达峰时间 4～6 小时，有效半衰期 11 小时。经肾排泄，口服剂量的94%左右以原型或依那普利拉存在于尿和粪便中，无其他代谢产物。不易通过血-脑屏障
	赖诺普利（lisinopril）	（结构式）1987 年默克公司（美国）	口服吸收个体差异大，4～6 小时起效，达峰时间为 6～8 小时，生物利用度25%，饮食不影响吸收及生物利用度，连续给药 3～4 日可达稳态血药浓度。在体内不被代谢，亦不与血浆蛋白结合。主要从肾脏排泄。消除半衰期为 12.6 小时。严重肾功能减退者消除半衰期延长至 40 小时以上，可发生体内蓄积，蓄积的原药可经透析去除
	培哚普利（perindopril）	（结构式）1989 年施维雅公司（法国）	吸收迅速且完全，进食会影响生物利用度，3～4 小时后活性代谢物达峰值，血清半衰期为 1.5～3 小时，作用时间 24 小时，生物利用度为 65%～95%，大约75%的药物从尿中排出，25%从粪中排出。未发现蓄积

续表

类别	名称	结构及上市时间、公司	药动学性质
含羧基 （—COOH） 类	雷米普利 （ramipril）	1989 年赫斯特公司（德国）	口服吸收迅速，1 小时之内可达峰浓度。活性代谢物雷米普利拉达峰时间在 2～4 小时。几乎完全被代谢，代谢产物主要从肾脏排泄，给药每日 1 次，大约 4 天后达到稳态血药浓度
	喹那普利 （quinapril）	1989 年辉瑞公司（美国）	口服约 60% 被迅速吸收。在肠、肝中转变成有活性的喹那普利拉。达峰时间 1.4～1.5 小时。终末半衰期 25 小时。由肾清除约 61%、粪中排出约 37%。蛋白结合率约为 35%。最大降压作用出现在口服后 2～6 小时
	地拉普利 （delapril）	1989 年武田制药（日本）	口服吸收完全，达峰时间为 1～6 小时，其作用与剂量相关。强效、长效 ACEI
	贝那普利 （benazepril）	1990 年诺华公司（瑞士）	口服后迅速吸收，30 分钟后原形药血浆浓度达峰值，90 分钟后活性代谢物达峰值。进食后服药延迟其吸收。蛋白结合率约为 95%。原形药无蓄积，贝那普利拉累积有效期为 10～11 小时。贝那普利拉主要经肾和胆汁消除
	西拉普利 （cilazpril）	1990 年罗氏公司（瑞士）	口服约 1 小时起效，作用持续时间 24 小时。在肝脏内快速水解为活性代谢产物西拉普利拉。西拉普利拉的生物利用度约 60%。以西拉普利拉型药经尿液清除。每日 1 次给药的有效半衰期 9 小时
	咪达普利 （imidapril）	1994 年田边公司（日本）	口服后体内转换成活性代谢物咪达普利拉。原形及活性代谢物的半衰期各为 0.9 小时和 7 小时。口服后被消化道迅速吸收、代谢。
	莫昔普利 （moexipril）	1995 年优时比公司（比利时）	胃肠道吸收不完全，生物利用度约为 13%，血浆药物浓度达峰时间 1.5 小时，食物可降低生物利用度。吸收后能迅速水解而形成莫昔普利拉，达峰时间 3～4 小时。半衰期为 1.3 小时，莫昔普利拉半衰期 9.8 小时。两者均在肝脏代谢，随胆汁和尿液中排出，而肾脏排泄为其主要消除途径

续表

类别	名称	结构及上市时间、公司	药动学性质
含羧基 （—COOH） 类	群多普利 （trandolapril）	1996 年雅培公司（美国）	口服吸收率 40%～60%，吸收不受饮食影响。达峰时间约为 1 小时，血浆蛋白结合率为 80%。在肝脏水解成群多普利拉，后者达峰时间为 6 小时，血浆蛋白结合率为 94%。群多普利在体内清除很快，消除半衰期仅为 0.7 小时，群多普利拉的清除慢，稳态时消除半衰期可长达 24 小时。群多普利拉主要经尿和粪便排出，肾功能减退者清除减慢
含次膦 酸基 （—POO—） 类	福辛普利 （fosinopril）	1991 年百时美－施贵宝公司（美国）	口服后缓慢且不完全吸收，并迅速转变为活性更强的二酸代谢产物福辛普利拉。可同时从肾脏和肝肠排泄，不易蓄积，平均口服吸收率 36%，药物吸收不受食物影响

卡托普利（captopril）

化学名为 1 - [（2S）- 2 - 甲基 - 3 - 巯基 - 丙酰基] - L - 脯氨酸，1 - [（2S）- 3 - mercapto - 2 - methyl - l - oxopropyl] - L - proline，又名巯甲丙脯酸、甲巯丙脯酸。

本品为白色或类白色结晶性粉末；有类似蒜的特臭。在甲醇、乙醇或三氯甲烷中易溶，在水中溶解。为手性药物，有旋光性，$[\alpha]_D^{25} - 127.8°$（无水乙醇）。

本品是脯氨酸的衍生物，脯氨酸氮原子上连一个有甲基和巯基取代的丙酰基侧链。分子中有两个手性碳原子，呈左旋性，为 S,S 构型。具有酸性，pK_a 为 3.7，不稳定，见光或在水溶液中，易氧化生成二硫化物。强烈条件下，酰胺可水解。氧化受 pH 值、金属离子、本身浓度的影响。当 pH < 3.5，浓度较高时，其水溶液较为稳定。

1971 年从巴西毒蛇蛇毒中分离纯化出九肽替普罗肽（Glu - Trp - Pro - Arg - Pro - Glu - Leu - Pro - Pro），是第一个用于临床的 ACEI，能够有效降低继发性高血压，在治疗心力衰竭方面也有很好的效果，但口服无效。为了寻找结构简单而更稳定的药物，通过对 ACE 作用部位分析和蛇毒肽的研究，又受到当时羧肽酶 A 抑制剂研究的启发，先后合成了一系列衍生物。构效关系研究发现具有高抑制活性的都是模拟 C 末端的二肽结构。推断 ACE 含有锌离子，以高亲和力的巯基代替羧基，改善与锌离子结合基因的亲和力，得到了口服有效的卡托普利。

知识链接

卡托普利与 ACE 具有很高的亲和力，每个基团几乎都是 ACE 的结合位点。

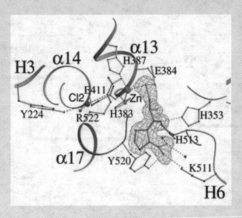

由于分子结构上具有巯基，易被氧化，能够发生二聚反应而形成二硫键，体内代谢有 40%～50% 的药物以原药形式排泄，其余以二硫聚合体或卡托普利–半胱氨酸二硫化物形式排泄。

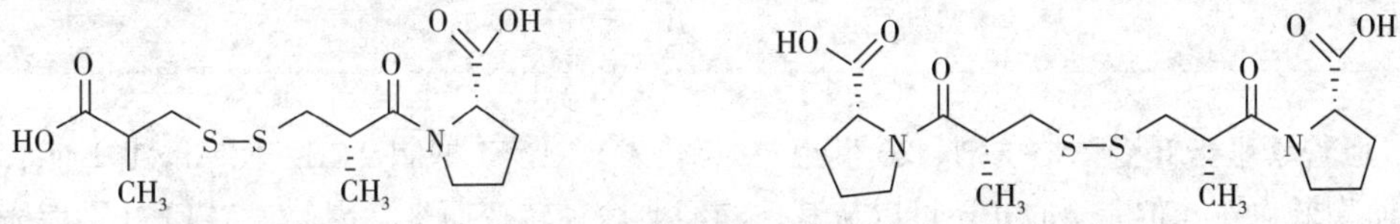

二硫半胱卡托普利　　　　　　　　　　　　　　　　二聚物

本品具有舒张外周血管、降低醛固酮分泌，影响钠离子的重吸收，降低血容量的作用。使用后无反射性心率加快，不减少脑、肾的血流量，无中枢副作用，无耐受性，停药后也无反跳现象。主要用于治疗高血压，可单独应用或与强心药、利尿药合用，也可治疗心力衰竭。

本品分子结构中含有巯基，少数病人会出现皮疹和味觉障碍等副作用。为了克服其副作用，设计了不含巯基的长效抗高血压药依那普利（enalapril），依那普利作为前药，具有很好的口服生物利用度，进入体内后，经酯酶水解可以释放出活性药物依那普利拉（enalarilat），比卡托普利更容易在胃中吸收。

在依那普利开发成功的基础上，通过对依那普利和卡托普利分子中的甲基和脯氨酸吡咯啉环结构的修饰，分别用体积较大碱性残基和二环、多环或螺环结构进行取代，得到更多活性优越的含羧基片段的类似药物，如赖诺普利（lisinoril）、螺普利（spiraprial）、雷米普利（ramipril）、西拉普利（cilazapril）等，这些药物结构中的不同环系使得它们与药物结合能力和作用有所增强，不同环系也使得药物在吸收、蛋白结合、排泄、达峰时间、作用持续时间以及剂量方面有所不同，详见表 11-1 所示，构效关系见图 11-3 所示。

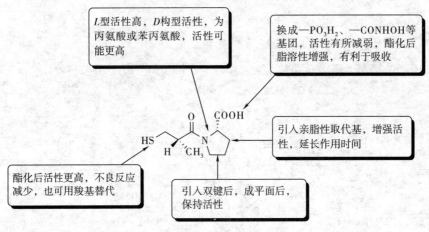

图 11 - 3　ACEI 构效关系

ACE 抑制剂的生物学活性与其 logP 值和一些药代动力学参数有着较大的关系。根据药代动力学性质可分三类，一类以卡托普利为代表的药物，其本身具有生物活性，但需进一步代谢，转变成二硫化物而发挥药理作用。药物原型和二硫化物均能经肾脏消除；第二类以依那普利为代表的前药，该类药物在体内经代谢转变成二酸的形式后才有活性，均可经肾脏消除；第三类以赖诺普利为代表，其水溶性较好，不经代谢，完全由肾脏消除。

2. 血管紧张素Ⅱ受体拮抗剂　20 世纪 70 年代发现 ACEI 抑制 ACE，使 Ang Ⅰ 不能转变为 Ang Ⅱ 而降低血压，但是 Ang Ⅱ 还可以从其他非经典途径转变而来，因此，ACEI 并不能完全抑制 Ang Ⅱ 的产生，另外 ACEI 还可以诱发干咳等副反应。随着对高血压发病机制研究的不断深入，开发直接抑制 Ang Ⅱ 受体的药物成为可能，现已有十余种 Ang Ⅱ 受体拮抗剂应用于临床，作为治疗心血管疾病的一类新型药物。

血管紧张素Ⅱ受体存在多种亚型，其中 AT_1 亚型最具临床意义，参与心肌和平滑肌收缩，调节醛固酮分泌等。上世纪 70 年代，由于对血管紧张素多肽系列的分离和合成研究，确定了 Ang Ⅱ 的结构。由此人们开始了对 AT_1 受体拮抗剂的研究。70 年代末，通过对 Ang Ⅱ 的修饰，得到了其类似物沙拉新（saralasin），沙拉新是一种八肽，不能口服，作用时间短且有部分受体激动作用，实际上更倾向于寻找一种非多肽的拮抗剂。1982 年 Furukawa 课题组发现了两种含咪唑的化合物 S - 8307 和 S - 8308，且具有一定的 AT_1 受体拮抗的选择性，口服效果不好，作用时间短。基于这两种化合物，通过与 Ang Ⅱ 进行计算机模拟，发现 S - 8307/8308 在末端比 Ang Ⅱ N 端的两个氨基酸（Asp1 和 Try4）少了两个羧基，在苯环 4 位引入羧基得到 EXP6155，口服效果不好，将羧基替换为 2 - 羧基苯甲酰胺后与受体亲和力增加，仍无法口服，需静脉注射。分子延长，引入连苯得到 EXP7711，效果有所下降，但口服有效。进而采用生物电子等排原理，结构改造获得联苯四唑类化合物，能特异性地阻断 AT_1 受体，最终获得可口服且选择性高的血管紧张素Ⅱ受体拮抗剂（AT_1 receptor blocker，ARB）氯沙坦（losartan），如图 11 - 4 所示。

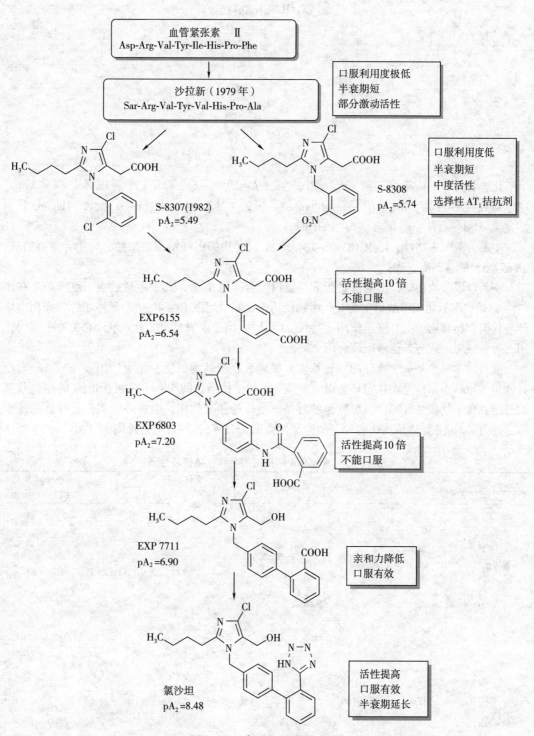

图 11-4 氯沙坦的发现过程

氯沙坦（losartan）

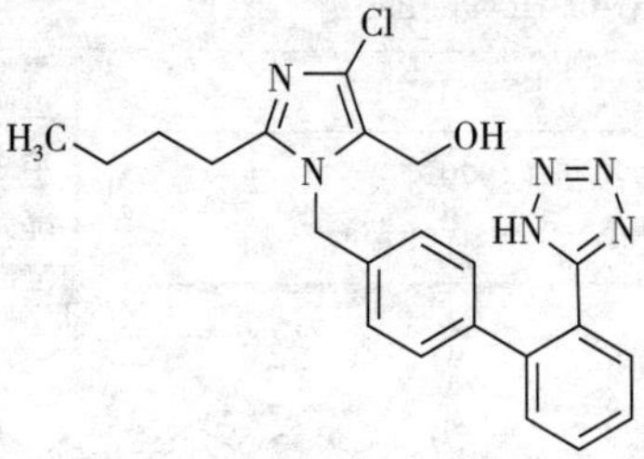

化学名为 2 - 丁基 - 4 - 氯 - 1 - ［［2' - (1H - 四唑 - 5 - 基)［1,1' - 联苯］- 4 - 基］-
1H - 咪唑 - 5 - 甲醇，2 - butyl - 4 - chloro - 1 - ［［2' - (1H - tetrazol - 5 - yl)［1,1' - biphenyl］-
4 - yl］methyl］- 1H - imidazole - 5 - methanol。

本品为淡黄色结晶；熔点 183.5 ~ 184.5℃。分子中的四唑结构呈酸性，为中等强度的酸，
pK_a 5 ~ 6，能与钾离子成盐。

本品口服吸收良好，不受食物影响，蛋白结合率达 99%，几乎不透过血 - 脑屏障。在体
内约 14% 代谢氧化成甲酸衍生物，代谢物的活性比氯沙坦强 10 ~ 40 倍。氯沙坦钾的作用由原
药与代谢产物共同产生，降压作用可持续 24 小时，用于原发性高血压。无 ACEI 的干咳副作
用，可单独应用或与其他降压药合用。

通过对本品苄基和咪唑环的结构修饰，得到其联苯基类似物，如缬沙坦（valsartan）。厄
贝沙坦（irbesartan）是在咪唑环上引入了羰基，与受体结合的亲和力是氯沙坦的 10 倍，羧基
的氢键或离子偶极结合能模拟氯沙坦的羟基与受体的相互作用，而螺环能提高与受体的疏水
结合能力。AngⅡ受体拮抗剂名称、结构及性质见表 11 - 2，构效关系见图 11 - 5。

表 11 - 2　AngⅡ受体拮抗剂名称、结构及性质

药物名称	结构	受体亲和 AT_1/AT_2	$t_{1/2}$（h）	升压抑制率（24h）
氯沙坦（losartan）	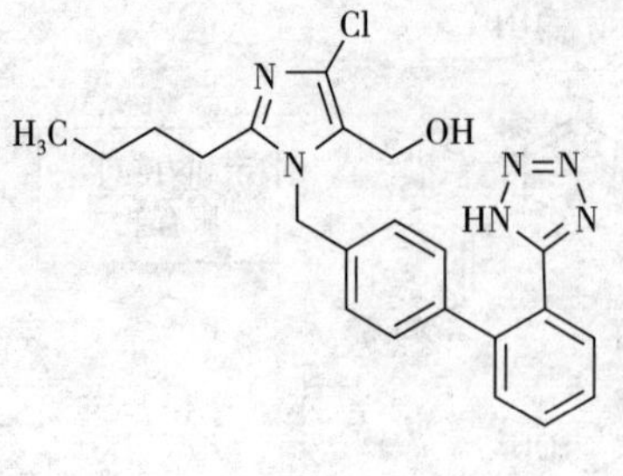	1000	6 ~ 9	25% -40%（100mg）
厄贝沙坦（irbesartan）	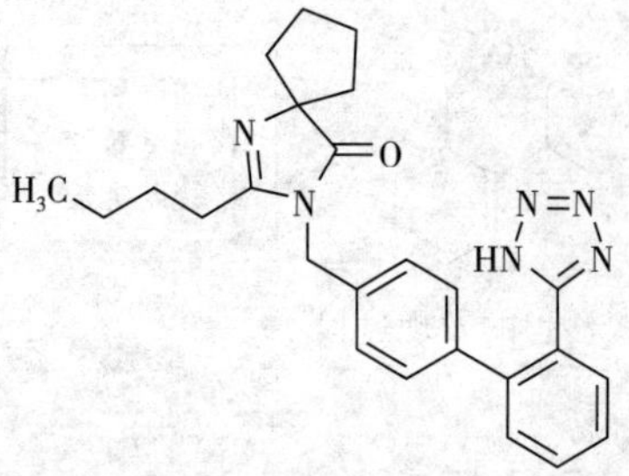	8500	11 ~ 15	40%（150mg） 60%（300mg）

药物名称	结构	受体亲和 AT$_1$/AT$_2$	$t_{1/2}$（h）	升压抑制率（24h）
奥美沙坦酯（olmesartan medoxomil）	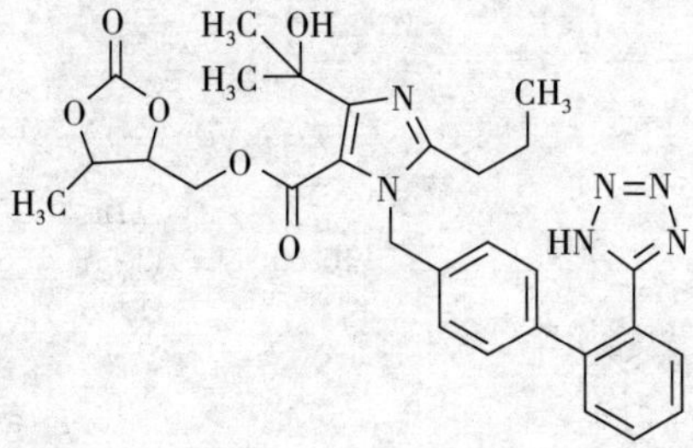	12500	13	61%（20mg）74%（40mg）
缬沙坦（valsartan）	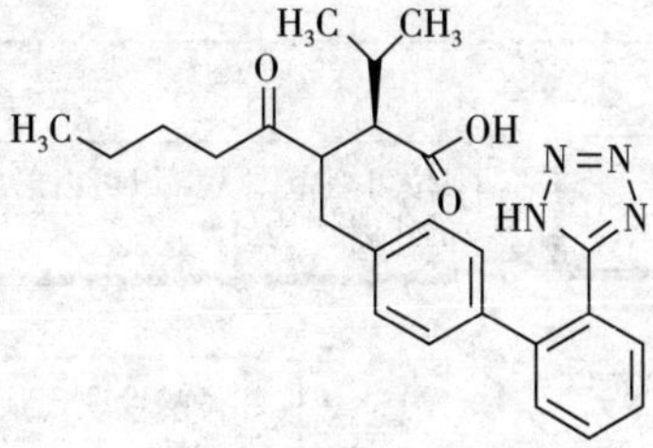	20000	6	30%（80mg）
替米沙坦（telmisartan）	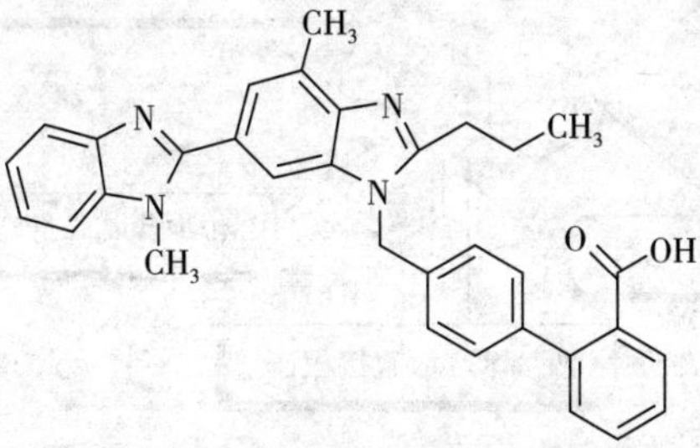	3000	24	40%（80mg）
坎地沙坦酯（candesartan cilexetil）	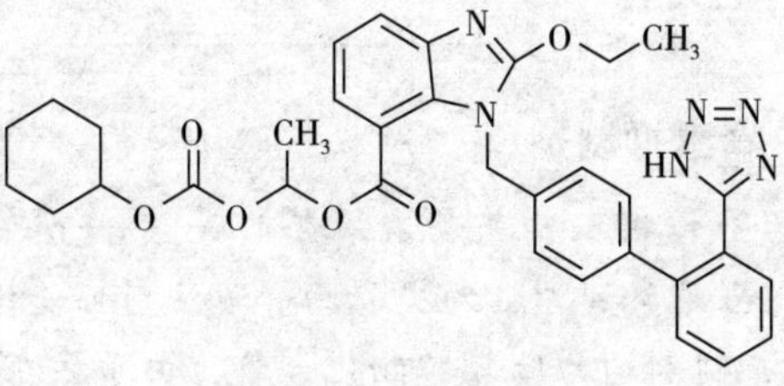	>10000	9~13	50%（8mg）
依普沙坦（eprosartan）	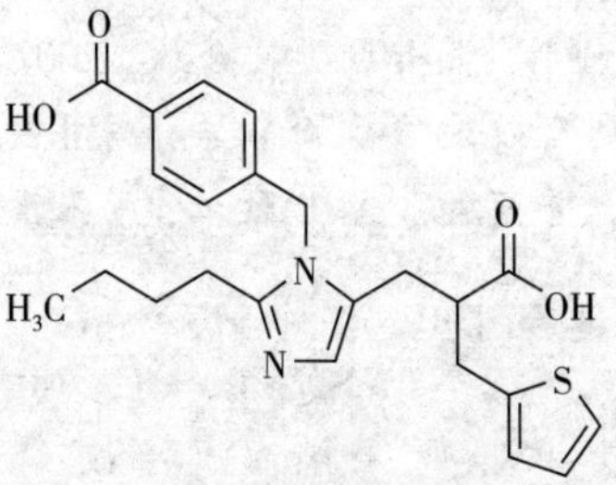	1000	5	30%（350mg）

药物名称	结构	受体亲和 AT₁/AT₂	$t_{1/2}$ (h)	升压抑制率 (24h)
阿齐沙坦酯 (azilsartan)	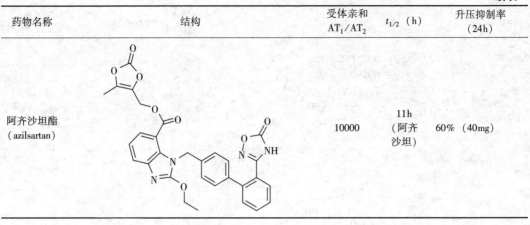	10000	11h (阿齐沙坦)	60% (40mg)

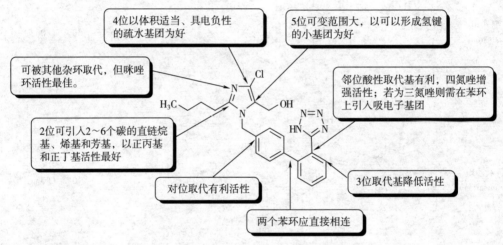

图 11 – 5　Ang Ⅱ 受体拮抗剂构效关系

知识拓展

肾素抑制剂

肾素抑制剂已成为新型高血压治疗作用机制药物。早在 1896 年，芬兰生理学家 Robert Tigerstedt 和瑞典医生 Per Bergman 观察到肾脏的提取物静脉注射可使兔子的血压升高，由此命名为肾素。早期的肾素抑制剂均为肽模拟物化合物，由于存在诸多不足，例如口服生物利用度低，也未能上市。

阿利吉仑（aliskiren）是第三代肾素抑制剂，是非肽类化合物，2007 年作为治疗高血压药物上市。与 ACEI 相比，阿利吉仑能更有效地减少血管紧张素Ⅱ生成。阿利吉仑与 ARB 联合应用，对 RAS 的抑制有协同作用，并可消除 ARB 致血管紧张素Ⅱ堆积的效应。

二、钙通道阻滞剂

钙通道阻滞剂是最重要的心血管药物之一，除用于治疗高血压外，也常用于治疗各型心绞痛，还可以用作抗心力衰竭和抗心律失常药物。钙通道阻滞剂能抑制跨膜钙内流及细胞内的钙释放，降低细胞内游离钙浓度及其利用率，抑制 ATP 酶的活性，降低心肌收缩力；使平滑肌细胞松弛，血管扩张，降低外周血管阻力。按化学结构可分为二氢吡啶类、芳烷基胺类、苯并硫氮䓬类和三苯哌嗪类。

知识链接

通道蛋白通常是由多个亚基构成的复合体，通过其开放或关闭，来控制膜内外各种带电离子的流向和流量，从而改变膜内外电位差（门控作用），以实现其产生和传导电信号的生理功能。钙离子通道（Ca^{2+} channel）具有多种亚型（L、T、N、P 等），且在组织器官的分布和生理特性不同。L 亚型钙通道是一类跨膜糖蛋白，能在细胞膜上形成亲水性孔道，以转运带电离子。L－亚型钙通道主要存在于心肌、血管平滑肌中，是细胞兴奋时钙内流的主要途径。二氢吡啶类钙拮抗剂对 L－亚型钙通道具有特殊选择性。

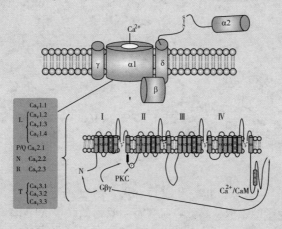

1. 1,4－二氢吡啶类

硝苯地平（nifedipine）

化学名为 2,6－二甲基－4－（2－硝基苯基）－1,4－二氢－3,5－吡啶－二甲酸二甲酯，1,4－dihydro－2,6－dimethyl－4－(2－nitrophenyl)－3,5－pyridinedicarboxylic acid dimethyl ester。

本品为黄色结晶性粉末；无臭；遇光不稳定。在丙酮或三氯甲烷中易溶，在乙醇中略溶，在水中几乎不溶。

本品遇光极不稳定，分子内部发生光催化的歧化反应，降解产生硝基苯吡啶衍生物，对人体有害，故在生产、贮存过程中均应注意避光。

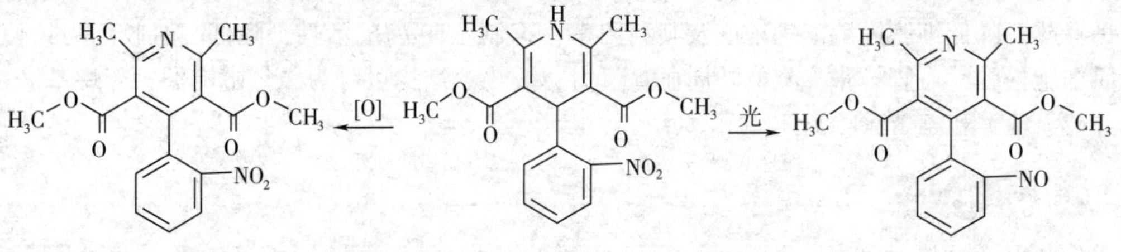

硝基苯吡啶　　　　　　　　　硝苯地平　　　　　　　　　亚硝基苯吡啶

本品口服吸收良好，1~2小时内达到血药浓度最大峰值，有效作用时间持续12小时。经肝代谢，代谢物均无活性，80%由肾排泄（图11-6）。

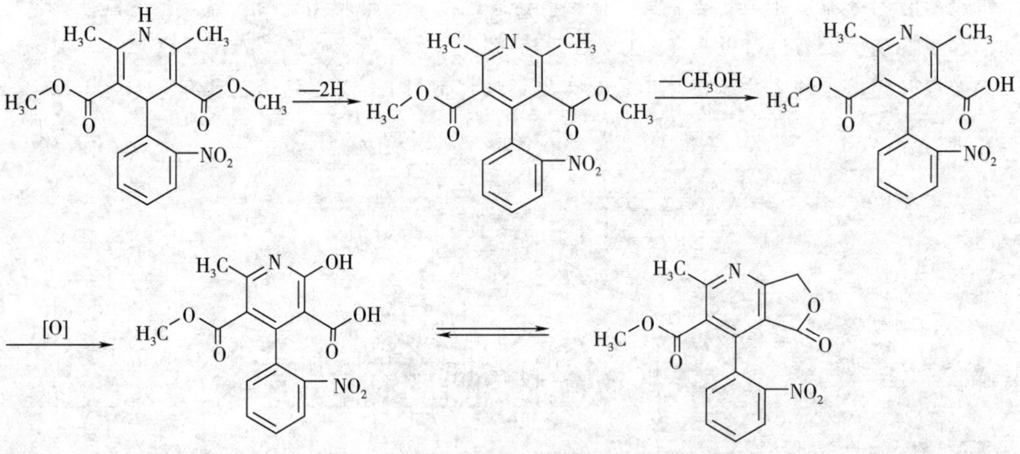

图11-6　硝苯地平的代谢途径

本品能抑制心肌对钙离子的摄取，降低心肌兴奋-收缩偶联中ATP酶的活性，使心肌收缩力减弱，降低心肌耗氧量，增加冠状动脉血流量。适用于各种类型的高血压，对顽固性、重度高血压和伴有心力衰竭的高血压患者也有较好疗效。还可用于治疗冠心病，缓解心绞痛。

本品结构中含有一个对称二氢吡啶部分，以邻硝基苯甲醛为原料和两分子乙酰乙酸甲酯和过量氨水在甲醇中进行Hantzsch反应合成即得。

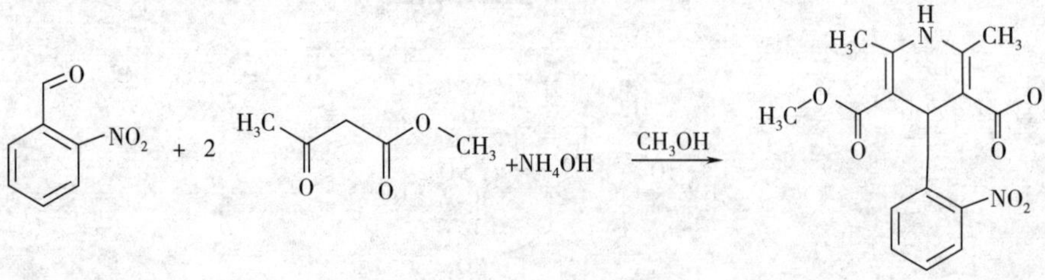

钙离子通道阻滞剂在后续开发中主要针对：①提高血管选择性；②增加某些特定部位血管系统（如冠状血管、脑血管）的血流量；③减少迅速降压和交感激活的副作用；④改善增强其抗动脉粥样硬化作用。同类药物还有尼群地平（nitrendipine）、尼莫地平（nimodipine）、

尼索地平（nisoldipine）等。二氢吡啶类钙通道阻滞剂的构效关系如图11–7所示。

尼群地平（nitrendipine）的1,4–二氢吡啶环上所连接的两个羧酸酯的结构不同，使其4位碳原子具手性，目前临床使用外消旋体。选择性作用于血管平滑肌，对血管亲和力比对心肌大，对冠状动脉的选择性作用更强，降压作用温和而持久。能降低心肌耗氧量，对缺血性心肌有保护作用。临床用于治疗高血压，可单用或与其他降压药合用，也可用于充血性心衰。

氨氯地平（amlodipine）分子结构中的1,4–二氢吡啶环的2位甲基被2–氨基乙氧基甲基取代，3,5位羧酸酯结构不同，4位碳原子具手性，可产生两个光学异构体，可用于治疗高血压和缺血性心脏病。

尼卡地平（nicardipine）和尼莫地平（nimodipine）选择性作用于脑血管，是脑血管扩张药。

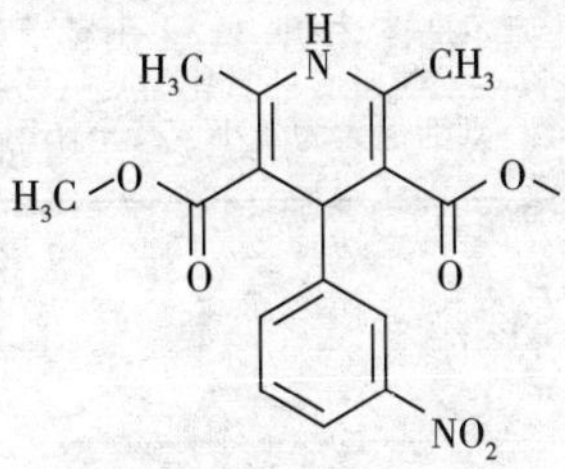

尼群地平

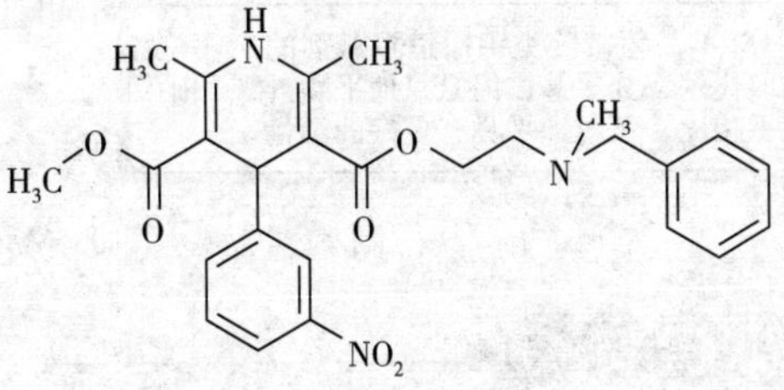

尼卡地平

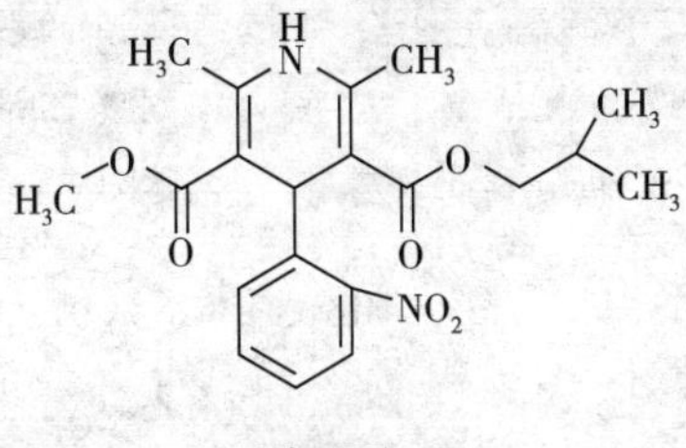

尼索地平

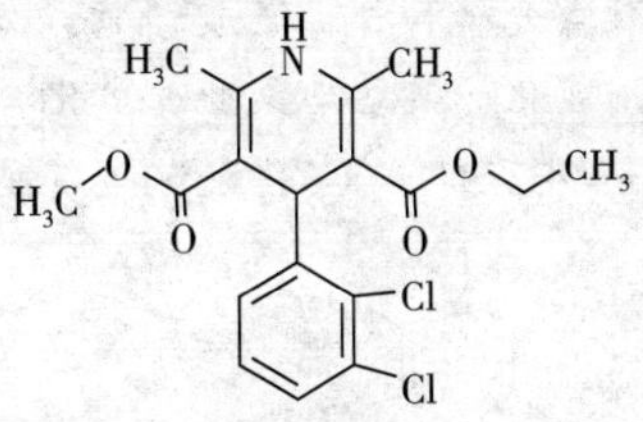

非洛地平

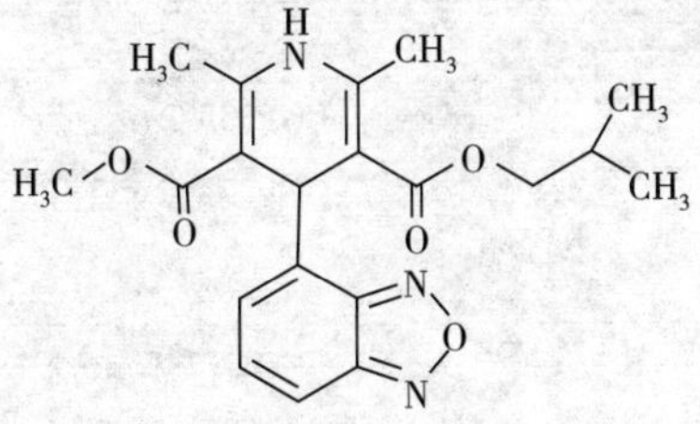

伊拉地平

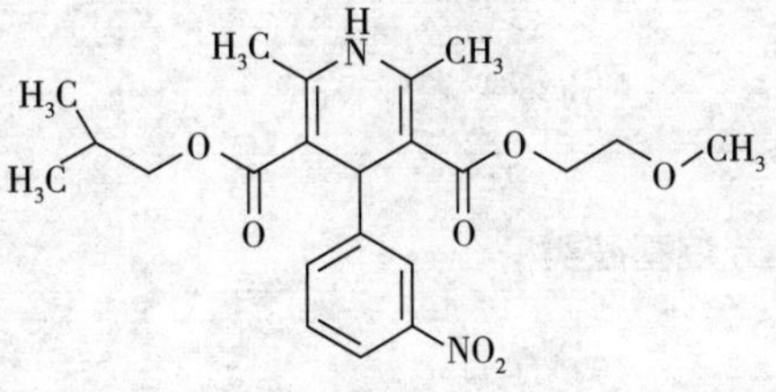

尼莫地平

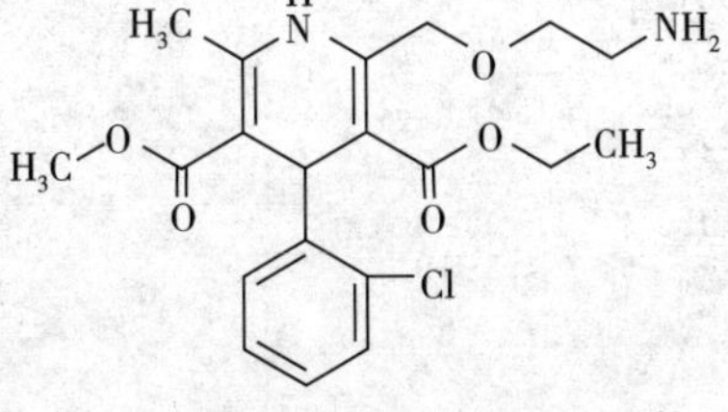

氨氯地平

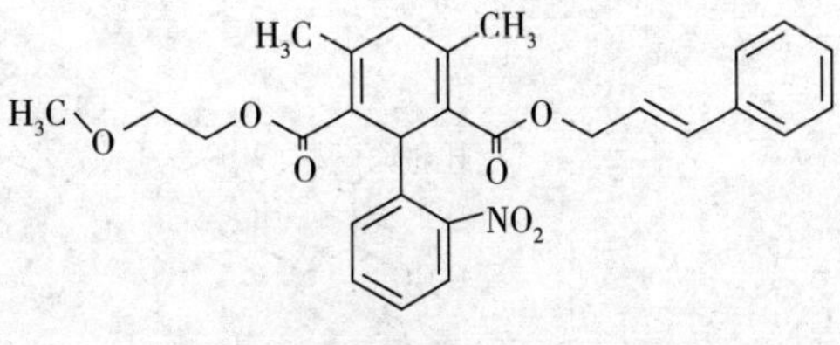

西尼地平

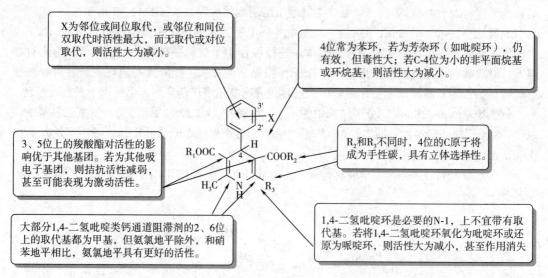

X为邻位或间位取代，或邻位和间位双取代时活性最大，而无取代或对位取代，则活性大为减小。

4位常为苯环，若为芳杂环（如吡啶环），仍有效，但毒性大；若C-4位为小的非平面烷基或环烷基，则活性大为减小。

3、5位上的羧酸酯对活性的影响优于其他基团。若为其他吸电子基团，则拮抗活性减弱，甚至可能表现为激动活性。

R_2和R_3不同时，4位的C原子将成为手性碳，具有立体选择性。

大部分1,4-二氢吡啶类钙通道阻滞剂的2、6位上的取代基都为甲基，但氨氯地平除外，和硝苯地平相比，氨氯地平具有更好的活性。

1,4-二氢吡啶环是必要的N-1，上不宜带有取代基。若将1,4-二氢吡啶环氧化为吡啶环或还原为哌啶环，则活性大为减小，甚至作用消失

图 11 - 7   二氢吡啶类钙通道阻滞剂构效关系

知识链接

某些二氢吡啶类化合物具有与硝苯地平相反的作用，能激活开放钙通道，促使血管收缩，激素分泌和神经递质释放，如BayK8844。结构微小的差异也会引起钙通道的状态和作用变化，某些二氢吡啶类化合物 S 异构体是钙通道的激活剂，R 异构体则是阻滞剂，如 PN202791 和 CGP28392。其他结构类型的钙通道阻滞剂无此现象。

BayK8844

PN202791

CGP28392

2. 芳烷基胺类

盐酸维拉帕米（verapamil hydrochloride）

· HCl

化学名为(±) - α - {3 - 〔[2 - (3,4 - 二甲基氧苯基) 乙基] 甲氨基] 丙基} - 3,4 - 二甲氧基 - α - 异丙基苯乙腈盐酸盐,5 - [(3,4 - dimethoxyphenethyl) methylamino] - 2 - (3,4 - dime thoxyphenyl）– 2 – isopropyl valeronitrile hydrochloride，又名异博定。

本品为白色粉末，无臭；在甲醇、乙醇或三氯甲烷中易溶，在水中溶解。

本品是人工合成的罂树碱衍生物，通过 N 原子连接两个烷基而成。右旋体比左旋体作用强，临床使用消旋体。本品能抑制心肌及房室传导，并能选择性扩张冠状动脉，增加冠状动脉流量。用于治疗阵发性室上性心动过速，也可用于急、慢性冠状动脉功能不全或心绞痛，对于房室交界的心动过速疗效也好。

3. 苯并硫氮䓬类 苯并硫氮䓬类钙通道阻滞剂选择性作用于 L 型钙通道，代表药物为盐酸地尔硫䓬，与二氢吡啶类不同的是，该类药物对冠状动脉和侧支循环具有较强的扩张作用，也有减缓心率作用。

盐酸地尔硫䓬（diltiazem hydrochloride）

化学名为顺 –（ + ）– 5 –［（2 – 二甲氨基)乙基］– 2 –（4 – 甲氧基苯基）– 3 –（乙酰氧基）–2,3 – 二氢 – 1,5 – 苯并硫氮杂䓬 – 4(5H) – 酮盐酸盐,(2S – cis）– 3 –（acetyloxy）– 5 –［2 –（dimethylamino)ethyl］– 2,3 – dihydro – 2 –（4 – methoxyphenyl）– 1,5 – benzothiazepin – 4(5H) – one hydrochloride。

本品为白色或类白色结晶性粉末；无臭。在水、甲醇或三氯甲烷中易溶，在乙醚中不溶。

本品结构中有 2 个手性碳原子，具有 4 个光学异构体，临床用 2*S*、3*S* 异构体。

本品口服吸收完全，首过效应较大，生物利用度为 25% ~ 60%，有效时间为 6 ~ 8 小时，主要代谢途径为脱乙酰基、*N* - 脱甲基和 *O* - 脱甲基。

4. 三苯哌嗪类

桂利嗪（cinnarizine）

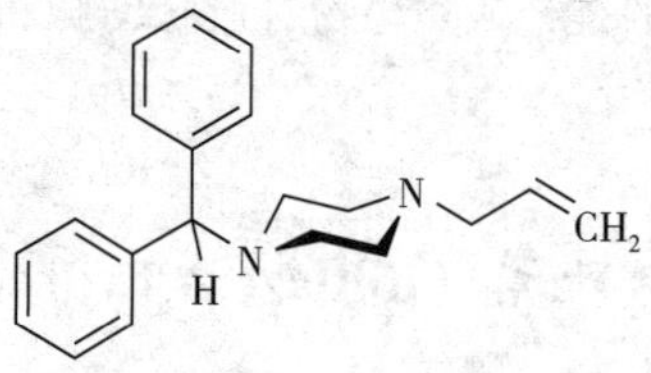

化学名为 1 - 二苯甲基 -4 -（3 - 苯基 -2 - 丙烯基）哌嗪,（*E*）-1 -（diphenylmethyl）- 4 -（3 - phenylprop - 2 - enyl）piperazine。

本品为白色或类白色结晶或结晶性粉末；无臭。在三氯甲烷中易溶，在沸乙醇中溶解，在水中几乎不溶。

本品直接作用于血管平滑肌而使血管扩张，能显著地改善循环，缓解血管痉挛，同时有预防血管脆化的作用。临床适用于脑血管障碍、脑栓塞、脑动脉硬化症等。同类药物有氟桂利嗪（flunarizine）、利多氟嗪（lidoflazine）等，均为桂利嗪的衍生物。

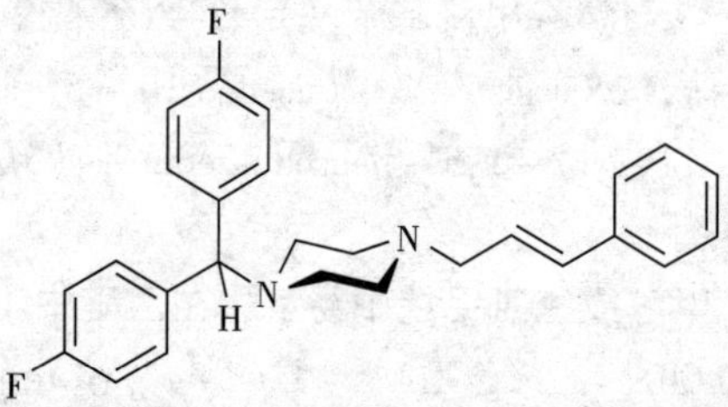

氟桂利嗪

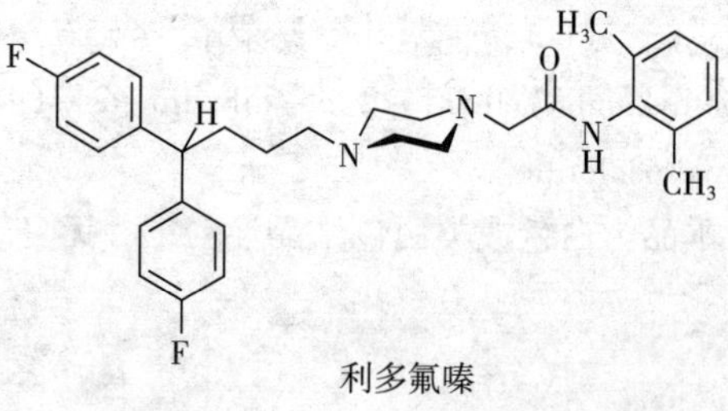

利多氟嗪

普尼拉明（prenylamine）、芬地林（fendiline）和哌克昔林（perhexiline）除了阻滞钙通道外，还阻滞钠、钾通道，这些药物具有扩张外周和冠脉血管作用，可用于治疗心绞痛、心肌梗死和心律失常。

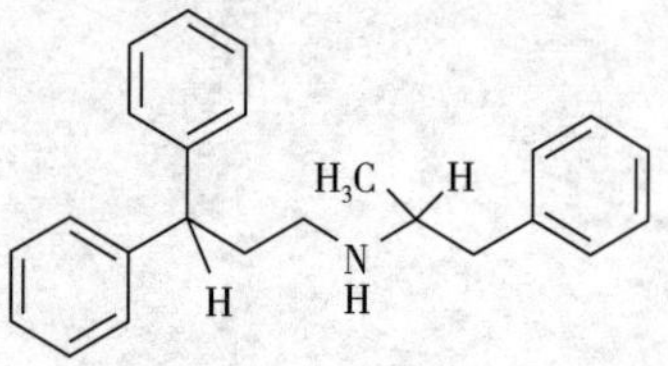

普尼拉明

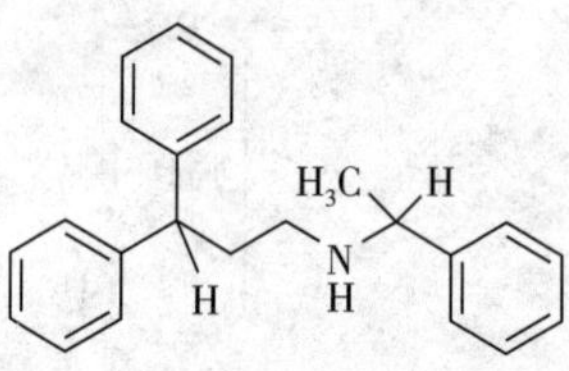

芬地林

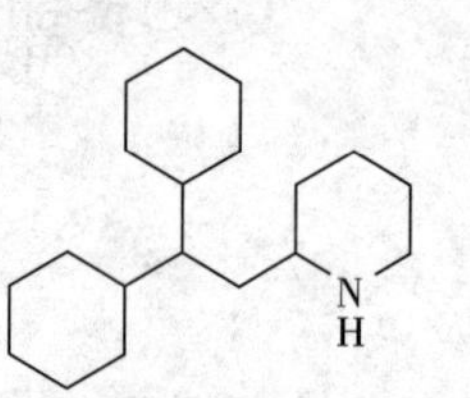

哌克昔林

第二节 利 尿 药

利尿药物通过影响肾小球的过滤、肾小管的再吸收和分泌等功能而实现利尿作用。大多数利尿药物影响原尿的重吸收，也影响 K^+、Na^+、Cl^- 等各种电解质的浓度和组成比例。利尿药可使患者排出过多的体液，消除水肿，用于治疗慢性充血性心力衰竭并发的水肿、急性肺水肿、脑水肿等疾病；由于可减少血容量，可用于容量型高血压疾病的治疗。

利尿药根据作用机制可以分为碳酸酐酶抑制剂、$Na^+ - K^+ - 2Cl^-$ 同向转运抑制剂、$Na^+ - 2Cl^-$ 同向转运抑制剂、肾内皮细胞钠通道阻滞剂和盐皮质激素受体拮抗剂等类型，各类药物的作用靶点及作用机制见表 11 - 3、图 11 - 8 所示。

表 11 - 3　利尿药的作用靶点及机制

分　类	作用位点	作用机制
碳酸酐酶抑制剂	近曲小管	抑制肾脏碳酸酐酶，减少 $NaHCO_3$ 的重吸收
$Na^+ - K^+ - 2Cl^-$ 同向转运抑制剂	髓袢升支粗段	抑制 $Na^+ - K^+ - 2Cl^-$ 协转运
$Na^+ - 2Cl^-$ 同向转运抑制剂	远曲小管前段和髓袢升支粗段皮质部	抑制 $Na^+ - Cl^-$ 协转运，使原尿 Cl^-、Na^+ 重吸收减少
肾内皮细胞钠通道阻滞剂	远曲小管和集合管	阻断 Na^+ 的重吸收和 K^+ 的排出
盐皮质激素受体拮抗剂	远曲小管和集合管	竞争性抑制醛固酮和盐皮质激素的结合

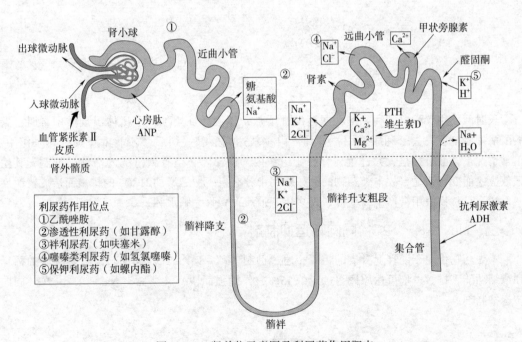

图 11 - 8　肾单位示意图及利尿药作用靶点

由于利尿药的降压机制是通过减少血容量降低血压，因此，从理论上说，利尿药可以和任何抗高血压药物联合应用，但是联合用药时，应该注意心功能、肾功能情况以及离子紊乱的发生。利尿药与 ACE 抑制剂、AT_1 受体拮抗剂或钙通道阻滞剂联合应用时，可以实现最佳互补的作用机制，达到更理想的降压效果。利尿药也可与 α_1 受体拮抗剂或 β 受体拮抗剂联合应用或制成复方制剂。

一、碳酸酐酶抑制剂

磺胺类药物使用时，发现患者出现代谢性酸中毒的副作用，经深入研究发现是磺胺抑制了碳酸酐酶的活性，由此开展了碳酸酐酶抑制剂的研究。

乙酰唑胺 （acetazolamide）

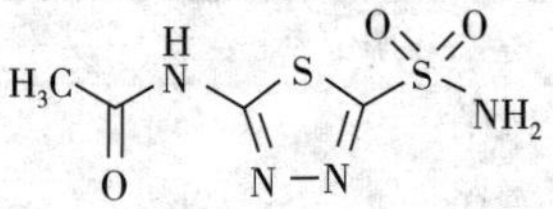

化学名为 N -（5 -氨磺酰基 -1,3,4 -噻二唑 -2 -基）乙酰胺，N -[5 -（aminosulfonyl）- 1,3,4 -thiadiazol -2 -yl]acetamide。

本品为白色针状结晶或结晶性粉末；无臭。本品在沸水中略溶，在水或乙醇中极微溶解，在三氯甲烷或乙醚中几乎不溶；在氨溶液中易溶。结构中含磺酰胺基，呈弱酸性，与 NaOH 成钠盐。

本品是第一个口服有效的碳酸酐酶抑制剂，其抑制碳酸酐酶的能力是磺胺药物的 1000 倍，作用时间长达 8 ~ 12 小时。同类药物还有醋甲唑胺 （methazolamide） 和双氯非那胺 （dichlorphenamide）。

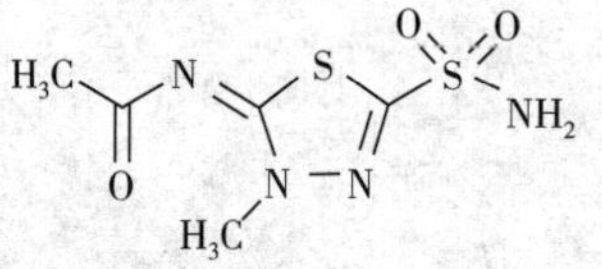

醋甲唑胺

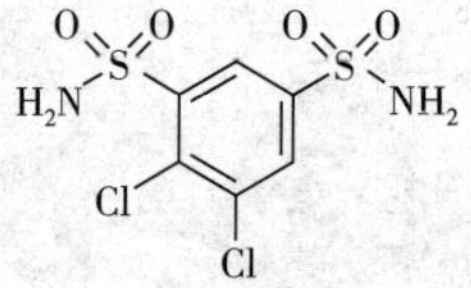

双氯非那胺

长时间使用碳酸酐酶利尿剂，尿液碱性增加，体液酸性增加，当机体出现酸中毒时，碳酸酐酶抑制剂就失去了利尿作用，直到体内重新达到酸碱平衡后，才能重新具有利尿作用。正常情况下碳酸酐酶是大大过量地存在于组织内，在肾内必须有大量酶的活性被抑制，其生理效应才能变得明显，故本类药物的利尿作用十分有限。加之增加 HCO_3^- 的排出而造成代谢性酸血症，且长期服用会产生耐受性。现多用于治疗青光眼、脑水肿。

二、$Na^+ - K^+ - 2Cl^-$ 同向转运抑制剂

本类药物作用于髓袢上升支的粗段，通过抑制 $Na^+ - K^+ - 2Cl^-$ 同向转运，影响尿的稀释和浓缩功能，排 Na^+ 量可达原尿 Na^+ 量的 15%，作用强而快，又被称为 $Na^+ - K^+ - 2Cl^-$ 同向转运抑制剂。

呋塞米 （furosemide）

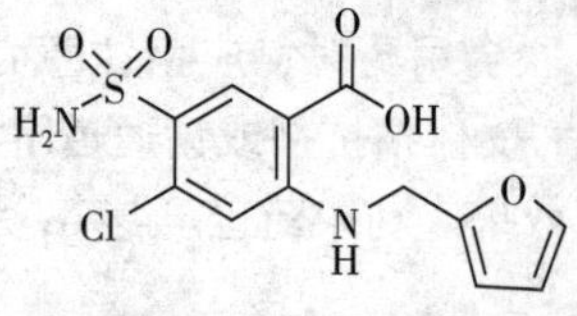

化学名为 2 -[（2 -呋喃甲基）氨基] -5 -（氨磺酰基） -4 -氯苯甲酸，2 -[（2 - furanylmethyl）amino］－5－（aminosulfonyl）－4－chloro－benzoic acid，又名速尿。

本品为白色或类白色结晶性粉末；无臭。在丙酮中溶解，在乙醇中略溶，在水中不溶。具有酸性，pK_a 3.9。呋塞米钠盐水溶液可水解，温度升高分解加速。

本品属磺酰胺类利尿药，结构中含有一个游离的羧基，亲水性强，起效快，是一种强效利尿药，能有效治疗心因性水肿、肝硬化引起的腹水或肾性浮肿。本品作用时间为 6～8 小时，大多以原型从尿中排泄，尿中代谢物较少，代谢的部位多发生在呋塞米的呋喃环上。

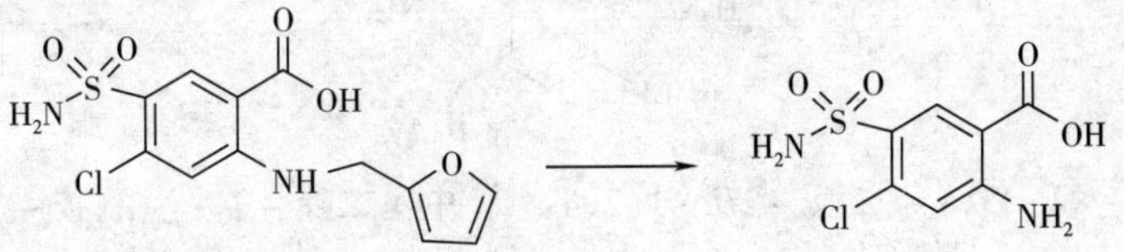

含磺酰胺基的利尿药还有托拉塞米（torasemide）、布美他尼（bumetanide）、希帕胺（xipamide）、阿佐塞米（axosemide）等。

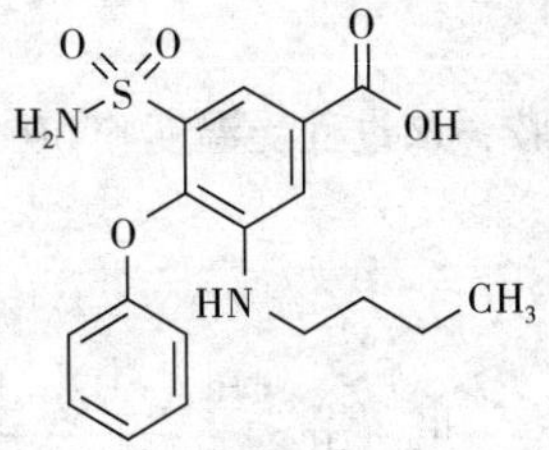

布美他尼

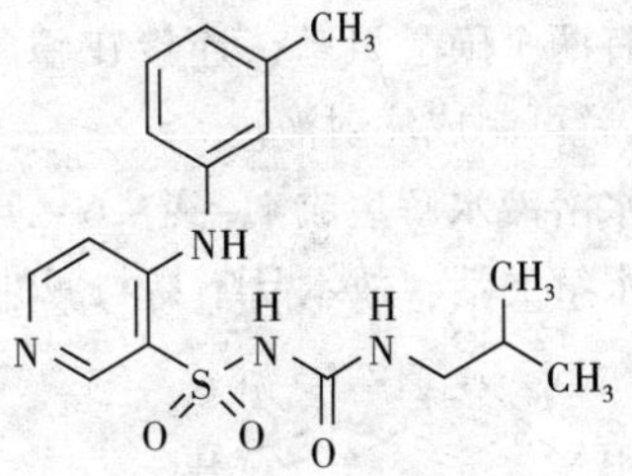

托拉塞米

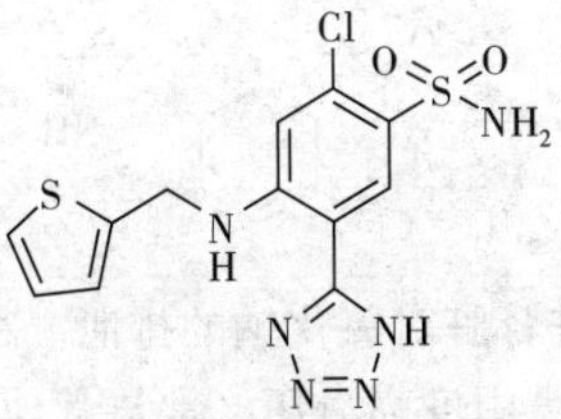

阿佐塞米

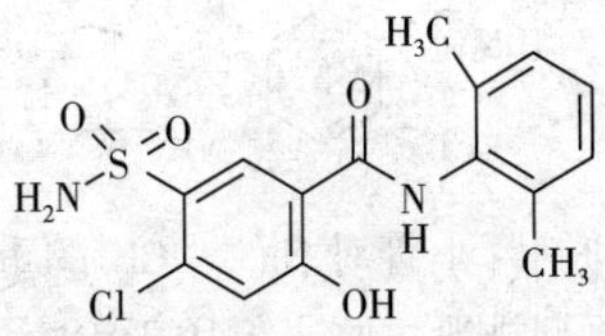

希帕胺

苯氧乙酸类利尿药主要有依他尼酸（ethacrynic acid）和替尼酸（tienilic acid）。依他尼酸为强利尿药，利尿作用强而迅速，时间较短。替尼酸是依他尼酸的衍生物，是第一个不升高血浆中尿酸水平的利尿药，并伴有降压作用，但对肝脏有损伤作用。

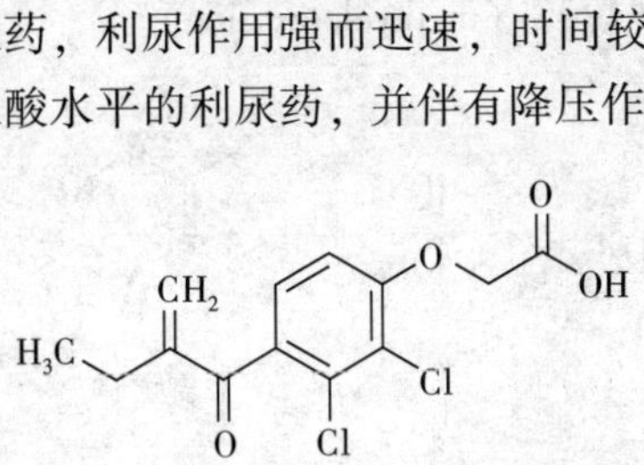

依他尼酸

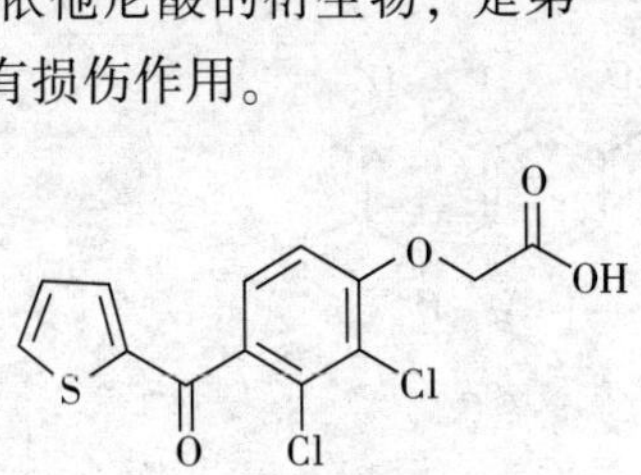

替尼酸

三、Na^+-Cl^- 同向转运抑制剂

本类药物作用于髓袢升支，通过抑制 Na^+-Cl^- 同向转运，使原尿 Na^+ 重吸收减少而发挥

利尿作用，又称 $Na^+ - 2Cl^-$ 同向转运抑制剂。利尿作用主要是促进 NaCl 的排泄，属于中效利尿药。

氢氯噻嗪（hydrochlorothiazide）

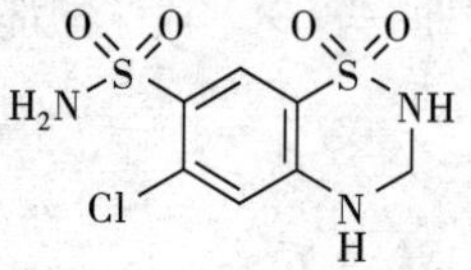

化学名为 6 - 氯 - 3,4 - 二氢 - 2H - 1,2,4 - 苯并噻二嗪 - 7 - 磺酰胺 - 1,1 - 二氧化物，6 - chloro - 3,4 - dihydro - 2H - 1,2,4 - benzothiadiazine - 7 - sulfonamide - 1,1 - dioxide。

本品为白色结晶性粉末；无臭。在丙酮中溶解，在乙醇中微溶，在水、三氯甲烷或乙醚中不溶；在氢氧化钠溶液中溶解。

本品含有两个磺酰氨基，连接在磺酰氨基氮上的氢原子，具弱酸性，pK_a 分别为 7.0 和 9.2，成钠盐后可制成注射液。

本品的水溶液水解生成 4 - 氯 - 6 - 氨基间二苯磺酰胺，该过程受温度和 pH 的影响。在碱性溶液中易水解失活，故本品不易与碱性药物配伍。

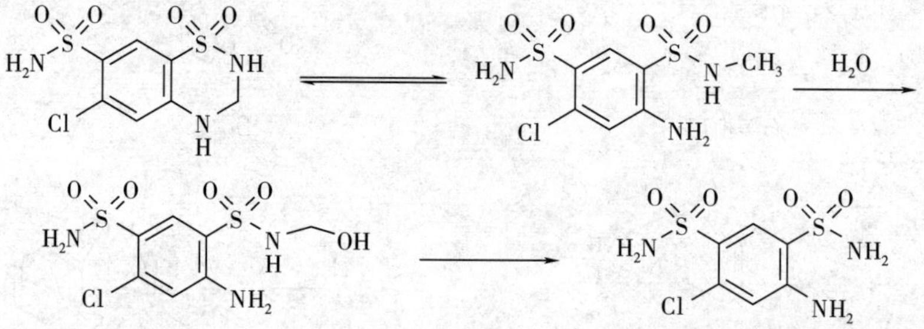

本品能抑制肾小管对 Na^+、Cl^- 的重吸收，从而促进肾脏对氯化钠的排泄。在体内不经代谢降解，以原型排泄。临床上用于治疗水肿性疾病，轻、中度高血压，常与其他降压药合用，以增强疗效。大剂量或长期使用时，应与氯化钾同服，以避免血钾过低。

该类药物还有氢氟噻嗪（hydroflumethiazide）、三氯噻嗪（trichlormethiazide）、苄氟噻嗪（bendroflumethiazide）、泊利噻嗪（polythiazide）、甲氯噻嗪（methyclothiazide）等。

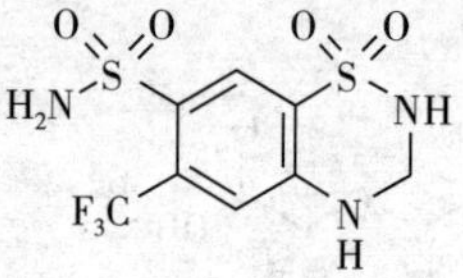

氢氟噻嗪

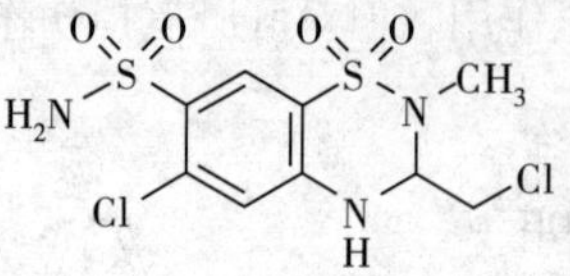

甲氯噻嗪

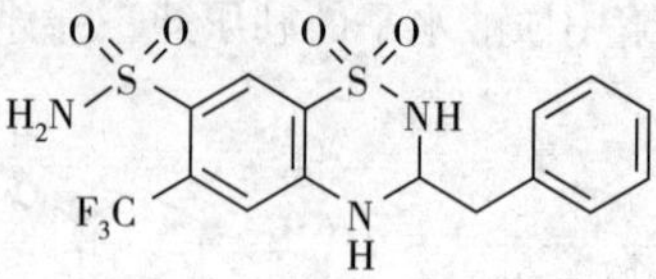

苄氟噻嗪

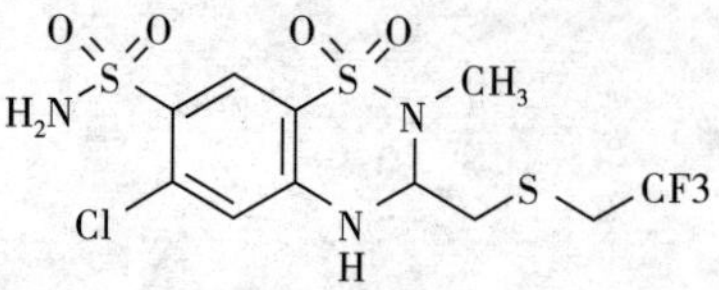

泊利噻嗪

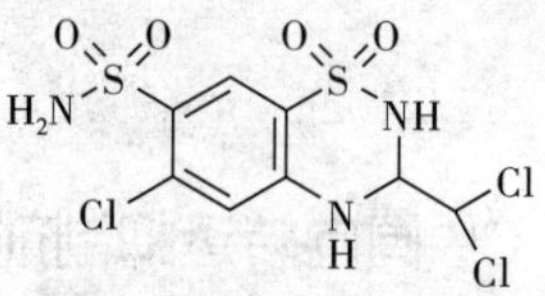

三氯噻嗪

该类抑制剂中非苯并噻嗪类药物主要有氯噻酮（chlortalidone）、美托拉宗（metolazone）和吲达帕胺（indapamide）。

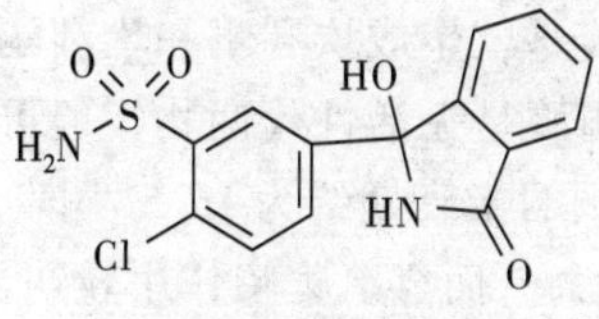

氯噻酮 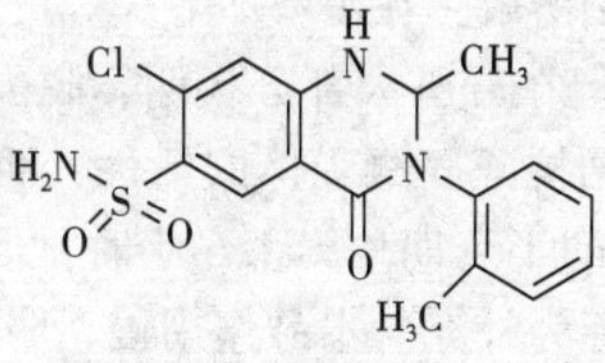　美托拉宗 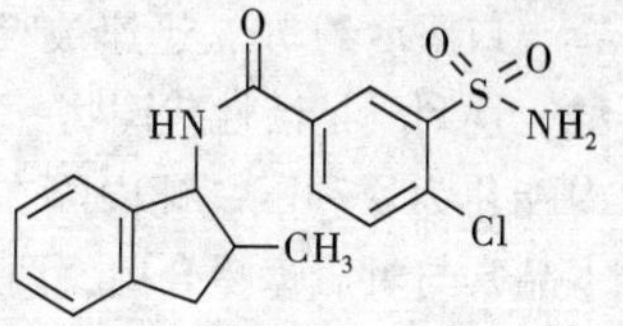　吲达帕胺

四、肾内皮细胞钠通道阻滞剂

本类药物通过阻断肾小管的远端及集合管管腔侧的 Na^+ 通道而产生利尿作用，并促进 K^+ 的重吸收，故本类药物有排钠保钾作用。其代表药物为氨苯蝶啶（triamterene）和阿米洛利（amiloride）。

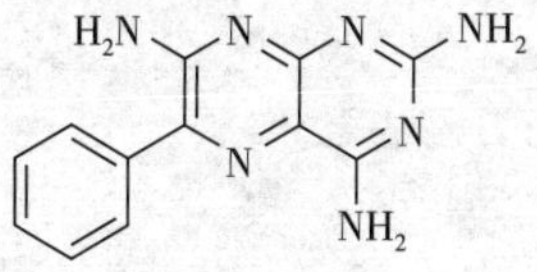

氨苯蝶啶 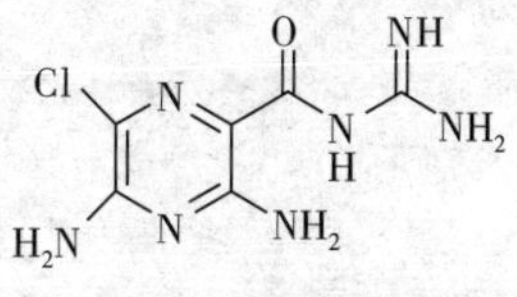　阿米洛利

氨苯蝶啶为目前排钠留钾利尿药中作用最强的药物，一般不单独使用，与氢氯噻嗪、依他尼酸合用或组成复方制剂，可以增加后者的利尿作用，减少钾丢失。口服后达峰时间 4~8 小时，利尿作用可持续 24~48 小时。口服吸收较差，血浆蛋白结合率低，在体内不被代谢，主要以原型经肾脏排泄，适宜于肝功能受损患者使用，无蓄积现象。

盐酸阿米洛利含有吡嗪结构，可看作是蝶啶的开环衍生物，与氨苯蝶啶的作用机制相同。临床上主要用于治疗水肿性疾病，亦可用于难治性低钾血症的辅助治疗。

五、盐皮质激素受体拮抗剂

醛固酮是一种盐皮质激素，具有钠潴留作用，可增强肾小管对 Na^+ 及 Cl^- 的重吸收。盐皮质激素受体拮抗剂竞争性抑制醛固酮和盐皮质激素受体的结合，而发挥保钾利尿作用。

螺内酯（spironolactone）

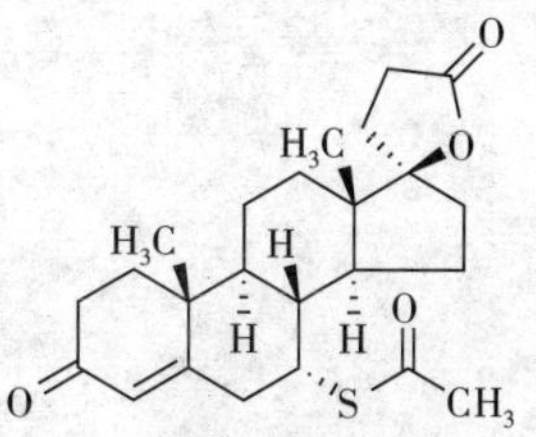

化学名为 17β-羟基-3-氧代-7α-（乙酰硫基）-17α-孕甾-4-烯-21-羧酸-γ-内酯，17-hydroxy-7α-acetylthio-3-oxo-17α-pregn-4-ene-21-carboxylic acid-γlactone,又名安体舒通。

本品为白色或类白色的细微结晶性粉末;有轻微硫醇臭。本品在三氯甲烷中极易溶解,在苯或乙酸乙酯中易溶,在乙醇中溶解,在水中不溶。

口服后约70%迅速被吸收,但在肝脏大部分代谢,脱去乙酰巯基,生成坎利酮和坎利酮酸。坎利酮是活性代谢物,具有拮抗醛固酮受体的活性,而坎利酮酸是无活性代谢物,但可内酯化为坎利酮。螺内酯在体内的半衰期均为 1.6 小时,但坎利酮的半衰期约为 16.5 小时。本品常与氢氯噻嗪合用,两者可互为补充。本品作用慢、弱,但持久,而氢氯噻嗪作用较快,较强;本品的保钾作用可对抗氢氯噻嗪缺钾的副作用。

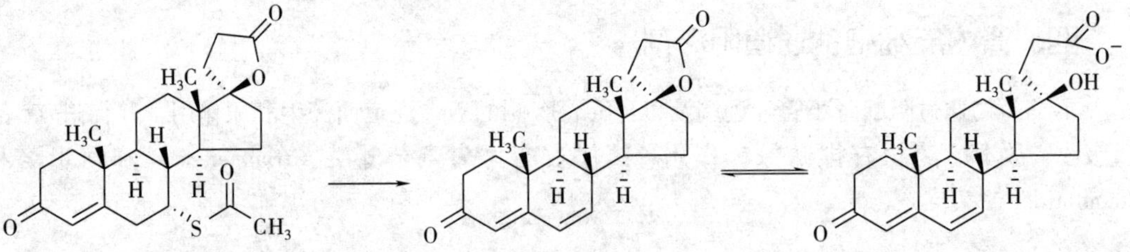

螺内酯	坎利酮	坎利酮酸

本 章 小 结

本章主要内容包括血管紧张素转化酶抑制剂、血管紧张素Ⅱ受体拮抗剂、钙通道阻滞剂以及利尿药等抗高血压药物。

ACEI 代表药物卡托普利,AngⅡ受体拮抗剂代表药物氯沙坦,钙通道阻滞剂代表药物硝苯地平,利尿药代表药物氢氯噻嗪、乙酰唑胺等。

本章内容涉及的新药设计原理:先导化合物的发现和优化、生物电子等排体、前药等。

思考题

1. ACEI 抗高血压的机制?
2. 如何利用药物的毒副作用发现先导化合物?
3. 如何针对卡托普利的副作用来进行结构改造?
4. 以 ACEI 为例阐述前药设计的优点。

5. 写出硝苯地平的合成路线。

(刘雪英)

第十二章 抗心律失常药、抗心绞痛药和抗心力衰竭药

学习导引

1. **掌握** 抗心律失常药物按 Vaughan Williams 的分类及各类药物的作用特点；代表药物奎尼丁、美西律、普罗帕酮的结构特征与临床应用；硝酸酯类抗心绞痛药物的结构特点、作用机制和临床应用；强心苷类药物的构效关系。

2. **熟悉** 奎尼丁的理化性质；普罗帕酮、胺碘酮、硝酸异山梨酯药物的体内代谢途径；抗心力衰竭药物的结构特点。

3. **了解** 各类别其他常用药物的结构及其临床应用；磷酸二酯酶抑制剂类、钙敏化强心药物的作用特点及其药物。

第一节 抗心律失常药

心律失常是心动频率和节律的异常，它可分为缓慢型与快速型两类。缓慢型心律失常可用阿托品或拟肾上腺素类药物治疗。快速型心律失常比较复杂，它包括房性期前收缩、房性心动过速、心房纤颤、心房扑动、阵发性室上性心动过速、室性早搏、室性心动快速及心室颤动等。本章抗心律失常药是用于治疗快速型心脏节律紊乱的药物。

抗心律失常药物的分类由 Vaughan Williams 提出，是根据药物作用的电生理特点将药物分为四类：Ⅰ类为钠通道阻滞剂，根据对钠通道的阻滞程度可分为Ⅰa、Ⅰb、Ⅰc 三类；Ⅱ类为β-受体阻断剂；Ⅲ类为钾通道阻滞剂（延长动作电位时程药物）；Ⅳ类为钙通道阻滞剂，见表12-1。

β-受体阻断剂和钙通道阻滞剂都具有抗心绞痛、抗心律失常和抗高血压等多方面的药理活性，其中肾上腺素β-受体阻断剂和钙通道阻滞剂已分别在第十章和第十一章介绍。本节将重点介绍Ⅰ和Ⅲ类抗心律失常药物。

一、钠通道阻滞剂

钠通道阻滞剂是一类阻滞 Na^+ 从细胞外液经钠通道内流，从而抑制心肌细胞动作电位，减慢传导，延长有效不应期的药物。

表 12-1　抗心律失常药物的分类、代表药物及作用

分类		药物名称	作用
I 类 钠通道阻滞剂	I a	奎尼丁（quinidine） 普鲁卡因胺（procainamide）	降低除极化最大速率，延长动作电位时程，适度阻滞钠通道。
	I b	利多卡因（lidocaine） 美西律（mexiletine）	降低除极化最大速率，缩短动作电位时程，轻度阻滞心肌细胞膜钠通道。
	I c	普罗帕酮（propafenone）	抑制心肌的自律性和传导性，延长有效不应期，与钠通道的亲和力强于 Ia 和 Ib 类，明显阻滞钠通道。
II 类 β-受体阻滞剂		普萘洛尔（propranolol） 美托洛尔（metoprolol） 倍他洛尔（betaxolol）	抑制交感神经兴奋所致的起搏电流、钠电流和 L-型钙电流。
III 类 钾通道阻滞剂		胺碘酮（amiodarone）	抑制钾离子外流，延长心肌动作电位时程。
IV 类 钙通道阻滞剂		维拉帕米（verapamil） 地尔硫䓬（diltiazem）	抑制钙离子缓慢内流。

奎尼丁（quinidine）

化学名为(9S)-6′-甲氧基-辛可宁-9-醇，(9S)-6′-methoxy-cinchonan-9-ol。

本品为白色无定形粉末；味苦。在乙醇、乙醚、三氯甲烷中溶解，水中微溶。其硫酸盐为白色针状结晶，见光变暗。在水、沸水、乙醇、三氯甲烷中溶解，在乙醚中不溶。本品为右旋体，在不同溶剂中比旋度不同，$[\alpha]_D^{20}$ +212°（95%乙醇），$[\alpha]_D^{20}$ +275° ~ +290°（0.1mol/L HCl）。1%硫酸盐水溶液 pH 6.0~6.8。

本品的水溶液 1 滴与溴水 1 滴混匀，当溴的橙色消失而溶液变黄时，再加入过量的氨溶液会生成翠绿色的二醌基吲哚铵盐。该颜色反应为奎宁生物碱的特征反应，称绿奎宁反应（thalleioquin）。此外，奎尼丁在稀硫酸中，产生蓝色荧光。

本品是最早应用于临床的 Ia 类抗心律失常药物。奎尼丁和抗疟药奎宁（quinine）都是从金鸡纳树皮中分离的生物碱，二者互为非对映异构体。奎尼丁和奎宁它们各具有 4 个手性碳原子，其中两个手性碳的构型相同（3R, 4S），区别在 C-8、C-9 的构型。奎尼丁的构型是（8R, 9S），奎宁的构型是（8S, 9R）。

奎宁(8S,9R)　　　　　奎尼丁(8R,9S)

　　本品分子结构中有两个氮原子，其中喹啉环上氮原子碱性较弱（pK_{a_1}5.4），喹核碱的叔氮原子碱性较强（pK_{a_2}10.0），可制成各种盐类应用，常用的有硫酸盐、葡萄糖酸盐、聚半乳糖醛酸盐等，口服吸收较好（大约95%）。

　　本品主要通过肝脏代谢，在肾脏约10%以原药形式排泄。代谢产物为奎核碱2位及喹啉环2′位的羟基化衍生物，代谢产物还有喹啉环6′位的 O - 去甲基化和喹核环上3位乙烯基的氧化，这些代谢产物活性为奎尼丁活性的1/3。

2位羟基化　　2′位羟基化　　6位O去甲基化　　3位乙烯基氧化

　　本品抑制钠通道的开放，延长通道失活恢复所需时间，降低细胞膜钠离子的通透性而起作用，但影响钾、钙离子的通透不明显。临床用于治疗心房颤动、阵发性心动过速和心房扑动，为广谱抗心律失常药物。本品大量服用可导致蓄积中毒。

美西律（mexiletine）

　　化学名为1 -（2,6 - 二甲基苯氧基）- 2 - 丙胺，1 -（2,6 - Dimethylphenoxy）- 2 - propanamine，又名慢心率、脉律定。临床上常用其盐酸盐。

　　本品为白色或类白色结晶性粉末；几乎无臭，味苦。在水或乙醇中易溶，在乙醚中几乎不溶。熔点200～204℃。

　　本品属Ⅰb类抗心律失常药，可以抑制心肌细胞钠内流，降低动作电位0相除极速度，缩短浦氏纤维的有效不应期。在心脏传导系统正常的病人中，本品对心脏冲动的产生和传导作用不大，未发现美西律引起Ⅱ度或Ⅲ度房室传导阻滞。不延长心室除极和复极时程，因此可用于 QT 间期延长的室性心律失常。

本品在肝脏代谢成多种产物，药理活性很小，约 10% 经肾排出。该药具有抗心律失常、抗惊厥及局部麻醉作用。对心肌的抑制作用较小中毒血药浓度与有效血药浓度相近，少数患者在有效血药浓度时即可出现严重不良反应。

普罗帕酮（propafenone）

化学名为 3 - 苯基 - 1 - [2 - [3 - (丙氨基) - 2 - 羟基丙氧基] - 苯基] - 1 - 丙酮，3 - phenyl - 1 - [2 - [3 - (propylamino) - 2 - hydroxy propoxy]phenyl] - 1 - propanone，临床上常用其盐酸盐。

本品为白色的结晶性粉末；无臭，味苦。在乙醇、四氯化碳和热水中溶解，在冷水中略溶，在乙醚中不溶。熔点 171 ~ 174℃。

本品口服吸收完全，肝内迅速代谢，代谢产物为 5 - 羟基丙胺苯丙酮和 N - 去丙基普罗帕酮，也具有抗心律失常作用。N - 去丙基化有立体选择性，R - (-) - 对映体的清除速率大于 S - (+) - 对映体，以外消旋体给药时，S 构型的消除减慢，血药浓度高于单独使用 S 对映体。

本品为广谱高效膜抑制性抗心律失常药，对心肌传导细胞有局部麻醉作用和膜稳定作用，由于结构中含有 β - 受体阻断剂的结构片断，所以有一定程度的 β - 受体阻滞活性且还具有钙拮抗活性。用于预防和治疗室性和室上性心律失常。

其他常用钠通道阻滞剂见表 12 - 2。

表 12 - 2　其他常用的钠通道阻滞剂

药物名称	化学结构	作用特点
普鲁卡因胺（procainamide）		广谱抗快速心律失常药，对心肌的直接作用与奎尼丁相似，抑制心肌细胞 Na^+ 内流
丙吡胺（disopyramide）		Ⅰa 类抗心律失常药，可延长不应期、抑制心脏兴奋的传导，作用比奎尼丁强
吡美诺（pirmenol）		Ⅰa 类抗心律失常药，其作用与奎尼丁相似。另还具有抗胆碱作用及轻度负性肌力作用
西苯唑啉（cibenzoline）		Ⅰa 类，抑制快速 Na^+ 内流，从而减慢传导；另还抑制钾通道减少 K^+ 外流、还可抑制 Ca^{2+} 内流的Ⅲ类和Ⅳ类抗心律失常药的作用

续表

药物名称	化学结构	作用特点
利多卡因 （lidocaine）		Ib类，低剂量时可促进心肌细胞内 K^+ 外流，降低心肌的自律性；同时为局部麻醉药，故对中枢神经系统有不良反应
妥卡尼 （tocainide）		Ib类，为利多卡因的同系物，电生理学效应及对浦肯野纤维的作用与利多卡因类似。对洋地黄中毒和心肌梗死所致的室性心律失常也有效
苯妥英 （phenytoin）		Ib类，可改善洋地黄中毒时伴发的传导阻滞，是洋地黄中毒致心律失常的首选药物。同时又为抗癫痫药
氟卡尼 （flecainide）		苯甲酰胺衍生物，Ic类局麻药型的抗心律失常药，具高效、强效、广谱的特点。对心率影响不明显，有负性肌力作用
恩卡尼 （encainide）		苯甲酰胺衍生物，Ic类抗心律失常药，作用较强，对慢性心功能不全患者比其他I类药物的作用好，安全范围较大
莫雷西嗪 （moricizine）		吩噻嗪衍生物Ic类，作用与奎尼丁相似，并有局麻活性。具有显著的抗心律失常作用，其毒性小、副作用轻微、耐受性好，治疗指数比奎尼丁、普鲁卡因胺高

  Ib类钠通道阻滞剂抗心律失常药物的结构与局麻药相似，是由亲脂性的芳环和亲水性的氨基通过酰胺键或醚键连接构成，因此这些药物既是钠通道阻滞剂，也是局部麻醉药。

  Ic类钠通道阻滞剂抗心律失常药物的作用是抑制心肌的自律性和传导性，延长有效不应期，与钠通道的亲和力强于Ia和Ib类，明显阻滞钠通道。但该类药物也具有较强的致心律失常作用。

二、钾通道阻滞剂

  钾通道阻滞剂选择性作用于心肌细胞 K^+ 通道，阻止 K^+ 外流，从而延长心肌细胞的动作电位时程，减慢心率，也称延长动作电位时程的药物，为Ⅲ类抗心律失常药物。

盐酸胺碘酮（amiodarone hydrochloride）

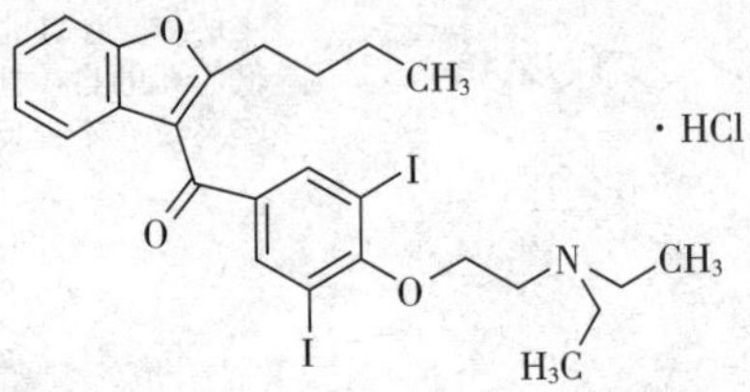

化学名为(2-丁基-3-苯并呋喃基)-[4-[2-(二乙氨基)乙氧基]-3,5-二碘苯基]甲酮盐酸盐，(2-butyl-3-(benzofuranyl)[4-(2-(diethylamino)ethoxy)-3,5-diiodophenyl] methanone hydrochloride。

本品为白色至微黄色结晶性粉末；无臭，无味。在三氯甲烷中易溶，在乙醇中溶解，在丙酮中微溶，在水中几乎不溶。熔点158~162℃。

本品口服吸收迟缓且不规则，生物利用度约为50%，起效极慢，一般在一周左右才出现作用，半衰期13~30天，体内分布广泛，可在多种器官组织中蓄积，主要代谢物为N-去乙基胺碘酮，该代谢物与胺碘酮有类似药理作用，胺碘酮的抗心律失常作用很大程度是由N-去乙基胺碘酮在体内蓄积后产生的。

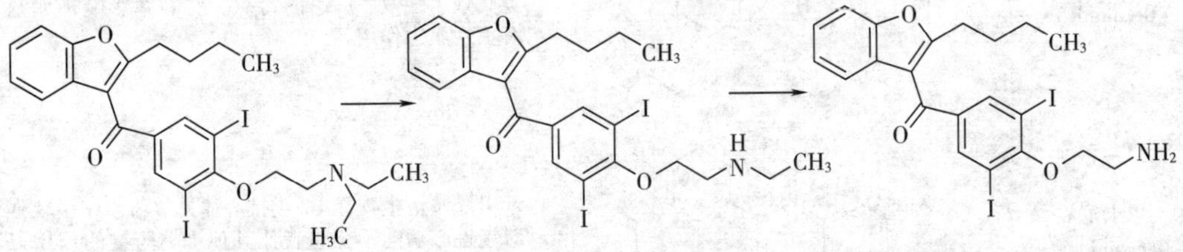

本品的合成是以苯并呋喃为原料，先用丁酸酐进行酰化；再经黄鸣龙反应将侧链羰基还原成甲基；然后经 Friedel-Crafts 酰化反应，在苯并呋喃的3位上引入对甲氧基苯甲酰基；产物再经吡啶高温熔融脱甲基、碘化、氧烃化反应得到胺碘酮（图12-1）。

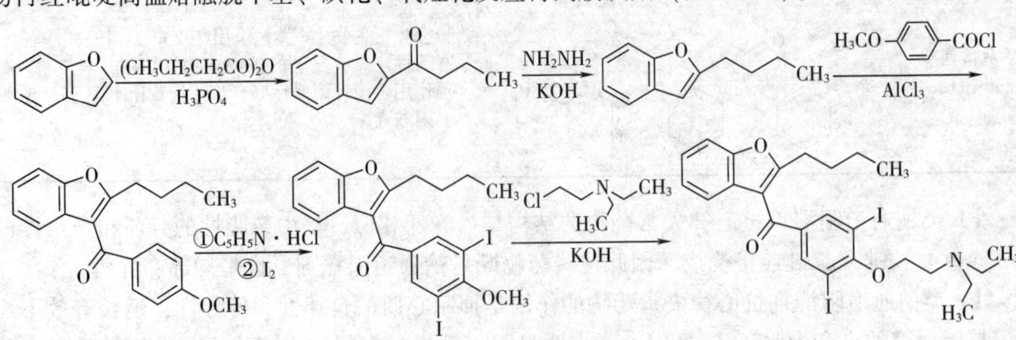

图 12-1　胺碘酮的合成路线

本品具有选择性阻滞钾通道的作用，为Ⅲ类抗心律失常药。除抑制钾通道外，对钠、钙通道均有一定阻滞作用，抑制心房及心肌传导纤维的快钠离子内流，减慢传导速度，减低窦房结自律性；对静息膜电位及动作电位高度无影响。静脉注射有轻度负性肌力作用，但通常不抑制左室功能。

本品结构与甲状腺素（thyroxine）相似，在人体内能与甲状腺素受体结合，竞争性拮抗甲状腺素的作用，故可引起甲状腺功能减退；另因其结构中含有碘，长期使用会引起体内碘含量增加而导致甲状腺功能亢进。所以长期服用会引起甲状腺功能紊乱。

其他常用钾通道阻滞剂见表 12-3。

表 12-3 其他常用的钾通道阻滞剂

药物名称	化学结构	作用特点
乙酰普鲁卡因胺 （acetyl procainamide）		是普鲁卡因酰胺的主要代谢产物，排出缓慢。副作用比普鲁卡因胺小
索他洛尔 （sotalol）		兼有 β-受体阻断和抑制 K^+ 外流双重作用，其右旋体具有Ⅲ类抗心律失常活性，左旋体具有Ⅱ类抗心律失常活性
阿齐利特 （azimilide）		既可以阻断快速延迟整流外向钾通道（IKr），也可以阻断缓慢延迟整流外向钾通道（IKs）的新型Ⅲ类抗心律失常药物
多非利特 （dofetilide）		选择性好，特异性阻断快激活延迟整流钾通道（IKr），延长心肌动作电位时程和有效不应期，从而延长心肌复极
伊布利特 （ibutilide）		快速有效地终止心房颤动和心房扑动，其转复 AF 和 AFL 有效率高于索他洛尔和普鲁卡因胺，体内经肝脏快速代谢清除安全性大

案例分析

案例 12-1： 胺碘酮是目前临床上治疗房颤的最有效抗心律失常药物之一，但其长期使用后造成的甲状腺功能失调的不良反应已成为医学界共识。怎样即能很好的发挥胺碘酮的抗心律失常作用又去除其不良反应呢？

分析： 决奈达隆（dronedarone）是针对胺碘酮不良反应设计的结构相似衍生物，其结构中去除了碘元素且保留了苯并呋喃环，该化合物具有与胺碘酮相似的抗心律失常活性，又没有与碘相关的不良反应，对甲状腺的损伤大幅度降低，但因其临床发现肝毒性，尚需进一步进行结构改造研究。

胺碘酮 决奈达隆

第二节　抗心绞痛药

心绞痛多为冠状动脉粥样硬化引起的心肌急剧的暂时性缺血或缺氧的短暂发作，心肌耗氧量增加、冠脉供氧不足或血携氧能力降低等均可诱发心绞痛的发生。抗心绞痛药可通过降低心肌耗氧量、增加心肌供血及供氧量，恢复心肌氧的供需平衡而发挥其抗心绞痛作用。目前临床上使用的抗心绞痛药物主要是降低心肌耗氧量的药物，根据化学结构和作用机制，抗心绞痛药物包括硝酸酯类药物、β 受体阻断剂和钙通道阻滞剂。本节重点介绍硝酸酯类药物。

一氧化氮（NO）是一种内皮舒张因子（EDRF），是引起血管平滑肌舒张的内源性信号调节因子，在冠状动脉粥样硬化及心脏急性缺血时，内皮舒张因子释放减少。1998 年美国药理学家 Furchgott 等因发现 NO 在心血管系统中的重要作用而获得诺贝尔生理学与医学奖。人类的血管内皮细胞中存在 NO 合成酶，体内能自行合成 NO。NO 供体药物（NO donor drugs）是一类在体内可以与细胞中的巯基形成不稳定的 S - 亚硝基硫化物，分解释放出有一定脂溶性的 NO 分子的药物，包括硝酸酯类、吗多明、硝普钠等，这些外源性药物可以补充内源性 NO 的不足。

硝酸甘油（nitroglycerin）

化学名为 1,2,3 - 丙三醇三硝酸酯，1,2,3 - propanetriol trinitrate。

本品为浅黄色油状液体；无臭，带甜味。溶于乙醇，混溶于热乙醇、丙酮、乙醚、冰乙酸、乙酸乙酯、苯、三氯甲烷和苯酚，略溶于水（1.73mg/ml，20℃）。沸点 145℃。在低温条件下可凝固成为两种固体形式，一种为稳定的双棱形晶体，熔点 13.2℃；另一种为不稳定的三斜晶形，熔点 2.2℃，可转变为稳定的晶型。本品具有挥发性、吸湿性和爆炸性，能吸收水分子成塑胶状，受热或激烈震动易发生爆炸，故不宜以纯品放置和运输。

本品在中性和弱酸性条件下相对稳定，碱性条件下迅速水解。在 KOH 试液中加热生成甘油，再加入硫酸氢钾生成的丙烯醛气体有恶臭，可用于鉴别。

本品为速效、短效硝酸酯类药物，舌下含服能通过口腔黏膜迅速吸收，直接进入人体循环可避免首过效应，血药浓度很快达峰，1～2 分钟起效，半衰期约为 42 分钟，松弛血管平滑肌，缓解心绞痛症状。本品在肝脏代谢，在肝脏经谷胱苷肽还原酶还原为水溶性较高的二硝酸代谢物、少量的单硝酸代谢物和无机盐，甘油二硝酸酯仍有扩张血管作用，但仅为硝酸甘油的 1/10。

硝酸异山梨酯（isosorbide dinitrate）

化学名为 1,4:3,6 - 二脱水 - *D* - 山梨醇二硝酸酯，1,4:3,6 - dianhydro - *D* - sorbitol dinitrate，又名消心痛。

本品为白色结晶性粉末；无臭。在丙酮或三氯甲烷中易溶，在乙醇中略溶，在水中微溶。熔点 68～72℃。

本品结构特点是由两个由异山梨醇脱水形成的五元氧环和两个硝酸酯基组成，两个五元氧环为顺式稠合，两个硝酸酯基处于反式。

本品在室温下较稳定，但在酸、碱溶液中硝酸酯容易水解。本品结晶有稳定型和不稳定型两种，药用为稳定型，不稳定型 30℃放置数天后，可转为稳定型。受热或撞击易发生爆炸。

本品与适量水和硫酸混溶后，沿壁缓缓加入硫酸亚铁试液，界面显棕色，可用于鉴别。

本品作用与硝酸甘油相似，但较持久（能维持 4 小时以上），含服 2～3 分钟见效，半衰期为 30 分钟，口服生物利用度低，仅为 3%，多数在胃肠道和肝脏被破坏，进入人体后很快被代谢为 2 - 单硝酸异山梨醇酯和 5 - 单硝酸异山梨醇酯，两者均具有抗心绞痛活性。

本品临床用于心绞痛，冠状循环功能不全，心肌梗死等的预防。因其结构为二硝酸酯故脂溶性大易透过血 - 脑屏障，有头痛的副作用。

本品的合成以山梨醇为原料，在硫酸的作用下经二甲苯脱水得到异山梨醇，再经硝酸酯化制得。

山梨醇　　　　　　异山梨醇　　　　　　硝酸异山梨醇酯

本类药物都是醇或多元醇与硝酸或亚硝酸而成的酯，用于治疗心绞痛已有 100 多年的历史，其主要作用是舒张静脉，降低前负荷，减少回心血量，使心脏的氧耗量下降，具有较好的抗心绞痛作用，还可用于慢性心功能不全的治疗。

NO 具有脂溶性，能通过生物膜，激活鸟苷酸环化酶，升高细胞中 cGMP 的水平。cGMP 激活 cGMP 依赖型蛋白激酶，蛋白激酶的激活引起相应底物磷酸化状态的改变，导致肌凝蛋白轻链去磷酸化，改变状态的肌凝蛋白不能在平滑肌收缩过程发挥正常，导致血管平滑肌松弛、外周阻力降低、血管扩张，从而缓解心绞痛症状，NO 供体药物的作用机制见图 12 - 2。

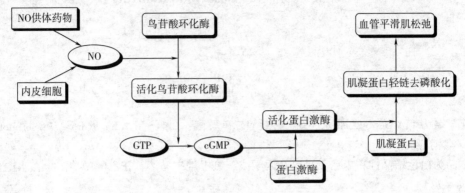

图 12 - 2　NO 供体药物的作用机制

硝酸酯类药物连续用药后可出现药理耐受性，原因是硝酸酯类药物在体内需被还原成亚硝酸酯类化合物才释放出 NO，连续使用硝酸酯类药物后，组织内巯基被耗竭，不能将硝酸酯还原为亚硝酸酯，此时使用硝酸酯类药物无效。若应用硝酸酯类药物的同时，给予 N - 乙酰半胱氨酸等硫化物还原剂能迅速反转这一耐受现象。

硝酸酯及亚硝酸酯都易经黏膜或皮肤吸收，其药物代谢动力学特点是吸收快，起效快。该类药物口服吸收较好，但因经肝脏首过效应后大部分被代谢，故血药浓度极低，本类药物在肝脏被谷胱甘肽、有机硝酸酯还原酶降解，脱去硝基成为硝酸盐而失效，并与葡萄糖酸结合，经肾排泄，其次为胆汁排泄。

临床上常用的 NO 供体药物见表 12 - 4。

表 12 - 4　临床上常用的 NO 供体药物

药物名称	化学结构	作用特点
丁四硝酯 (erythrityl tetranitrate)		药理作用与硝酸甘油相似，口服时 30 分钟、舌下含服 5 分钟内出现作用。主要用于预防而不用于缓解心绞痛
戊四硝酯 (pentaerithrityl tetranitrate)		药理作用与硝酸甘油类似，但作用缓慢持久。可持续 3 ~ 5 小时，其缓释剂型作用时间可持续 12 小时
单硝酸异山梨酯 (isosorbide mononitrate)		为硝酸异山梨酯的体内代谢产物，生物利用度高，因其水溶性增大，不易透过血 - 脑屏障，头痛的副作用降低，成为常用的抗心绞痛药
吗多明 (molstdomine)		为 1,2,3 - 噁二唑衍生物，非硝酸酯类，体内代谢后释放出 NO，阻止细胞外钙离子内流，另还具有抗血小板聚集作用
硝普钠 (sodiumnitroprusside)	$Na_2Fe(CN)_5NO$	水解释放出 NO，激活鸟苷酸环化酶，增加细胞内 cGMP 水平，扩张血管抗心绞痛，还具有降压作用

案例12-2：某63岁男性患者，有高血压、高血脂既往病史，自述劳作时胸部疼痛，来医院就诊，且第一次发作是在一周前的户外登山时出现，经诊断为心绞痛，医生给患者开了硝酸异山梨酯片剂，嘱其疼痛时立即舌下含服。为什么硝酸异山梨酯需舌下含服？硝酸酯类药物迅速缓解急性心绞痛的机制是什么？

分析：口服硝酸异山梨酯降低其生物利用度，因为肝脏中的硝酸酯还原酶迅速将其代谢，而舌下含服能通过口腔黏膜迅速吸收，直接进入人体循环避免首过效应。

心绞痛是心脏急性缺血的常见症状，心脏缺血时，引起血管平滑肌舒张的内源性信号调节因子（NO）释放减少，硝酸酯类药物能在体内迅速分解释放 NO，补充内源性 NO 的不足，所以缓解心绞痛。

第三节　抗心力衰竭药

心力衰竭又称充血性心力衰竭（congestive heart failure，CHF），是指静脉血回流正常的情况下，心脏排血量绝对或相对减少，不能将血泵至外周部位，无法满足机体代谢需要。CHF是以组织血液灌注不足以及肺循环和（或）体循环淤血为主要特征的一种临床综合征，心肌收缩力的严重损害可引起慢性心力衰竭。在心力衰竭的一般治疗中，药物治疗主要发挥强心和减轻心脏负荷两方面的作用，所以抗心力衰竭药又称为强心药、正性肌力药。按产生正性肌力作用的途径，分为四类：① 抑制膜结合的 Na^+、K^+ - ATP 酶的活性的强心苷类；② β - 受体激动剂类；③ 激活腺苷环化酶，使 cAMP 的水平增高，从而促进钙离子进入细胞膜，增强心肌收缩力的磷酸二酯酶抑制剂；④ 加强肌纤维丝对 Ca^{2+} 的敏感性的钙敏化药。

一、强心苷类

临床上应用的强心苷大多来源于植物，存在于多种有毒的植物体内，能选择性地作用于心脏，增强心肌收缩力，目前仍是治疗心衰的重要药物。这类药物的作用和性质基本相似，不同点在于起效速度、作用强度和作用持续时间（表12-5）。此类药物小剂量使用时有强心作用，能使心肌收缩力加强，但是大剂量时能使心脏中毒而停止跳动，安全范围狭窄是其主要缺点，另外在吸收、消除途径及消除速度等方面也有缺陷。

地高辛（digoxin）

化学名为3β-[[O-2,6-二脱氧-β-D-核-己吡喃糖基-(1→4)-O-2,6-二脱氧

– β – D – 核 – 已吡喃糖基 – （1→4） – 2,6 – 二脱氧 – β – D – 核 – 已吡喃糖基］氧代］– 12β，
14β – 二羟基 – 5β – 心甾 – 20（22）烯内酯，3β – [［O – 2,6 – dideoxy – β – D – ribo – hexopyrano-
syl – （1→4） – 2,6 – dideoxy – β – D – ribo – hexopyranosyl – （1→4） – 2,6 – dideoxy – β – D – ribo
– hexopyranosyl］oxy］– 12β,14β – dihydroxy – 5β – heart steroid – 20（22） – enolide。

　　本品为白色结晶或结晶性粉末；无臭，味苦。在吡啶中易溶，在稀醇中微溶，在三氯甲
烷中极微溶解，在水或乙醚中不溶。

　　本品是通过抑制心肌细胞膜上的 Na^+/K^+ – ATP 酶活性，使 Na^+/K^+ 交换减弱，Na^+ 的外
流更多地依靠 Na^+/Ca^{2+} 转运偶联来进行，使细胞内 Ca^{2+} 增多，产生正性肌力作用。临床上用
于治疗充血性心力衰竭、心房纤颤、心房扑动。

　　本品在体内可迅速吸收并分布组织中，其生物利用度约 60% ～80%，治疗血药浓度为
0.5～1.5ng/ml，而中毒血药浓度为2ng/ml。主要以原型由尿中排泄，其特点是排泄较快而蓄
积性较小，使用较洋地黄毒苷安全。

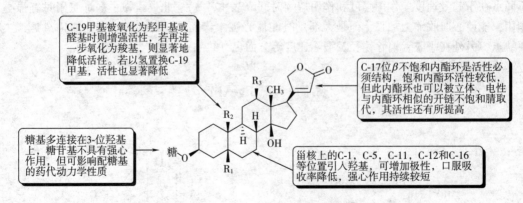

卡烯内酯　　　　　　　　　　　　　蟾二烯羟酸内酯

　　强心苷类的结构包括糖和苷元两部分，苷元由甾核和 α、β – 不饱和内酯环组成，甾核由
A、B、C 和 D 四个环稠合而成，A/B、C/D 为顺式稠合，B/C 为反式稠合，分子中位于 C – 10
和 C – 13 的两个甲基与3位羟基均为 β – 构型，3位羟基通常与糖相连接，而14位的 β – 羟基
通常为游离，内酯环通常为五元环，又称为卡烯内酯（cardenolide），动物来源的强心苷主要
来源于蟾蜍，其内酯环为六元环，称蟾二烯羟酸内酯（bufadienolide）。对大量天然及半合成
强心苷类药物构效关系研究结果如图 12 – 3 所示。

图 12 – 3　强心苷类药物的构效关系

　　常用的强心苷类药物见表 12 – 5。

表 12 - 5　常用的强心苷类药物

药物名称	取代基				作用特点
	R	R₁	R₂	R₃	
地高辛 （digoxin）	（D－洋地黄毒糖）₃－	—H	—CH₃	—OH	中速类，对心肌有高度选择作用，静脉注射于 10～30 分钟内见效
洋地黄毒苷 （digitoxin）	（D－洋地黄毒糖）₃－	—H	—CH₃	—H	静注 30 分钟起效，4～8 小时达最大效应。排泄缓慢，易于蓄积中毒
毛花苷 C （lanatoside C）	D－葡萄糖－β－乙酰基－ （D－洋地黄毒糖）₃－	—H	—CH₃	—OH	静注 5～30 分钟起效，作用维持 2～4 天。由于排泄较快蓄积性较小
毒毛花苷 K （strophanthin K）	α－D－葡萄糖－（或 β－D －葡萄糖－）D－加拿大麻糖	—OH	—CHO	—H	静注 5～10 分钟起效，脂溶性低，常用的、高效、速效、短效强心苷
铃兰毒苷 （convallatoxin）	L－鼠李糖	—OH	—CHO	—H	静注 5～10 分钟起效，作用比洋地黄毒苷强 5 倍，高效、速效、短效

二、磷酸二酯酶抑制剂

磷酸二酯酶抑制剂（PDEI）主要通过抑制磷酸二酯酶（phosphodiesterase，PDE），特别是抑制 PDE－Ⅲ，阻碍心肌细胞内 cAMP 降解，cAMP 水平增高可使心肌细胞内钙离子浓度增加，心肌收缩功能加强，进而导致强心作用；其扩张血管作用可能是直接作用于血管平滑肌或心功能改善后交感神经张力亢进减轻所致。按结构不同可分为吡啶酮类和咪唑酮类，见表 12－6。

三、钙敏化药

钙敏化药物可以增强心肌收缩蛋白对 Ca^{2+} 的敏感性，在不增加 Ca^{2+} 浓度的条件下，增强心肌收缩力，多数钙敏化剂都兼有 PDEI 的作用。这种钙促敏作用与细胞内 cAMP 含量无关，不会因心肌细胞内 Ca^{2+} 过多而致心律失常、细胞损伤甚至死亡。钙敏化药在治疗心衰方面有着较好的应用前景，而且还有良好的抗休克以及调节外周血管反应性、改善器官组织血流量等作用。

本类代表药物有匹莫苯（pimobendan）和左西孟坦（levosimendan），二者的共同特点是都有哒嗪酮结构，哒嗪环上有一个手性碳，左旋体活性强。

表 12 – 6　磷酸二酯酶抑制剂类强心药

分类	药物名称	结构	作用特点
吡啶酮类	氨力农 (inamrinone)	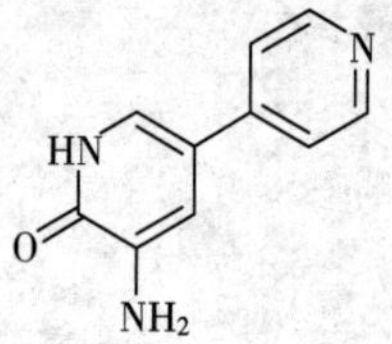	第一个用于临床的 PDEI，口服和静注均有效，兼有正性肌力作用和血管扩张作用。因有血小板下降、肝酶异常、心律失常及严重低血压等副作用，故临床应用受到限制
	米力农 (milrinone)	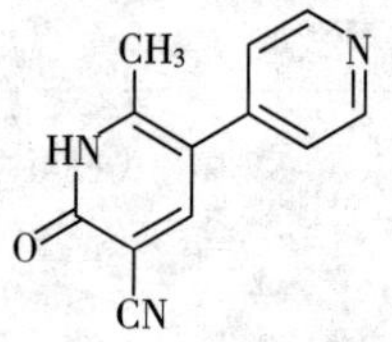	为氨力农的同类药物，作用机理与氨力农相同。口服和静注均有效，兼有正性肌力作用和血管扩张作用，其作用较氨力农强 10～30 倍，耐受性较好
咪唑酮类	依洛昔酮 (enoximone)	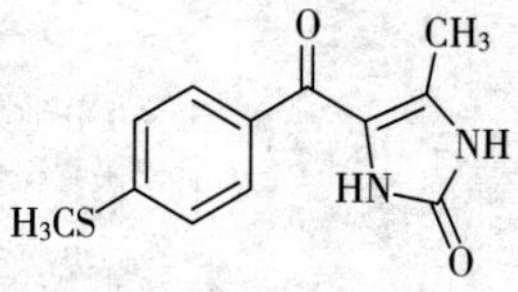	为 PDE – Ⅲ强效选择性抑制剂，主要代谢为亚砜衍生物和痕迹量的酮。二者均有较母体弱的强心活性。本品可长期口服，耐受性良好
	匹罗昔酮 (piroximone)	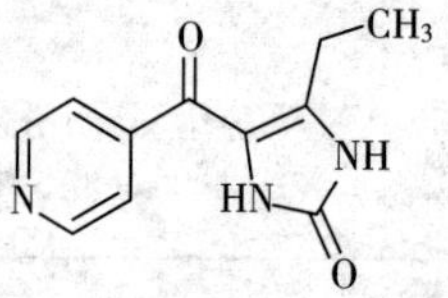	为依洛昔酮的类似物，但作用强 5～10 倍

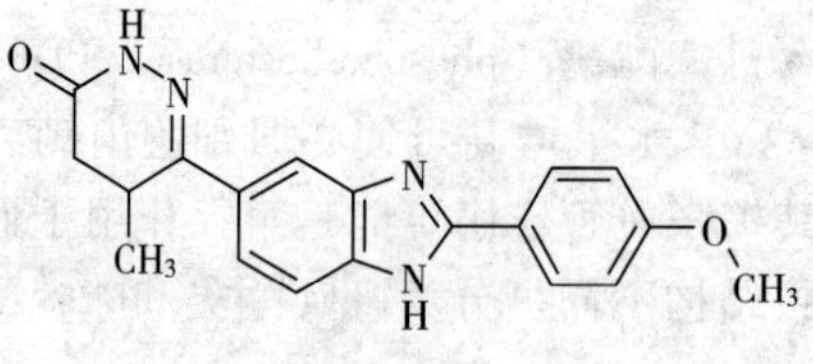

匹莫苯 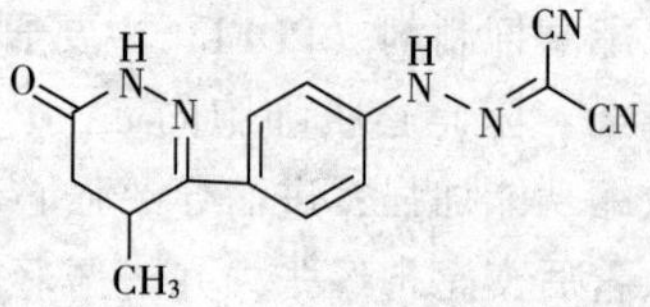　　　　　　　　　　　　　　　　　左西孟坦

　　匹莫苯的 O – 去甲基化代谢产物具有更强的钙敏化作用，能选择性抑制 cAMP 磷酸二酯酶的活性，使细胞内 cAMP 水平增加，从而使跨膜钙内流增加，促进去极化后细胞内结合位置的钙释放，增加肌凝蛋白轻链激酶的磷酸化作用。口服吸收良好，在体内迅速代谢成苯环上甲氧基被羟基取代的活性代谢物，不良反应少、耐受性好。

　　左西孟坦除钙敏化作用外还能抑制磷酸二酯酶的活性，产生正性肌力作用；并能激动血管平滑肌钾通道。具有独特的双重作用模式，能增加心脏输出，并扩张冠脉和外周血管，降低外周血管阻力，且在改善心脏泵血功能时不增加心率，能有效缓解症状，改善预后。不影响心率，心肌耗氧量未见明显增加，用于短程失代偿性心力衰竭的治疗。

抗心律失常药物按照 Vaughan Williams 分四类，其中本章介绍钠通道阻滞剂和钾通道阻滞剂。钠通道阻滞剂的结构特点是均含有含氮杂环或氨基，重点药物有美西律、普罗帕酮、胺碘酮。

抗心绞痛药主要以硝酸酯类为主，是一类能分解释放出 NO 分子的药物，因此又称为 NO 供体药物，这类药物具有相同的作用机制和连续用药产生的药理耐受性，代表药物有硝酸甘油、硝酸异山梨酯、单硝酸异山梨酯。

抗心力衰竭药包括天然的强心苷类、磷酸二酯酶抑制剂和钙敏化药物。强心苷类药物的结构特点是由糖和甾核与 α、β – 不饱和内酯环组成的苷元两部分组成，代表药物为地高辛；磷酸二酯酶抑制剂强心药物是一类使心肌细胞内钙离子浓度增加的药物；钙敏化强心药物是增强心肌收缩蛋白对 Ca^{2+} 的敏感性的药物。

思考题

1. 抗心律失常药按 Vaughan Williams 理论分为哪几类？各类药物的作用特点是什么？

2. 写出胺碘酮的合成路线及代谢途径。

3. 硝酸酯类药物的作用机制是什么？

4. 简述强心苷类药物的结构特点和构效关系。

5. 磷酸二酯酶抑制剂的作用机制是什么？

（王佩琪）

第十三章 调节血脂药物和抗血栓药物

学习导引

1. **掌握** 羟甲戊二酰辅酶A还原酶抑制剂的结构特点、构效关系及临床应用；苯氧乙酸酯类药物的构效关系；非诺贝特、吉非罗齐、苯扎贝特的结构特征与作用。

2. **熟悉** 羟甲戊二酰辅酶A还原酶抑制剂的作用机制；烟酸及其衍生物的结构特征与作用。

3. **了解** 苯氧乙酸酯类降血脂药物的代谢途径；抗血栓药物华法林钠、双嘧达莫的结构特征和作用特点。

血脂（blood – lipid）是血浆中的中性脂肪（甘油三酯和胆固醇）和类脂（磷脂、糖脂、固醇、类固醇）的总称，广泛存在于人体中，是生命细胞的基础代谢必需物质。一般说来，血脂中的主要成分是甘油三酯和胆固醇，其中甘油三酯参与人体内能量代谢，而胆固醇则主要用于合成细胞浆膜、类固醇激素和胆汁酸。一般以成年人空腹血清中总胆固醇超过5.72mmol/L、甘油三酯超过1.70mmol/L，诊断为高脂血症。血脂增高与动脉粥样硬化关系密切，动脉粥样硬化是缺血性心脑血管疾病的病理基础，动脉内膜以胆固醇和胆固醇酯为主要成分，这些脂质成分积聚后外观呈黄色粥样斑块，可导致动脉弹性减低、管腔变窄，严重会影响血液供应并引起血栓性疾病。

血液中的脂蛋白主要有极低密度脂蛋白（very low – density lipoprotein，VLDL）、低密度脂蛋白（low – density lipoprotein，LDL）和高密度脂蛋白（high – density lipoprotein，HDL）。其中LDL是胆固醇的主要载脂蛋白，负责把胆固醇从肝脏运送到全身组织，当其过量时，所携带的胆固醇便积存在动脉壁上，容易引起动脉硬化，因此LDL胆固醇升高的危害最大，是导致动脉粥样硬化的基本条件；VLDL是甘油三酯的主要载脂蛋白；而HDL则扮演着清道夫的角色，能够将周边组织多余的胆固醇送回肝脏并排出体外，达到抗血管硬化的目的，同时还能维护血管内皮细胞功能及保护血管免于血栓的形成，HDL的增加有利于预防动脉粥样硬化。

调节血脂药物可以减少血脂含量，缓解动脉粥样硬化症状，该类药物主要是针对体内胆固醇和甘油三酯的合成和分解代谢过程而设计的，又称抗动脉粥样硬化药物。根据药物的作用特点可以把调节血脂药分为：① 降低胆固醇和低密度脂蛋白的药物，包括羟甲戊二酰辅酶A还原酶抑制剂以及植物甾醇类等；②降低甘油三酯和极低密度脂蛋白的药物，包括苯氧乙酸酯类和烟酸类。

第一节 羟甲戊二酰辅酶 A 还原酶抑制剂

血浆中的胆固醇（cholesterol）来源有外源性和内源性两种途径，外源性主要由食物提供，调节食物结构即可控制胆固醇的摄入量，内源性途径则在肝脏中合成，胆固醇的生物合成是以乙酰辅酶 A 为起始原料，经异戊烯基焦磷酸酯，得到的 3 - 羟基 - 3 - 甲基戊二酰辅酶 A [简称羟甲戊二酰辅酶 A（HMG - CoA）]，在 HMG - CoA 还原酶催化下转换成 3,5 - 二羟(基) - 3 - 甲基戊酸，简称甲羟戊酸（mevalonate），再经数步反应即可合成胆固醇，HMG - CoA 还原酶是人体内源性胆固醇合成过程中的限速酶，抑制该酶的活性可调节胆固醇合成的速度（图 13 - 1）。

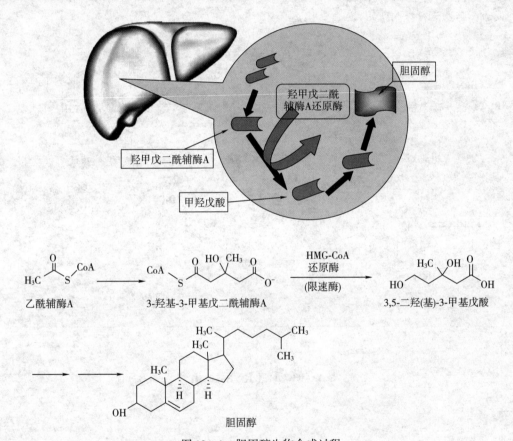

图 13 - 1 胆固醇生物合成过程

HMG - CoA 还原酶抑制剂对 HMG - CoA 还原酶具有高度亲和力，可以竞争性抑制该酶的活性，从而阻断 HMG - CoA 向甲羟戊酸的转化，减少肝脏胆固醇的生物合成，使人体内源性胆固醇降低。1976 年日本的微生物学家从两种不同的青霉菌属中分离得到了一种代谢物，发现该代谢物对 HMG - CoA 还原酶的亲和性是对底物亲和性的 10000 倍，确定它为 HMG - CoA 还原酶的有效竞争性抑制剂并将其命名为康帕定（compactin）即美伐他汀（mevastatin）。几年后美国默克公司研究人员从红曲霉（*monascus Rubber*）和土曲霉（*aspergillus terreus*）培养液中分离得到了结构类似的洛伐他汀（lovastatin），活性为美伐他汀的 2 倍。美伐他汀和洛伐他汀分子中的羟基内酯结构与 HMG – CoA 还原酶的四面体结构十分相似，可与该酶紧密结合，随后在 1986 年洛伐他汀经结构改造得到辛伐他汀（simvastatin），均以无活性的内脂形式存在，只有进入体内水解成 β,δ – 二羟基戊酸才能产生降血脂作用。

知识拓展

鲨烯合酶抑制剂

鲨烯合酶（squalene synthase，SQS）是催化胆固醇生物合成的必要酶，作为药物靶标，它与 HMG – CoA 还原酶相比具有潜在的优势，该酶催化两分子的法呢酯焦磷酸缩合产生角鲨烯，而角鲨烯是生物合成胆固醇的重要物质，鲨烯合酶抑制剂目前已作为抗高血脂药物进行深入研究。

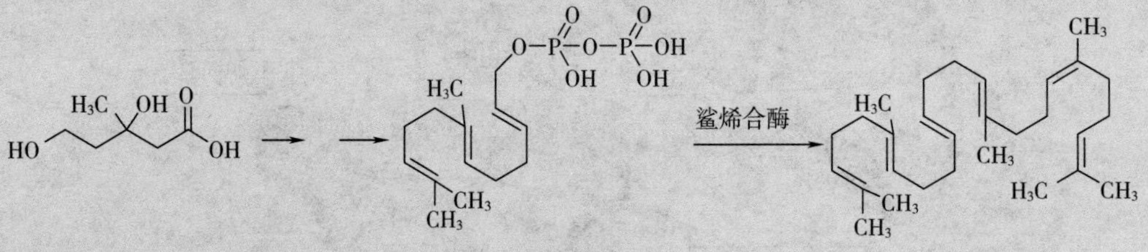

3,5-二羟(基)-3-甲基戊酸　　　　法呢酯焦磷酸　　　　角鲨烯

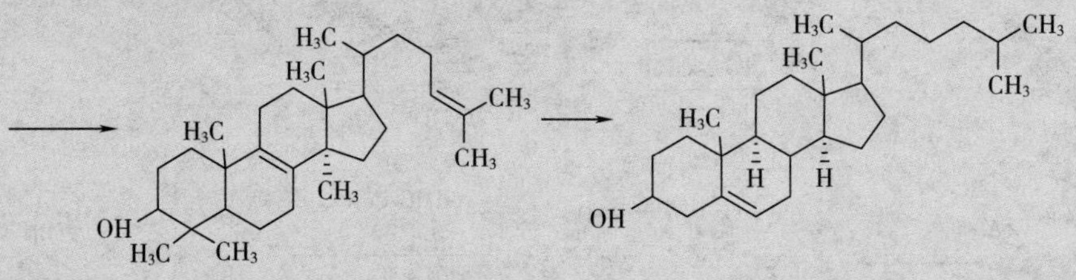

羊毛甾醇　　　　胆固醇

洛伐他汀（lovastatin）

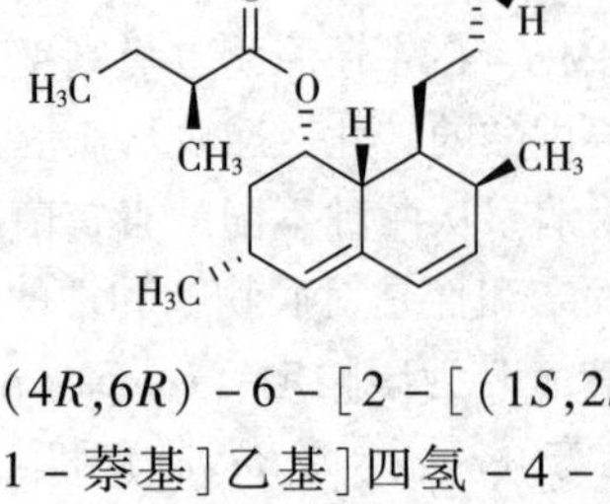

化学名为 (S) – 2 – 甲基丁酸 $(4R,6R)$ – 6 – [2 – [$(1S,2S,6R,8S,8aR)$ – 1,2,6,7,8,8a – 六氢 – 8 – 羟基 – 2,6 – 二甲基 – 1 – 萘基]乙基]四氢 – 4 – 羟基 – 2H – 吡喃 – 2 – 酮 – 8 酯，(S) – 2 – methyl butanoic acid – $(4R,6R)$ – 6 – (2 – [$(1S,2S,6R,8S,8aR)$ – 1,2,6,7,8,8a –

hexahydro – 8 – hydroxy – 2,6 – dimethyl – 1 – naphthalenyl〕ethyl〕tetrahydro – 4 – hydroxy – 2H – pyran – 2 – one – 8 – ester。

本品为白色或类白色结晶或结晶性粉末；无臭，无味，略有引湿性。本品在三氯甲烷中易溶，在丙酮中溶解，在乙醇、乙酸乙酯或乙腈中略溶，在水中不溶。$[\alpha]_D^{20} +325° \sim +340°$；熔点 174.5℃。

本品不稳定，在贮存过程中其内酯环上的羟基发生氧化反应生成吡喃二酮衍生物；此外，本品的水溶液在酸碱催化下内酯环可迅速水解开环形成羟基酸。

本品为无活性的前药，在体内发生内酯环水解生成 3,5 – 二羟基羧酸衍生物而具有活性，主要活性代谢物是其开环羟基酸和 3 – 羟基、3 – 亚甲基、3 – 羟基甲基衍生物（图 13 – 2）。本品口服吸收后多与血浆蛋白结合，首过效应明显。代谢物主要经胆排泄，少部分（<10%）经肾脏从尿中排泄。

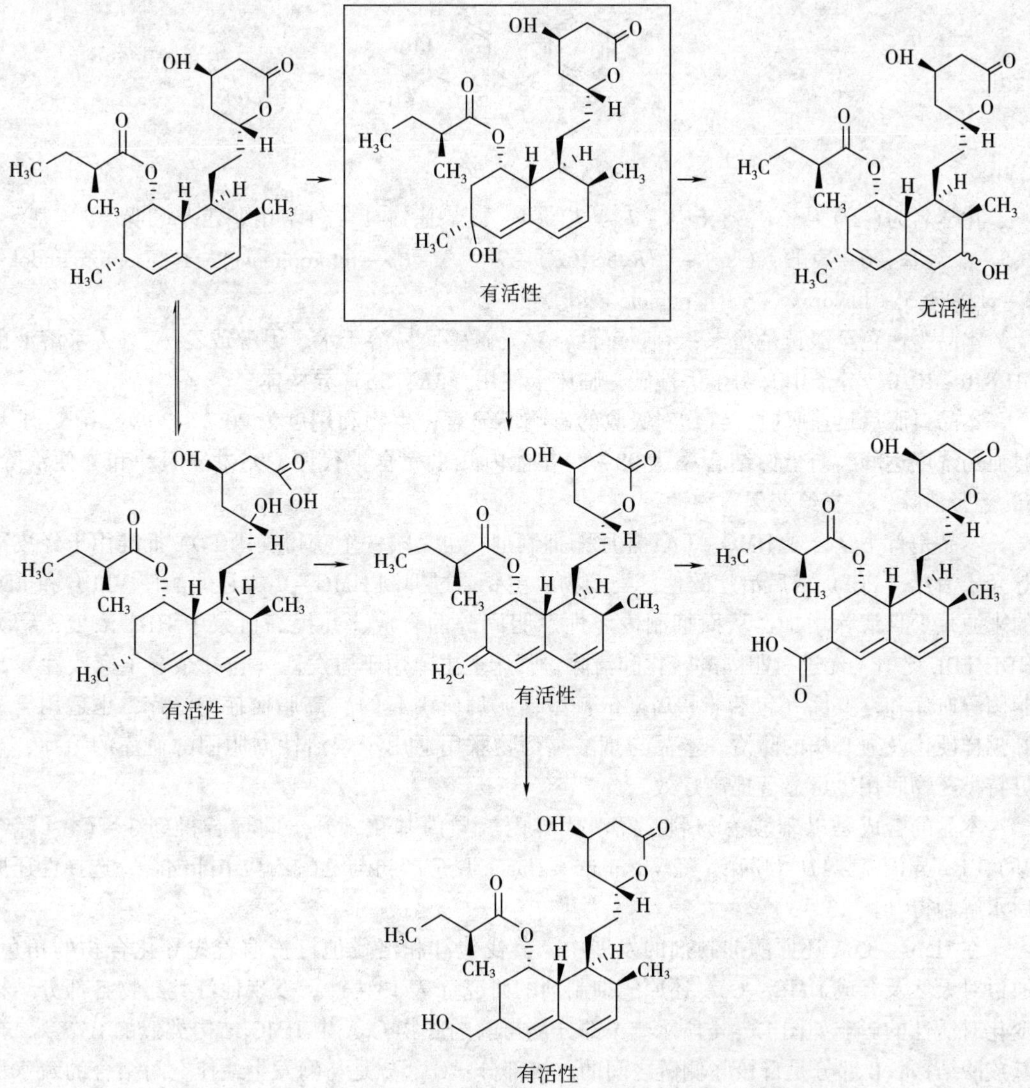

图 13 – 2 洛伐他汀的代谢路径

本品是第一个上市的 HMG – CoA 还原酶的抑制剂，可以竞争性抑制 HMG – CoA 还原酶的活性，减少肝细胞内的胆固醇合成，刺激增加肝细胞合成 LDL 受体，加强血浆中 LDL 的清除，同时也降低 VLDL。本品通常用于治疗以 TC 升高为主的混合型高脂血症、家族性高胆固醇血酯症、家族性异常 p – 脂蛋白血症、非家族性高血脂症和继发性高血脂症。本品与贝特类药物（如非诺贝特、吉非贝齐等）合用可发生横纹肌溶解、急性肾衰竭，与赖诺普利等血管紧张素转移酶抑制剂合用可引起高血钾症。

氟伐他汀 （fluvastatin）

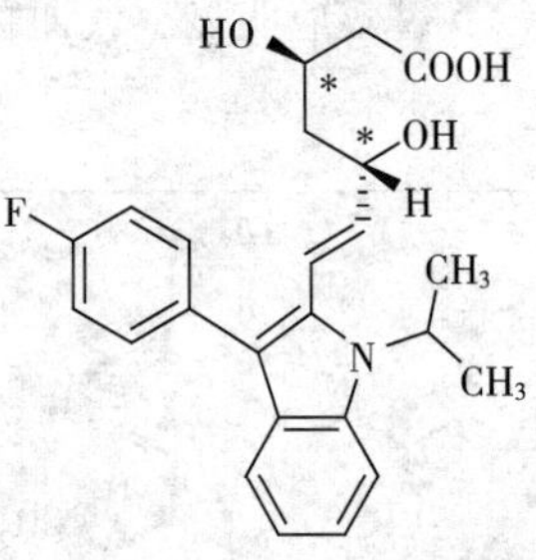

化学名为 (±) – (3R,5S,6E) – 7 – [3 – (4 – 氟苯基) – 1 – (1 – 甲基乙基吲哚 – 2 – 基] – 3,5 – 二羟基 – 6 – 庚酸， (±) – (3R,5S,6E) – 7 – [3 – (p – fluorophenyl) – 1 – isopropylindol – 2 – yl] – 3,5 – dihydroxy – 6 – heptanoic acid。

本品为白色至淡黄色粉末；有吸湿性，对光敏感。易溶于水、甲醇或乙醇。1% 水溶液的 pH 8.0 ~ 10.0。分子中有两个手性碳，临床上使用 (3R, 5S) 异构体。

本品口服后迅速吸收，食物对吸收的影响不显著，生物利用度为 20% ~ 30%，0.5 ~ 1 小时血药浓度达峰，与蛋白结合率为 98%，在体内几乎完全被代谢，95% 经胆汁和粪便消除，5% 经肾消除，重复给药无蓄积性。

本品是首个全合成 HMG – CoA 还原酶抑制剂，也是第一个获得美国 FDA 批准用于经皮冠脉介入治疗 （PCI） 术后治疗的他汀类药物。主要通过抑制 HMG – CoA 还原酶使 VLDL 和 LDL 的来源减少且清除增加，从而抑制内源性总胆固醇的合成，并提高血浆中 HDL 浓度，增大 HDL/LDL 比值，促进总胆固醇转化和清除。临床上主要用于原发性 （包括杂合子家族性） 高胆固醇血症和继发性 （包括非胰岛素依赖型糖尿病所引起的） 高脂血症的治疗，也适用于冠脉粥样硬化及冠心病的防治。本品与烟酸类药物联用适用于难治性高胆固醇血症的治疗，与贝特类药物联用也可显著提高疗效。

本品的合成是以苯胺为原料，经溴代异丙烷异丙基化，分子间环合得到 3 – (4 – 氟苯基) – 1 – 异丙基 – 1H – 吲哚，经 Vilsmeier – Haack 反应，再与乙酰乙酸甲酯缩合、选择性还原后水解制得 （图 13 – 3）。

在 HMG – CoA 还原酶抑制剂的发展中，美伐他汀和洛伐他汀扮演着先导化合物的角色，通过对天然及合成 HMG – CoA 还原酶抑制剂的研究 （表 13 – 1），发现他汀类药物各部分结构变化对活性的影响如图 13 – 4 所示。A 部分是与酶的底物 CoA 中 HMG 结构类似的 β, δ – 二羟基羧酸结构；B 部分是母核与侧链之间的连接部分；C 部分是与酶发生最佳空间结合的疏水性刚性平面结构。

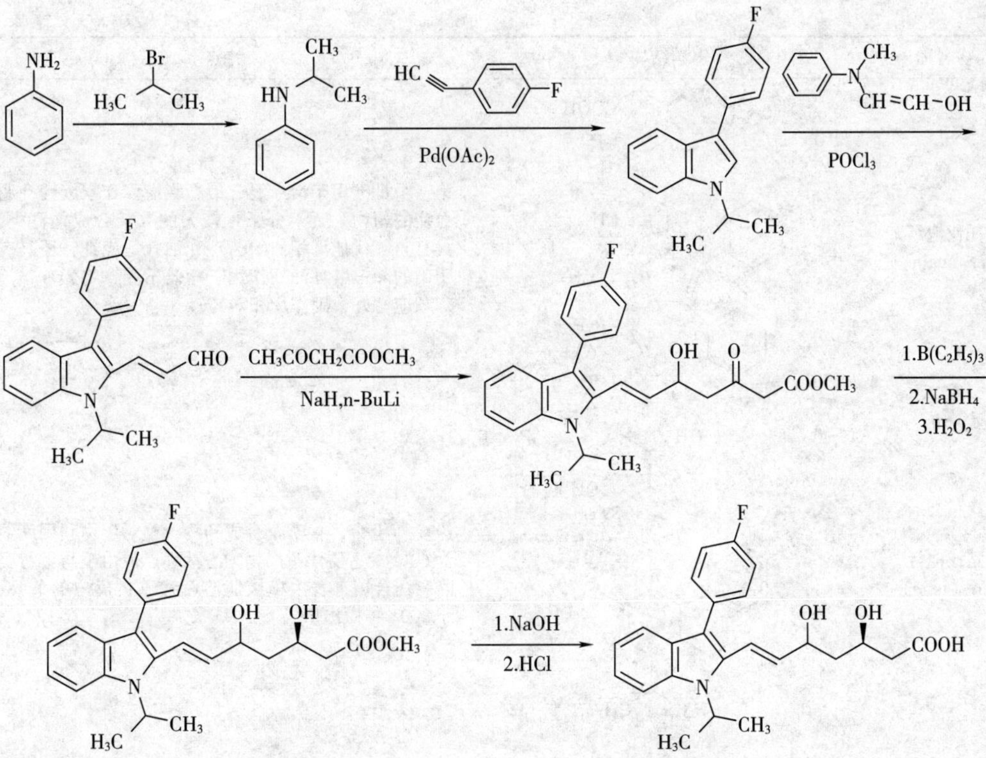

图 13 - 3 氟伐他汀的合成路线

表 13 - 1 其他常用的 HMG - CoA 还原酶抑制剂

药物名称	化学结构	特点
美伐他汀 (mevastatin)	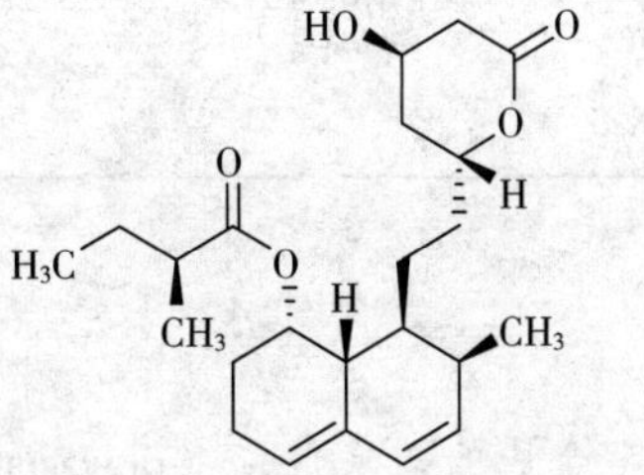	第一个被发现的 HMG - CoA 还原酶抑制剂,从霉菌发酵培养养液中提取得到,因副作用严重未用于临床
辛伐他汀 (simvastatin)	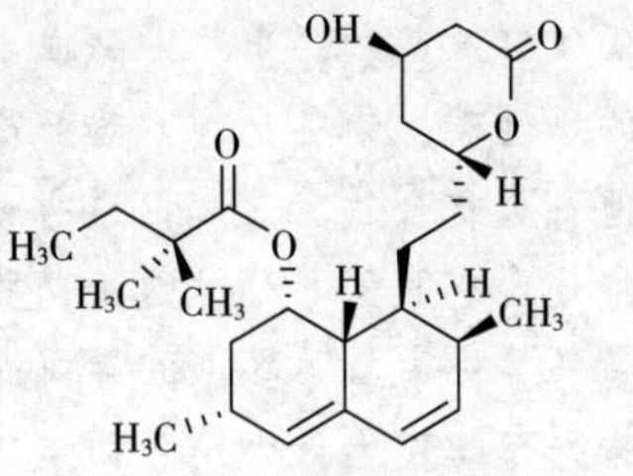	含有内酯结构的前药,进入体内后内酯水解开环得到活性代谢物 3,5 - 二羟基酸。口服后对肝脏有高度的选择性,可通过血 - 脑屏障,副作用轻微而短暂
普伐他汀 (pravastatin)	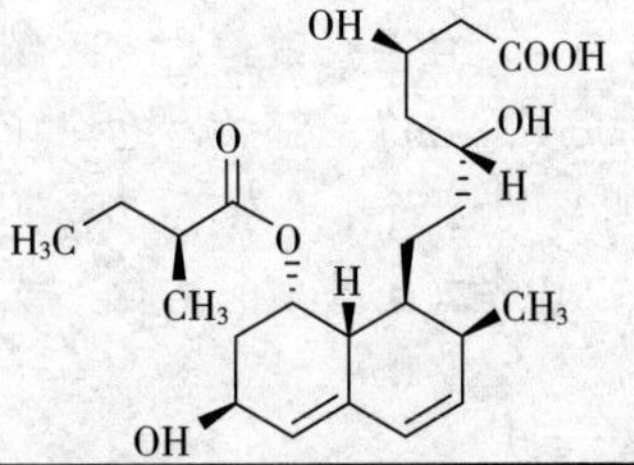	美伐他汀的结构修饰药物,亲水性好,对肝组织有更好的选择性。通过抑制 HMG - CoA 还原酶和 LDL - C 的前体 - 极低密度脂蛋白(VLDL - C)在肝脏中的合成从而发挥降脂作用

药物名称	化学结构	特点
阿托伐他汀 (atorvastatin)		第一个批准用于治疗混合型高脂血症和家族性高脂血症的药物，属于分子量较大的人工合成他汀类，具有与氟伐他汀相似的药理和治疗适应证，还具有明确的降三酰甘油的作用。疗效不受食物影响，治疗顺应性好，副作用相对较轻
西立伐他汀 (cerivastatin)		1997 年上市，化学全合成药物，绝对生物利用度约为60%，主要代谢产物均有活性。但由于与贝特类降脂药合用有发生横纹肌溶解症不良反应的危险，于 2001 年撤出市场
瑞舒伐他汀 (rosuvastatin)		2003 年上市，化学全合成药物，具亲水性，可强力抑制 HMG – CoA 还原酶并具肝细胞选择性作用，药物相互作用低，耐受性和安全性好比现有他汀类药物作用更强

案例分析

案例 13 - 1：洛伐他汀、辛伐他汀和半合成的普伐他汀（pravastatin）均来源于天然产物，化学结构均较复杂，被称为第一代他汀类药物，生物发酵或半合成是它们的主要来源，由于第一代他汀类药物含有较多的手性碳，制备比较困难。那么在保留第一代他汀类药物药效基团的基础上合成新型的他汀类化合物应该如何进行呢？

分析：研究发现上述三个药物的结构中均含有脱氢萘环，这是药物与酶结合所必需的刚性平面结构，也可为苯环、萘环、芳杂环等；去氢萘环上的异戊酯基作为较大体积的憎水性基团，对于调节去氢萘环的空间排列与酶发生最大结合而发挥重要作用；与酶的底物 HMG – CoA 中的 HMG 结构类似的 β,δ – 二羟基戊酸结构也须保留。据此合成得到了氟伐他汀（fluvastatin）、阿托伐他汀（atorvastatin）、西立伐他汀（cerivastatin），这些化合物的结构和第一代他汀类药物有着明显的区别，用杂环、稠杂环取代了去氢萘环，并用4 – 氟苯基取代了异戊酯基，保留了 β,δ 二羟基戊酸结构，被称为第二代他汀类药物，是结构简化的全合成药物。

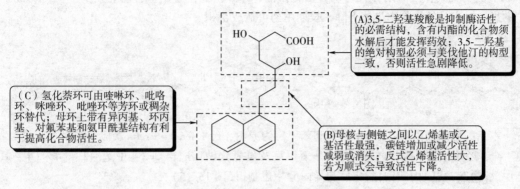

（C）氢化萘环可由喹啉环、吡咯环、咪唑环、吡唑环等芳环或稠杂环替代；母环上带有异丙基、环丙基、对氟苯基和氨甲酰基结构有利于提高化合物活性。

(A)3,5-二羟基羧酸是抑制酶活性的必需结构，含有内酯的化合物须水解后才能发挥药效；3,5-二羟基的绝对构型必须与美伐他汀的构型一致，否则活性急剧降低。

(B)母核与侧链之间以乙烯基或乙基活性最强，碳链增加或减少活性减弱或消失；反式乙烯基活性大，若为顺式会导致活性下降。

图 13－4　他汀类药物的构效关系

第二节　降低甘油三酯和极低密度脂蛋白的药物

一、苯氧乙酸酯类

体内胆固醇的生物合成是以乙酸为起始原料，对乙酸衍生物进行研究，得到了苯氧乙酸类降血脂物。氯贝丁酯（clofibrate）是第一个苯氧乙酸类降血脂药，1962 年用于临床，口服吸收良好，为前体药物，在体内迅速水解为氯贝酸（α,α－二甲基－对氯苯氧乙酸），3～4 小时血中氯贝酸达到峰值，约 60% 的氯贝酸在肝脏中与葡萄糖醛酸结合后随尿液排出。该药有纤溶作用，长期使用后因胆结石造成的死亡率已超过改善冠心病的病死率，目前已较少使用。考虑到该药在体内能转化为氯贝酸发挥作用，因此对氯贝丁酯进行结构改造得到了一系列药物。该类药物可明显降低 VLDL 水平，并且能调节性的升高 HDL 水平及改变 LDL 浓度；显著降低甘油三酯。有研究表明此类药物可能通过激活过氧化酶增殖的活化受体和改变基因表达来起作用。

非诺贝特（fenofibrate）

化学名为 2－甲基－2－[4－(4－氯苯甲酰基)苯氧基]丙酸异丙酯，2－methyl－2－[4－(4－chloro－benzoyl)phenoxy]－propanoic acid isopropyl ester。

本品为白色或类白色结晶性粉末；无臭，无味。在三氯甲烷中极易溶解，在丙酮或乙醚中易溶，在乙醇中略溶，在水中几乎不溶。熔点 78～82℃。

本品为第二代苯氧乙酸酯类调血脂药，具有较强的降低胆固醇及甘油三酯的作用，用于高胆固醇血症、高甘油三酯血症、Ⅱ、Ⅲ、Ⅳ型及混合型高血脂蛋白血症的治疗。口服吸收迅速，进入体内后酯键即被组织及血浆酯酶完全水解，形成活性代谢物非诺贝酸（fenofibric acid），其与葡萄糖醛酸结合后约60%由肾排泄，25%由粪便排出。有研究显示严重肾功能不全的患者对本品的清除率显著下降，长期用药可造成蓄积。

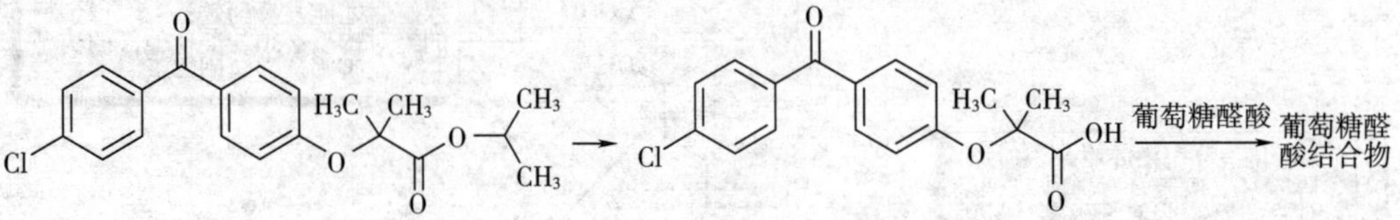

本品的合成是由 4 - 氯苯甲酰氯和苯甲醚为原料，经 Friedel - Crafts 反应、脱甲基生成 4 - 氯 - 4′ - 羟基二苯甲酮，再与丙酮、三氯甲烷及氢氧化钠反应得到 2 - 甲基 - 2 - [4 - (4 - 氯苯甲酰基)苯氧基]丙酸钠,酸化后与异丙醇酯化制得(图 13 - 5)。

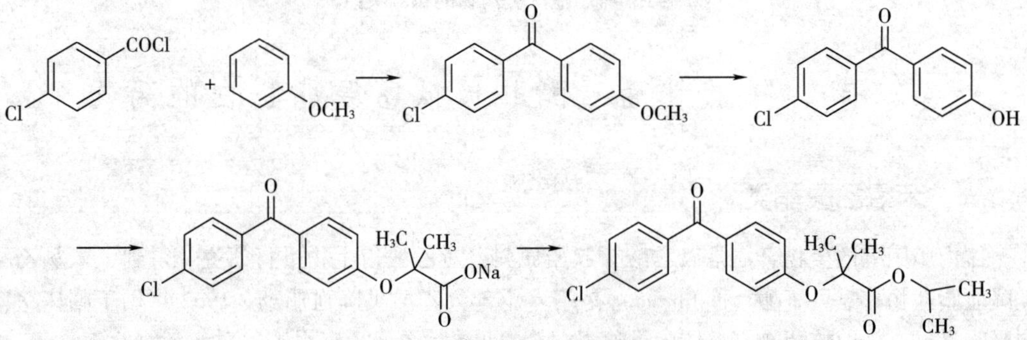

图 13 - 5　非诺贝特的合成路线

吉非罗齐（gemfibrozil）

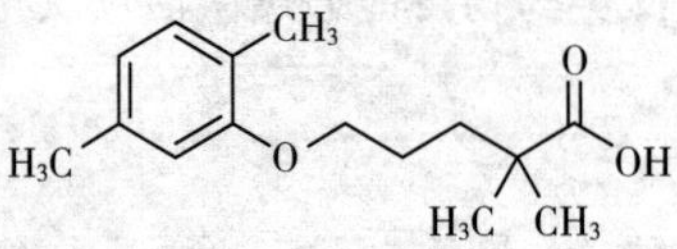

化学名为 2,2 - 二甲基 - 5 - (2,5 - 二甲基苯氧基) - 戊酸，2,2 - dimethyl - 5 - (2,5 - dimethylphenoxy) - pentanoic acid，又名吉非贝齐。

本品为白色结晶性粉末；无味；室温下稳定。在三氯甲烷中极易溶解，在甲醇、乙醇、丙酮己烷中易溶，在水中不溶，在氢氧化钠试液中易溶。熔点 58 ~ 61℃。

本品口服吸收迅速而完全，1 ~ 2 小时血药浓度达峰，血浆半衰期为 1.5 小时。在肝内代谢，主要代谢反应发生苯环上（图 13 - 6），通常为甲基羟基化及苯环羟基化，代谢物多数以原型由肾脏排泄，体内无蓄积现象。

本品是一种非卤代的苯氧戊酸衍生物，能显著降低总胆固醇和甘油三酯的水平，减少冠心病的发生率，适用于治疗血中胆固醇和甘油三酯过高、混合血脂过高、糖尿病引起的脂代谢障碍等。其副作用主要为胃疼、胃肠道不适，少数出现无症状的血清谷丙转氨酶升高，停药可恢复。

苯氧乙酸酯类降血脂药物的结构特点是具有芳基、中间连接原子和羧酸酯三部分，其构效关系如图 13 - 7 所示。

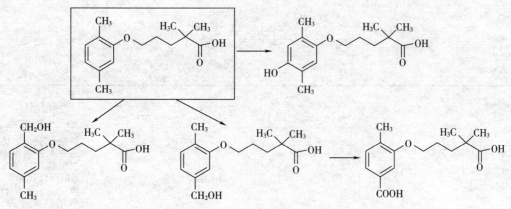

图 13-6 吉非罗齐的代谢路线

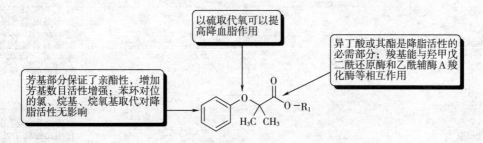

图 13-7 苯氧乙酸酯类降血脂药物的构效关系

案例分析

案例 13-2：某 45 岁男性患者，临床诊断：①I 型糖尿病并糖尿病肾病；②混合性高脂血症。先采用非诺贝特降脂治疗，效果欠佳，后加用阿托伐他汀，一周后主诉两侧颈部肌肉疼痛较重，两上臂及两大腿根部肌肉轻度压痛，无红肿热，且两下肢肌无力，尿色加深，查尿常规提示尿潜血（＋＋＋），颗粒管型偶见，诊断为横纹肌溶解症。医嘱立即停止使用降脂药，多饮水，避免饮酒，并静脉输注碳酸氢钠液体。试分析医生用药是否正确？为什么？

分析：如果仅是混合性高脂血症，医生的用药正确。因为阿托伐他汀为 HMG-COA 还原酶抑制剂，口服后对肝脏有高度的选择性，在肝脏发挥作用，抑制内源性胆固醇的合成；非诺贝特为苯氧乙酸类调血脂药，通过抑制极低密度脂蛋白和甘油三酯的生成并同时使其分解代谢增多，降低血低密度脂蛋白、胆固醇和甘油三酯；二者合用对混合性高脂血症有协同治疗作用。

但是本案例医生忽略了患者还患有糖尿病肾病这一现象，肝、肾功能不全和患者年龄≥70 时，当他汀类和贝特类药物联合用药发生潜在横纹肌溶解病的危险增大，因此临床应根据患者肾功能状况来调整药物的剂量。

其他苯氧乙酸类降血脂药物见表 13-2。

表 13 – 2　其他苯氧乙酸类降血脂药物

R_1 苯环—O—C(CH_3)(CH_2R_3)—C(=O)—O—R_2

药物名称	取代基			作用特点
	R_1	R_2	R_3	
氯贝丁酯 (clofibrate)	Cl—	—CH_2CH_3	—H	口服吸收良好，体内迅速水解为 α,α–二甲基–对氯苯氧乙酸活性代谢物。长期应用因胆结石造成的死亡率高，现已较少使用
双氯贝特 (simfibrate)	Cl—	—CH_2—CH_2—O—C(=O)—C(CH_3)_2—O—苯环—Cl	—H	避免了氯贝丁酯的异味并降低了对胃的刺激性。体内代谢物为对氯苯氧异丁酸丙二醇酯，作用强度和持续时间都优于氯贝丁酯
普拉贝脲 (plafibride)	Cl—	—NH—C(=O)—NH—CH_2—N(吗啉)	—H	氯贝酸的吗啉甲基脲衍生物，降血脂作用比氯贝丁酯强，体内分解出的吗啉甲基脲还具有抑制血小板聚集作用
苄氯贝特 (beclobrate)	Cl—苯环—CH_2—	—CH_3	—CH_3	降血脂强于氯贝丁酯 20 倍，具有降低血中胆固醇、甘油三酯、极低密度和低密度脂蛋白的作用，并使高密度脂蛋白升高，还具抗血小板聚集作用
非尼贝特 (fenirofibrate)	Cl—苯环—CH(OH)—	—H	—H	非诺贝特的体内活性代谢物。因其结构与甲状腺素分子类似，可竞争性地与白蛋白结合的部位释放侧甲状腺素，促进胆固醇分解代谢，较氯贝丁酯更优
苯扎贝特 (bezafibrate)	Cl—苯环—C(=O)—NH—CH_2—CH_2—	—H	—H	降低血甘油三酯的作用强，可降低血低密度脂蛋白和胆固醇，也可使高密度脂蛋白升高
环丙贝特 (ciprofibrate)	2,2-二氯环丙基甲基 (Cl_2C<环丙烷>CH_3)	—H	—H	口服易于吸收，以原药或葡萄糖醛酸结合物形式经尿排出，无药物蓄积作用活性较氯贝丁酯强，副作用极小

二、烟酸及其衍生物

烟酸（nicotinic acid）又名尼克酸，化学名为 3 – 吡啶甲酸，是一种 B 族维生素（维生素 B₅或维生素 PP），首次由尼古丁氧化而得到。该药通过抑制脂肪组织中的脂解作用，使脂肪组织中的甘油三酯不能分解释放出游离脂肪酸，则游离脂肪酸的生成减少，从而降低肝脏内甘油三酯的合成。临床上用于治疗高血脂症，其副作用有面部潮红、皮肤瘙痒、对胃刺激性较大和严重的肝毒性等。将烟酸的羧基酯化（或还原）可制成前药，既能降低刺激性副作用，又能延长作用时间。如烟酸肌醇酯（inositol nicotinate）经胃肠道吸收后，在体内缓慢代谢，逐渐水解成烟酸和肌醇，具有烟酸和肌醇二者的药理作用。这类药物还有吡啶甲醇（pyridinemethanol）、烟酸维生素 E 酯（tocopheryl nicotinate）等。

烟酸

吡啶甲醇

烟酸维生素E酯

烟酸肌醇酯

阿西莫司（acipimox）

化学名为 4 – 氧代 – 5 – 甲基吡嗪 – 2 – 羧酸，4 – oxo – 5 – methylpyrazine – 2 – carboxylic acid。

本品为白色或类白色结晶性粉末；在水中不溶。熔点 178～180℃。

本品为烟酸的衍生物，口服后肠道吸收完全，服后 2 小时血药达峰值，与蛋白不结合，不经代谢以原型从尿排出，半衰期为 2 小时。本品通过抑制全身脂肪组织释放游离脂肪酸，使胆固醇和甘油三酯合成原料减少，从而使血浆总胆固醇、甘油三酯、低密度脂蛋白、极低密度脂蛋白含量降低。适用于高胆固醇、甘油三酯与胆固醇同时升高及血中高甘油三酯型高脂血症，尤其对伴有糖尿病、痛风、冠心病的患者有较满意的疗效，是一种抗脂化的降脂新药。

本品可与非诺贝特、洛伐他汀等合用以增强降脂作用，减少用药剂量并降低副作用。本品可提高降糖药物疗效，故合用时需减少降糖药物剂量，并根据患者血糖水平调整降糖药物剂量。

三、其他药物

普罗布考（probucol）与已知降脂药结构类型均不相同，其降脂机理主要是增加胆固醇酯转移蛋白（CETP）和载脂蛋白E（apolipoprotein E）的血浆浓度，胆固醇酯转移蛋白可将LCAT催化生成的胆固醇酯由HDL转移至VLDL、IDL和LDL中，在胆固醇的逆向转运中起关键作用；载脂蛋白浓度的增加可以使肝脏清除和逆转运胆固醇的程度增强；通过竞争性抑制羟甲基戊二酰辅酶A（HMG-CoA）-胆固醇合成酶系中的限速酶，降低胆固醇合成；另外本品为脂溶性很强的抗氧化剂，故具有抗动脉粥样硬化作用。本品对非家族性高胆固醇血症和家族性纯合子及杂合子型高胆固醇血症都有明显的降低作用。

普罗布考

第三节　抗血栓药物

抗血栓药物根据作用机制不同可分为抗血小板聚集药、抗凝血药和溶血栓药三大类。抗血小板聚集药物对血小板的不同环节起作用，能抑制血小板黏附聚集功能，从而有效预防血栓的形成；抗凝血药物是一类干扰凝血因子，阻止血液凝固的药物；溶血栓药是使纤溶酶原转化为纤溶酶，溶解血栓中已形成的纤维蛋白。目前临床上常用的溶血栓药物如尿激酶（UK）、链激酶（SK）等酶类及部分抗凝血药如肝素、水蛭素（凝血酶的直接抑制剂）、重组水蛭素和聚糖钠等均为生化药物。本节只介绍抗血小板聚集和抗凝血药物中常见的化学药物。

阿司匹林（aspirin）是目前应用最多的抗血小板聚集药物，可抑制血小板聚集的第二阶段。服用后30~40分钟血浆浓度达峰值，1小时抑制血小板聚集作用显现，生物利用度为40%~50%。其作用的主要环节是通过与血小板的COX活性位点丝氨酸产生不可逆的共价键性乙酰化而使该酶受到抑制，从而阻断AA通过COX途径转变为前列腺素环内过氧化物，进而减少TXA_2的合成，发挥抗血小板聚集作用。

华法林钠（warfarin sodium）

化学名为3-（α-丙酮基苄基）-4-羟基香豆素钠盐，3-（α-acetonylbenzyl）-4-hydroxycoumarin。

本品为白色结晶性粉末；无臭，味微苦。在水中极易溶解，在乙醇中易溶，在三氯甲烷或乙醚中几乎不溶。因有内酯结构，易水解。

本品口服吸收迅速而完全，生物利用度高，与血浆蛋白结合率达 98% ~ 99%，半衰期 10 ~ 60 小时，由肝脏代谢，代谢产物由肾脏排泄。

本品结构中含有一个手性碳，有二个异构体，体内代谢具有立体选择性，*S* - 华法林经侧链酮基还原后经尿液排泄；而 *R* - 华法林在母核 7 位上进行羟化，羟化产物进入胆汁，随粪便排出体外。其中 *S* - 华法林活性强。

S-构型异构体

R-构型异构体

本品为双香豆素类中效抗凝剂，其作用机制为竞争性对抗维生素 K 的作用，抑制肝细胞中凝血因子的合成，还具有降低凝血酶诱导的血小板聚集反应作用，因而具有抗凝和抗血小板聚集功能。主要用于防止血栓的形成及发展，治疗血栓栓塞性疾病等。

双嘧达莫 （dipyridamole）

化学名为 2,2′,2″,2‴ - [(4,8 - 二哌啶基嘧啶并 [5,4 - *d*] 嘧啶 - 2,6 - 二基) 双次氮基] - 四乙醇，2,2′,2″,2‴ - (4,8 - di(piperidin - 1 - yl) pyrimidine [5,4 - *d*] pyrimidine - 2,6 - diyl) bis (azanetriyl) tetraethanol。

本品为黄色结晶性粉末；无臭，味微苦。在三氯甲烷中易溶，在乙醇中溶解，在丙酮中微溶，在水中几乎不溶，在稀酸中易溶。熔点 162 ~ 168℃。

本品可抑制血小板的磷酸二酯酶，另外还可抑制红细胞和血管内皮对腺苷的摄取和代谢，使血管内皮中腺苷水平增加，从而激活腺苷酸环化酶，在抑制血小板聚集的同时刺激 PGI$_2$ 的合成，并抑制其降解。本品单独应用时作用较弱，与华法林合用可防止心脏瓣膜置换术术后血栓形成。

在预防缺血性中风方面，本品与阿司匹林合用可增强疗效，降低脑中风发作和中风引起的死亡率。

其他常用抗血栓药物见表 13-3。

表 13-3　其他常用的抗血栓药物

药物名称	化学结构	作用特点
替卡格雷 （ticagrelor）		可逆性地作用于血管平滑肌细胞上的嘌呤 2 受体亚型 P2Y$_{12}$，对 ADP 引起的血小板聚集有明显的抑制作用，口服后起效迅速
阿司匹林硝酰甲基苯基酯 （nitroaspirin）		体内产生 NO 及阿司匹林成分，不仅具有抑制血小板聚集以及舒张血管的作用，而且在胃肠道中还发挥着与前列腺素相似的黏膜保护作用
奥扎格雷 （ozagrel）		抑制 TXA$_2$ 合成酶抗血小板聚集并解除血管痉挛，用于蛛网膜下腔出血手术后血管痉挛及其并发脑缺血症状的改善
西洛他唑 （cilostazol）		选择性的磷酸二酯酶Ⅲ（PDEⅢ）抑制剂，可抑制 PDE 活性、阻碍 cAMP 的降解及转化，使 cAMP 在血管内的含量上升，发挥抑制血小板聚集作用。
噻氯匹啶 （ticlopidine）		即能显著抑制二磷酸腺苷、胶原和凝血酶引起的血小板聚集，又能抑制肾上腺素、5-羟色胺和花生四烯酸诱发的血小板聚集
氯吡格雷 （clopidogrel）		前体药物，口服后经肝转化再水解形成活性代谢物，该代谢物的巯基可与 ADP 受体以二硫键结合，产生受体拮抗，达到抑制血小板聚集的作用
替罗非班 （tirofiban）		选择性、可逆性的与血小板膜上 GPⅡb/Ⅲa 受体结合，使该受体不能与凝血因子结合而抑制血小板的聚集

本 章 小 结

　　羟甲戊二酰辅酶 A 还原酶抑制剂、苯氧乙酸酯类降血脂药物是目前调节血脂的主要药物。根据天然化合物的结构进行构效关系研究得到一系列人工合成的羟甲戊二酰辅酶 A 还原酶抑制剂，这类药物主要的代表药物为洛伐他汀和氟伐他汀；苯氧乙酸酯类降血脂药是对氯贝丁酯进行结构改造得到了一系列药物，其主要的代表药为非诺贝特和吉非罗齐，具有共同的基本母核结构。烟酸及其衍生物是降低肝脏内甘油三酯的合成的药物。抗血栓药物是根据作用机制不同而分为抗血小板聚集药、抗凝血药和溶血栓药三大类，主要的代表药为华法林钠和双嘧达莫。

思考题

　　1. 简述他汀类药物的结构特征、作用机制和构效关系，并写出洛伐他汀体内代谢过程。

　　2. 分析苯氧乙酸酯类降血脂药物的结构特点和构效关系。

　　3. 举例说明对烟酸的化学结构修饰。

　　4. 简述抗血栓药物华法林钠、双嘧达莫的结构特征和作用特点。

（王佩琪）

第十四章 呼吸系统疾病药物

学习导引

1. **掌握** 平喘药的分类和作用机制；硫酸沙丁胺醇、茶碱、异丙托溴铵、丙酸倍氯米松、孟鲁司特钠、磷酸可待因、盐酸溴己新的名称、结构、性质和临床应用。
2. **熟悉** 沙美特罗、氨茶碱、噻托溴铵、丙酸氟替卡松、布地奈德、色甘酸钠、右美沙芬、盐酸氨溴索的结构、性质和临床应用。
3. **了解** 镇咳药、祛痰药分类和常用药物。

呼吸系统疾病是临床常见病和多发病，多由感染和过敏反应引起，其主要临床症状是喘息、咳嗽、咳痰，三者常同时存在并相互促进。呼吸系统药物是在进行抗炎、抗感染和抗免疫等病因治疗的同时，能有效控制症状并可防止并发症的相应药物，包括平喘药（antiasthmatic drugs）、镇咳药（antitussives）和祛痰药（expectorants）。平喘药是用于缓解或消除支气管哮喘和其他呼吸系统疾患所致喘息症状的药物。镇咳药分为抑制延脑咳嗽中枢的中枢性镇咳药和抑制外周感受器的外周性镇咳药两类。祛痰药则通过稀释、分解痰液后使痰易于排出而发挥作用。

第一节 平 喘 药

哮喘是指以呼吸困难、伴有哮鸣、胸闷和咳嗽为临床特征的一种常见的呼吸系统疾病，尤其以支气管哮喘和喘息性支气管炎为常见，由支气管平滑肌痉挛、气道阻塞所导致。常用的平喘药物可分为五类：β_2受体激动剂（β_2 - adrenergic receptors）、磷酸二酯酶抑制剂（phosphodiesterase inhibitors）、M 胆碱受体阻断剂（M - cholinoceptor antagonists）、糖皮质激素药物（glucocorticosteroids）和影响白三烯的平喘药物（leukotriene receptor antagonists）。

一、肾上腺素 β_2受体激动剂

肾上腺素 β 受体有多种亚型，生理功能各异，详见第十章。其中β_2受体主要分布在支气管，兴奋时引起血管舒张、支气管扩张、胃肠道平滑肌松弛、肝糖原分解等。有平喘作用的肾上腺素 β 受体激动剂包括非选择性 β 受体激动剂和选择性 β_2受体激动剂。早期使用的非选择性 β 受体激动剂肾上腺素和异丙肾上腺素等在兴奋支气管平滑肌 β_2受体的同时可兴奋心脏的 β_1受体而引发心血管不良反应，自上世纪 60 年代以后，发展了选择性 β_2受体激动剂，能选择性兴奋 β_2受体，激活腺苷酸环化酶而降低细胞内 Ca^{2+} 浓度，从而松弛支气管平滑肌，产生

舒张支气管作用，用于哮喘的治疗。该类药物平喘作用迅速，选择性强，口服有效，由于其对 β_1 受体的选择性低，兴奋心脏的副作用小，是缓解哮喘症状的首选药物。

肾上腺素 β_2 受体激动剂可以分为短效和长效药物。短效类药物主要用于支气管平滑肌舒张，如沙丁胺醇（salbutamol）、特布他林（terbutaline）等，需要每天多次用药，特别对夜间哮喘不易控制；长效类药物具有更高的脂溶性和更强受体亲和力，其扩张支气管作用强而迅速、疗效确实、作用时间长，如福莫特罗（formoterol）、沙美特罗（salmeterol）、班布特罗（bambuterol）等，尤其是配合吸入方式给药，在缓解哮喘症状方面取得良好疗效。临床常用肾上腺素 β_2 - 受体激动剂见表 14 - 1。

表 14 - 1　临床常用肾上腺素 β_2 - 受体激动剂

药物	药物结构	作用特点
沙丁胺醇（salbutamol）		选择性 β_2 受体激动药，作用强，起效迅速
沙美特罗（salmeterol）		长效选择性 β_2 受体激动药，作用强而且持久，作用时间长达 12 小时，为目前治疗哮喘夜间发作和哮喘维持治疗的理想药物
氯丙那林（clorprenaline）		常用其盐酸盐，对 β_2 受体的选择性低于沙丁胺醇，主要用于支气管哮喘、喘息性支气管炎、慢性支气管炎合并肺气肿，可止喘并且改善肺功能
特布他林（terbutaline）		选择性 β_2 受体激动药，作用强度弱于沙丁胺醇
福莫特罗（formoterol）		较新的长效 β_2 受体激动剂，口服吸收迅速，作用强而持久。兼有抗炎作用适用于夜间哮喘的防治，也适用于哮喘急性发作症状的控制
班布特罗（bambuterol）	· HCl	长效药物，为特布他林的前药，其半衰期长，持续时间可达 24 小时，适用于夜间哮喘及老年哮喘的治疗
丙卡特罗（procaterol）		新型 β_2 受体激动剂，其支气管扩张作用强而且持久，同时还有祛痰和镇咳作用，用于治疗各种类型的支气管哮喘

沙丁胺醇（salbutamol）

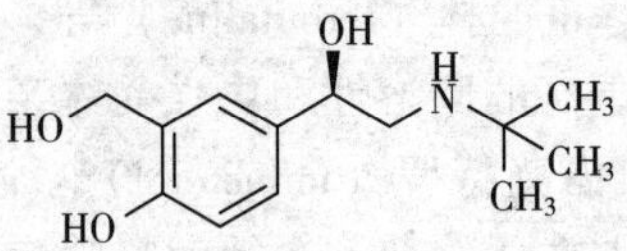

化学名为 1-（4-羟基-3-羟甲基苯基）-2-（叔丁氨基）乙醇，1-（4-hydroxy-3-hydroxymethylphenyl）-2-（terbutylamino）ethanol。

本品为白色或类白色结晶性粉末；无臭，几乎无味。水中易溶，乙醇中极微溶解，三氯甲烷或乙醚中几乎不溶。熔点 154~158 ℃（分解）。

本品结构中具有酚羟基，加入三氯化铁试液可显紫色；加碳酸氢钠试液则产生橙黄色浑浊。

本品临床上常用其硫酸盐，其结构中有一个手性碳原子，两个光学异构体，R（-）异构体的活性是 S（+）异构体的 80 倍，不良反应与消旋体中的 S（+）异构体有关。1999 年美国 FDA 已批准左旋沙丁胺醇盐酸盐用于治疗哮喘病，具有疗效好、不良反应小、体内吸收率高等优点。

本品结构中侧链氮原子被较大的叔丁基取代，有助于增强对 β_2 受体的选择性，可选择性激动支气管平滑肌上的 β_2 受体，但对心脏 β_1 受体作用较弱，主要用于治疗支气管哮喘、哮喘型支气管炎和肺气肿患者的支气管痉挛等，较安全而且常用。此外，与肾上腺素的结构比较，将 3 位酚羟基变为羟基甲基，不仅提高对 β_2 受体的选择性，还增加了其对 COMT 的代谢稳定性，延长作用时间，可口服给药。

本品的合成是以对羟基苯乙酮为原料，经氯甲基化、酯化、溴化、缩合，再水解脱乙酰保护基，催化氢化制得（图 14-1）。

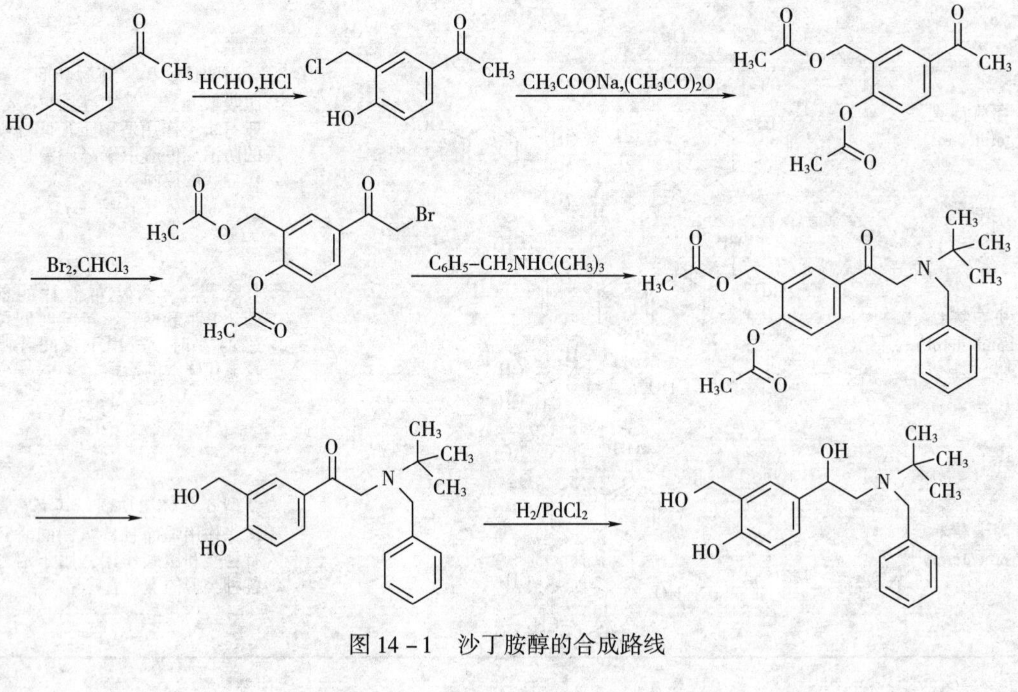

图 14-1　沙丁胺醇的合成路线

沙美特罗（salmeterol）

化学名为2－（羟甲基）－4－[1－羟基－2－[6－（4－苯基丁氧)己基氨基]乙基] － 苯酚，4 － [2 － (hydroxymethyl) － 1 － hydroxy － 2 － [6 － (4 － butyl phenyl oxygen)hexyl amino] ethyl] － phenol 。

本品易溶于甲醇，微溶于乙醇，三氯甲烷和水。熔点75.5～76.5℃。

案例分析

　　案例 14 － 1： 支气管舒张药特布他林口服时，分子中的酚羟基易受肝中酶的作用而失效，将分子中的酚羟基制成双 N, N － 二甲基甲酸酯，可得前药班布特罗。N, N － 二取代甲酸酯对化学和酶促水解稳定，而且具有抑制酯酶的特性。班布特罗口服用药，易通过胃肠道吸收而不被代谢，大部分到达肝脏和进入全身循环，经过多步反应，释放出活性成分特布他林。试述班布特罗的代谢活化过程？

　　分析： 班布特罗进入血液循环，首先酶促氧化反应，生成 N － 羟甲基氨甲酸酯，经脱羟甲基，再经非特异性胆碱酯酶水解，释放出特布他林，由于经过两个酶促反应，形成原药特布他林较慢，因而有长效作用。

本品为长效选择性 β_2 受体激动药，作用时间长达 12 小时，为目前治疗哮喘夜间发作和哮喘维持治疗的理想药物。本品结构中苯环上取代基与沙丁胺醇相同，在侧链氮原子上有长链饱和亲脂性取代基，其长效的原因是亲脂侧链末端的苯基可与 β_2 受体跨膜区域Ⅳ（transmembrane domainⅣ，TMD Ⅳ）发生特异性结合，而酚羟基和氨基阳离子分别与 TMD Ⅴ 和 TMD Ⅲ

区域结合，因此作用时间显著延长（图14-2）。

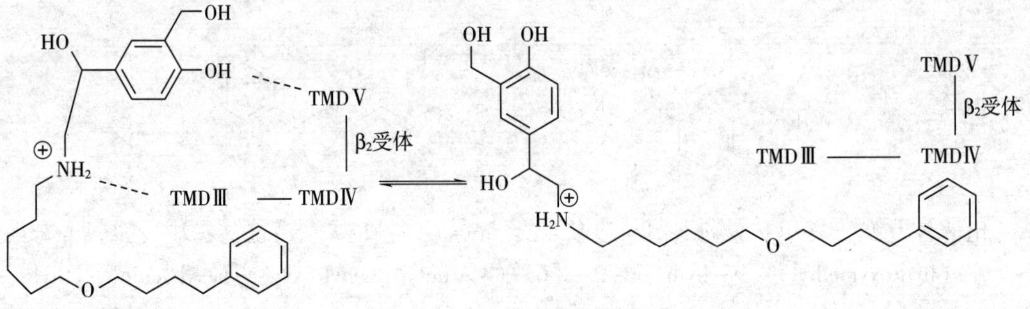

图14-2 沙美特罗的作用机制

二、磷酸二酯酶抑制剂

磷酸二酯酶（PDEs）是一类能够水解细胞内第二信使（cAMP，环磷酸腺苷或cGMP，环磷酸鸟苷），使cAMP和cGMP转变为失去活性的5'-单磷酸核苷的关键酶，可调节细胞内的多种信号传递和生理活动。PDEs是一个多基因的大家族，包括11型共30余种具有不同底物专一性、酶动力学特征、调控特点以及细胞与亚细胞分布区域不同的磷酸二酯酶同功酶。PDEs在人体内分布广泛，生理作用涉及多个研究领域。近年来，PDEs作为新的治疗靶点，引起了广泛的关注，选择性PDE-4和PDE-5抑制剂的临床研究受到格外的重视。PDE-4在炎症细胞和免疫调节细胞中作用明显，其抑制剂对常见的哮喘和慢性阻塞性肺炎有较好的疗效。

磷酸二酯酶抑制剂多为黄嘌呤类衍生物，如茶碱（theophylline）。其平喘作用机制是通过抑制磷酸二酯酶（PDE），提高平滑肌细胞内的cAMP浓度，抑制过敏性介质（如组胺或白三烯）释放，阻断腺苷受体，从而拮抗腺苷或腺苷受体激动剂引起的哮喘。

茶碱（theophylline）

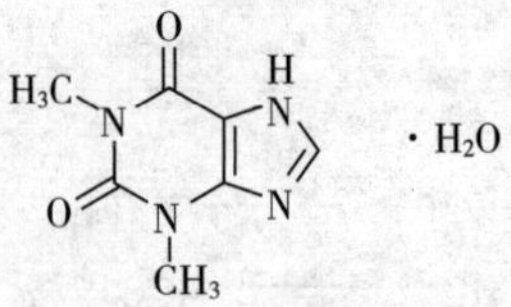

化学名为1,3-二甲基-3,7-二氢-1H-嘌呤-2,6-二酮-水合物。1,3-dimethyl-1H-purine-2,6(3H,7H)-dione monohydrate。

本品为白色结晶性粉末；无臭，味苦。本品在乙醇或三氯甲烷中微溶，在水中极微溶，在乙醚中几乎不溶；在氢氧化钠溶液或氨溶液中易溶。熔点270～274 ℃。

本品在氢氧化钠溶液中，与氯酸钾混合，水浴蒸干后，残留浅红色残渣，遇氨气即变为紫色；再加氢氧化钠数滴，紫色消失。本品在氢氧化钠试液溶解后，加重氮苯磺酸试液，应显红色。

本品口服易吸收，吸收后，在肝脏中被细胞色素P450酶系代谢（见图14-3），但其代谢功能有较大的个体差异，而且茶碱的代谢可受其他药物如地尔硫䓬、西咪替丁、红霉素、环丙沙星以及食物的影响。本品的有效浓度与中毒浓度相近，在用药期间应进行血药浓度检测。

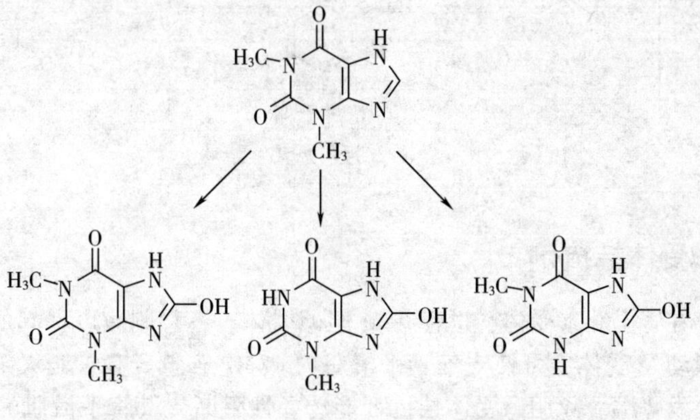

图 14 - 3　茶碱的体内代谢

本品可抑制磷酸二酯酶的活性，使细胞中的 cAMP 增加，从而舒张支气管平滑肌，用于控制哮喘。本品曾作为抗哮喘的一线药，但由于作用广泛，不良反应较多，限制了其临床应用。

为提高茶碱水溶性，制备了氨茶碱（aminophylline）、二羟丙茶碱（diprophylline）、多索茶碱（doxofylline）等衍生物。其中，多索茶碱是茶碱的 7 位 1,3 - 二氧环戊基 - 2 - 甲基的衍生物，其支气管扩张作用为氨茶碱的 10～15 倍，作用时间较长，同时具有镇咳作用，因无腺苷拮抗作用，因而无茶碱的中枢和胃肠道不良反应，无药物依赖性，可用于抗哮喘。

案例分析

　　案例 14 - 2：患者，女性，56 岁。既往有支气管哮喘病史。入院三天前受凉，后出现咳嗽、咳黄痰喘息，伴发热。查体：体温 38.5℃，咽部充血，双肺呼吸音粗，可闻及散在分布呼气相哮鸣音。诊断：支气管哮喘合并感染。先后给予 0.9% 氯化钠 250ml + 环丙沙星 0.4g 静滴，0.9% 氯化钠 250ml + 氨茶碱 0.25g 静滴。2 天后，患者出现恶心、呕吐、头痛、心律失常、痉挛症状，随后进入 ICU 病房抢救。患者出现严重不良反应的原因是什么？茶碱和氨茶碱结构有何不同？它们在临床使用时应注意什么？

　　分析：（1）氨茶碱在体内代谢为茶碱，由茶碱发挥治疗作用。大部分的茶碱（90%）在肝脏经细胞色素 P450（CYP）代谢，茶碱的代谢主要有 CPY1A2 参与，而氟喹诺酮类抗生素特异性地抑制 CPY1A2。因此氨茶碱和氟喹诺酮类抗生素环丙沙星合并使用时，茶碱的代谢被抑制，血药浓度升高，从而使患者出现不良反应。（2）氨茶碱是茶碱与乙二胺的复合物，增强了茶碱的水溶性，提高了生物利用度及作用强度。氨茶碱治疗范围窄，容易出现中毒，所以治疗期间要注意监测血药浓度。另一方面，氨茶碱的体内代谢个体化差异较大，应依据每个患者的状态设计给药方案。

氨茶碱　　　　　　　二羟丙茶碱　　　　　　　多索茶碱

三、M 胆碱受体拮抗剂

呼吸道不仅存在肾上腺素受体，也存在 M 胆碱受体。各种刺激可引起的内源性乙酰胆碱释放，乙酰胆碱激动 M 受体，可使支气管平滑肌内 cGMP 含量升高，肥大细胞释放组胺，导致支气管痉挛而诱发哮喘。M 胆碱受体拮抗剂能选择性阻断支气管平滑肌的 M 胆碱受体，拮抗乙酰胆碱的支气管痉挛作用，使支气管松弛，缓解哮喘。本类药物常以吸入给药，作用快而持久，不良反应少，主要用于支气管哮喘及喘息型慢性支气管炎等。

异丙托溴铵（ipratropium bromide）

化学名为溴化 α - 羟甲基 - 苯乙酸 - 8 - 甲基 - 8 - 异丙基 - 氮杂环 [3. 2. 1] - 3 - 辛酯，α - (hydroxymethyl) benzeneacetic acid - 8 - methyl - 8 - isopropyl - zabicyclo [3. 2. 1] - 3 - octanoate bromide。

本品为白色结晶；易溶于水及稀醇，不溶于乙醚和三氯甲烷。熔点 230～232℃。

本品为阿托品异丙基衍生物，具有莨菪碱类药物的一般性质。口服后不易吸收，采用气雾给药，吸入后 5 分钟左右起效，约 30 分钟血药浓度达到峰值，维持 4～6 小时，约 5%～10% 进入肺内，大部分滞留在口腔及上呼吸道，然后咽入胃内，以原药自消化道排出。静脉注射的半衰期约 1. 6 小时。

本品能选择性阻断支气管平滑肌的 M 胆碱受体，对松弛支气管平滑肌作用较强，而对呼吸道腺体和心血管系统的作用不明显。用于治疗支气管哮喘和喘息型慢性支气管炎等。

噻托溴铵（Tiotropium Bromide）为特异选择性的抗胆碱药物，具有毒蕈碱受体亚型 M_1 ～ M_5 类似的亲和力，它通过抑制平滑肌 M_3 受体，产生支气管扩张作用。本品对乙酰甲胆碱诱导的支气管收缩的阻位点专一制作用具有剂量依赖性并可维持长达 24 小时以上。首次给药在 30 分钟内能使肺功能得到显著改善，1 周内达药效学稳态。能显著改善早、晚峰值呼气流速（PEFR）。并且在 1 年的给药期内一直保持其支气管扩张作用，而无耐受现象发生。此外，还能显著改善呼吸困难。

噻托溴铵

四、肾上腺皮质激素

糖皮质激素的药理作用广泛，具有强大的抗炎功能，能抑制多种原因引起的炎症反应、调节糖类脂肪和蛋白质的代谢，水和电解质的平衡，并对身体大多数主要器官起作用。糖皮质激素能抑制前列腺素和白三烯的生成；减少炎性介质的生成和反应；使小血管收缩，渗出减少；增加 β 受体的反应性，可以有效控制哮喘症状。但糖皮质激素作用方式复杂，具有广泛的全身性副作用，如肾上腺抑制、心血管系统并发症、骨质疏松等，使其在治疗哮喘方面的应用受到了很大的限制。近年来对糖皮质激素的结构进行改造，引入亲脂性基团，提高药物的脂溶性和受体亲和力。多采用吸入形式给药，在呼吸道局部抗炎作用强、用药剂量小，药物进入血液循环后在肝脏可迅速被灭活，避免了全身不良反应。

丙酸倍氯米松（beclometasone dipropionate）

化学名为 16β - 甲基 - 11β,17α,21 - 三羟基 - 9α - 氯孕甾 - 1,4 - 二烯 - 3,20 - 二酮 - 17,21 - 二丙酸酯。16β - methyl - 11β,17α,21 - trihydroxy - 9α - chloropregna - 1,4 - diene - 3,20 - diketo - 17,21 - dipropionate。

本品为白色或类白色粉末；无臭。在丙酮或三氯甲烷中易溶，在甲醇中溶解，在乙醇中略溶，在水中几乎不溶。熔点 117~120℃（分解）。

本品为地塞米松的衍生物，通过吸入方式给药后，在进入全身循环前，在呼吸道中迅速被酯酶代谢，生成活性更高的代谢物 17 - 单丙酸酯，可直接作用于呼吸道而发挥平喘作用。进一步在肝脏代谢生成活性低的代谢物，因此该药是几乎无全身性副作用的一个前药。主要用于慢性、过敏性哮喘及过敏性鼻炎等。

其他供吸入使用的糖皮质激素如丙酸氟替卡松（fluticasone propionate）、布地奈德（budesonide）也有类似的药代动力学性质，即通过肝脏失活，这一性质避免了药物的全身性副作用。吸入性糖皮质激素的临床应用，是哮喘治疗的重大进展，也是近年来糖皮质激素结构改造的成果。

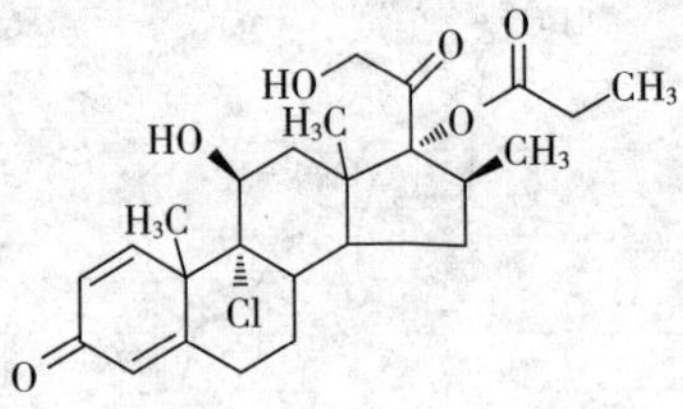

丙酸倍氯米松17-单丙酸酯

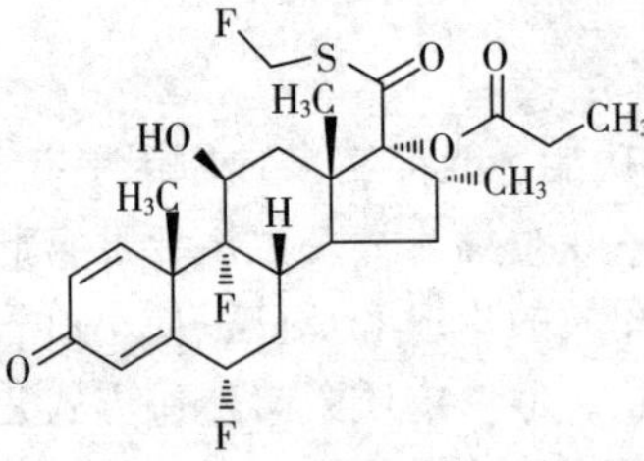

丙酸氟替卡松

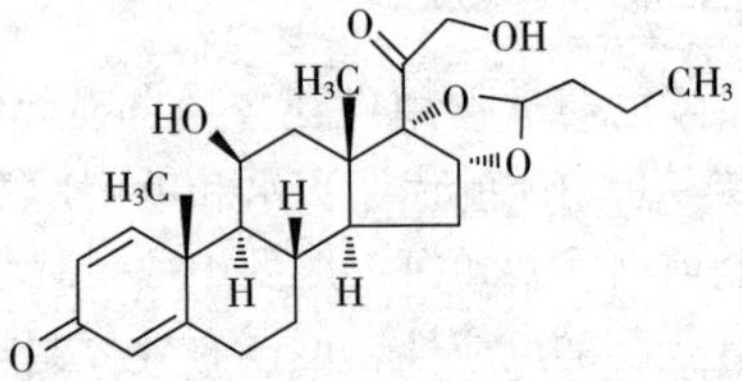

布地奈德

知识拓展

环索奈德

　　局部活化激素环索奈德（ciclesonide，CIC）是一种可定位活化、吸入用新一代皮质类固醇抗哮喘药，已经在美国等多国上市。环索奈德没有直接活性，只有到达肺内，经过肺的内源性酯酶分解使其具有活性形式的去异丁酰基环索奈德（des－CIC）。由于CIC气雾剂的颗粒小，可以达到远端细支气管，甚至肺泡。在肺内的沉降率超过50%，吸入到肺部后很快被代谢清除。环索奈德有很强的抗炎效应，在肺部活化，最小的全身性副作用，最小（没有）口咽部副作用，不抑制内源性皮质醇。

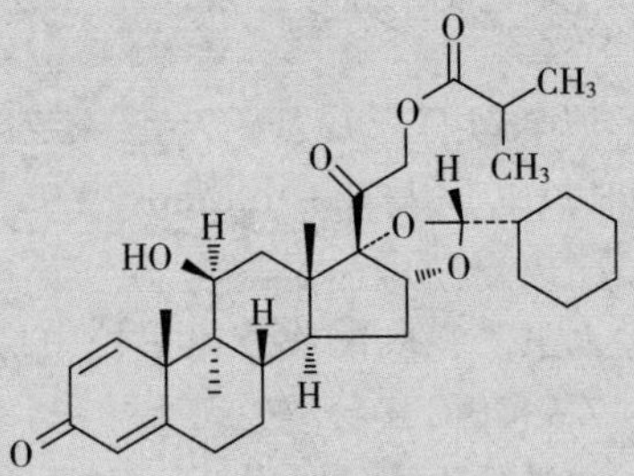

五、影响白三烯的药物

　　白三烯（leukotrienes，LTs）是由细胞膜磷脂中的花生四烯酸（arzchidonic acid，AA）经5－脂氧化酶代谢而得到的具有共轭三烯结构的二十碳不饱和酸类化合物，是一类具有高度生物活性的炎性介质，其受体广泛富含于炎性细胞颗粒和其他组织中，在气道炎症中起着效应物质的作用，促进支气管平滑肌痉挛引起呼吸道反应。白三烯是支气管哮喘发病过程最重要的炎性介质之一，是目前所知最强的导致气道平滑肌收缩的物质，根据LT的合成途径和作用机制，影响白三烯作用的药物包括 5 - 脂氧化酶抑制剂和白三烯受体拮抗剂。

孟鲁司特钠（montelukast sodium）

化学名为 [R - (E)] - 1 - [[1 - [3 - [2 - (7 - 氯 - 2 - 喹啉) - 乙烯基] 苯基] - 3 - [2 - (1 - 羟基 - 1 - 甲基乙基) 苯基] 丙基] 硫代] 甲基] 环丙基乙酸钠，[R - (E)] - 1 - [[1 - [3 - [2 - (7 - chloro - 2 - quinolinyl) - ethenyl] phenyl] - 3 - [2 - (1 - hydroxy - 1 - methylethyl) phenyl] propyl] thio] methyl] cyclopropaneacetic acid monosodium salt。

本品为白色粉末；有吸湿性和光学活性。在甲醇、乙醇或水中易溶，在乙腈中不溶。熔点 145 ~ 148℃。

本品为选择性白三烯受体拮抗剂，能有效地抑制半胱氨酰白三烯（LTC4、LTD4、LTE4）与分布于人体的气道（包括气道平滑肌细胞和气道巨噬细胞）的半胱氨酰白三烯受体（Cys-LT）结合所产生的生理效应而无任何激动活性。本品对哮喘有效，可减少哮喘患者对激素的依赖，适用于哮喘的预防和长期治疗。本品口服吸收迅速而完全，3 小时血药浓度达峰值，生物利用度为 64%。本品几乎可完全被代谢，并全部从胆汁排泄。本品适用于哮喘的预防和长期治疗，包括预防白天和夜间的哮喘症状。

其他影响白三烯的药物还有扎鲁司特（zafirlukast）和齐留通（zileuton）。扎鲁司特是以白三烯 LTD$_4$ 为先导物，结构改造得到的药物，为强效的 LTD$_4$ 受体拮抗剂。本品口服生物利用度为 100%，血浆半衰期约为 8.7 ~ 10 小时，无显著的不良反应。用于哮喘的长期预防和治疗。齐留通是用于治疗哮喘的白三烯合成抑制剂，通过选择性抑制白三烯生物合成途径中的 5 - 脂氧合酶（5 - LOX）的活性，阻止白三烯合成，也可拮抗白三烯 LTB$_4$ 的收缩支气管和致炎症作用。用于长期控制慢性哮喘的症状，能减少哮喘患者糖皮质激素和 β 受体激动剂的用量。

扎鲁司特   齐留通

此外，色甘酸钠（sodium cromoglicate）是过敏介质释放抑制剂，能稳定肥大细胞的细胞膜，阻止肥大细胞脱颗粒，从而抑制组胺、5 - 羟色胺、慢反应物质等过敏反应介质的释放，减少过敏介质对组织的不良反应，从而达到防止或减轻支气管平滑肌痉挛、黏膜组织水肿、血管通透性增加等作用。本品对速发型过敏反应有良好的预防及治疗作用，可用于预防过敏性哮喘的发作。

色甘酸钠

第二节 镇 咳 药

咳嗽是呼吸系统受到刺激时产生的一种防御性反射，可将呼吸道的分泌物和异物排出，以保持呼吸道清洁和畅通。一般情况下，轻度而不频繁的咳嗽是一种有益的活动，只要能将痰液或异物排出，就无须应用镇咳药物。但是频繁而剧烈的咳嗽不仅增加患者痛苦，还会加重病情或引起并发症，需要适当应用镇咳药。按其作用和机制不同，镇咳药（antibechics）可分为中枢性镇咳药（central antitussive drugs）和外周性镇咳药（peripheral antitussive drugs）。

一、中枢性镇咳药

中枢性镇咳药能选择性的抑制延髓咳嗽中枢而产生镇咳效果，适应于各种原因引起的剧烈咳嗽。

磷酸可待因（codeine phosphate）

化学名为17 - 甲基 - 3 - 甲氧基 - 4,5α - 环氧 - 7,8 - 二去氢吗啡喃 - 6α - 醇磷酸盐倍半水合物，17 - methyl - 3 - methoxy - 4,5α - epoxy - 7,8 - didehydro - morphinan - 6α - ol phosphate(1:1)(salt)。

本品为白色细微的针状结晶性粉末；无臭，有风化性。本品在水中易溶，在乙醇中微溶，在三氯甲烷或乙醚中极微溶解，水溶液显酸性反应。熔点153 - 156℃。

本品为罂粟科植物罂粟（*Papaver somniferum*）中分离的生物碱，或将吗啡分子结构中的3位酚羟基甲基化即得。本品口服后容易吸收，生物利用度为40% ~70%，$t_{1/2}$为3~4小时。主要在肝脏中代谢，约8%的可待因脱甲基成为吗啡。也可发生 *N* - 脱甲基化生成去甲可待因。

本品作用于阿片受体，直接抑制延髓中枢，镇咳作用强而迅速，疗效可靠，适用于各种原因引起的剧烈干咳。在镇咳剂量下，不产生呼吸抑制，成瘾性也比吗啡弱，但长期应用也能导致成瘾。

右美沙芬（dextromethorphan）是美沙芬的右旋体，通过抑制延髓咳嗽中枢而发挥中枢性镇咳作用。右美沙芬的镇咳作用与可待因相似，但无镇痛作用、催眠作用；长期服用无成瘾性和耐受性，治疗剂量不会抑制呼吸，作用快且安全。主要用于治疗各种原因引起的干咳，适用于感冒、急慢性支气管炎、支气管哮喘、咽喉炎、肺结核以及其他上呼吸道感染时的咳嗽。

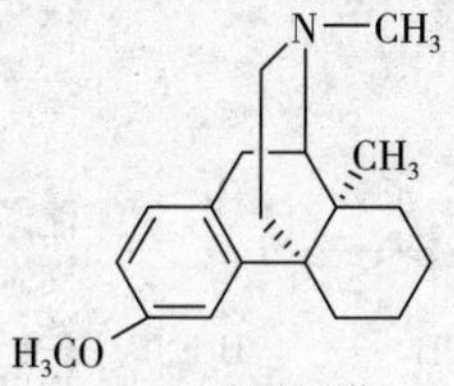

右美沙芬

二、外周性镇咳药

外周性镇咳药又称末梢性镇咳药，不直接抑制延髓咳嗽中枢，而是通过抑制咳嗽反射弧中的感受器、传入神经或传出神经中的任何一个环节而发挥镇咳作用。常用外周性镇咳药见表 14 - 2。

表 14 - 2　常用外周性镇咳药

名称	结构	作用特点
磷酸苯丙哌林 （benproperine phosphate）	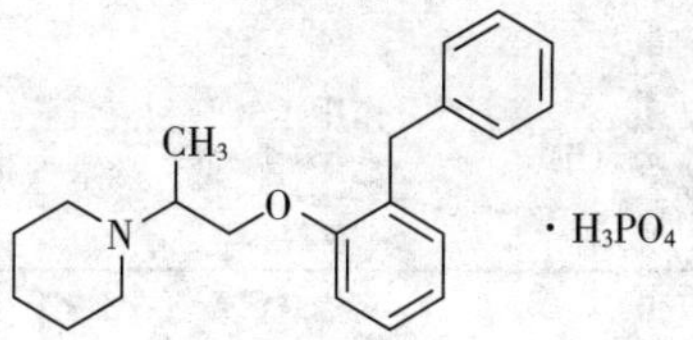	非依赖性镇咳药，主要阻断肺及胸膜感受器传入的神经冲动，对咳嗽中枢也有一定的直接抑制作用。本品不抑制呼吸，并且有松弛平滑肌作用。本品作用强，显效迅速，维持时间长。适用于刺激性干咳
苯佐那酯 （benzonatate）	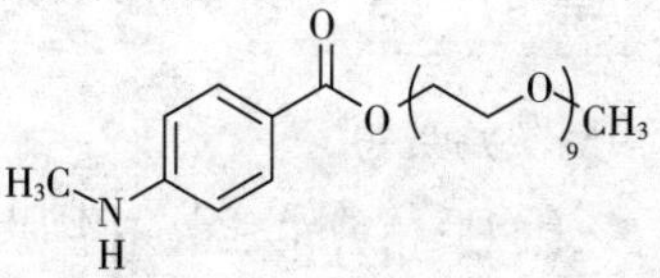	丁卡因的衍生物，具有较强的局麻作用，能选择性地作用于肺牵张感受器，抑制肺迷走神经反射，从而抑制咳嗽冲动的传导，产生镇咳作用。本品常用于急性支气管炎、支气管哮喘等引起的干咳、镇咳
喷托维林 （pentoxyverine）	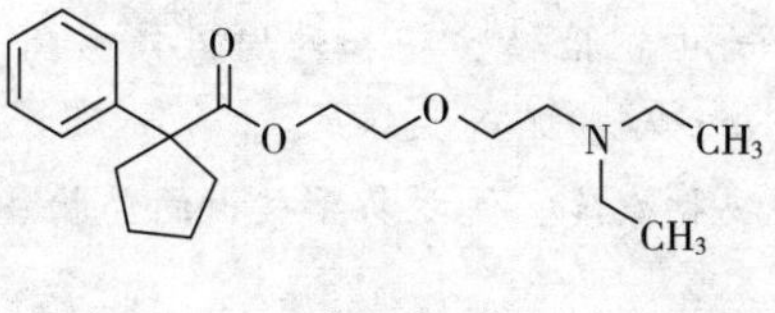	兼有中枢性和末梢性镇咳作用，其镇咳作用的强度约为可待因的 1/3，无成瘾性，一次给药作用可持续 4 ~ 6 小时，尚有轻度的阿托品样作用和局麻作用，大剂量对支气管平滑肌有解痉作用。临床上用于各种原因引起的咳嗽、咳痰

第三节　祛　痰　药

祛痰药（expectorants）是一类能稀释痰液或降低痰液黏稠度，使之易于咳出的药物。痰是呼吸道炎症的产物，可刺激呼吸道黏膜引起咳嗽，加重感染和喘息。应用祛痰药有利于改善咳嗽和哮喘症状，也有利于防止继发感染。常用药物分类及结构见表 14 - 3。

表 14-3　常用祛痰药

名称	结构	作用特点
愈创甘油醚 （guaifenesin）		通过刺激胃肺迷走反射，促进支气管腺体的分泌，从而使黏痰稀释便于咯出
盐酸溴己新 （bromhexine hydrochloride）		能直接作用于支气管腺体；还能激动呼吸道胆碱受体，使呼吸道腺体分泌增加，降低痰液的黏稠性；适用于急慢性支气管炎、哮喘及支气管扩张症引起的黏痰不易咳出症状
盐酸氨溴索 （ambroxol hydrochloride）		促进肺表面活性物质的分泌，降低痰液黏度，增加支气管纤毛运动，使痰液易于咳出。适用于急、慢性呼吸道疾病引起的痰液黏稠，咳痰困难
乙酰半胱氨酸 （acetylcysteine）		本品的巯基（—SH）可使黏蛋白二硫键（—S—S—）断裂，分解痰中的黏蛋白，降低痰黏度，使黏痰容易咳出。适用于治疗大量黏痰阻塞引起的呼吸困难。还可用于对乙酰氨基酚中毒的解毒
羧甲司坦 （carbocisteine）		作用于气管和支气管的黏液产生细胞，使分泌物黏滞性降低，痰液变稀而易咯出

本 章 小 结

平喘药、镇咳药、祛痰药均属于呼吸系统疾病用药。

临床常用的平喘药有 β_2 受体激动剂、影响白三烯的平喘药、M 胆碱受体阻断剂、糖皮质激素药物和磷酸二酯酶抑制剂。代表药物包括硫酸沙丁胺醇、茶碱、异丙托溴铵、丙酸倍氯米松、孟鲁司特钠等。

镇咳药按其作用和机制不同，可分为中枢性镇咳药和外周性镇咳药。中枢性镇咳药包括磷酸可待因和右美沙芬，外周性镇咳药包括磷酸苯丙哌林等。

祛痰药是一类能稀释痰液或降低痰液黏稠度，使之易于咳出的药物。

思考题

1. 平喘药可分为哪几类？各类代表药物？

2. 请写出沙丁胺醇的合成路线。

3. 作为平喘使用糖皮质激素有何作用特点？

4. 临床上使用的镇咳药和祛痰药可分为哪几类？每一类有哪些常用药物？

5. 沙丁胺醇和异丙肾上腺素比有何优点？

（邓　卅）

第十五章 消化系统疾病药物

学习导引

1. **掌握** 西咪替丁、雷尼替丁、奥美拉唑、多潘立酮、西沙必利、昂丹司琼的化学结构、理化性质及临床用途。
2. **熟悉** 消化系统药物及抗溃疡药、止吐药的分类；肝胆疾病辅助治疗药物的结构和应用。
3. **了解** H_2受体拮抗剂和质子泵抑制剂的发展历程。

消化系统疾病主要包括食管、胃、肠、肝、胆和胰腺等器官的器质性和功能性疾病，临床上多而常见，近年来消化系统药物发展迅速，种类繁多。根据临床治疗的目的，消化系统药物可分为抗溃疡药、助消化药、止吐药和催吐药、泻药和止泻药、肝胆疾病辅助治疗药等。

第一节 抗溃疡药

消化性溃疡是一种常见病和多发病，主要发生在胃幽门和十二指肠处，其发病机理较为复杂，迄今为止仍未完全阐明，一般认为是由于胃及十二指肠黏膜的防御因子（黏液屏障、胃黏膜屏障）与攻击因子（胃酸、胃蛋白酶）之间失衡所致。当胃酸的分泌相对或绝对超过了胃及十二指肠的防御能力时，将发生机体的自身消化，形成溃疡。

很长时间以来，胃酸被确认为是消化性溃疡及与酸有关的紊乱性疾病（如反流性食管炎）的最主要的致病因素之一。因此，无论手术还是药物治疗，减少胃酸分泌已成为最常用的手段。传统的抗消化性溃疡药物主要是通过抗酸解痉调和胃酸，如用氢氧化铝、氧化镁和碳酸氢钠等弱碱性无机化合物中和胃酸。随着对胃壁细胞分泌功能及胃黏膜防御功能的深入研究，抗消化性溃疡药物取得了从传统的抗酸解痉到抑制胃壁细胞的胃酸分泌功能和增强胃壁细胞防御功能的突破性进展。

如图15-1所示，研究表明胃壁细胞分泌胃酸的过程主要分为三步，首先组胺、乙酰胆碱、胃泌素G刺激胃壁细胞底-边膜上的相应受体如组胺H_2受体、乙酰胆碱受体、胃泌素受体，引起第二信使cAMP或钙离子的增加；第二步，经第二信使cAMP或钙离子的介导，刺激由细胞内向细胞顶端传递；第三步，在刺激下细胞内的管状泡与顶端膜内陷形成的分泌性微管融合，原处于管状泡处的胃质子泵H^+/K^+-ATP酶移至分泌性微管，已启动的质子泵将H^+从胞浆泵向胃腔，与从胃腔进入胞浆的K^+进行交换，Cl^-则经顶端膜转运至胃腔形成胃酸。

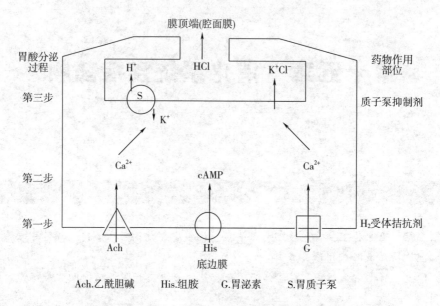

Ach.乙酰胆碱　　　His.组胺　　　G.胃泌素　　　S.胃质子泵

图 15 - 1　胃酸分泌过程和药物作用过程

　　抑制胃酸过量的分泌，可以从三个方面进行：①H_2受体拮抗剂、乙酰胆碱受体拮抗剂和胃泌素受体拮抗剂分别与 H_2受体、乙酰胆碱受体和胃泌素受体分别竞争性结合而拮抗其生理作用，导致胃酸分泌减少。②质子泵抑制剂直接抑制 H^+/K^+ - ATP 酶的作用，对胃酸的分泌有直接的影响。③前列腺素本身具有抑制组胺、胃泌素和食物引起的胃酸分泌和保护胃壁的作用。另外，研究发现幽门螺杆菌在溃疡疾病中发挥重要的作用。所以目前治疗胃溃疡最好的方法是三联疗法，即抗菌药物、抑制胃酸药物和胃黏膜保护剂联合用药。

知识拓展

常见的抗溃疡药物

　　常见的抗溃疡药物包括：①抗酸药：为弱碱性化合物，作用机理是直接中和过量的胃酸，常用的药有碳酸氢钠、氧化镁、水合氢氧化铝等。②抗胆碱能药物（解痉类药物），如溴化甲基阿托品、溴化丙胺太林、胃复康等，此类药物的作用较弱，且作用专一性不强，常兼有其他药理作用。除哌仑西平对消化性溃疡的治疗作用与西咪替丁相当，且不良反应轻微外，较少单独应用。③H_2受体拮抗剂：因组胺的刺激比乙酰胆碱和胃泌素的刺激大得多，故其拮抗剂的作用也较强。常见的该类药有：西咪替丁、雷尼替丁、法莫替丁、尼扎替丁、罗沙替丁等。④抗胃泌素药：阻断胃泌素受体，常见的药有丙谷胺，其结构与胃泌素相似，可竞争性地阻断胃泌素受体。⑤质子泵抑制剂：此类药物选择性高、疗效好、毒性低，常见的药有奥美拉唑、兰索拉唑、潘妥拉唑。⑥胃黏膜保护剂：主要有硫糖铝、铋制剂（胶体次枸橼酸铋、枸橼酸铋钾）、人工合成前列腺素衍生物（米索前列醇、罗沙前列醇）。

一、H₂受体拮抗剂

第一个用于临床的 H₂ 受体拮抗剂（H₂ – receptor antagonist）是西咪替丁（cimetidine），在此之前，在天然产物或合成化合物中，没有发现可以作为 H₂ 受体拮抗剂的模型化合物。英国的 Robertson 和 Grossman 首先从组胺（histamine）的结构开始改造，1968 年得到侧链端基胍的类似物 N⁻ 胍基组胺，1970 年得到咪丁硫脲（burimamide），1971 年得到甲硫咪脲（metiamide），1972 年成功地得到了第一个高活性的 H₂ 受体拮抗剂药物西咪替丁（cimetidine），1976 年在英国率先上市，1979 年在 100 多个国家上市。随后成功开发上市了雷尼替丁（ranitidine）、法莫替丁（famotidine）、尼扎替丁（nizatidine）、罗沙替丁（roxatidine）等。H₂ 受体拮抗剂按化学结构可分为咪唑类、呋喃类、噻唑类、哌啶类等，临床常用药物见表 15 – 1。

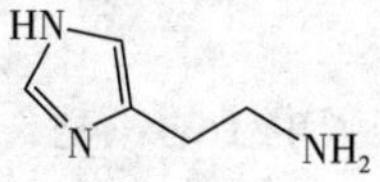

组胺

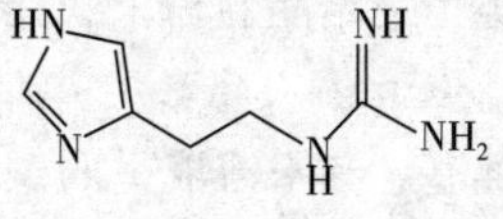

N–胍基组胺

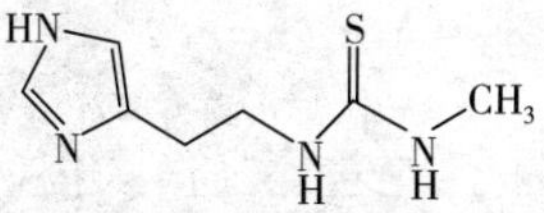

咪丁硫脲

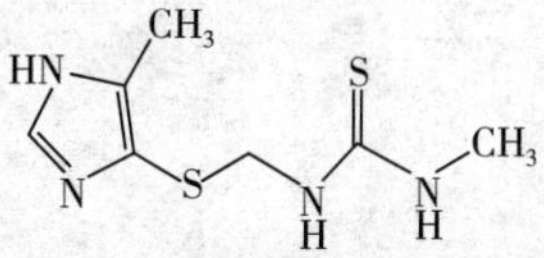

甲硫咪脲

表 15 – 1　临床常用 H₂ 受体拮抗剂

结构类型	名称	化学结构
咪唑类	西咪替丁 （cimetidine）	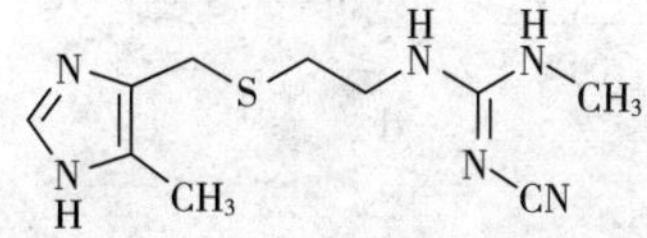
呋喃类	雷尼替丁 （ranitidine）	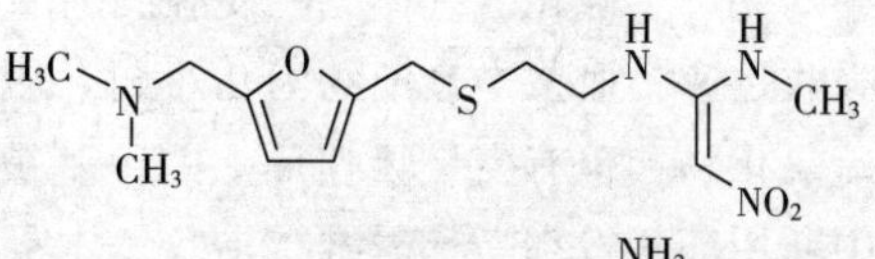
噻唑类	法莫替丁 （famotidine）	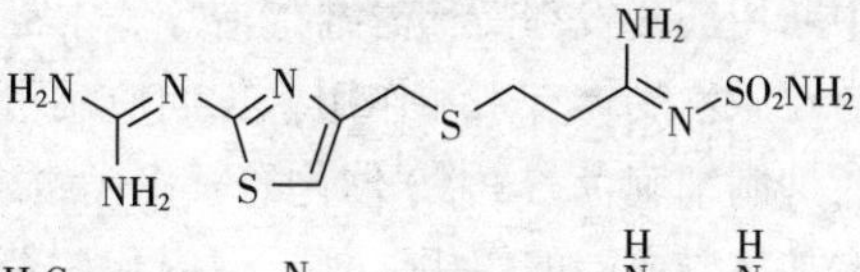
	尼扎替丁 （nizatidine）	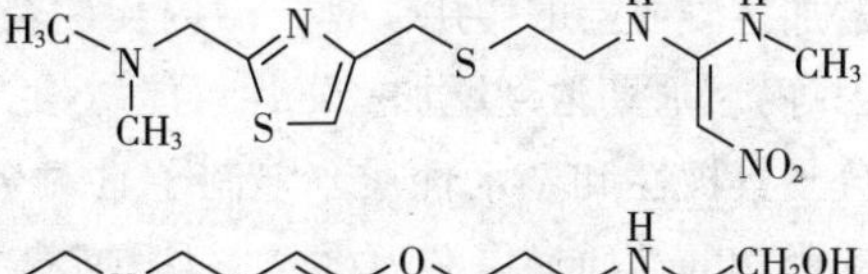
哌啶类	罗沙替丁 （roxatidine）	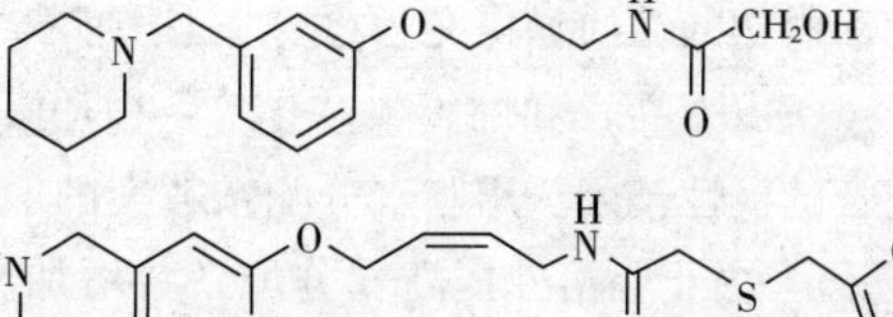
	拉夫替丁 （lafutidine）	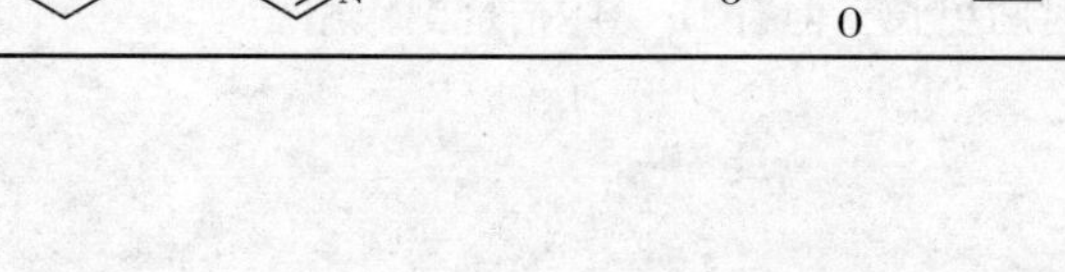

西咪替丁（cimetidine）

化学名为 *N* – 氰基 – *N′* – 甲基 – *N″* – [2[[（5 – 甲基 –1*H* – 咪唑 – 4 – 基）甲基]硫代]乙基]胍，*N* – cyano – *N′* – methyl – *N″* – [2 – [[（5 – methyl – 1*H* – imidazol – 4 – yl）methyl]thio]ethyl]guanidine，又名甲氰咪胍。

本品为白色或类白色结晶性粉末；几乎无臭，味苦。易溶于甲醇，溶于乙醇，略溶于异丙醇，微溶于水。熔点 140～146℃。

本品因含有咪唑基，其水溶液呈弱碱性。胍基氮上连有吸电子的氰基，胍基失去碱性而呈中性。

本品化学性质稳定，但在过量酸中，氰基水解生成脲类化合物，加热进一步水解生成胍类化合物。

本品经灼热产生硫化氢气体，能使湿润的醋酸铅试纸显黑色。

本品吸收迅速，血浆半衰期约为 2 小时。服用药物的大部分以原型随尿排出，主要的代谢产物为硫氧化物，也有少量咪唑环上的甲基被氧化成羟甲基的产物。用于治疗胃及十二指肠溃疡，中断用药复发率高，需维持治疗。本品可通过血 – 脑脊液屏障，具有一定的神经毒性。本品与雌激素受体有亲和作用，长期应用可产生男子乳腺发育和阳痿，妇女溢乳等副作用。本品能抑制细胞色素 P450 催化的氧化代谢途径，并能降低肝血流量，与许多药物有相互作用，如增加抗凝血药的作用，延长肝内代谢药物的代谢时间（苯妥因钠、氨茶碱、安地西泮、咖啡因等），血药浓度增加，毒性可能增强，用药时尤要注意。

本品分子具极性和亲水性质，限制了它对生物膜的穿透作用，故如何提高药物脂溶性，改善药代动力学的性质显得尤为重要。采用前药方法，对咪唑环的 N_1 和 N_3 进行丁酰氧甲基化（*n* – Pro—COOCH$_2$—）和烷氧羰基化（—COOEt）可达到增加活性的目的。另一种方法是改造氢键键合的极性基团，用脂水分配系数大的取代异胞嘧啶基团代替氰胍基团获得奥美替丁（oxmetidine）。由于脂溶性提高（分配系数增加 50 倍），其抑制胃酸分泌作用增加 15 倍，且维持时间更长，但有 H_1 受体拮抗副作用。

盐酸雷尼替丁 （ranitidine hydrochloride）

化学名为 N' – 甲基 – N – [2[[5 – [（二甲氨基）甲基 – 2 – 呋喃基] 甲基] 硫代] 乙基] – 2 – 硝基 – 1,1 – 乙烯二胺盐酸盐，N – [2 – [[[– 5 – [（dimethylamino）methyl] – 2 – furanyl] meth – yl] thio] ethyl] – N' – methyl – 2 – nitro – 1,1 – ethenediamine hydrochloride，又名甲硝呋胍。

本品为类白色至淡黄色结晶性粉末；有异臭，味微苦带涩；极易潮解，吸潮后颜色变深。易溶于水或甲醇，略溶于乙醇，几乎不溶于丙酮。熔点 137 ~ 143℃ （分解）。

本品结构中含有碳碳双键，存在顺反异构体，临床使用反式异构体，顺式异构体无活性。本品含有硝基乙烯结构，具有互变异构体，研究表明，其优势的异构体是氮酸形式。

本品经灼热产生硫化氢气体，能使湿润的醋酸铅试纸显黑色。

本品在胃肠道里迅速被吸收，2 ~ 3 小时达到高峰，约 50% 发生首过代谢。代谢物为 N – 氧化、S – 氧化和去甲基雷尼替丁。口服的 30% 和肌注的 70%，在 24 小时内以原形从尿中排出。

本品的药理作用是西咪替丁的 5 ~ 8 倍，具有速效、长效的特点，临床用于治疗胃和十二指肠溃疡及反流性食管炎。副作用较西咪替丁小，无抗雄激素作用，与其他药物的相互作用也比西咪替丁小，与经肝代谢的药物配伍时，尤要注意，以免产生毒副作用。

法莫替丁（famotidine）的作用强度及持续时间均较西咪替丁、雷尼替丁有显著优势，且安全范围广，无抗雄激素及抑制药物代谢酶的作用，具有剂量小、疗效高、副作用少等优点。但口服生物利用度与雷尼替丁相当，较尼扎替丁低。主要用于消化性溃疡（胃、十二指肠溃疡）、反流性食管炎、急性胃黏膜出血、胃泌素瘤等。

尼扎替丁（nizatidine）作用强度类似于雷尼替丁，优于西咪替丁，主要经肾排泄，几乎不经过肝脏代谢，对心血管、中枢神经系统及内分泌系统无任何不良反应，且口服吸收快、完全，生物利用度大于 90%，临床上主要用于胃、十二指肠溃疡，以及十二指肠溃疡复发的预防及维持治疗。

H_2 受体拮抗剂的构效关系研究表明，活性必需基团有三部分：① 碱性芳杂环或碱性基团取代的芳杂环；②平面极性结构 "脒脲基团"；③连接前两者的四原子链，四原子链中以含硫原子为佳，直链上有支链，则无活性；链长不宜变化，以含硫的四原子链为最佳。

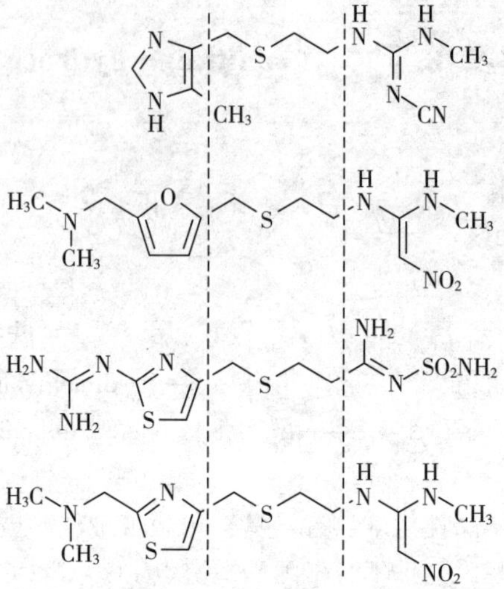

芳环部分　　四原子链　　胍脲基团

知 识 拓 展

多晶型现象

H_2受体拮抗剂大部分具有多晶型现象，如西咪替丁目前已知的晶型共有7种，以无水形式存在的 A、B、C、D 四种晶型和以一水合物形式存在的 M_1、M_2、M_3 三种晶型，其中只有 A 晶型是有效的。

二、质子泵抑制剂

如图 15-1 所示，H^+/K^+ – ATP 酶分布在胃壁细胞表层，具有氢离子与钾离子交换的作用。表现为向胃腔直接分泌浓度很高的胃酸，这种作用是不断循环进行的，因此 H^+/K^+ – ATP 酶又称为质子泵。

质子泵抑制剂（proton pump inhibitor，PPI）即 H^+/K^+ – ATP 酶抑制剂，作用于胃壁细胞泌酸过程的最后一个环节，对各种刺激引起的胃酸分泌都有很好的抑制作用。质子泵仅存在于胃壁细胞表层，H_2受体不但存在于胃壁细胞，还存在于其他组织。因此，与 H_2 受体拮抗剂相比，质子泵抑制剂具有作用专一、选择性高、副作用较小等优点。

奥美拉唑（omeprazole）

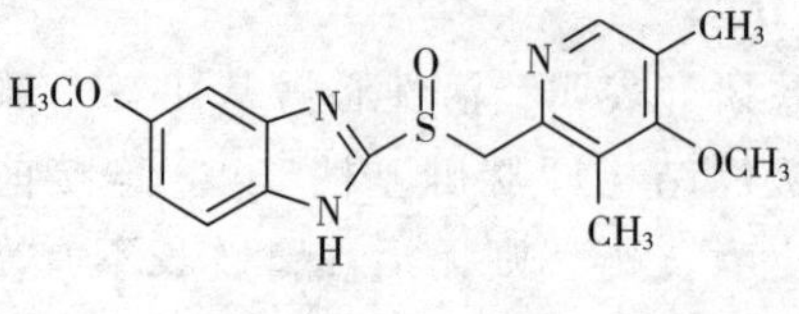

化学名为 (R,S) – 5 – 甲氧基 – 2 – [[（4 – 甲氧基 – 3,5 – 二甲基 – 2 – 吡啶基）– 甲基]–

亚磺酰基] – 1*H* – 苯并咪唑，(*R*,*S*) – 5 – methoxy – 2 – [[(4 – methoxy – 3,5 – dimethyl – 2 – pyridinyl)methyl] sulfinyl] – 1*H* – benzimidazole。

本品为白色或类白色结晶性粉末。易溶于 DMF，溶于甲醇，难溶于水。熔点 156℃。

本品亚砜上的硫有手性，具光学活性，左旋体艾司奥美拉唑（esomeprazole）已上市。

本品具有弱酸和弱碱性，其水溶液的稳定性易受 pH 值、光线、重金属离子、氧化剂等多种因素的影响，在碱性条件下比较稳定，在酸性条件下易分解，分解产物为砜化物和硫醚化物，出现变色、浑浊、甚至产生沉淀。

本品为前药，体外无活性。口服吸收后选择性地聚集在胃壁细胞（酸性环境），在酸性条件下转化为活性代谢物次磺酰胺，与 H^+/K^+ – ATP 酶形成二硫键的共价结合，形成酶 – 抑制剂的复合物，使酶失活，产生不可逆的抑制作用。实际上，奥美拉唑是其活化形式次磺酰胺的前药（prodrug）。因次磺酰胺的极性太大，不被体内吸收，不能直接作为药物使用；而在药物的作用部位，能聚集奥美拉唑，并有使其活化的条件，这使奥美拉唑成了次磺酰胺理想的前药。本品在体内的代谢较复杂，代谢产物多。在肝脏代谢后，很快经肾脏排出。

本品具有长时间抑制胃酸分泌的作用，对乙酰胆碱或组胺受体均无影响，临床上主要用于治疗十二指肠溃疡、胃溃疡、返流性食管炎、卓 – 艾氏综合征，治愈率高、速度快。本品可延长肝内代谢药物的作用时间，配伍时需检测其血药浓度。本品对质子泵的抑制是不可逆的，易导致高胃泌素血症，故临床上不宜长期使用。

奥美拉唑上市后，全球多家药厂采用"me – too"方法，对奥美拉唑进行结构改造，得到了一系列的质子泵抑制剂，如兰索拉唑（lansoprazole）、泮托拉唑（pantoprazole）、雷贝拉唑（rabeprazole）等。这些化合物的结构中均含有吡啶环、亚磺酰基、苯并咪唑三部分，只是环上的取代基不同。

（1）连接链部分以 $SOCH_2$ 为最佳，用其他基团如 SCH_2 或碳链等替代后，导致整个药物活性下降。

（2）吡啶环上的取代基对活性有很大影响，在这类药物的化学活化过程中，吡啶环氮原子阳离子螺环的形成是确定速度的一步，因此，吡啶氮原子的碱性或亲核性反映了螺环形成是否容易与活性相关。

（3）苯并咪唑环上的取代效应不如吡啶环取代明显，药物的活性并不随着环系统的整体亲电性而表现。

兰索拉唑

泮托拉唑

雷贝拉唑

第二节　促胃肠动力药

胃动力指的是胃部肌肉的收缩蠕动力，包括胃部肌肉收缩的力量和频率。胃动力不足，也称"消化不良"。胃动力出现障碍时，会引起如反流症状、反流性食管炎、消化不良、肠梗阻等，表现为上腹胀满、易饱、饭后腹胀、恶心、呕吐等消化不良症状。

促动力药（prokinetics）是促使胃肠道内容物向前移动的药物，按作用机制可分为多巴胺 D_2 受体拮抗剂、促乙酰胆碱释放药物、胃动素受体激动剂（如红霉素）等。

多潘立酮（domperidone）

化学名为 5 - 氯 - 1 - [1 - [3 - (2,3 - 二氢 - 2 - 氧代 - 1H - 苯并咪唑 - 1 - 基)丙基] - 4 - 哌啶] - 2,3 - 二氢 - 1H - 苯并咪唑 - 2 - 酮，5 - chloro - 1 - [1 - [3 - (2,3 - dihydro - 2 - oxo - 1H - benz - imidazol - 1 - yl) propyl] - 4 - piperidinyl] - 2,3 - dihydro - 1H - benzimidazol - 2 - one，又名吗丁啉。

本品为白色或类白色粉末。溶于 DMF，微溶于乙醇和甲醇，几乎不溶于水。熔点 242.5℃（DMF/H_2O）。

本品水溶液显碱性，可和马来酸成盐。

本品的极性较大，不能透过血 - 脑屏障，故较少甲氧氯普胺的中枢神经系统的副作用。口服吸收迅速，生物利用度约 15%，主要在肝脏代谢，以无活性的代谢产物随胆汁排出，半衰期约 8 小时。

本品为外多巴胺 D_2 受体拮抗剂，直接作用于胃肠壁，可增加食管下部括约肌张力，防止胃 - 食管反流，增强胃蠕动，促进胃排空，协调胃与十二指肠运动，抑制恶心、呕吐，并能有效地防止胆汁反流，不影响胃液分泌。本品不易通过血 - 脑脊液屏障，对脑内多巴胺受体无抑制作用，因此无锥体外系等不良反应。

同类药物还有甲氧氯普胺（metoclopramide）等。

甲氧氯普胺

促乙酰胆碱释放药物西沙必利（cisapride）曾广泛应用于各种以胃肠动力障碍为特征的疾病，能选择性地刺激肠肌间神经丛的乙酰胆碱释放，通过胆碱能神经系统起作用，促进食管、胃、肠道的运动。但是临床分析西沙比利代谢后，发生 QT 期延长等严重的不良反应，可引起罕见的、危及生命的室性心律失常，英美已取消上市许可。通过结构改造得到的伊托必利

（itopride）在大剂量下不导致 QT 间期延长和室性心律失常，莫沙必利（mosapride）没有相似的导致尖端扭转性室性心动过速的电生理特征。

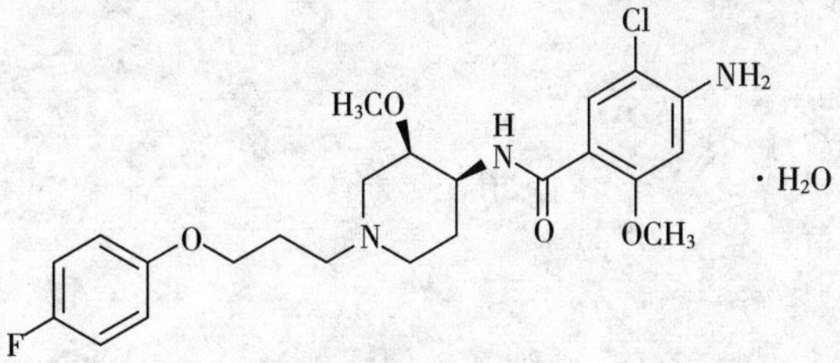

西沙必利

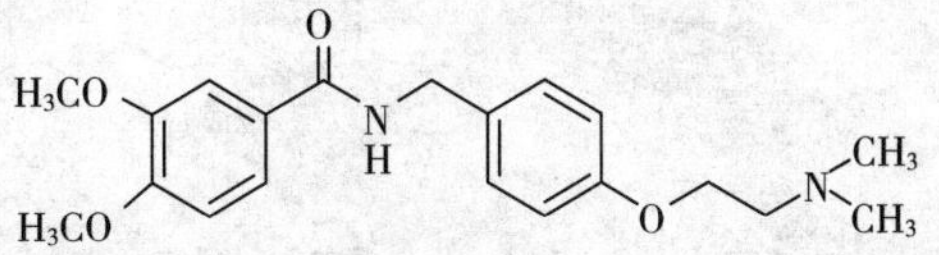

伊托必利

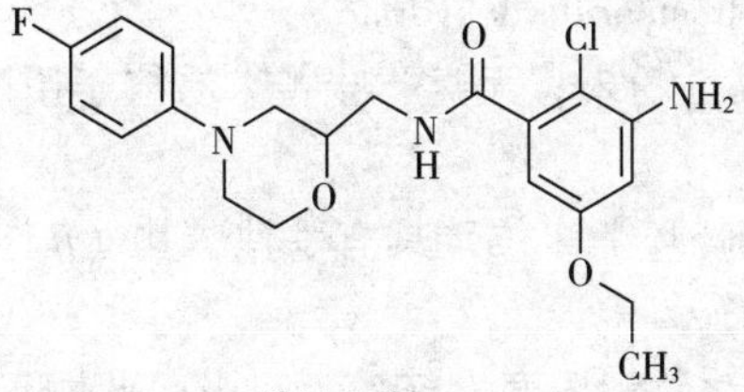

莫沙必利

第三节 止 吐 药

血清素（serotonin）即 5 – 羟色胺（5 – HT），是人体内分布最广泛的神经递质之一。5 – HT 神经受体至少有 5 – HT$_1$、5 – HT$_2$、5 – HT$_3$ 三种以上的不同亚型。体内的 5 – HT 有 80% 存在于胃肠道，在肠道内大多存储于嗜铬细胞内，肠神经的 5 – HT$_3$ 受体控制着胃肠道运动。抗肿瘤化疗药物可释放嗜铬细胞所存储的 5 – HT，后者刺激迷走神经的 5 – HT$_3$ 受体，经神经传导到中枢神经，激活脑内呕吐中心而产生呕吐。

止吐药（antiemetic）能阻断呕吐的神经反射环，该神经反射环受多种神经递质影响。传统的止吐药以其拮抗的受体分为：①抗组胺受体止吐药；②抗乙酰胆碱受体止吐药；③抗多巴胺受体止吐药；④5 – HT$_3$ 受体拮抗剂。其中抗乙酰胆碱受体止吐药可有效地治疗运动性恶心、呕吐，但对预防癌症病人化疗引起恶心、呕吐的作用很弱。多巴胺神经元大量分布在化学感受器触发带的肠道，是化疗引起的恶心，呕吐的传入部位，已从多巴胺受体抑制剂中得到了作用很强的止吐药。近年来发现的 5 – HT$_3$ 受体拮抗剂，特别适用于癌症病人因化疗和放疗引起的呕吐反射。

以 5 – HT 为先导化合物，得到了昂丹司琼（ondansetron）、格拉司琼（granisetron）和托烷司琼（tropisetron），这些化合物结构中均含有吲哚甲酰胺或其电子等排体吲哚甲酸酯的结构。

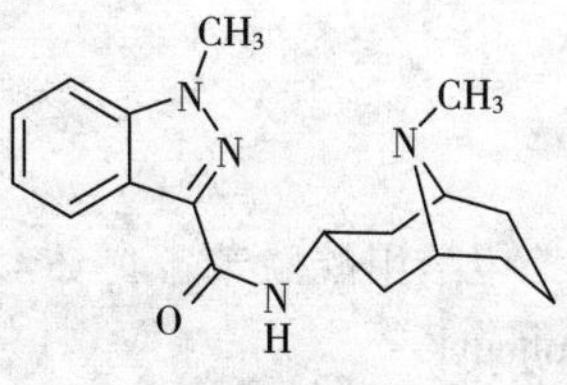

格拉司琼

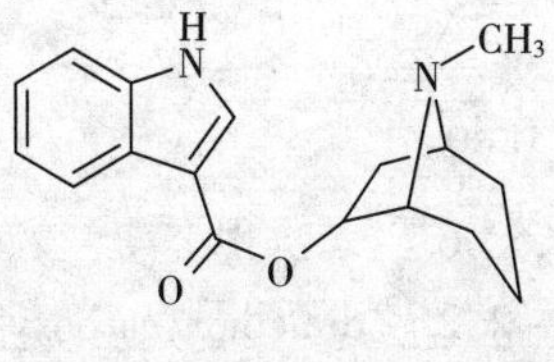

托烷司琼

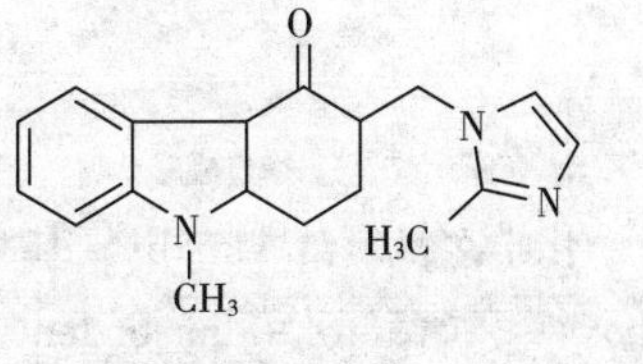

昂丹司琼

盐酸昂丹司琼（ondansetron hydrochloride）

化学名为2,3 – 二氢 – 9 – 甲基 – 3 – [（2 – 甲基 – 1H – 咪唑 – 1 – 基）甲基] – 4H – 咔唑 – 4 – 酮盐酸盐二水合物，2,3 – dihydro – 9 – methyl – 3 – [（2 – methyl – 1H – imidazol – 1 – yl）methyl] – 4H – carbazol – 4 – one hydrochloride dehydrate。

本品为白色或类白色结晶性粉末；无臭、味苦。易溶于甲醇，略溶于水，微溶于丙酮。熔点175～180℃（分解）。

本品具有一定的碱性，咔唑环上3位碳具有手性，其（R）体的活性较大，临床用其消旋体。

本品可静注或口服，口服生物利用度为60%。口服后吸收迅速，分布广泛，半衰期为3.5小时。90%以上在肝脏代谢，尿中代谢产物主要为葡萄糖醛酸及硫酸酯的结合物，也有少量羟基化和去甲基的代谢物。

本品为高选择性5 – HT$_3$受体拮抗剂，用于对抗癌症化疗、放疗引起的呕吐。

第四节　肝胆疾病辅助治疗药

一、肝病辅助治疗药物

肝病辅助治疗药俗称"保肝药物"。大部分尚无确定的药理试验依据和严格的双盲法对照临床研究结论。肝脏病变主要由病毒、细菌、原虫等病原体感染，或由毒素、化学药品的损害，或由遗传基因的缺陷所致代谢障碍及自身免疫抗体反应异常，导致肝炎、肝硬化、肝性脑病、肝癌等。目前尚无理想的病因性的治疗药物来减轻肝脏的损伤、坏死或促进肝细胞再生。

联苯双酯（bifendate）

化学名为4,4′ – 二甲氧基 – 5,6,5′,6′ – 二次甲二氧 – 2,2′ – 二甲酸甲酯联苯，4,4′ – dimethoxy – 5,6,5′,6′ – dimethylenedioxy – 2,2′ – dimethoxycarboxyl – biphenyl。

本品为白色结晶性粉末；无臭，无味。在三氯甲烷中易溶，在乙醇或水中几乎不溶。熔点 180 ~ 183℃。本品有两种晶型：方片状（低熔点）和棱柱状（高熔点），测定时可见部分转晶现象。

本品是在研究五味子的基础上研发的治疗肝炎药物。中国医学科学院从五味子的果仁中分离出 7 种有效成分，药理试验发现其中 5 种成分有抗 CCl_4 肝损伤作用。但是其中活性较好的五味子丙素的人工合成难度较大，无法提供样品供药理研究。本品是合成五味子丙素的一种中间体，研究发现对多种化学性肝损伤动物模型有保护作用，临床试用结果证明对病毒性肝炎病人有降谷丙转氨酶作用及改善主要症状的效果，成为我国首创的治疗肝炎药物。

本品在碱性条件下，与盐酸羟胺缩合生成异羟肟酸衍生物，其在酸性条件下与三价铁离子络合显暗紫色；分子中的亚甲二氧基在浓硫酸作用下产生甲醛衍生物，后者与变色酸反应溶液显紫色；具有联苯的分子骨架，在 278nm 的波长处有最大吸收。

本品口服不易吸收，生物利用度约为 20%。体内代谢时先在一个甲氧基上脱甲基，随即与葡萄糖醛酸结合，主要从尿中排出，代谢产物之一为去甲联苯双酯。

双环醇（bicyclol）是在联苯双酯的结构基础上改造得到的，对肝脏具有多方面的药理作用，是一种多功能和多靶点的新型药物，具有抗肝炎病毒、抗肝损伤及抗肝纤维化、抗酒精性肝损伤和抗脂肪肝等作用，并且有肝癌化学预防的作用，停药反跳比联苯双酯低。

双环醇

二、胆病辅助治疗药物

胆汁酸的肝肠循环可促进脂肪、脂溶性维生素的吸收，许多疾病可干扰肝肠循环，干扰肝脏胆固醇合成胆汁酸。胆病辅助治疗药可用于急慢性肝炎的治疗，利胆药可刺激肝脏增加胆汁分泌。

熊去氧胆酸（ursodeoxycholic acid）

化学名为 3α,7β – 二羟基 – 5β – 胆甾烷 – 24 – 酸，（3α,5β,7β）– 3,7 – dihydroxycholan – 24 – oicacid。

本品易溶于乙醇，不溶于三氯甲烷，在乙酸中易溶，在氢氧化钠溶液中溶解。熔点 200 ~ 204℃。

熊去氧胆酸和鹅去氧胆酸是 C-7 位羟基光学异构体，熊去氧胆酸为 β 型，鹅去氧胆酸为 α 型。因天然来源熊胆汁较少，现多用来源较丰富的牛、羊胆酸或鹅去氧胆酸为原料，半合成制备。

鹅去氧胆酸

本品能选择性地抑制肝脏胆固醇的合成，减少胆汁胆固醇的分泌有利于结石中胆固醇的溶解。同时，还能增加肝脏过氧化氢酶的活性，促使肝脏合成溶石作用的胆汁酸，增加其分泌。临床上用于治疗胆固醇结石以及预防药物性结石的形成。疗效优于鹅去氧胆酸，尤其是对大块胆结石的疗效尤佳，副作用小。

本 章 小 结

消化系统疾病主要包括食管、胃、肠、肝、胆和胰腺等器官的器质性和功能性疾病，消化系统药物分为抗溃疡药、助消化药、止吐药和催吐药、泻药和止泻药、肝胆辅助治疗药等，本章主要介绍抗溃疡药、促胃动力药、止吐药及肝、胆辅助治疗药物。重点介绍 H_2 受体拮抗剂和质子泵抑制剂，代表药物西咪替丁、雷尼替丁、奥美拉唑、多潘立酮、西沙必利、昂丹司琼的化学结构、理化性质及临床用途。

思考题

1. 请写出代表药物雷尼替丁、奥美拉唑的结构、理化性质与用途。

2. 抑制胃酸分泌的药物有哪些类型？各举一例。

3. 为什么说奥美拉唑是一种前药？

4. 雷尼替丁相比西咪替丁有何优势？

5. 结合西沙必利所致的严重的心血管毒性，试述上市后监督的重要性。

6. 双环醇（bicyclol）是我国拥有自主知识产权的药物，结合其开发的过程，请谈谈你对天然植物的开发利用的认识。

（钟　霞）

第十六章 甾体激素类药物

学习导引

1. **掌握** 甾体激素类药物的结构特点和分类；代表药物的结构特征、理化性质、体内代谢及临床用途；糖皮质激素类药物的构效关系。
2. **熟悉** 甾体激素类药物的命名原则；熟悉雌激素、雄激素、孕激素类药物的构效关系。
3. **了解** 雌激素、雄激素、孕激素、肾上腺皮质激素类药物的发展。

天然激素是人体内源性活性物质，是由内分泌腺上皮细胞直接分泌进入血液或淋巴液的化学信使物质，被血液带到体内的特定部位（靶器官），在这些靶器官或组织的细胞中存在着接受激素信息的蛋白（激素受体），形成激素 – 受体复合物并进而引起一系列的激素效应。

甾体激素具有维持生命、调节机体新陈代谢、促进生长发育、调节性功能、控制生育、调节免疫等重要的医疗作用，而且在调节人体机能、防病抗衰老、调节脑神经、减肥、保健及日用化学工业和养殖业也得到应用。甾体激素的分泌极其微量，为毫微克水平，但调节作用极其明显。

当机体甾体激素水平降低或缺乏时，会产生严重的症状，严重的甚至危及生命。早期用动物腺体粗提物作为替补治疗药物，取得肯定的疗效。1949 年发现促肾上腺素皮质激素可的松能有效地治疗类风湿性关节炎，70 年代甾体激素的使用范围逐步从替补治疗扩大到更广泛的领域，如皮肤病、过敏性哮喘等变态反应疾病以及器官移植等，并促使人们对于甾体的化学合成及其构效关系进行深入的研究。80 年代抗早孕药物米非司酮的问世，促使了抗孕激素药物的发展并用于计划生育及肿瘤的治疗。据统计，迄今已有 150 多种疗效确切、副作用小、使用安全的甾体激素类药物应用于临床。

甾体激素类药物的母核基本化学结构为环戊烷并多氢菲，由三个六元脂环和一个五元脂环构成。其可分为雌甾烷（estrane）、雄甾烷（androstane）及孕甾烷（pregnane）三大类。其中雌甾烷 C – 13 位有角甲基，编号为 C – 18，如雌二醇、炔雌醇；雄甾烷类 C – 13 位、C – 10 位均有角甲基（编号分别为 C – 18，C – 19）；孕甾烷类 C – 17 位还有两个碳，编号分别是 C – 20、C – 21，如黄体酮、地塞米松。理论上甾体激素类的四个环有多种稠合方式，但主要以两种方式存在，即5α – 系和5β – 系，5α – 系为 A/B 环反式稠合，而5β – 系为 A/B 环顺式稠合，这主要是由 5 – H 的取向不同导致。但天然存在的甾体激素均为5α – 系，其四个环都是反式稠合。C-5、C-8、C-9、C-10、C-13、C-14 为手性碳原子。当取代基在环平面的上方时，用 β-表示，结构式中常用实线标示。当取代基在环平面的下方时，用 α-表示，结构式中常用虚线标示。甾体 A、B、C 环一般以椅式构象存在，D 环以半椅式构象存在。

甾环母核的结构

雌甾烷　　　　　雄甾烷　　　　　孕甾烷

5α-系的构象式　　　　　5β-系的构象式

甾体药物的化学命名首先需要确定母核，其次在母核名称前后分别加上取代基的名称、位次和构型。双键可用 "烯" 或 "Δ" 表示，如 5,6 位双键可用 $\Delta^{5(6)}$ 表示，而 Δ^4-3- 酮表示 4 位有双键，3 位有酮基。命名实例详见代表药物的化学名。

甾体激素类药物包括性激素和肾上腺皮质激素两大类，性激素又分为雌激素、雄激素、蛋白同化激素及孕激素等。本章主要介绍肾上腺皮质激素类、雌激素类、雄激素类和孕激素类药物。

第一节　肾上腺皮质激素类

肾上腺皮质激素是肾上腺皮质受脑垂体前叶分泌的促肾上腺皮质激素刺激所产生的一类激素，按其生理作用特点可分盐皮质激素（mineral corticoids）和糖皮质激素（glucocorticoids），前者主要调节肌体水、盐代谢和维持电解质平衡，后者主要与糖、脂肪、蛋白质代谢和生长发育等有关。二者在结构上有明显的区别，糖皮质激素通常同时具有 17α-羟基、11-位含氧（羟基或者氧代）等官能团；仅有其中之一或均没有者为盐皮质激素。天然的糖皮质激素以可的松（cortisone）和氢化可的松（cortisol）为代表，盐皮质激素则以醛固酮（aldosterone）和 11-去氧皮质酮（11-deoxycorticosterone）为代表。

盐皮质激素基本无临床使用价值，只限于治疗慢性肾上腺皮质功能不全。糖皮质激素具有非常重要的生物活性，其抗炎作用强大，对各种化学、机械、病原体、变态反应等引起的炎症有抑制作用。临床上主要用于治疗肾上腺皮质功能紊乱、自身免疫性疾病（如肾病型慢

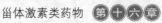

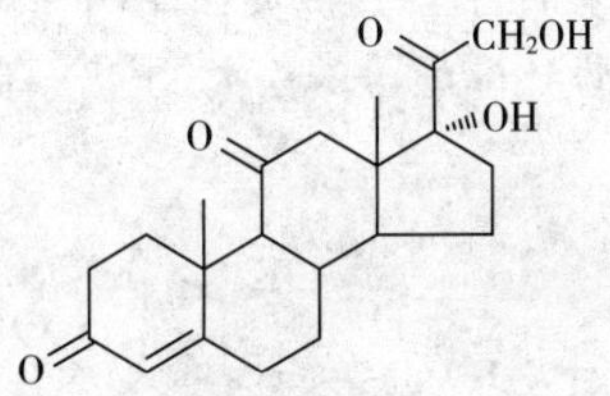

可的松

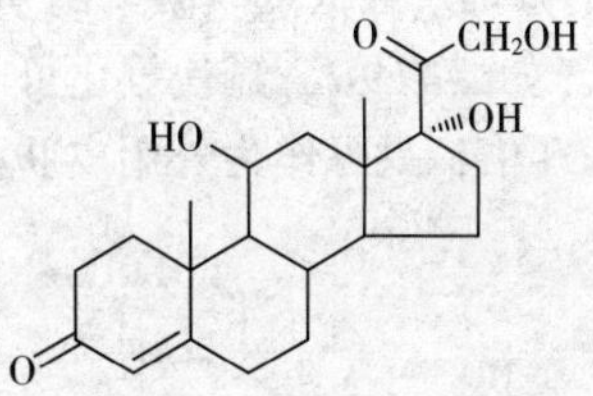

氢化可的松

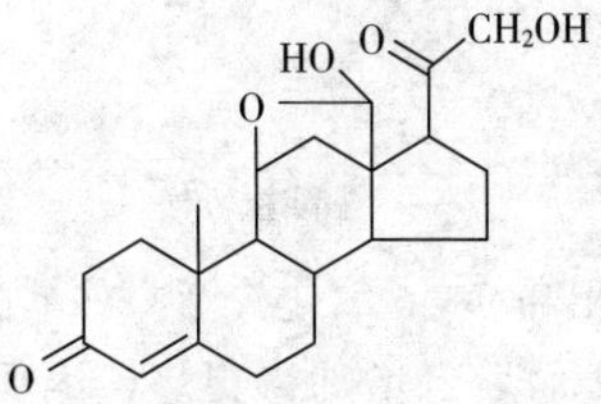

醛固酮

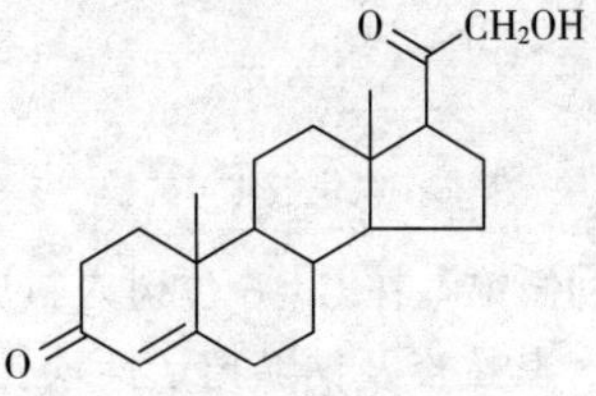

11-去氧皮质酮

性肾炎、系统性红斑狼疮、类风湿性关节炎)、变态反应性疾病（如支气管哮喘、药物性皮炎)、感染性疾病、休克、器官移植的排异反应、白血病、其他造血器官肿瘤、眼科疾病及皮肤病等。

糖皮质激素类药物或多或少还保留有影响水、盐代谢的作用，使钠离子从体内排出困难而发生水肿；此外还可引起一些诸如皮质激素增多症（柯兴氏综合症）、诱发精神症状、骨质疏松等并发症。因此，糖皮质激素化学结构修饰的主要目的集中在如何将糖、盐皮质激素的活性分开并减少副作用。为了表示皮质激素的两种活性大小，实验药理学以钠潴留活力作为盐皮质激素活性大小的指标，以肝糖原沉积作用大小作为糖皮质激素的活性指标。

氢化可的松是由肾上腺皮质分泌的、最有效的内源性糖皮质激素，在临床使用中发现具有很好的治疗作用，但是也伴随有钠潴留的严重副作用。经过几十年的努力探索，通过在甾体母核上修饰或引入各种不同的基团，从中发现了一些活性强且副作用小的药物。

1. C–1位的修饰 在氢化可的松的 $C_1 - C_2$ 位脱氢，即在 A 环引入双键后，由于 A 环构型从半椅式变成船式，使 A 环变型，加强了与受体的亲和力，其抗炎活性增大 4 倍，但钠潴留作用不变，如醋酸泼尼松（prednisone acetate）和醋酸泼尼松龙（prednisolone acetate）。

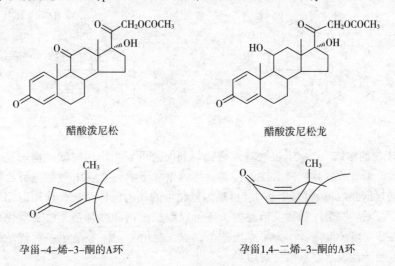

醋酸泼尼松

醋酸泼尼松龙

孕甾-4-烯-3-酮的A环

孕甾1,4-二烯-3-酮的A环

2. C-9 位的修饰　在糖皮质激素的 9α 位引入氟原子，其抗炎作用明显增加，但盐代谢作用的增加更大。如醋酸 9α-氟代氢化可的松的活性比醋酸可的松大 11 倍，但其由于钠潴留作用增加 300~800 倍，只可作为外用皮肤治疗药。

醋酸9α-氟代氢化可的松　　　　　　　醋酸氟轻松

3. C-6 位的修饰　在 C-6 位引入氟原子后可阻滞 C-6 氧化失活，如醋酸氟轻松（fluocinonide acetate），其抗炎及钠潴留活性均大幅增加，而后者增加得更多，因而只能用于外用作为皮肤抗过敏症。

4. C-16 位的修饰　后来发现在 C-9 引入氟的同时再在 C-16 上引入羟基或甲基，可消除在 C-9 引入氟所致钠潴留的作用。如曲安西龙（triamcinolone）和地塞米松（dexamethasone），曲安西龙的抗炎活性比氢化泼尼松强 20%。地塞米松分子中 C-16 甲基的存在使17α-羟基及 C-20 羰基在血浆中的稳定性增加，其抗炎活性比氢化可的松大 20 倍、抗风湿性大 30 倍。将地塞米松 16α-甲基的构型转换为 16β-甲基，便得倍他米松（betamethasone），其抗炎作用较地塞米松强 2~3 倍。利用糖皮质激素分子中 16，17 位的邻二羟基，与丙酮缩合为缩酮，可明显增加其疗效，如醋酸曲安奈德（triamcinolone acetonide acetate）。

曲安西龙　　　　　　　　　　地塞米松

倍他米松　　　　　　　　　　醋酸曲安奈德

5. C-21 位的修饰　C-21 位羟基经酯化得到前药可延长作用时间，增加稳定性，改善其生物利用度，而不改变其生物活性。将氢化可的松分子中的 C-21 羟基进行乙酯化得到醋酸氢化可的松（hydrocortisone acetate），可视为氢化可的松的前体药物，作用时间延长且稳定性增加。可以口服、肌肉注射和关节注射，还可以制成洗剂和软膏剂。由于酯化后具有较高的疏水性，在水中溶解度降低，为了克服这个缺点，利用 C-21 羟基制备其琥珀酸酯钠盐或磷酸酯钠盐，便于制成水溶液供注射用。

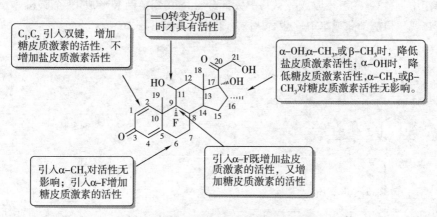

醋酸氢化可的松   氢化可的松琥珀酸酯钠盐   氢化可的松磷酸酯钠盐

糖皮质激素类药物的构效关系如图 16-1 所示。

C₁,C₂ 引入双键，增加
糖皮质激素的活性，不
增加盐皮质激素活性

=O转变为β-OH
时才具有活性

α-OH,α-CH₃,或β-CH₃时，降低
盐皮质激素活性；α-OH时，降
低糖皮质激素活性，α-CH₃,或β-
CH₃对糖皮质激素活性无影响。

引入α-CH₃对活性无
影响；引入α-F增加
糖皮质激素的活性

引入α-F既增加盐
质激素的活性，又增
加糖皮质激素的活性

图 16-1 糖皮质激素类药物的构效关系

知识链接

肾上腺皮质激素的发现及应用

美国科学家爱德华·卡尔文·肯德尔（Edward Calvin Kendall, 1886 年 3 月 8 日 -1972 年 3 月 4 日）于 1934 年从肾上腺皮质分离出皮质激素纯结晶，进而由此分离出 20 多种物质，从中得到化合物 A、B、E、F 四种类固醇。1944 年梅尔克公司开始大量生产出化合物 A。1945 年成功将化合物 A 转变成 E，使 E 的大量生产成为可能。这就是治疗风湿病的"可的松"。1948 年由亨奇博士和肯德尔博士合作，把可的松正式应用于风湿病患者，取得了显著效果。以后逐步扩大试验范围，证实了肾上腺皮质激素对许多炎症性疾病都有疗效。

由于发现肾上腺皮质激素及其结构和生理效应，他与菲利普·肖瓦特·亨奇、塔德乌什·赖希施泰因共同获得了 1950 年诺贝尔生理学与医学奖。

氢化可的松（cortisol）

化学名为 11β,17α,21 - 三羟基孕甾 - 4 - 烯 - 3,20 - 二酮，11β,17α,21 - trihydroxypregn - 4 -

ene – 3,20 – dione。

本品为白色或几乎白色的结晶性粉末；无臭。在乙醇或丙酮中略溶，在三氯甲烷中微溶，乙醚中几乎不溶，水中不溶。熔点 212~222℃（分解）。

本品遇光变质；遇硫酸显棕黄色至红色，加水稀释后显黄色至橙黄色，微带绿色荧光，并有少量絮状沉淀产生，可用于鉴别。

本品临床上用于治疗风湿、类风湿性关节炎，还用于免疫抑制、抗休克等。主要在肝脏、肌肉及红细胞中代谢，首先通过 5β 或 5α 还原酶的催化使 Δ^4 被还原，进一步在 3α 或 3β 酮基还原酶的作用下，3 – 酮被还原成醇，其中大部分 C – 20 侧链断裂形成 19 个碳甾体，再经葡萄糖醛酸化或单硫酸酯化成水溶性盐后从尿及胆汁中排出（图 16 – 2）。

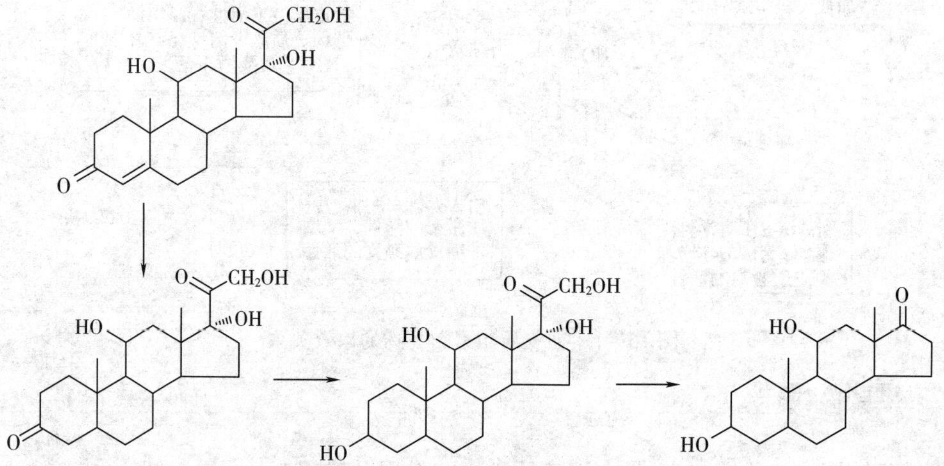

图 16 – 2 氢化可的松的代谢路径

醋酸地塞米松（dexamethasone acetate）

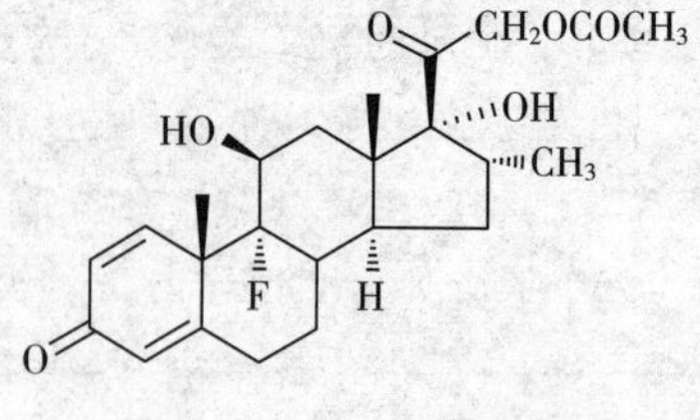

化学名为 16α – 甲基 – 11β,17α,21 – 三羟基 – 9α – 氟孕甾 – 1,4 – 二烯 – 3,20 – 二酮 – 21 – 醋酸酯，（11β,16α）– 9α – fluoro – 11,17,21 – trihydroxy – 16 – methylpregn – 1,4 – diene – 3,20 – dione – 21 – acetate。

本品为白色或类白色结晶或结晶性粉末；无臭，味微苦。在丙酮中易溶，甲醇或无水乙醇中溶解，三氯甲烷中略溶，乙醚中极微溶解，水中不溶。熔点 223~233℃。

本品具有明显的化学结构特点，在孕甾烷的母核上，几乎在可能被取代的位置都引入了取代基。C – 1,2 位及 C – 4,5 位的双键，C – 3 的酮基，C – 9α 的氟，C – 16α 的甲基，C – 11β、C – 17α 及 C – 21 羟基取代。

A 环的 Δ^4 – 3 – 酮在光催化下，依实验条件的不同转化成一系列不同的化合物。B 环稳定，C 环于溶液状态时能被空气氧化，通常这种氧化要求有分子氧的参与并生成水，升高温度能加速氧化反应，自由基引发剂以及紫外线能极大地加速这种氧化反应。D 环 C - 17 羟基及酮基醇侧链在碱性催化下会互变异构成为羟基醛，对于有氧和无氧的转化都很敏感，D 环有可能发生扩环重排。C - 21 位的氧化是在金属的催化下形成乙醛侧链。

本品具有 α - 羟基酮结构，其甲醇溶液与碱性酒石酸酮共热，生成氧化亚铜的橙红色沉淀。

本品口服 8 小时达血浆浓度高峰，亦可肌注。口服后 4 小时内有 15% 自尿中排泄，其中 50% 以葡糖苷酸形式排泄，50% 以非结合形式排泄。本品作用强而持久，是目前临床上已经使用的最强的糖皮质激素之一，而盐皮质激素副作用大为减弱，基本上不引起水钠潴留。主要用于肾上腺皮质功能减退症、活动性风湿病、类风湿性关节炎、红斑狼疮、严重支气管哮喘、皮炎及急性白血病等疾病。

第二节　雌　激　素

雌激素是促进雌性动物第二性征发育及性器官成熟的物质，由雌性动物卵巢分泌产生。雌激素与孕激素一起完成女性性周期、妊娠、授乳等方面的作用。此外，还有降低血浆中胆固醇的作用。临床用于治疗雌激素缺乏症、性周期障碍等，也用于治疗老年人绝经后骨质疏松、绝经期综合征、乳腺癌、前列腺癌等。

一、甾体雌激素

从孕妇尿液中分离得到雌酮（estrone）也是最早被发现的甾体激素，后来又分离得到雌二醇（estradiol）和雌三醇（estriol），这三种内源性雌激素在体内可相互转化。其中雌二醇生物活性最高，其次是雌酮，活性只有雌二醇的 1/10，但其体内含量最高，占雌激素总量的 60% ~80%；雌三醇是雌二醇的代谢产物，其活性最弱，只有雌酮的 1/3。

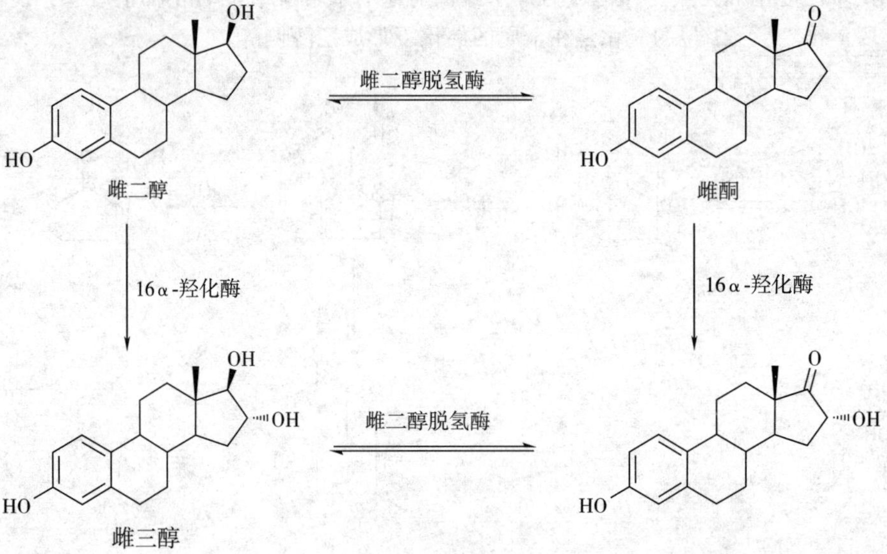

内源性雌激素在肠道大部分被微生物降解，少量可在肠道迅速吸收，但在肝脏又迅速代谢失活，故口服无效。雌二醇有极强的生物活性，在 10^{-8} ~ 10^{-10} mol/L 对靶器官即能表现出活性。因而，对雌二醇进行结构改造主要目的往往不是为了提高活性，而是为了延长作用时间和使口服有效，通常采用对雌二醇的两个羟基进行酯化或 17α 位引入乙炔基的方法。

将 C-3 位酚羟基用苯甲酸酯化，得到长效苯甲酸雌二醇（estradiol benezoate），虽生物活性减弱，但在体内缓慢水解，释放出雌二醇，可以达到延长作用时间的目的。雌酮的羰基通过加成反应，乙炔化后得到炔雌醇（ethinylestradiol），由于乙炔基的引入，C-17β 羟基与硫酸结合反应受阻，半衰期延长，口服有效；若再进一步将 C-3 酚羟基成为环戊醚得到炔雌醚（quinestrol），则更增加其失活的难度，且由于五元脂环的引入，增加其脂溶性，贮存于脂肪组织中，使其不但能口服且长效。乙炔雌三醇的环戊醚—尼尔雌醇（nilestriol）是我国开发的一种口服长效雌激素，雌激素活性小于炔雌醇。药物进入体内以后缓慢发生 C-3 脱烷基化代谢，生成 3-羟基化合物后发挥药效。

雌二醇（estradiol）

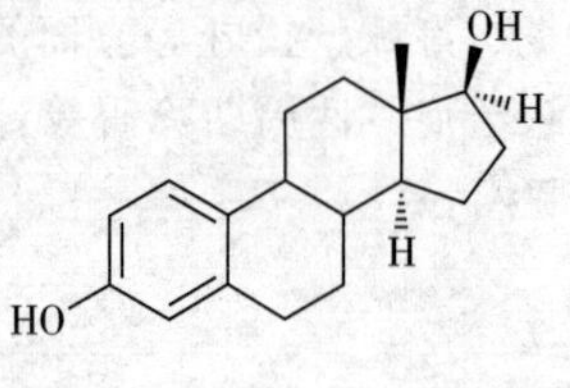

化学名为雌甾-1,3,5(10)-三烯-3,17β-二醇，estra-1,3,5(10)-tiriene-3,17β-diol。
本品为白色或乳白色结晶性粉末；无臭。在二氧六环或丙酮中溶解，乙醇中略溶，水中

不溶。熔点 175～180℃。

本品是以雌甾烷为母环的化合物，因而甾体无 C－10 角甲基，A 环以芳香环为其结构特征，C－3 的酚羟基具有弱酸性。在体内通过代谢形成雌三醇以及在 C－3 位或 C－17 位羟基形成硫酸酯或葡萄糖醛酸酯钠盐的形式成为水溶性化合物从尿中排出。

本品的 17β－羟基在体内经氧化代谢成为酮羰基，活性降低。为减少代谢及延长作用时间，通常将 17β－羟基用苯甲酸酯化，得到长效化合物。

本品用于治疗卵巢功能不全或雌激素缺乏引起的疾病，如绝经期综合征、子宫发育不全、功能性子宫出血、月经失调及原发性闭经等。

炔雌醇 （ethinylestradiol）

化学名 3,17β－二羟基－19－去甲－17α－孕甾－1,3,5(10)三烯－20－炔，19－nor－17α－pregna－1,3,5(10)－trien－20－yne－3,17β－diol。

本品为白色或类白色的晶体粉末；无臭。在乙醇、丙酮或乙醚中极易溶解，三氯甲烷中溶解，水中不溶。因分子中酚羟基有酸性，末端炔基亦有弱酸性，故可溶于氢氧化钠水溶液中。熔点为 180～186℃。

本品存在末端乙炔基，它的乙醇溶液遇硝酸银试液产生白色炔雌醇银沉淀。

本品口服有效，这可能是由于 C－17α 位引入乙炔基之后，在肝脏中 C－17β 羟基的硫酸酯化受阻，故在肠胃中也可抵御微生物降解作用，其口服活性是雌二醇的 10～20 倍，与孕激素合用有抑制排卵协同作用，并可减轻突发性出血等副作用。与炔诺酮或甲地孕酮等孕激素配伍制成短效口服避孕药，现已成为口服甾体避孕药中最常用的雌激素组分。

若进一步将它的 3－羟基醚化，特别是环戊醚化后的产物乙炔雌二醇－3－环戊醚（炔雌醚），不但保持了口服活性，醚化产物的脂溶性增大，化合物能在体内脂肪小球中贮存，慢慢降解后离解出 3－羟基化合物而起作用，由于醚键在体内的代谢更加复杂及缓慢，因而是一种口服及注射长效雌激素。

二、非甾体雌激素

早期由于从天然资源中未发现有 A 环芳香化的甾体来源，加之用从 Δ⁴－3－酮甾体转化为芳香环 A 环甾体的半合成非常复杂，使雌激素来源变得非常困难，人们试图通过简化雌激素的结构来制备其合成代用品。与其他几类甾体激素相比，雌激素的结构专一性较差，对甾体母核的要求不严格。迄今已发现有 30 多类 1000 多种非甾体化合物显示有雌激素活性，主要是二苯乙烯类化合物，己烯雌酚（diethylstilbestrol）是此类药物中最早而最具代表性的药物。

乙烯雌酚（diethylstilbestrol）

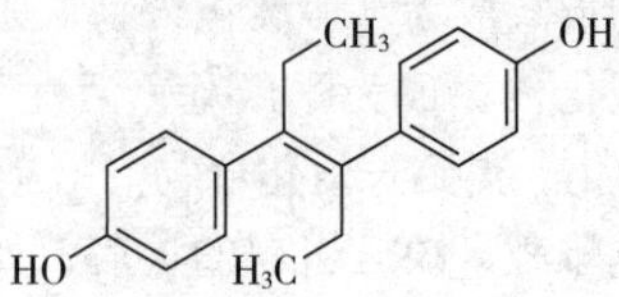

化学名为(E) – 4,4′ – (1,2 – 二乙基 – 1,2 – 亚乙烯基) 双苯酚，(E) – 4,4′ – (hex – 3 – ene – 3,4 – diyl) diphenol。

本品为无色结晶或白色结晶性粉末；几乎无臭、无味。在甲醇中极易溶解，在乙醇、乙醚、脂肪油、稀氢氧化钠水溶液中溶解，在三氯甲烷中微溶，在水中几乎不溶。熔点为169～172℃（顺式为79℃）。

本品为人工合成非甾体激素，其作用为雌二醇的2～3倍，口服有效。临床用途与雌二醇相同，主要用于治疗绝经后妇女乳腺癌和男性前列腺癌、雌激素替代疗法以及作为应急事后避孕药。因怀孕初期用药对胎儿有影响，故孕妇禁用。前列腺癌患者使用本品可出现女性化。本品可以很快从胃肠道吸收，在肝脏中失活很慢。

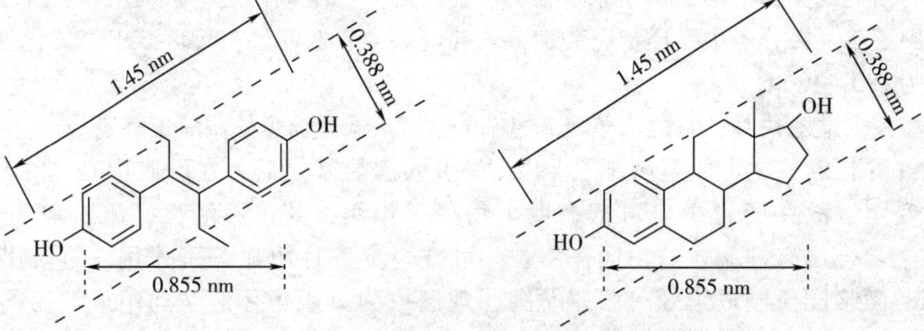

本品以及一些非甾体雌激素显示活性的解释，多采纳 Schueler（1946 年） 提出的假说，即在一个大体积刚性和惰性的母环上，两端的两个能形成氢键的基团（酚性或醇性羟基）间的距离应是 1.45 nm，只有符合这样的条件才与天然雌激素的空间结构相似。顺式异构体没有雌激素的活性，其相应的距离为 0.72nm，印证了上述的假说。

本品含有两个酚羟基，与$FeCl_3$溶液反应，生成绿色配合物，缓缓变成黄色。可利用这两个酚羟基制备衍生物，如己烯雌酚丙酸酯（diethylstilbestrol dipropionate）和己烯雌酚磷酸酯（diethylstilbestrol diphosphate）。前者作为长效油剂使用，进入体内缓慢水解释出己烯雌酚，作用可持续 2～3 天。由于前列腺癌细胞的磷酸酯酶活性较高，后者可在癌细胞释放出更多的己烯雌酚，提高药物作用的部位选择性，用于治疗前列腺癌。其合成路线如图 16 – 3 所示。

甾类雌激素的基本结构为 A 环芳构化，C – 3 位有一个酚羟基（与受体结合部位形成氢键），还需具有以下特征：①具有 C – 17β – 羟基，且 C – 3 位与 C – 17 位 β – 羟基之间距离应该在 1.02～1.45 nm 之间；②化合物应该是一个平面疏水的分子；③在 6，7 位及 11 位引入羟基，以及在 B 环引入双键均可使活性降低；④在 17α 位引入甲基或乙炔基时，活性与雌二醇

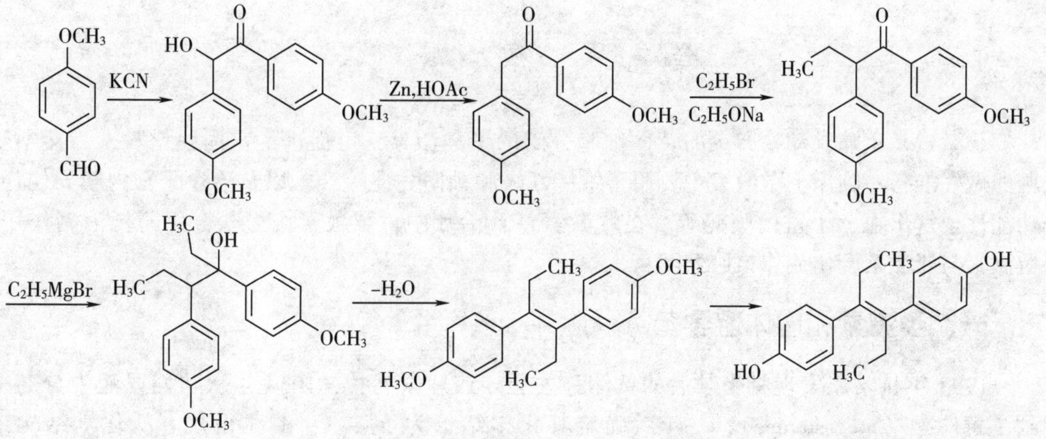

图 16 - 3　己烯雌酚的合成路线

相当，但可口服；⑤C_3 – OH 和（或）C – 17β – OH 成酯，能延长作用时间或提高药物作用的选择性。此外，满足雌激素结构特征的二苯乙烯衍生物也具有雌激素活性。

三、抗雌激素类药

抗雌激素类药也称雌激素拮抗剂（selective estrogen receptor modulators，SERMs），可与雌激素受体持久强烈结合，但药物—受体复合物不能进入靶细胞核，不能与染色体结合产生雌激素效应，而达到雌激素拮抗作用。这些药物主要是三苯乙烯类化合物，可用于治疗与雌激素相关的乳腺癌和控制生育功能。

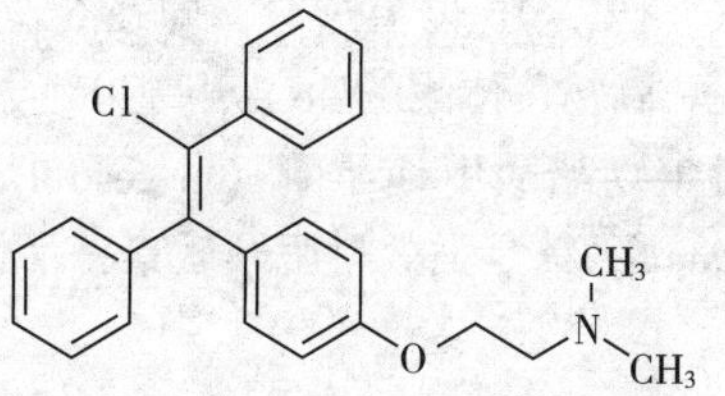

氯米芬 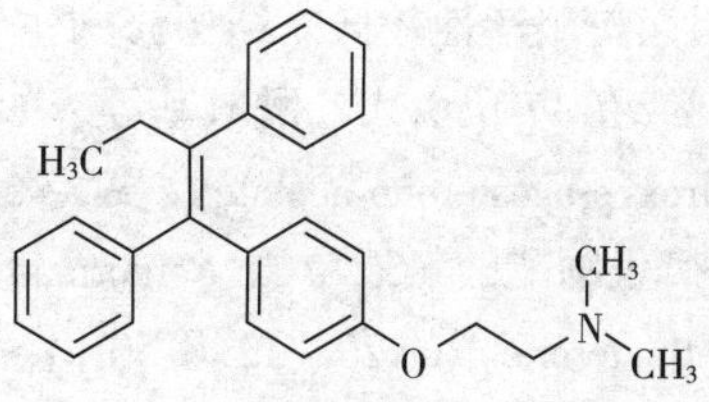　　　　　　　　　　　他莫昔芬

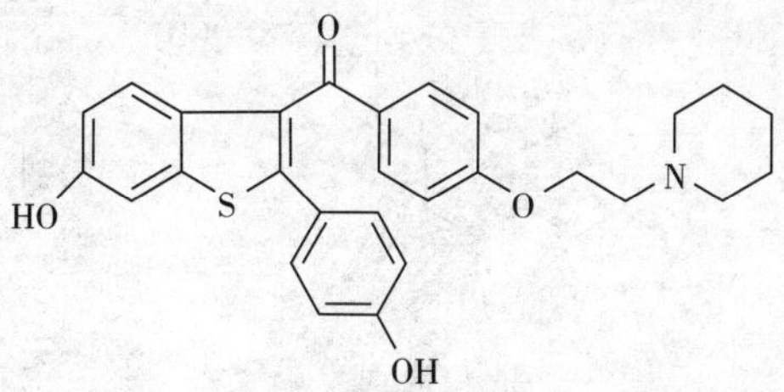

雷洛昔芬

氯米芬（clomifene）对卵巢的雌激素受体具有较强的亲和力，通过与受体竞争结合，阻断雌激素的负反馈，促进排卵，治疗不孕症成功率 20% ~ 80%。他莫昔芬（tamoxifen）对卵巢雌激素受体亲和力较小，而对乳腺中的雌激素受体具有较大的亲和力，主要用于治疗雌激素依赖性乳腺癌。雷洛昔芬（raloxifen）是近期发现的抗雌激素类化合物，对卵巢、乳腺雌激

素受体均起拮抗作用，但对骨骼雌激素受体则产生激动作用，在临床上用于治疗骨质疏松。

第三节 孕 激 素

孕激素是由哺乳动物卵巢的黄体细胞分泌的甾类激素，可促进子宫内膜增长，为接纳受精卵做好准备。临床上孕激素主要用于维持妊娠和预防先兆流产，以及治疗子宫内膜异位症、功能性子宫出血、子宫内膜癌等。在雌激素替补治疗中，孕激素作为联合用药抵消副作用。孕激素与雌激素配伍用作口服避孕药。

一、孕激素和甾体避孕药

1903 年科学家发现将受孕后的黄体移去会导致妊娠终止，1934 年从孕妇尿液中分离得到了黄体酮（progesterone），一年后确定其化学结构为 $\Delta^4 - 3 -$ 酮孕甾烷。从化学结构来看，黄体酮与睾酮甾核的 $\Delta^4 - 3 -$ 酮是完全一样的，区别仅在 C – 17 位前者是乙酰基，而后者是羟基。

黄体酮

在代谢研究中发现黄体酮被代谢为 5β – 孕甾烷 – 3α,20 – 二醇或其 C – 17 位侧链被降解的产物，因而口服活性较低。结构修饰主要在 C – 6 及 C – 16 位上进行，即在 6 位引入烷基、卤素、双键或在 17 位引入乙酰氧基等。如 17α – 乙酰氧基黄体酮的 6α – 甲基衍生物醋酸甲羟孕酮（medroxyprogesterone acetate）、$\Delta^6 -6 -$ 甲基衍生物醋酸甲地孕酮（megestrol acetate）及 $\Delta^6 -6 -$ 氯衍生物醋酸氯地孕酮（chlormadinone acetate），都是强效口服孕激素，活性分别是炔诺酮（norethisterone）的 20、12 及 50 倍。

醋酸甲羟孕酮   醋酸甲地孕酮   醋酸氯地孕酮

在睾酮的 C – 17 位引入乙炔基，得到乙炔基睾酮，其雄激素活性很弱，但出现较强孕激素活性，称为妊娠素（ethisterone）；若将 19 – 甲基去掉，则得到孕激素活性为妊娠素 5 倍的炔诺酮（norethindrone），而且可口服，其庚酸酯的植物油剂为更长效的避孕药。在此基础上进一步研究开发了一系列口服避孕药，如在炔诺酮 18 位增加一个甲基得左炔诺孕酮（levonorgestrel），孕激素活性增强 20 倍。

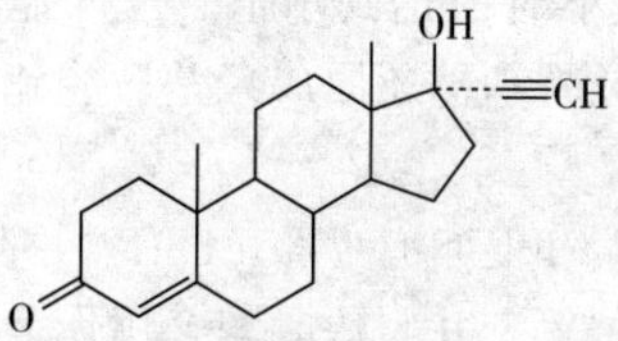

妊娠素 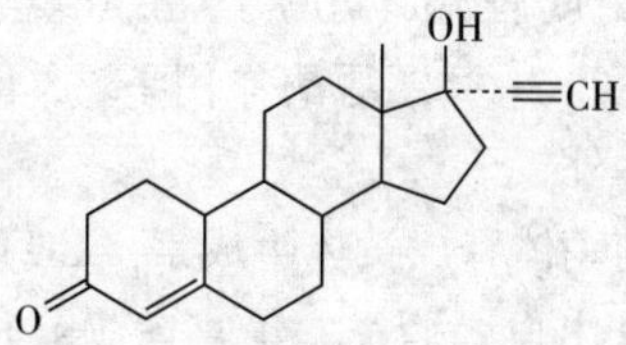   炔诺酮 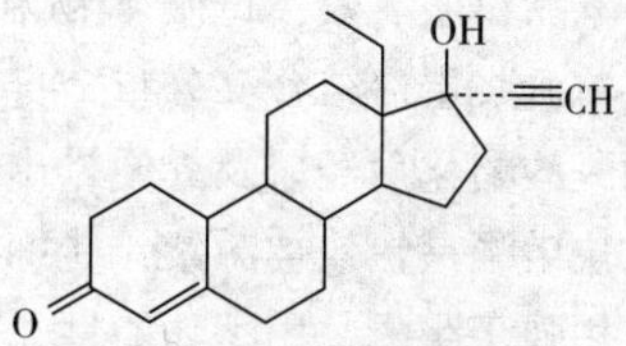   左炔诺孕酮

黄体酮（progesterone）

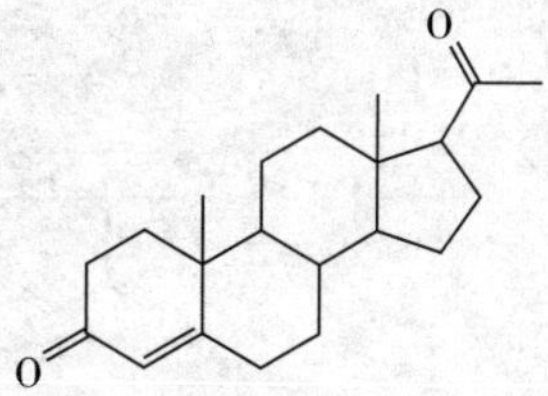

化学名为孕甾-4-烯-3,20-酮，pregn-4-ene-3,20-dione。

本品为白色结晶性粉末；无臭、无味。极易溶解于三氯甲烷，溶解于乙醇、乙醚或植物油，不溶于水。有两种晶形，在稀醇溶液中结晶得 α 型为棱柱状结晶，在石油醚中结晶得 β 型为针状结晶。熔点亦因晶型而有差异，前者为 129℃，后者为 121℃。β 型长期放置后熔点升高，部分转变为 α 型。但二者生物活性无差别。

本品具有 Δ^4-3-酮的紫外吸收特征；C-20 位上具有甲基酮结构，可与高铁离子络合；与亚硝酰铁氰化钠反应则生成蓝紫色的阴离子复合物。黄体酮的合成中间体也呈类似的阳性反应，其他常用的甾体药物则均不显蓝紫色，而呈淡紫色或不显色。本品与羰基试剂如盐酸羟胺反应生成二肟，熔点 238～240℃。与异烟肼反应则生成浅黄色的异烟腙化合物。

本品具有保胎作用，临床上用于黄体机能不足引起的先兆性流产和习惯性流产、月经不调等症。在肝脏中代谢失活，生成5β-孕二醇、6α-羟基黄体酮以及20α、β-羟基黄体酮，然后与葡萄糖醛酸结合经尿排出体外，口服无效。

炔诺酮（norethisterone）

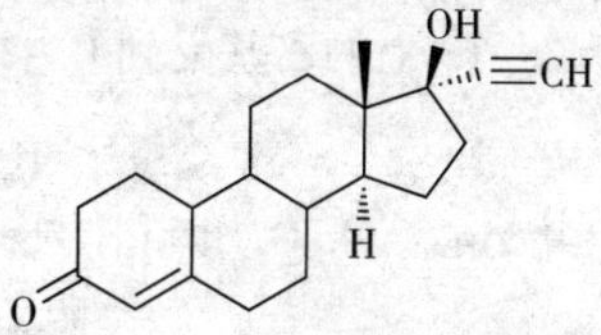

化学名为17β-羟基-19-去甲-17α-孕甾-4-烯-20-炔-3-酮，17β-hydroxy-19-nor-17α-pregn-4-en-20-yn-3-one。

本品为白色或类白色结晶性粉末；无臭、味微苦。在水中不溶，在丙酮中略溶，在乙醇中微溶，在三氯甲烷中溶解。熔点 202～208℃。

本品乙醇溶液遇硝酸银试液，产生白色炔诺酮银盐沉淀。

　　本品口服有效，口服生物利用度较好（70%），0.5～4 小时内达到峰值。进入体内后80% 与血浆蛋白结合，分布全身。在 3α - 还原酶作用下，3 位酮基被还原成羟基后经硫酸酯或葡醛酸酯化后经尿及粪便排出体外。

　　炔诺酮是短效孕激素，能抑制垂体释放黄体生成素（LH）和促卵泡激素（FSH），抑制排卵作用强于孕酮，用于功能性子宫出血、痛经、子宫内膜异位等，并与炔雌醇合用作为短效口服避孕药。

　　将 C - 17 羟基酯化后得到醋酸炔诺酮（norethisterone acetate）、庚酸炔诺酮（norethindrone enanthate），由于在分子中引入了长链脂肪酸使其脂溶性增加，在油性溶剂中溶解制成长效针剂，注射一次可延效达一个月。

醋酸炔诺酮　　　　　　　　　　　　庚酸炔诺酮

左炔诺孕酮（levonorgestrel）

　　化学名为 D-(-)-17α - 乙炔基 - 17β - 羟基 - 18 - 甲基雌甾 - 4 - 烯 - 3 - 酮；D-(-)-17α - ethynyl - 17β - hydroxy - 18 - methyl - estro - 4 - en - 3 - one。

　　本品为白色或类白色结晶性粉末；无臭、无味。在三氯甲烷中溶解，甲醇中微溶，水中几乎不溶。熔点 204～212℃（消旋体），熔距在 5℃ 以下。光活体（C - 13β 构型）熔点233～239℃。

　　本品的结构特点除 C - 13 是乙基取代（即 C - 18 甲基取代）外其他均与炔诺酮的化学结构完全一致。这一取代基差异使其构型变化，并产生新的光学活性，这种光学活性的形成并不是由于产生了新的手性中心，是由于 C - 13 上的乙基受到 C - 17 上羟基的阻碍而不能旋转产生。

18-甲基炔诺酮左旋体　　　　　　　18-甲基炔诺酮右旋体

　　本品的作用及用途与炔诺酮一样，但口服后吸收完全，生物利用度极好（87%～99%）。孕激素活性几乎是炔诺酮的 100 倍，而抗雌激素活性亦大 10 倍，也有一定的雄激素及同化激素作用。因而本品的药效、药代总体评价数据比炔诺酮有更多优点及更小的副作用，在世界上有较广泛的使用。

　　紧急避孕药和常规避孕药的区别：常规口服避孕药经过大量临床验证，副作用较小，安全性良好。紧急避孕的药量一般相当于8天的常规短效口服避孕药的剂量，故紧急避孕药副作用相对较大，经常使用紧急避孕药，最大的副作用就是会导致月经紊乱。国际上不同国家对待紧急避孕药的态度有所不同，但共同的一点是，必须在医生或药剂师的指导下使用，且只能作为事后补救。

　　孕激素类药物的构效关系如图16-4所示。

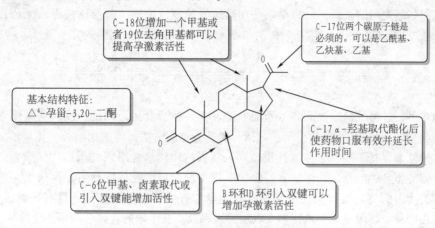

图16-4　孕激素类药物的构效关系

二、抗孕激素

　　抗孕激素（antiprogestins）也称孕激素拮抗剂，与孕激素竞争孕激素受体并拮抗其活性，主要用于抗早孕。

米非司酮（mifepristone）

　　化学名为 11β-（4-二甲氨基苯基）-17β-羟基-17-（α-丙炔基）-雌甾-4,9-二烯-3-酮，11β-（4-（dimethylamino）phenyl）-17β-hydroxy-17-（α-propynyl）-estra-4,9-dien-3-one。

本品为白色或淡黄色结晶性粉末；无臭、无味。在甲醇或二氯甲烷中极易溶解，乙醇或乙酸乙酯中溶解，水中几乎不溶。熔点 192～196℃。

本品是以炔诺酮为先导化合物经结构修饰后得到的第一个孕激素拮抗剂，不但促进了抗孕激素及抗皮质激素药的发展，而且在甾体药物的研究史上起着里程碑的作用。本品与炔诺酮相比在三个位置上进行了修饰：在 C－11β 位增加二甲氨基苯基，C－17β 位由丙炔基代替传统的乙炔基以及引入了 9,10－双键。C－11β 二甲氨基苯基的引入是导致由孕激素转变为抗孕激素的因素；而丙炔基的引入除使其保持口服活性外，还因丙炔基比乙炔基更加稳定；$\Delta^{9(10)}$ 的引入使整个甾体母核共轭性增加。其药代动力学性质表现为较长的消除半衰期（平均为 34 小时），以及血药峰值与剂量无明显关系。

本品竞争性地作用于孕激素和皮质激素受体，因而具有抗孕激素和抗皮质激素的作用，与子宫内膜上孕激素受体的亲和力比孕酮高出 5 倍左右。米非司酮在靶细胞上竞争性抑制孕激素黄体期和妊娠期的激素，妊娠早期使用可诱发流产，抗早孕时与前列腺素类药合用如口服 200 mg 后，再口服 1 mg 米索前列醇对早孕妇女可获得 90%～95% 的完全流产率。

第四节　雄性激素和蛋白同化激素

雄激素可促进男性第二性征和生殖器官的发育并维持其生理功能，同时明显促进蛋白质合成（同化作用），减少蛋白质分解，刺激骨髓造血功能，从而使肌肉增长，体重增加。雄性激素的结构修饰得到了一些雄性活性很微弱，而蛋白同化活性增强的蛋白同化激素，用于病后虚弱或营养不良的治疗。雄性激素在临床上用于治疗内源性雄性激素不足所引起的疾病如去睾症和类无睾症等、缓解男性更年期症状、老年骨质疏松的治疗；还具有抗雌激素作用，可减少女性卵巢分泌雌激素，治疗妇女乳房肿胀以及不宜手术的乳腺癌和慢性囊性乳腺炎。

一、雄性激素

1931 年 Butenandt 从 15 吨男性尿液中分离出 15 mg 雄甾酮（androsterone）结晶，但效力太弱，无实用价值；1934 年他和 Dannenberg 又分离得到第二个结晶去氢表雄酮（dehydroepi-androsterone）；1935 年 David 从公牛睾丸中提取分离得到天然激素睾酮（testosterone），活性是雄甾酮的 7～10 倍，为雄甾烷衍生物；随后陆续发现其他内源性雄性激素雄烯二酮（andro-stenedione）、雄烯三酮（adrenosterone）等。

雄甾酮　　　　　　　　去氢表雄酮　　　　　　　　睾酮

睾酮在消化道易被破坏，口服无效，且在体内代谢快、作用时间短。天然睾酮作为雄性激素替补治疗药物，对其进行结构修饰的主要目的为了增加作用时间，延长疗效和使用方便。如将 C－17 位羟基酯化得丙酸睾酮（testosterone propionate），其脂溶性增加，代谢速度减慢，疗效延长。除此之外，还有睾酮戊酸酯（戊酸睾酮，testosterone valerate）和睾酮十一烯酸酯（十一烯酸睾酮，testosterone undecylenate）都是长效药物，可每周或每月使用一次。

由于睾酮的代谢易发生在 C-17 位上，因此，在 C-17 此引入取代基（如甲基、乙基），其 17β-羟基由原来的仲醇转化为叔醇，空间位阻增加使其代谢受阻，可供口服。如甲睾酮（又称甲基睾丸素，methyltestosterone）可口服给药，舌下给药效果更佳。

甲睾酮（methyltestosterone）

化学名为 17α-甲基-17β-羟基雄甾-4-烯-3-酮，17α-methyl-17β-hydroxyandrost-4-en-3-one。

本品为白色或类白色结晶性粉末；无臭、无味。在乙醇、丙酮、三氯甲烷中极易溶解，乙醚中略溶，植物油中微溶，水中不溶。熔点 163~167℃。

由于具有 Δ^4-3-酮的不饱和酮结构部分，故本品具有紫外吸收。本品分子中不存在易变基团，化学性质较稳定，遇光、热均不易分解，长期密闭存放亦不易分解。

本品口服吸收快，生物利用度好，又不易在肝脏内破坏，已作为常用的口服雄激素药物，但其主要副作用是对肝脏产生毒性，近年来临床已经少用。

二、蛋白同化激素

蛋白同化激素（anabolic androgenic drugs）能促进氨基酸合成蛋白质的过程，减少氨基酸分解生成尿素的过程；促进骨细胞间质的形成，加速骨钙化、组织新生和肉芽形成，促使创伤和溃疡愈合，以及降低血浆胆固醇水平等生理作用。临床上用于治疗病后虚弱、早产儿和体弱老年人的营养不良、消耗性疾病、骨质疏松和胃及十二指肠溃疡等疾病。

苯丙酸诺龙（nandrolone phenylpropionate）

化学名为 17β-羟基雌甾-4-烯-3-酮-3-苯丙酸酯，4-estren-17β-ol-3-one phenylpropionate。

本品为白色或类白色结晶性粉末；有特殊臭味。本品在水中几乎不溶，在植物油中略溶，在甲醇或乙醇中溶解。熔点 93~99℃。

本品为 19-位失碳雄激素类化合物，由于 19 位失碳后，其雄激素活性降低，但蛋白同化激素活性相对增高，可制成长效油剂。本品用于烫伤、恶性肿瘤手术前后、骨折后不愈合和严重骨质疏松症、早产儿、侏儒症及营养吸收不良、慢性腹泻和另外一些消耗性疾病。长期使用时有轻微男性化倾向及肝脏毒性。

雄激素及蛋白同化激素类药物的构效关系如图 16 – 5 所示。

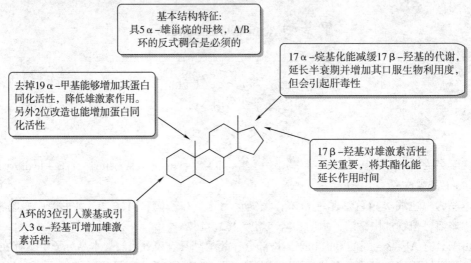

图 16 – 5　雄激素及蛋白同化激素类药物的构效关系

本 章 小 结

激素类药物主要是用于调节由内分泌失调而引起的疾病的药物。甾体激素类药物的母核基本化学结构为环戊烷并多氢菲，即有三个六元脂环和一个五元脂环构成。按其化学结构可分为雌甾烷、雄甾烷及孕甾烷，按其功能分为肾上腺皮质激素类、雌激素类、孕激素类和雄激素及蛋白同化激素。本章的学习应在掌握各类不同药物的结构特点的基础上，以代表药物为中心，分析其有关理化性质、临床应用、作用特点和构效关系，重点掌握典型药物氢化可的松、地塞米松、雌二醇、己烯雌酚、黄体酮、甲睾酮的结构特征、理化性质、体内代谢及临床用途。

思考题

1. 写出甾体激素药物的基本母核及其位次编号。
2. 简述糖皮质激素的构效关系。

（李柱来）

第十七章 降血糖药和调节骨代谢与形成药

学习导引

1. **掌握** 代表药物的名称、结构、性质和临床应用。
2. **熟悉** 降血糖药和调节骨代谢与形成药的分类。
3. **了解** 降血糖药和调节骨代谢与形成药的发展。

第一节 降血糖药

糖尿病（diabetes mellitus，DM）是由遗传和环境因素相互作用引起的一种以血液中持续高血糖为基本生化特征的慢性代谢性综合征，特点是血糖过高、多食、多饮、多尿、糖尿以及消瘦等。糖尿病根据胰岛素依赖情况可分为胰岛素依赖型（insulin - dependent diabetes mellitus，IDDM，1 型）、非胰岛素依赖型（noninsulin - dependent diabetes mellitus，NIDDM，2 型）和其他类型。其中 1 型糖尿病约占糖尿病人总数的 10% 左右，发病年龄多在 30 岁以下，以儿童和青少年为主，胰岛素是其治疗的唯一药物；2 型糖尿病在临床上最为常见，患者的发病年龄多数在 30 岁以后，中、老年人居多，其胰岛素的分泌量并不低甚至还偏高，主要是机体对胰岛素不敏感（即胰岛素抵抗），口服降血糖药可以控制其病情的发展。糖尿病还可以根据病因分为原发性和继发性两大类，原发性糖尿病占绝大多数，病因和发病机理不明。

胰岛素的相对或绝对缺乏以及不同程度的胰岛素抵抗，都会使体内糖、脂肪及蛋白质代谢紊乱。随着病程的延长，糖尿病还会引起多种严重的慢性并发症，如糖尿病性神经病变、糖尿病性肾病、糖尿病性眼部疾患、糖尿病性心脏病及糖尿病合并高血压、高脂血症等，严重威胁患者生命。

糖尿病的治疗药物主要是作用于糖尿病患者的各代谢异常环节：胰岛素分泌功能受损、胰岛素分泌不足以及胰岛素抵抗等，其药物可分为胰岛素及其类似物、胰岛素分泌促进剂、胰岛素增敏剂以及 α - 葡萄糖苷酶抑制剂等。

一、胰岛素及其类似物

胰岛素（insulin）是人体胰岛 β 细胞受内源性或外源性物质如葡萄糖、核糖、精氨酸、胰高血糖素等刺激后分泌的一种蛋白质激素。它能增强细胞对葡萄糖的摄取利用，促进蛋白质和脂肪的合成。1 型糖尿病患者和胰岛功能显著降低的 2 型糖尿病患者需使用胰岛素治疗。

胰岛素（insulin）

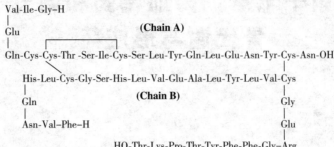

本品为白色或类白色的结晶性粉末，分子量 5807. 69。在无机酸或氢氧化钠溶液中易溶，在水、乙醇、三氯甲烷或乙醚中几乎不溶。本品具有典型的蛋白质性质，等电点（pI）为 5. 35 ~ 5. 45；具备酸碱两性，在弱酸性（pH 2. 5 ~ 3. 5）溶液中稳定，在碱性溶液中及遇热不稳定。$[\alpha]_D^{20}$ $-64° \pm 68°$（c = 2，0. 03 mol/L NaOH）；熔点 233℃（分解）。

本品由 A、B 两个肽链组成，不同种族动物（人、猪、牛、羊等）的胰岛素功能从大体上看是相似的，在结构组成上稍有差异。其中，人胰岛素（human insulin）A 链有 11 种 21 个氨基酸，B 链有 15 种 30 个氨基酸，共有 16 种 51 个氨基酸组成。其中 A7（Cys）– B7（Cys）、A20（Cys）– B19（Cys）四个半胱氨酸中的巯基形成两个二硫键，使 A、B 两链连接起来。此外 A 链中 A6（Cys）与 A11（Cys）之间也存在一个二硫键。

本品属于大分子多肽类激素，不易进入靶细胞，其在细胞水平的生物作用都是通过与靶细胞膜上的特异受体结合而启动的。胰岛素的受体是一种由 α、β 亚基组成的杂二聚体跨膜受体，属于酪氨酸激酶家族中的一员，普遍存在于各种细胞膜上，在功能上属于一种经典的变构酶。胰岛素与 α 亚基结合后受体结构改变，引起 β 亚基的酪氨酸激酶被激活，继而催化受体蛋白磷酸化，从而启动磷酸化的级联反应。胰岛素与受体结合后可抑制腺苷酸环化酶活性，增强磷酸二酯酶的作用，从而减少 ATP（三磷酸腺苷）转化为 cAMP（环磷酸腺苷），同时加速 cAMP 的分解。它也可增加细胞膜的通透性，促进葡萄糖进入细胞内，加速葡萄糖的磷酸化、氧化和糖原合成，起调节糖代谢的作用。

牛胰岛素和猪胰岛素是可以用于糖尿病治疗的动物源性胰岛素。1965 年我国科学家人工合成牛胰岛素获得成功，是多肽合成的一个成功范例。牛胰岛素分子中有三个氨基酸与人胰岛素不同，使用时容易发生过敏反应或出现胰岛素抵抗。猪胰岛素分子中仅一个氨基酸与人胰岛素不同，因此疗效优于牛胰岛素，且不良反应少，但猪胰岛素对有些患者会产生免疫反应及其副作用。研究表明是因为产品中常含有极少量的其他多肽成分（如胰高血糖素、胰多肽等）所致，为此《中国药典》已将上述多肽杂质列为检查项目。二者均口服无效，需注射给药。

构效关系研究发现，胰岛素中连接 A 链和 B 链的二硫键是活性必需基团，若将二硫键还原使 A、B 链分开，则其生物活性完全消失。天然的胰岛素只有在很低的生理浓度下（< 0. 1 μM）才以单体存在，高浓度时胰岛素会通过特定的 B 链氨基酸残基相互作用而聚合成二聚体；成熟的胰岛素储存在胰岛 β 细胞内的分泌囊泡中，以与锌离子配位的六聚体方式存在。

天然胰岛素 B 链 C 端区域（B26 ~ B30）的氨基酸残基对于二聚体的形成有重要意义，目前市售的胰岛素类似物几乎都是通过修饰这个区域得到的。例如，将人胰岛素的 B28 位脯氨酸残基替换为天冬氨酸残基会阻碍胰岛素的聚合，从而得到速效的胰岛素类似物 aspart，其能更快速的被吸收。再如，将天然胰岛素 A21 的天冬氨酸残基换成甘氨酸基，同时在 B31 位和 B32 位连接两个精氨酸，得到甘精胰岛素（insulin glargine），是一种长效胰岛素类似物，皮下注射使用时是 1 日 1 次的超长效制剂。

本品临床用于胰岛素依赖型糖尿病的治疗以及非胰岛素依赖型糖尿病经饮食控制或用口服降血糖药不能控制的轻、中型糖尿病的治疗。本品与其他药物合用，可用于治疗合并消耗性疾病、重度感染、妊娠、手术、创伤的各型糖尿病。本品口服无效，需要注射给药。储存时需保存在冰箱中（5℃），但要注意防止冻结，冻结可使其变性而导致生物活性下降。

知识拓展

胰 淀 素

胰岛素类似物（amylin analogs）—胰淀素（amylin）又称胰岛淀粉样肽（islet amyloid polypeptide），是一种在饭后随胰腺 β 细胞进入血液的小肽激素。普兰林肽（pramlintide）是人工合成的胰岛素类似物，是将胰淀素 25 位的丙氨酸、28 位和 29 位的丝氨酸用脯氨酸代替得到的，是稳定的水溶性物质。皮下注射后 27 分钟达峰，作用时间可维持 3 小时。主要经肾脏代谢，代谢产物有活性。本品耐受性良好，不良反应少。

二、合成降血糖药

多数 2 型糖尿病患者可以通过口服合成降血糖药进行治疗。目前常用的合成降血糖药按作用机制可分为胰岛素分泌促进剂（磺酰脲类、非磺酰脲类）、胰岛素增敏剂（双胍类、噻唑烷二酮类）、α - 葡萄糖苷酶抑制剂等。

（一）胰岛素分泌促进剂

1. 磺酰脲类 磺酰脲类药物（sulfonylureas）是应用最早、品种最多、临床应用也最广泛的合成降血糖药，近年研制的格列美脲则以其用药剂量小、一定程度上可改善胰岛素抵抗、减少胰岛素用量而被称为第三代药物，临床常用的磺酰脲类降糖药见表 17 - 1。

表 17 - 1 临床常见的磺酰脲类降糖药

名称		结构	作用持续时间（h）	半衰期（h）
第一代	甲苯磺丁脲（tolbutamide）		6 ~ 12	4.5 ~ 5.5
	氯磺丙脲（chlorpropamide）		24 ~ 60	36
	妥拉磺脲（tolazamide）		6 ~ 18	7

续表

名称		结构	作用持续时间 (h)	半衰期 (h)
第二代	格列本脲 (glibenclamide)	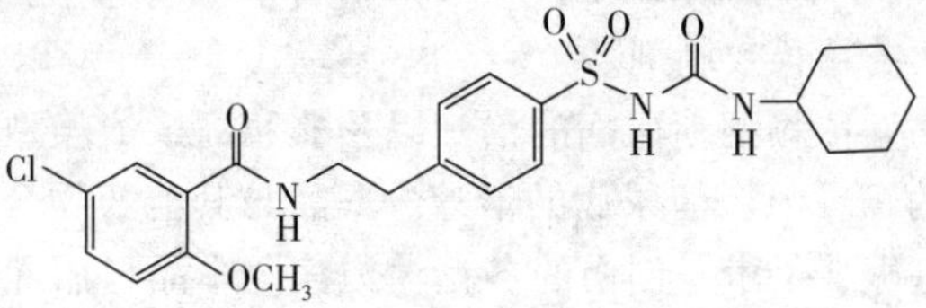	16~24	4~10
	格列波脲 (glibornuride)	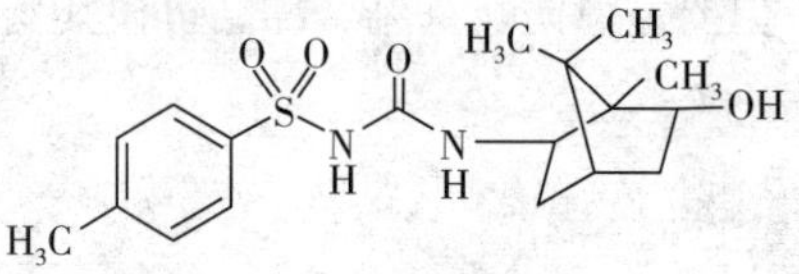	24	8
	格列吡嗪 (glipizide)	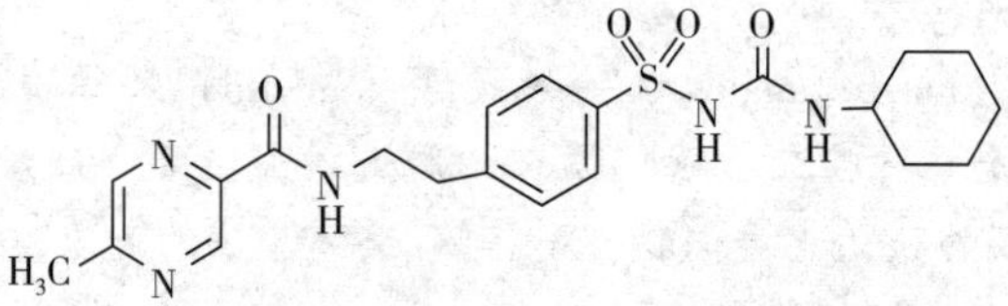	12~18	2~4
	格列齐特 (gliclazide)	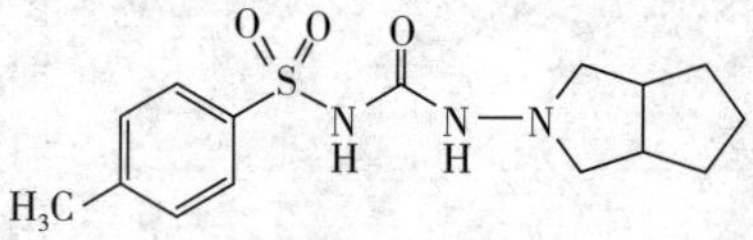	24	10~12
第三代	格列美脲 (glimepiride)	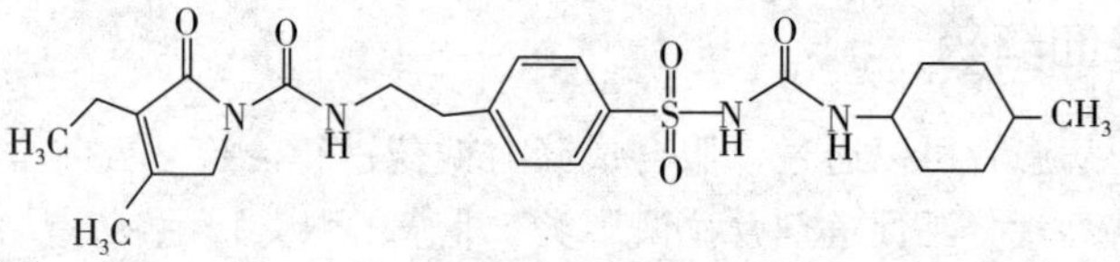	24	9

　　磺酰脲类降糖药物最主要的作用是刺激 B 细胞释放胰岛素，其作用机制是通过与 B 细胞表面的磺酰脲受体结合，阻断与之偶联的三磷酸腺苷（ATP）敏感钾通道，使此通道关闭，细胞膜去极化，增强电压依赖性钙通道开放，胞内钙离子浓度增加后即可触发促进 B 细胞分泌胰岛素，从而降低血糖。药物与受体结合的亲和能力与降糖作用直接相关，不同的磺酰脲类药物所结合的受体不同，因而不同的磺酰脲类药物对 B 细胞的作用并不完全相同。

　　此类药物除直接作用于胰腺外，还可以促进肝糖原合成，减少肝糖的产生，增加周围组织对葡萄糖的摄取和利用，并降低胰岛素的肝脏清除率。长期服用磺酰脲类药物的患者其血清胰岛素水平降至正常值后，仍然存在降血糖作用，原因可能是长期服用此类药物能增加细胞膜上胰岛素受体的数量，提高外周组织胰岛素敏感性从而维持降糖作用。

　　磺酰脲类药物具有苯磺酰脲的基本结构，该类药物的差异在于苯环及脲末端连接不同的取代基，构效关系见图 17-1。

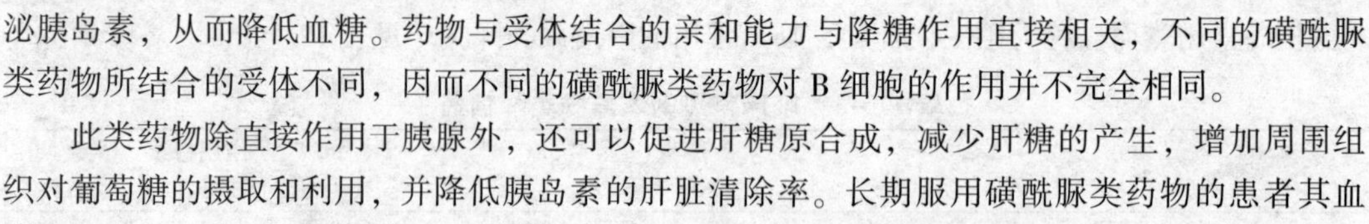

R的选择范围较大，甲基、乙基、乙酰基、氯、氨基等都可增加活性；为芳酰胺乙基时属于第二代口服降血糖药，口服后吸收迅速，与血浆蛋白的结合率高，作用强且长效；为氨基时对骨髓毒性大

R₁应具有一定的体积和亲脂性，长度在 3~6 个碳原子时活性最强；为甲基或碳原子数大于12时无效，为乙基时仅有微弱活性；R₁可以是直链、脂环（五元环、六元环或七元环）或某些杂环

图 17-1　磺酰脲类药物的构效关系

甲苯磺丁脲（tolbutamide）

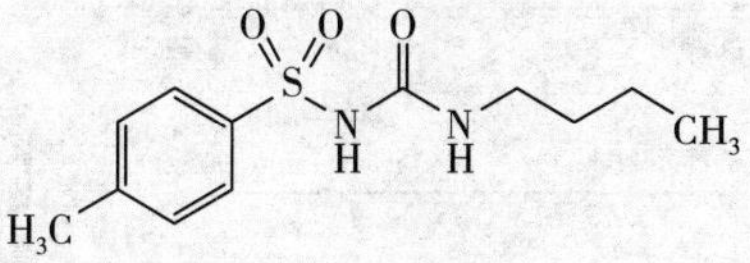

化学名为 1 - 丁基 - 3 - （对甲苯基磺酰基）脲素，1 - butyl - 3 - (*p* - tolylsulfonyl) urea。

本品为白色结晶或结晶性粉末；无臭，无味。在丙酮或三氯甲烷中易溶，在乙醇中溶解，在水中几乎不溶。熔点 126 ~ 130℃。

本品含磺酰脲结构，具有酸性，可溶于氢氧化钠溶液，可用酸碱滴定法（用 0.1mol/L 氢氧化钠溶液滴定本品的中性乙醇溶液）进行含量测定。

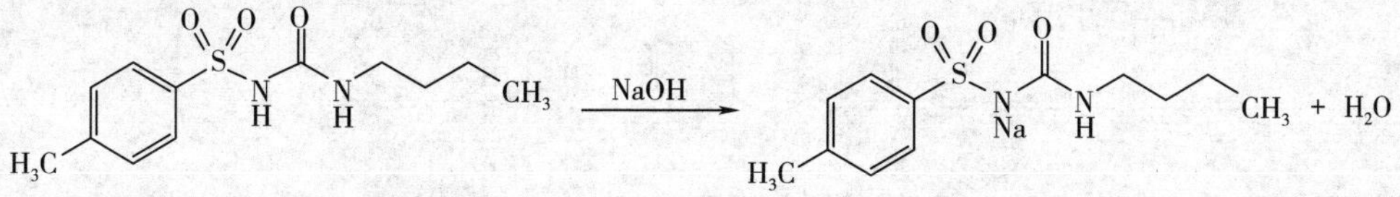

本品结构中的酰脲结构部分不稳定，在硫酸溶液中加热回流水解，放冷析出对甲苯磺酰胺白色沉淀，滤出此沉淀用水重结晶后，熔点 138℃；滤液中的硫酸正丁胺用氢氧化钠溶液加热中和，即产生正丁胺的特臭。此性质可用作鉴别。

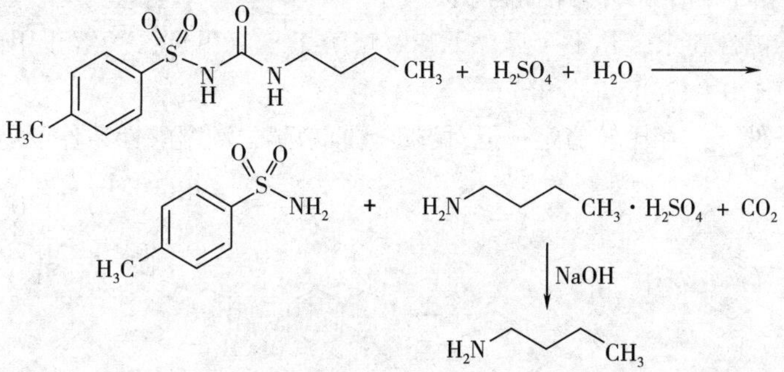

本品属于短效降糖药物，口服吸收快速，2 ~ 3 小时血药浓度达峰值，持续有效时间为 6 ~ 12 小时，半衰期约 6 小时；在肝脏中氧化代谢为 *p* - 羟基甲苯磺丁脲，该代谢物为原药活性的 35%，但很快被转化成无活性的甲苯磺丁脲 - 4 - 羧酸，主要由肾脏排出（图 17 - 2）。临床用于治疗中度 2 型糖尿病，尤其是老年糖尿病人，但对胰岛功能丧失的糖尿病患者无效。本品少有急性毒性作用，肝、肾功能不良者忌用。

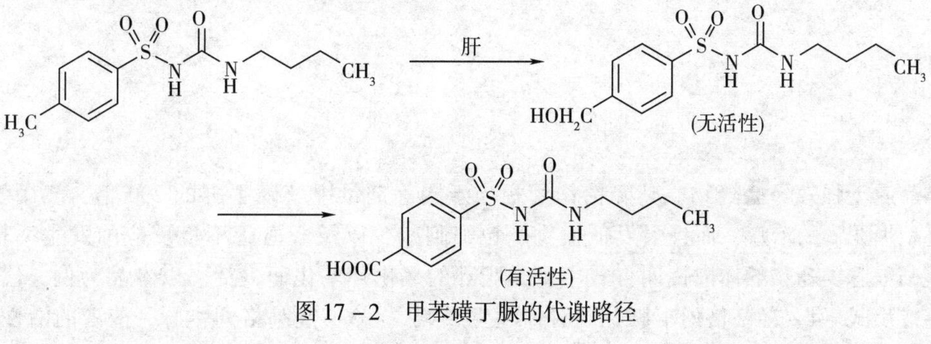

图 17 - 2 甲苯磺丁脲的代谢路径

本品可由正丁醇氯化、胺化、成盐后，与对甲苯磺酰脲缩合来制备（图 17 - 3）。

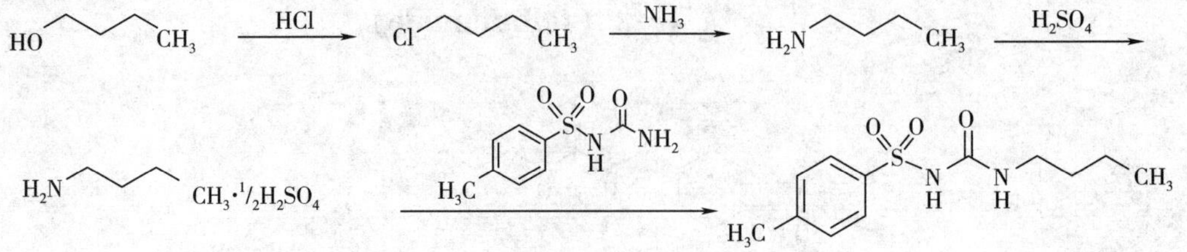

图 17 - 3　甲苯磺丁脲的合成路线

格列本脲（glibenclamide）

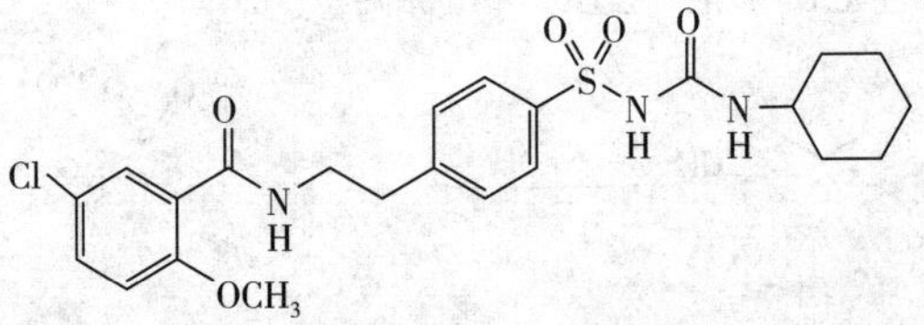

化学名为 N - [2 - [4 - [[[(环己氨基) 羰基] 氨基] 磺酰基] 苯基] 乙基] - 2 - 甲氧基 - 5 - 氯苯甲酰胺，5 - chloro - N - [2 - [4 - [[[(cyclohexylamino) carbonyl] amino] sulfonyl] phenyl] ethyl] - 2 - methoxybenzam - ide，又名优降糖。

本品为白色结晶性粉末；几乎无臭，无味。略溶于三氯甲烷，微溶于甲醇或乙醇，不溶于水或乙醚。熔点 170 ~ 174℃（分解）。

本品在正常条件下贮存比较稳定，但对湿度比较敏感，潮湿酸性条件下易水解。

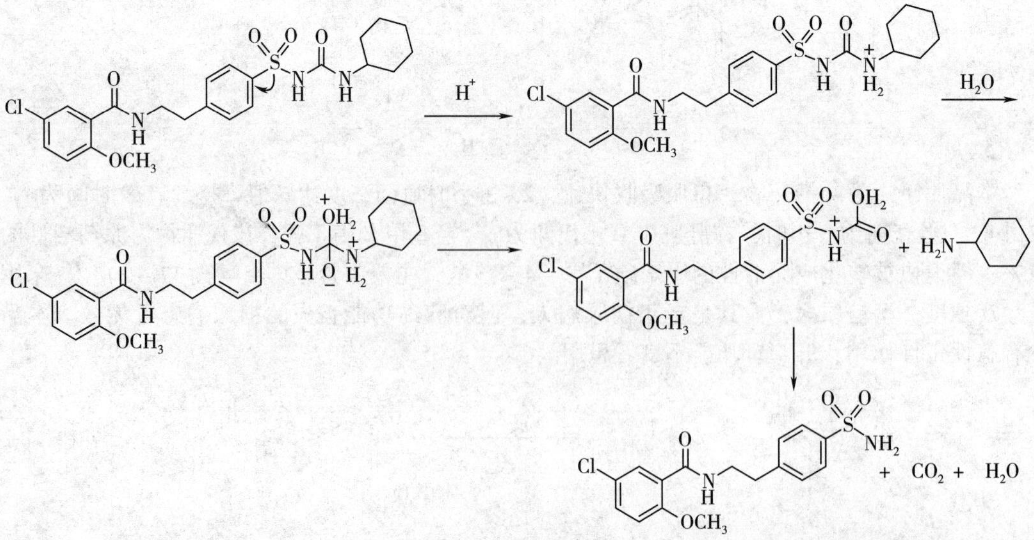

本品属于强效降糖药物，其降糖作用相当于同等剂量甲苯磺丁脲的 200 倍，多用于中、重度 2 型糖尿病的治疗，而且引发低血糖、粒细胞减少以及心血管不良反应的发生率较小。第二代磺酰脲类药物的体内代谢方式主要是脂环的氧化羟基化而失活。以本品为例，代谢后主要生成反式 - 4 - 羟基格列本脲，同时伴随生成顺式 - 3 - 羟基格列本脲，前者的活性是原药的15%；代谢产物一半由胆汁经肠道排泄，一半由肾脏排泄，由于本品的代谢产物仍然具有生物活性，肾功能不良者可能因排除减慢导致低血糖，因此老年患者尤其要慎重使用。

反式-4-羟基格列本脲

顺式-3-羟基格列本脲

案 例 分 析

　　案例17-1：1942年法国Montpellier医学院的Janbon负责评估一种磺胺抗菌药物在伤寒病治疗中的作用，但用药后却发现一些患者出现不明原因死亡。1954年春天柏林发生了类似的现象，Franke和Fuchs在试验一种新型磺胺类药物氨磺丁脲（carbutamide）时，发现能导致震颤、出汗等低血糖反应。试分析原因？

　　分析：这种在人体中发现的"副作用"，经过动物实验证实，并迅速在糖尿病患者中得到验证。研究发现，氨磺丁脲能有效降低那些不依赖胰岛素治疗的糖尿病患者的血糖和尿糖。不久，人工合成了甲苯磺丁脲（tolbutamide），发现它虽然没有抗菌作用，但却有明显的降血糖作用，对于治疗2型糖尿病非常有效。

　　2. 非磺酰脲类　本类药物是用电子等排体取代磺酰脲类药物的磺酰脲结构，在化学结构上与磺酰脲类药物不同，但作用机制相似，都属于胰岛素分泌促进剂。与磺酰脲类药物不同的是，本类药物在胰岛β细胞上另有结合位点，并且不直接刺激胰岛β细胞的胰岛素分泌。

瑞格列奈（repaglinide）

化学名为(S)-2-乙氧基-4-[2-[[甲基-1-[2-(1-哌啶基)苯基]-丁基]氨基-2

- 氧代乙基]苯甲酸，(S) - 2 - ethoxy - 4 - [2 - [[methyl - 1 - [2 - (1 - piperidinyl) phenyl] - butyl] amino - 2 - oxoethyl] benzoic acid。

本品为苯甲酸衍生物，是一种新型促胰岛素分泌药物，其作用强度比格列本脲强 3 ~ 5 倍，且更多依赖 D - 葡萄糖的浓度来调节活性。分子中有一个手性碳原子，临床上使用其 S - (+) - 构型体。

本品口服吸收快，起效迅速，半衰期短，是第一个餐时血糖调节剂。在餐前 15 分钟服用，快速吸收，30 分钟起效，持续时间约 4 小时，因而发生低血糖的几率低。本品在肝脏代谢后主要通过肾脏排出体外。临床上主要用于饮食控制、降低体重及运动锻炼不能有效控制高血糖的 2 型糖尿病患者。

同类药物还有那格列奈（nateglinide）、米格列奈（mitiglinide）等。

那格列奈　　　　　　　　　米格列奈

(二) 胰岛素增敏剂

1. 双胍类　早在 1918 年人们就发现胍可以降低动物体内血糖水平，但因其毒性较大不能作为药用。20 世纪 20 年代有两个胍衍生物 synthalin A 和 synthalin B 曾被应用于糖尿病的治疗，但因长期使用会引起严重的肝肾损害，30 年代初期被停用。直到 50 年代发现苯乙双胍（phenformin）的降血糖作用，双胍类降血糖药物才得以发展，随后又陆续有二甲双胍（metformin）和丁福明（buformin）等药物用于临床。

十烷双胍A（synthalinAn=10）　　　　　苯乙双胍
十烷双胍B（synthalinBn=12）

二甲双胍　　　　　　　　　丁福明

盐酸二甲双胍（metformin hydrochloride）

化学名为 1,1 - 二甲基双胍盐酸盐，N,N - dimethylimidodicarbonimidic diamide hydrochloride。

本品为白色结晶或结晶性粉末；无臭。易溶于水，可溶于甲醇，微溶于乙醇，不溶于三氯甲烷、乙醚和丙酮。熔点 220 ~ 225℃。本品结构中的胍基具有强碱性，pK_a 值为 12.4。本品 1% 水溶液的 pH 为 6.68，呈近中性。

本品的水溶液加 10% 亚硝基铁氰化钠溶液、铁氰化钾试液、10% 氢氧化钠溶液，3 分钟内溶液呈红色。

本品降血糖作用机制与磺酰脲类药物不同，不是促进胰岛素的释放，而是增加周围组织对胰岛素的敏感性，增加葡萄糖的无氧酵解和利用；增加骨骼肌和脂肪组织的葡萄糖氧化和代谢；抑制肠壁细胞摄取葡萄糖，减少肠道对葡萄糖的吸收，有利于降低餐后血糖；同时抑制肝糖的产生和输出，有利于控制空腹血糖；还能改善外周组织胰岛素与其受体的结合和作用，改善胰岛素抵抗；此外，本品还具有控制体重，降低血脂、血压的作用，已成为肥胖伴胰岛素抵抗的 2 型糖尿病患者的首选药物，主要用于单纯饮食控制不满意的 2 型糖尿病患者，尤其是肥胖和伴高胰岛素血症者。且本品单独使用可使血糖降至正常而不引起低血糖症。

本品吸收快，半衰期短（1.5 ~ 2.8 小时），不与血浆蛋白结合，几乎全都以原药由尿排出，故在肾功能减退时可在体内大量蓄积，因此肾功能损害者禁用，老年人慎用。

本品的合成是以氯化二甲基铵和双氰胺为原料，在 130 ~ 150℃加热 0.5 ~ 2 小时缩合制得盐酸二甲双胍，其反应式为：

2. 噻唑烷二酮类　此类药物属于胰岛素增敏剂，并不直接刺激胰岛素分泌，而是通过增强胰岛素作用的靶组织、骨骼肌、肝脏、脂肪组织对胰岛素的敏感性，从而增加肌肉对葡萄糖的利用，减少肝脏内源性葡萄糖的产生，间接达到降糖的疗效。罗格列酮（rosiglitazone）和吡格列酮（pioglitazone）是目前临床上使用的噻唑烷二酮类降糖药。

罗格列酮　　　　　　　　　　　　　　吡格列酮

马来酸罗格列酮 （rosiglitazone maleate）

化学名为 5 -［［4 -［2 -（甲基 -2 -吡啶氨基）乙氧基］苯基］甲基］-2,4 -噻唑烷二酮马来酸盐，［5 -［［4 -［2 -（methyl -2 - pyridinylamino）ethoxy］phenyl］methyl］-2,4 - thiazolidine - dione maleate。

本品能增加组织对胰岛素的敏感性，提高细胞对葡萄糖的利用而发挥降血糖作用，可明显降低空腹血糖及胰岛素和 C – 肽水平，对餐后血糖和胰岛素也有明显的降低作用。主要用于经饮食控制和锻炼治疗效果仍不满意的 2 型糖尿病患者，也可与磺酰脲类或双胍类药物合用治疗单用磺酰脲类或双胍类药物时血糖控制不佳的 2 型糖尿病患者。

本品口服吸收，生物利用度约为 99% 。其主要代谢途径为经 N – 去甲基和羟基化作用后与硫酸盐或葡萄糖醛酸结合，代谢物均无降糖活性。本品 64% 经尿液排出，23% 经粪便排出。药代动力学参数不受年龄、种族、吸烟或饮酒的影响。

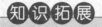

新型 PPARα/γ 双重激动剂

过氧化物酶体增殖活化受体可调节血糖浓度、脂质和胆固醇代谢，其中，激活 PPARγ 可提高胰岛素敏感性，但在降低血糖的同时会引发肥胖、心血管疾病等副作用；激动 PPARα 可降低甘油三酯水平，减少肥胖作用。因此，PPARα/γ 双重激动剂可以同时起到降糖、降脂的作用，且不易出现体重增加等 PPARγ 激动剂类药物常见的副作用。

赛格列扎（saroglitazar）是目前唯一一个上市的新型 PPARα/γ 双重激动剂，由印度 Zydus 制药公司开发，于 2013 年在印度批准使用，用于血脂异常或高甘油三酯血症的 2 型糖尿病的治疗，1 天 1 次口服给药。

赛格列扎

（三）α – 葡萄糖苷酶抑制剂

肠刷状缘细胞的微绒毛上存在着多种葡萄糖苷酶，如 α – 淀粉酶、α – 葡萄糖淀粉酶等，其作用是将多糖、寡糖等水解成单糖，促进其被吸收进入血液循环。在人体胰岛素分泌正常的情况下，即使食物中的淀粉等被葡萄糖苷酶水解成大量葡萄糖进入血液，血糖仍可维持在正常水平，但糖尿病患者因胰岛素功能缺失，使得血液中的葡萄糖水平高于正常人，且伴有脂蛋白浓度异常等现象。α – 葡萄糖苷酶抑制剂与寡糖的结构相似，可通过竞争性结合 α – 葡萄糖苷酶上的碳水化合物结合位点来抑制各种 α – 葡萄糖苷酶活性，控制低聚糖和双糖水解为单糖，从而发挥降低餐后血糖，减少高血糖对胰腺刺激，提高胰岛素受体敏感性的作用。本类药物并不增加胰岛素分泌，不会引起低血糖症的发生。

阿卡波糖（acarbose）是第一个上市的 α – 葡萄糖苷酶抑制剂。溶解性差，口服很少被吸收，生物利用度仅为 1% ~2% ，药效较弱，主要适用于配合食物治疗的 2 型糖尿病患者。伏格列波糖（voglibose）作用和阿卡波糖相似。米格列醇（miglitol）溶解性好，口服给药后能被迅速、完全的吸收进入血液，是高效的 α – 葡萄糖苷酶抑制剂，可以单独服用或与其他降血糖药联合应用，是治疗单纯饮食控制无效的 2 型糖尿病的首选药物。

阿卡波糖　　　　　　　　伏格列波糖　　　　　　米格列醇

第二节　调节骨代谢与形成药

　　骨的功能是为肌肉收缩提供附着处以及保护内脏等重要生命器官。一般认为骨在细胞水平上是不活跃的，事实上骨细胞一直在不停地进行着细胞代谢，不仅骨的细胞之间存在相互作用，骨髓中的红细胞生成细胞、基质细胞也会相互作用，以进行骨的改建和重建。有两种细胞在骨代谢中起着重要的作用，一种是吸收骨基质的破骨细胞，另一种是合成骨基质的成骨细胞。破骨细胞能形成小陷窝以清除旧骨（骨吸收），然后成骨细胞合成新的类骨质填补陷窝（骨形成），并帮助促进此后的骨矿化。代谢性骨病是机体因先天或后天因素，干扰或破坏正常骨代谢和生化状态，导致骨生化代谢障碍而发生的骨疾患。代谢性骨病一般包括骨质疏松、内分泌骨病、肾性骨病及变形性骨炎等，其中骨质疏松是最常见的代谢性骨病。本章重点对防治骨质疏松病的调节骨代谢与形成药进行介绍。

　　防治骨质疏松的药物按照作用机制可分为抑制骨吸收和促进骨形成两大类。抑制骨吸收的药物有降钙素、双膦酸类药、雌激素、选择性雌激素受体调节剂和依普黄酮等；促进骨形成的药物有维生素 D、氟制剂和甲状旁腺激素等。其中，维生素 D 和雌激素等药物见相应章节，本节重点介绍双膦酸类药物和降钙素。

一、双膦酸盐类

　　双膦酸盐（bisphosphonate）是焦磷酸盐的类似物，将焦磷酸盐结构中心的氧原子用碳原子及其侧链取代，即为双膦酸盐类。双膦酸可与钠离子形成单钠、二钠、三钠和四钠盐，临床药用的多为单钠盐和二钠盐。双膦酸盐对骨的羟磷灰石具有很高的亲和力，能抑制破骨细胞的骨吸收作用，在增加骨质量、减少骨折发生率等方面具有显著疗效，是近 30 年来发展最为迅速的抗代谢性骨病药物，目前已成为治疗骨质疏松症、恶性肿瘤骨转移等引起的骨痛、变形性骨炎、高钙血症的一线药物。

　　依替膦酸二钠（etidronate disodium）是第一个上市的双膦酸类药物，通过结构改造，保留双膦酸的基本结构，将双膦酸中心的碳用各种功能基团取代得到了大量生物化学和物理化学性质不同的衍生物，其中的代表性药物有阿仑膦酸钠（alendronate sodium）、利塞膦酸钠（risedronate sodium）等。

焦磷酸盐　　　依替膦酸二钠　　　阿仑膦酸钠　　　利塞膦酸钠

依替膦酸二钠（etidronate disodium）

化学名为(1－羟基亚乙基)二膦酸二钠盐，（1－hydroxyethane－1,1－diyl)diphos－phonic acid disodium salt。

本品为白色粉末；无臭；有引湿性。易溶于水，几乎不溶于无水乙醇和乙醚。

本品对体内磷酸钙有较强的亲和力，在低剂量时可直接抑制破骨细胞形成及防止骨吸收，同时通过增加骨密度，降低骨转换率等达到调节骨钙的作用。本品主要用于治疗绝经后骨质疏松症和增龄性骨质疏松症，也可用于治疗变形性骨炎（又称佩吉特氏病）。

本品口服后1小时血药浓度达峰值，半衰期为2小时，连服7天未见积蓄倾向，在骨及肾脏中浓度最高，主要通过粪便排出体外。

本品的合成是以乙酸和三氯化磷为原料，合成羟乙磷酸后再与氢氧化钠成盐制得。

$$CH_3COOH \xrightarrow{PCl_3} \cdots \xrightarrow{H_2O} \cdots \xrightarrow{NaOH} \cdots$$

二、降钙素

降钙素（calcitonin）

Cys－Ser－Asn－Ieu－Ser－Thr－Cys—Val－Leu·Gly－Lys－Leu－Ser－Gln－Glu－Leu－His－Lys－Leu－Gln－

Thr－Tyr－Pro－Arg－Thr－Asn－Thr－Gly－Ser－Gly－Thr－ProNH₂　　Salmon CT

Cys－Gly－Asn－Leu－Ser－Thr－Cys－Met－Leu－Gly－Thr－Tyr－Thr－Gln－Asp－Phe－Asn－Lys－Phe－His－

Thr－Phe－Pro－Gln－Thr－Ala－Ile－Gly－Val－Gly－Ala－ProNH₂　　Human CT

本品是从甲状腺滤泡 C 细胞中分泌的由 32 个氨基酸组成的单链多肽激素。结构中 C 端的 Pro－NH₂、1 位和 7 位 Cys 残基之间的二硫键对于降钙素的生物功能非常重要；10～27 位的残基可以变化，主要影响其作用强度与时间。

本品的生物活性因种属不同有显著的差异，其中人降钙素活性最小，临床上使用最多的鲑鱼降钙素活性最高。主要用于治疗停经后的骨质疏松症、恶性肿瘤所致的高血钙症和治疗骨 Paget's 病等。本品不能口服，通常采用肌内或皮下注射，绝对生物利用度约为 70%。

本 章 小 结

降血糖药和调节骨代谢与形成药均属于内分泌系统疾病用药。

胰岛素及合成降血糖药是目前用于治疗糖尿病的主要药物。胰岛素是由胰岛 β 细胞分泌的一种蛋白质激素。口服降血糖药主要有胰岛素分泌促进剂、胰岛素增敏剂及 α - 葡萄糖苷酶抑制剂等，重点学习代表药物的名称、结构、性质和用途。

防治骨质疏松病的调节骨代谢与形成药可分为抑制骨吸收和促进骨形成两大类，重点学习双膦酸类药物和降钙素的结构特征、性质和应用。

思考题

1. 胰岛素的结构特点是什么？

2. 为什么甲苯磺丁脲可用酸碱滴定法进行含量测定？

3. 什么是胰岛素增敏剂？请写出两个代表性药物的名称并画出相应结构。

4. 第一个上市的餐时血糖调节剂是什么药物？此药物属于哪类降血糖药？此类降血糖药物的作用机制是什么？

5. 请写出依替膦酸二钠的合成路线。

（孟繁浩）

第十八章 抗 生 素

学习导引

1. **掌握** β-内酰胺类抗生素的结构类型与特点；青霉素和头孢菌素类抗生素的构效关系；耐酸、耐酶、广谱青霉素的结构特征；青霉素 G、头孢氨苄、四环素和氯霉素的结构、性质和作用。

2. **熟悉** 大环内酯类抗生素的结构特点；氨苄西林、头孢曲松、克拉维酸、氨曲南、和红霉素的结构和临床应用。

3. **了解** 抗生素的概念、分类、作用机制及耐药机制；苯唑西林、舒巴坦、阿奇霉素和多西环素的结构特点；半合成青霉素的合成方法。

抗生素（antibiotics）是微生物的次级代谢产物或半合成的衍生物，在小剂量下能抑制微生物的生长和存活，而对宿主细胞不产生严重的毒性。抗生素通过作用于细菌的细胞壁、细胞膜、核糖体、核酸、叶酸合成发挥抗菌作用，其作用机制主要有以下几种。

（1）抑制细菌细胞壁的合成　细菌的细胞壁主要由多糖、蛋白质和类脂质组成，具有重要的功能，可以维持细菌正常的外形，抵抗外界渗透压的变化，允许所需要的物质通过等。抑制细胞壁的合成会导致细菌细胞破裂死亡。以细菌细胞壁为作用靶点的抗生素主要包括青霉素类、头孢菌素类以及磷霉素和万古霉素等。由于哺乳动物的细胞没有细胞壁，因而作用于细菌细胞壁的抗生素有很好的选择性作用，对人毒性较小。

（2）影响细胞膜的结构与功能　细菌细胞膜为半透膜，具有选择性屏障作用。一些抗生素与细菌的细胞膜相互作用而影响膜的渗透性，使菌体内盐类离子、蛋白质、核酸和氨基酸等重要物质外漏，导致细胞死亡。细菌细胞膜与人体细胞膜基本结构有若干相似之处，因此该类抗生素对人有一定的毒性。以这种方式作用的抗生素有多粘菌素和短杆菌素。

（3）抑制蛋白质的合成　蛋白质的合成是在核糖体上进行的，细菌核糖体的沉降系数是70S，由50S和30S两个亚基组成。氨基糖苷类和四环素类抗生素作用于30S亚基，氯霉素、大环内酯类、林可霉素类等主要作用于50S亚基，抑制蛋白质合成的起始反应、肽链延长过程和终止反应。

（4）抑制核苷和核酸合成　抑制核酸的功能阻止了细胞分裂和（或）所需酶的合成。以这种方式作用的抗生素包括利福平等。

细菌反复与抗生素接触后，对抗生素的反应逐渐减弱，最终能抵抗抗生素而不被抑制或杀灭，此种现象称为耐药性或抗药性。抗生素的发现和临床应用已有80多年，使危害人类健康的细菌感染性疾病得到控制。近年来，由于抗生素被滥用而催生的超级（耐药）细菌已成为人类健康和生存的潜在威胁。细菌耐药性的出现和蔓延，使人类在抗感染治疗方面又面临严峻考验，目前抗生素及其半合成抗生素的研究的关键问题是解决耐药菌的问题。

知识链接

细菌对抗生素（包括抗菌药物）的耐药机制

1. **产生水解或钝化酶** 细菌产生一种或多种水解酶或钝化酶来水解或修饰进入细菌内的抗生素，使抗生素在作用于菌体前即被破坏或失效。目前分离得到的有 β - 内酰胺酶、氨基糖苷类钝化酶、氯霉素乙酰转移酶、红霉素酯酶等。

2. **改变或修饰药物的作用靶点** 抗生素作用靶位是抗生素与细菌结合并发挥抗菌作用的作用位点，靶位结构、数量或亲和力的改变均可造成耐药性的出现。如耐甲氧西林的金黄色葡萄球菌（MRSA）通过对青霉素的蛋白结合部位进行修饰，导致对药物不敏感；大环内酯耐药菌合成的甲基化酶可使位于核糖体上的嘌呤发生甲基化，导致抗生素不能与接合部位结合。

3. **细胞膜通透性的变化** 细菌细胞膜渗透性的改变或其他特性的改变，使进入细胞内抗菌药物减少，从而产生耐药性。

4. **外排泵** 细菌产生的一种主动转运方式，将进入细胞内的抗生素泵出，使之不受抗生素的作用，从而产生耐药性。

抗生素（尤其是结构复杂的抗生素）的主要来源是生物合成（发酵），结构简单的抗生素（如氯霉素）则可以通过化学全合成方法制得。半合成抗生素是在生物合成抗生素的基础上，针对天然抗生素在化学稳定性、毒副作用、抗菌谱等存在的问题，进行有目的结构修饰和改造，旨在增加稳定性，降低毒副作用，扩大抗菌谱，减少耐药性，改善生物利用度及新的给药途径。目前，应用于临床的大多是半合成抗生素。按化学结构可以分为 β - 内酰胺类、四环素类、大环内酯类、氨基糖苷类和其他类。

第一节 β - 内酰胺类

β - 内酰胺类抗生素（β - lactam antibiotics）是目前临床上应用最广泛、品种最多的一类抗生素，分子中含有四元的 β - 内酰胺环。根据 β - 内酰胺环是否骈合有其他杂环以及所骈合杂环的化学结构，又可分为青霉素类（penicillins）、头孢菌素类（cephalosporins）、β - 内酰胺酶抑制剂以及非经典的 β - 内酰胺类抗生素。β - 内酰胺酶抑制剂主要有氧青霉烷（oxypenam）和青霉烷砜（penicillin sulphone），非经典的 β - 内酰胺类抗生素主要有碳青霉烯（carbapenem）、青霉烯（penem）和单环 β - 内酰胺（monobactam）。

上述天然 β - 内酰胺抗生素的结构类似，归纳其共同特点如下。

（1）结构中均含有一个四元 β - 内酰胺环，并通过 β - 内酰胺环氮原子和邻近的非羧基碳原子与另外一个五元环或六元环稠合（单环 β – 内酰胺类除外）。

（2）多数药物 β – 内酰胺环羰基的 α 位都连有酰胺侧链。

（3）与 β – 内酰胺环稠合的杂环（2 位）都有一个羧基。

（4）稠合环都不共平面，青霉素类和头孢菌素类分别沿着 C – 5 和 N – 1 或 C – 6 和 N – 1 轴折叠。

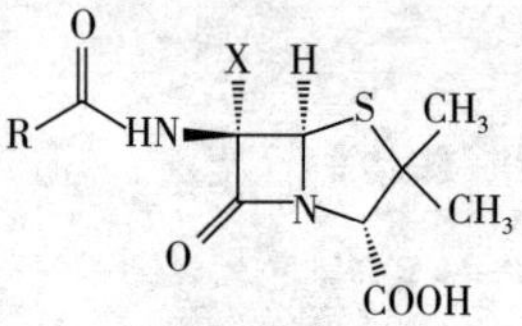

青霉素类
X=H或CH₃

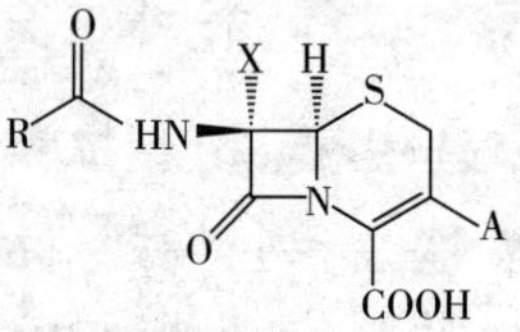

头孢菌素类
X=H或CH₃

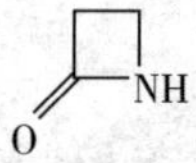

单环类

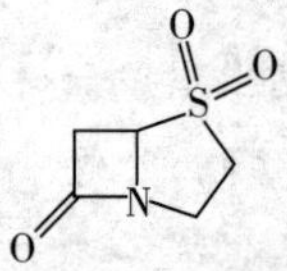

青霉烷砜类 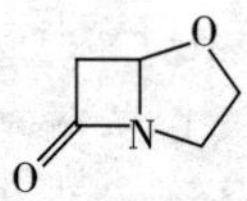　　　　氧青霉烷类 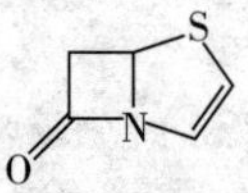　　　　青霉烯类 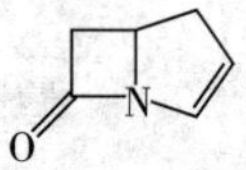　　　　碳青霉烯类

β – 内酰胺环是该类抗生素发挥生物活性的必需基团，其作用机制是抑制细菌细胞壁的合成。在和细菌作用时，β – 内酰胺环开环与细菌黏肽转肽酶发生酰化反应，抑制细菌细胞壁的合成，导致溶菌而死亡。

一、青霉素类

（一）天然青霉素

青霉素类是霉菌属的青霉菌（*Penicillium notatum*）所产生的一类抗生素，天然青霉素最少有 7 种。其中 penicillin G 含量最高，疗效最好。penicillin K 体外的抗菌活性比 penicillin G 强，但不稳定，进入体内后，效果不如 penicillin G。penicillin V 是在 penicillins 的发酵液中加入人工合成的前体苯氧乙酸而得到的天然青霉素。通常在 penicillins 的生物合成过程中，在发酵液中加入与其侧链相对应的酸能提高产量。

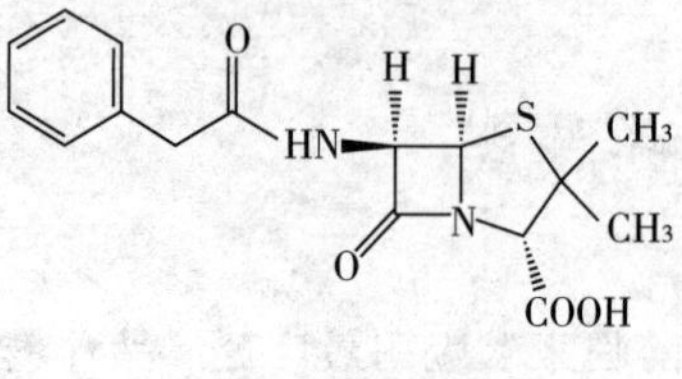

青霉素G 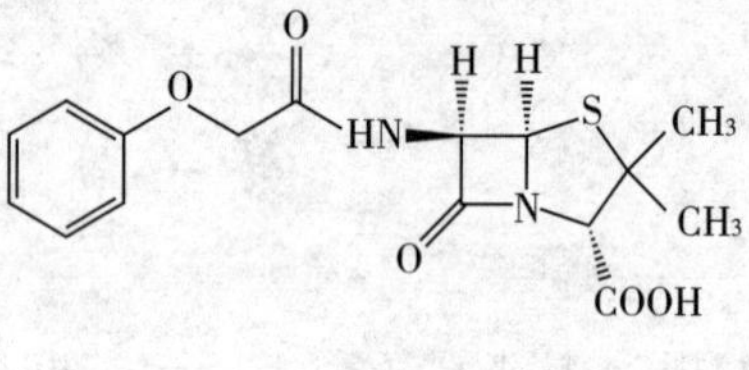　　　　　　　　　　青霉素V

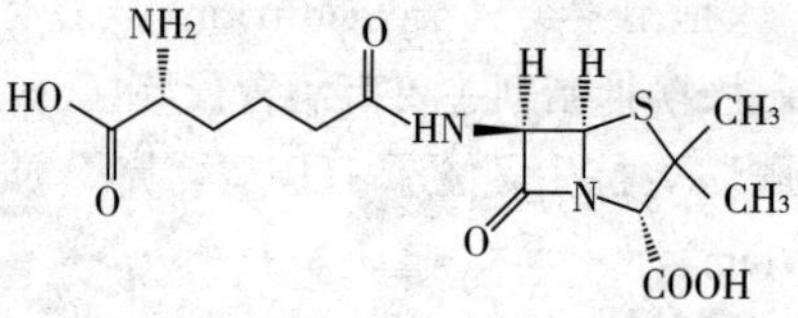

青霉素N 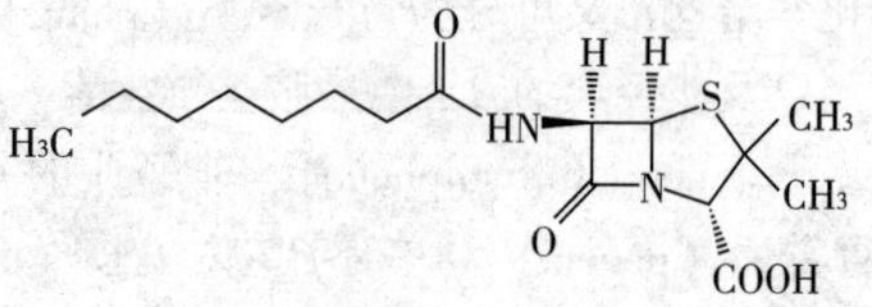　　　　　　　　　　青霉素K

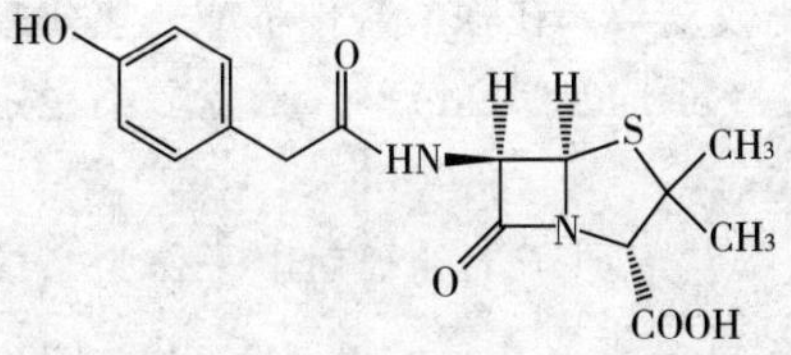

青霉素X 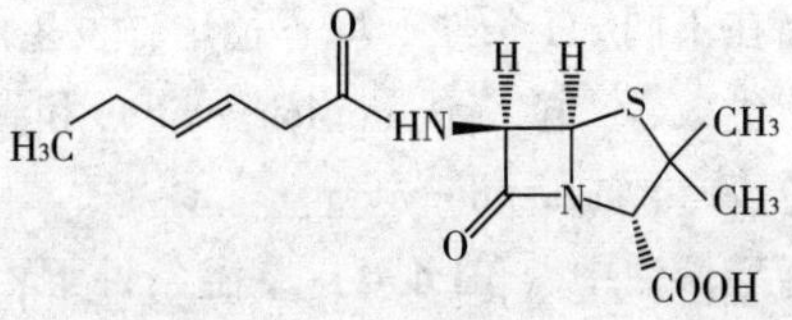　　　　　　　　青霉素F

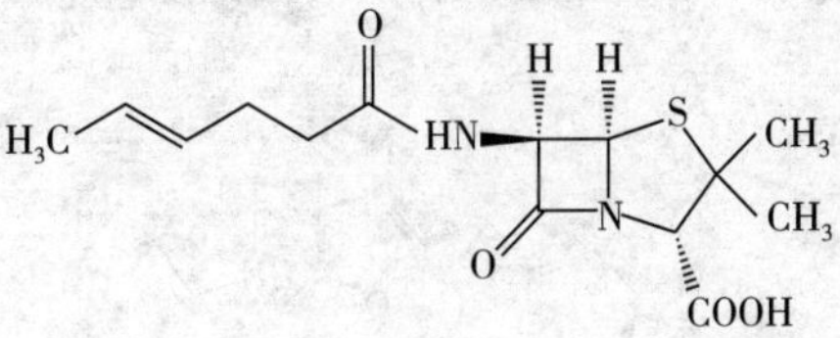

3-戊烯基青霉素

青霉素钾 （benzylpenicillin potassium）

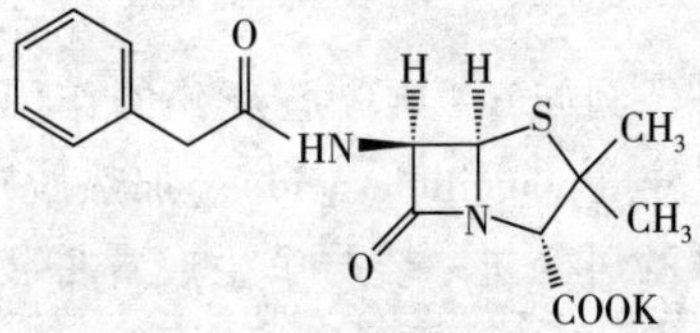

化学名为 (2S,5R,6R)-3,3-二甲基-6-(2-苯乙酰氨基)-7-氧代-4-硫杂-1-氮杂双环[3.2.0]庚烷-2-甲酸钾盐，(2S,5R,6R)-3,3-dimethyl-6-[(2-phenylacetyl)amino]-7-oxo-4-thia-1-azabicyclo[3.2.0]heptane-2-carboxylic acid potassium salt。

本品为白色结晶性粉末；无臭或微有特异性臭。有吸湿性，遇酸、碱或氧化剂等即迅速失效。在水中极易溶解，在乙醇、醋酸戊酯、三氯甲烷、乙醚或过量的盐酸中溶解，在脂肪油或液体石蜡中不溶。

青霉素 G 是有机酸（pK_a 2.65~2.70），不溶于水，可溶于有机溶媒（乙酸丁酯）。临床上常用其钾或钠盐，以增强其水溶性，其水溶液在室温下不稳定，易分解。亦不能口服，因为胃酸和消化酶会导致酰胺侧链水解和 β-内酰胺环开环而失去活性。通常制成粉针剂，注射前用注射用水新鲜配制。

本品结构由 β-内酰胺环、四氢噻唑环及酰胺基侧链三部分构成。其母核两个环的张力都比较大，造成 β-内酰胺环的羰基和氮原子的孤对电子不能共轭，因此羰基碳易受到亲核试剂的进攻，使 β-内酰胺环破裂，而羰基氧和内酰胺氮易受亲电试剂进攻使 β-内酰胺环破裂。

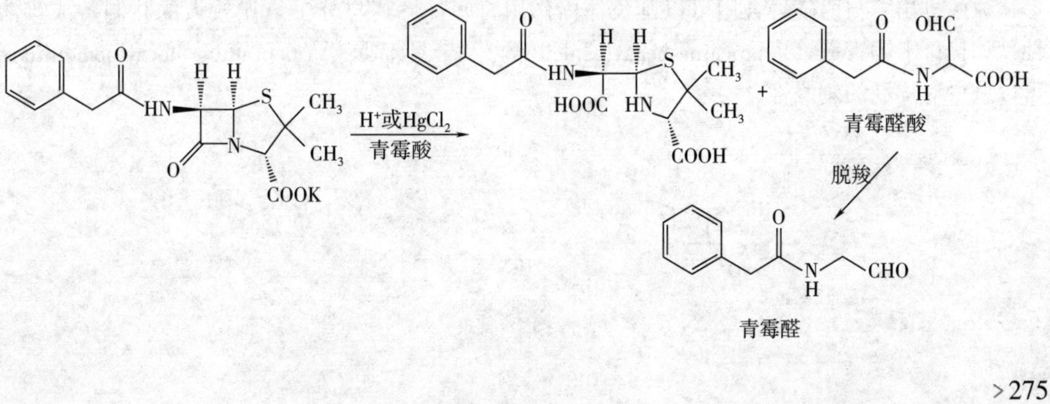

青霉酸　　　青霉醛酸　脱羧　青霉醛

本品在不同 pH 条件下均不稳定，发生的反应比较复杂。在强酸条件下或二氯化汞的作用下开环，生成青霉酸（penicilloic acid）和青霉醛酸（penaldic acid），青霉醛酸不稳定，脱羧生成青霉醛（penilloaldehyde）。

在稀酸溶液中（pH 4.0）室温条件下，侧链上羰基氧原子上的孤对电子作为亲核试剂进攻 β – 内酰胺环的羰基碳原子，内酰胺环打开，再经重排生成青霉二酸（penillic acid），青霉二酸可经进一步分解生成青霉胺（penicillamine）和青霉醛（penilloaldehyde）。

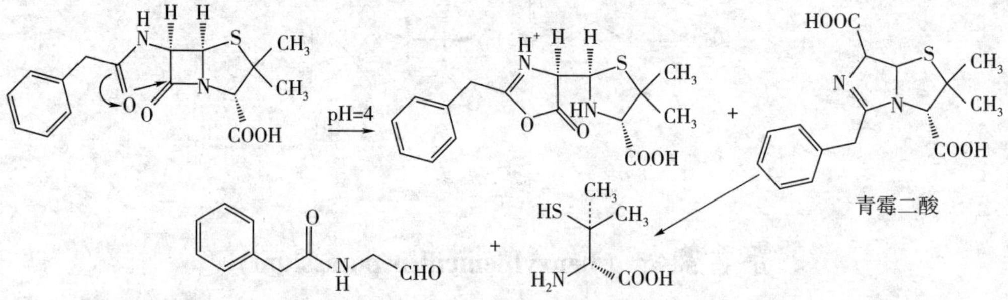

青霉醛   青霉胺

在碱性条件下，或在某些酶（例如 β – 内酰胺酶）的作用下，碱性基团或酶中亲核性基团进攻 β – 内酰胺环，生成青霉酸（penicilloic acid）。加热脱羧，生成青霉噻唑酸（penilloic acid），遇二氯化汞后，青霉噻唑酸可经进一步分解生成青霉胺和青霉醛。遇到胺或醇时，胺或醇也同样会向 β – 内酰胺环进攻，生成青霉酰胺或青霉酸酯。

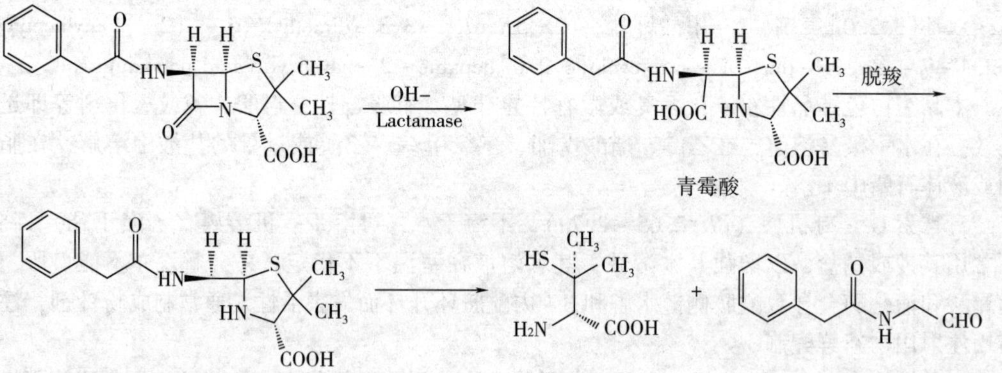

青霉酸

青霉噻唑酸   青霉胺   青霉醛

本品肌注或皮下注射后吸收较快，15～30min 达血药峰浓度。体内半衰期较短，主要以原形从尿中排出。与丙磺舒合用可以延长体内作用时间；将其与分子量比较大的胺制备成难溶性盐如普鲁卡因青霉素（procaine benzylpenicillin）和苄星青霉素（benzathine benzylpenicillin），可以减少对皮肤的刺激性。

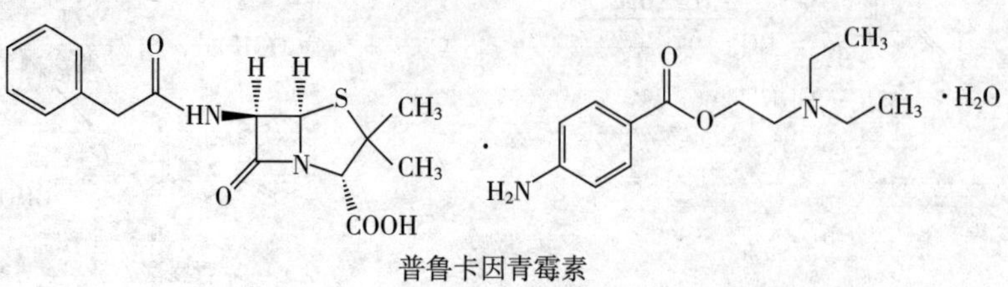

普鲁卡因青霉素

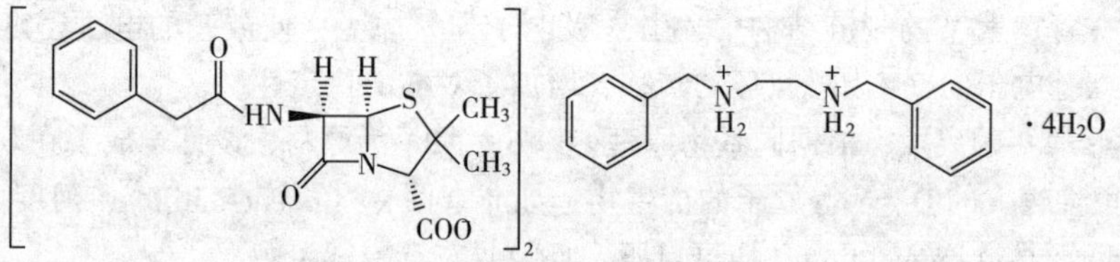

苄星青霉素

临床上主要用于革兰阳性菌，如链球菌、葡萄球菌、肺炎链球菌等引起的全身或严重的局部感染。但是在临床使用时，对某些患者易引起过敏反应，严重时会导致死亡。但不能耐受耐药菌株（如耐药金葡菌）所产生的酶，易被其破坏，且其抗菌谱较窄，主要对革兰阳性菌有效。

青霉素在长期临床应用中，暴露出许多缺点，如不耐酸、不耐酶、抗菌谱窄且易引发过敏反应。为解决微生物来源的青霉素类存在的问题，人们对天然青霉素的结构进行修饰，合成了数以万计的衍生物，发现了一些临床效果好的耐酸、耐酶及广谱的青霉素。

知识·拓展

半合成青霉素的制备方法

利用青霉素 G 为原料，在偏碱性条件下，经青霉素酰化酶（penicillin acylase）进行酶解，生成 6 - 氨基青霉烷酸（6 - APA）。或采用固定化酶法，将青霉素酰化酶通过化学键固定在模板上，裂解青霉素 G 制备 6 - APA，适用于批量工业生产。

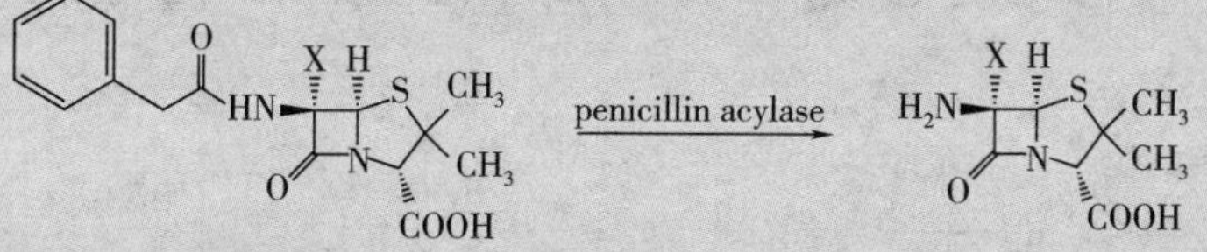

青霉素 G   6 - 氨基青霉烷酸

将 6 - APA 与相应的侧链缩合，可以制备各种半合成青霉素。其缩合方法通常有酰氯法、酸酐法、羧酸法和固相酶法。

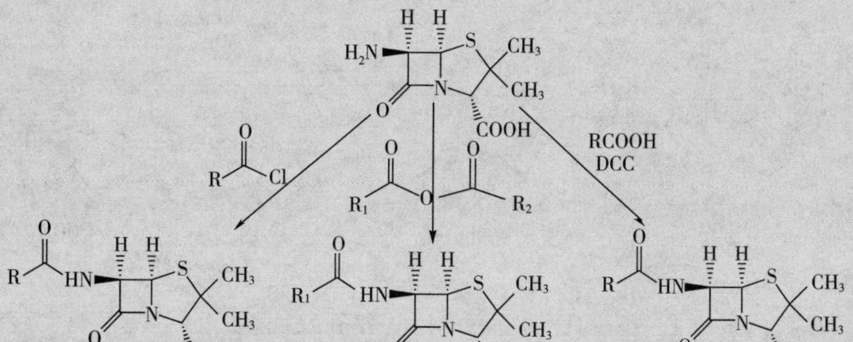

（二）半合成青霉素

1. 耐酸半合成青霉素 青霉素 V 是在在发酵液中加入前体苯氧乙酸而得到的天然青霉素，抗菌谱与青霉素 G 相似，但稳定性比青霉素 G 强。在酸性溶液中不易被胃酸破坏，可供口服。

可能是因为在青霉素 V 的侧链结构中，引入吸电子的氧原子，使羰基的电子密度降低，从而阻止了侧链羰基电子向 β - 内酰胺环的转移，增加了对酸的稳定性。

受到青霉素 V 的启发，根据同系物原理，以 6 - APA 为原料，设计合成了在 6 位酰胺基的 α 位引入电负性较大的 O、N 等原子的衍生物，如非奈西林（pheneticillin）、阿度西林（azidocillin）和丙匹西林（propicillin），均可口服，且吸收较青霉素 V 好。

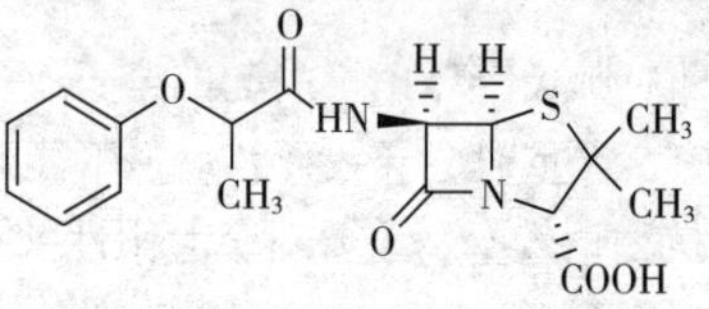

非奈西林

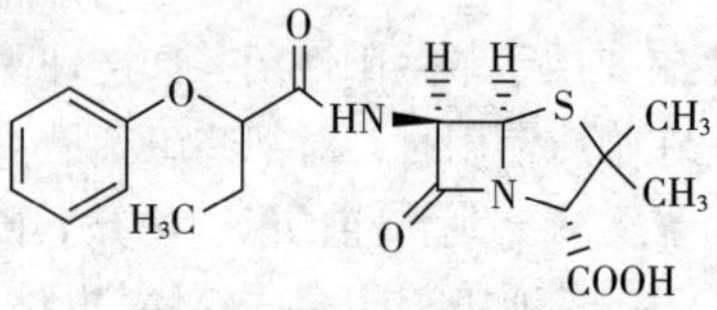

丙匹西林

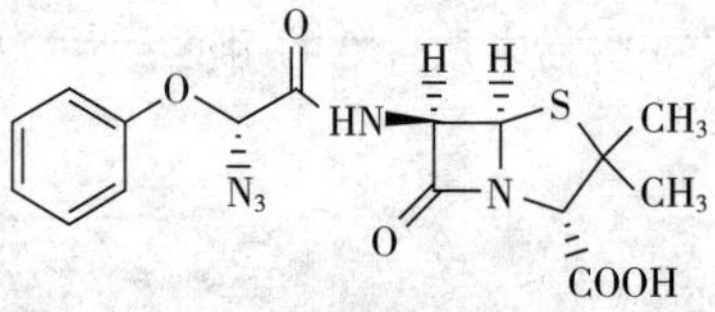

阿度西林

2. 耐酶半合成青霉素　在半合成青霉素的研究过程中发现，三苯甲基青霉素虽然抗菌作用低，没有临床应用价值，但是对 β - 内酰胺酶稳定。分析原因，三苯甲基空间位阻比较大，阻碍了青霉素的 β - 内酰胺环与细菌产生的 β - 内酰胺酶的活性中心结合。按照这种思路，在 6 位酰胺侧链上引入空间位阻大的基团，成功开发了一系列耐酶的半合成青霉素。

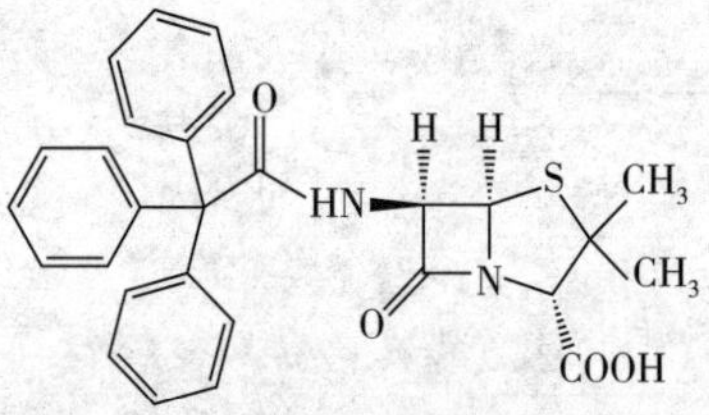

三苯甲基青霉素

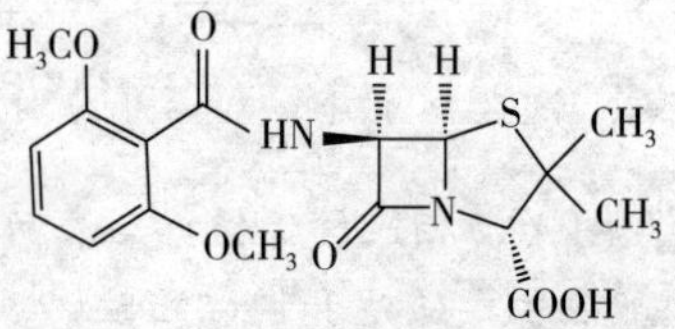

甲氧西林

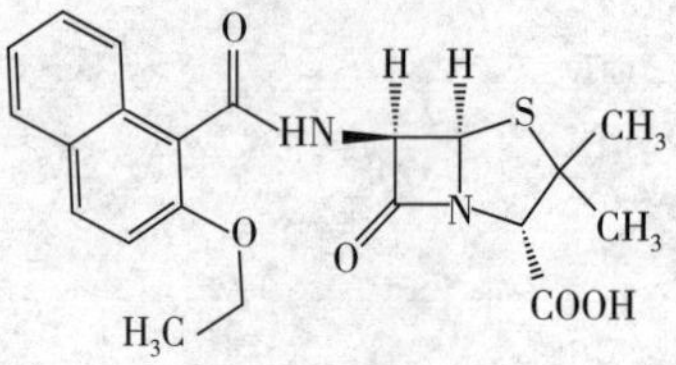

萘夫西林

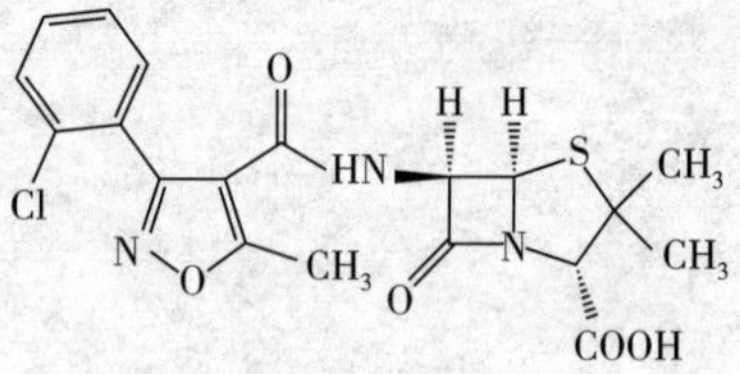

氯唑西林

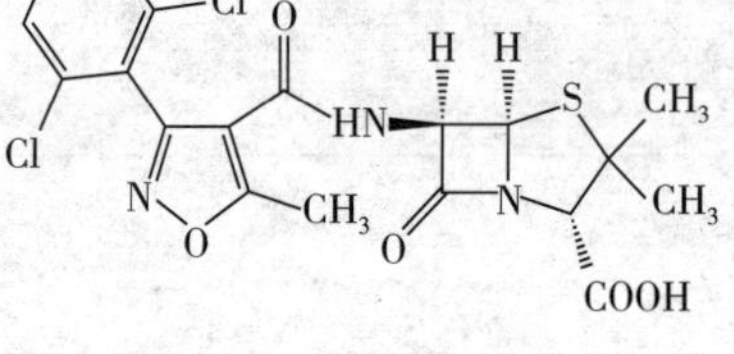

双氯西林

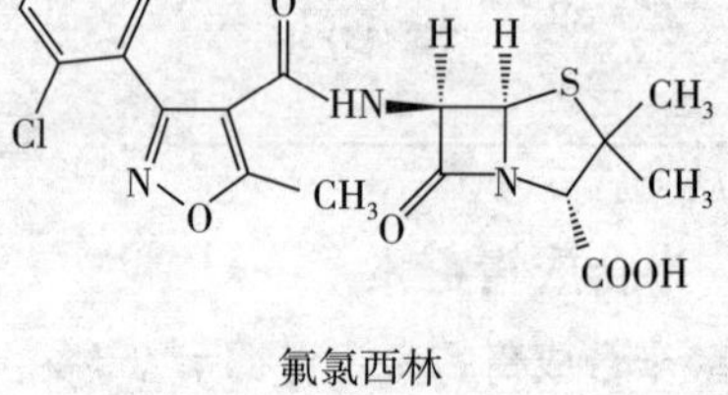

氟氯西林

苯唑西林钠（oxacillin sodium）

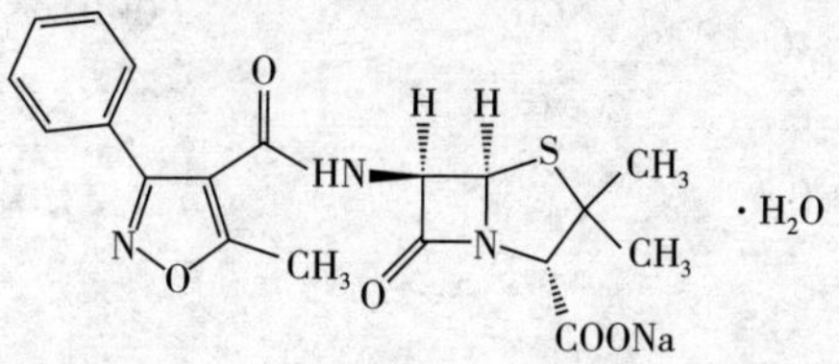

化学名为（2S,5R,6R）-3,3-二甲基-6-（5-甲基-3-苯基-4-异噁唑甲酰氨基）-7-氧代-4-硫杂-1-氮杂双环[3.2.0]庚烷-2-甲酸钠盐一水合物，monosodium（2S,5R,6）-3,3-dimethyl-6-[[（5-methyl-3-phenyl-4-isoxazolyl）carbonyl]amino]-7-oxo-4-thia-1-azabicyclo[3.2.0]-heptane-2-carboxylate monohydrate。

本品为白色结晶性粉末；无臭或微臭，味苦。可溶于水、乙醇，不溶于乙醚、丙酮，微溶于三氯甲烷。水溶液pH 5.0~7.0，游离酸的pK_a为2.8。

本品不为金黄色葡萄球菌所产生的青霉素酶所破坏，对产酶金黄色葡萄球菌菌株有效；但对不产酶菌株的抗菌作用不如青霉素G。主要用于耐青霉素金黄色葡萄球菌感染，如败血症、肺炎、乳腺炎、烧伤创面感染等。

本品耐酸，口服可吸收给药量的30%~33%，约49%在肝脏代谢，肌内注射后约40%以原型药在尿中排泄，约10%药物经胆道排泄。

3. 广谱半合成青霉素 当人们从头孢菌发酵液中分离出青霉素N（阿地西林，adicillin）时，发现它对革兰阴性菌的活性低于青霉素G，但对革兰阴性菌有较强的抑制作用。进一步研究发现，青霉素N的侧链氨基是产生抑制革兰阴性菌活性的重要基团，在苄青霉素侧链引入α-氨基得到了第一个广谱青霉素氨苄西林（ampicillin）。随后用羧基、磺酸基等代替氨基成功开发出一系列广谱半合成青霉素。

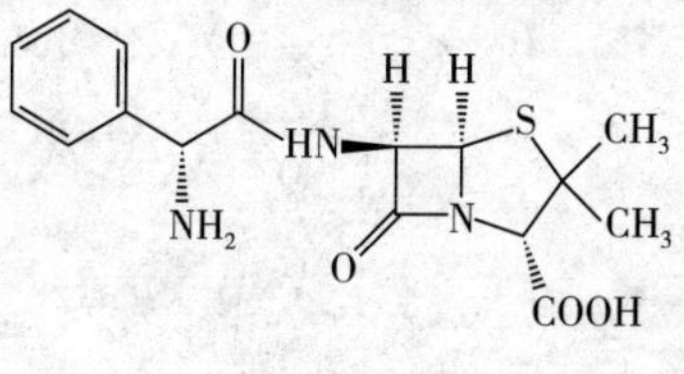

氨苄西林

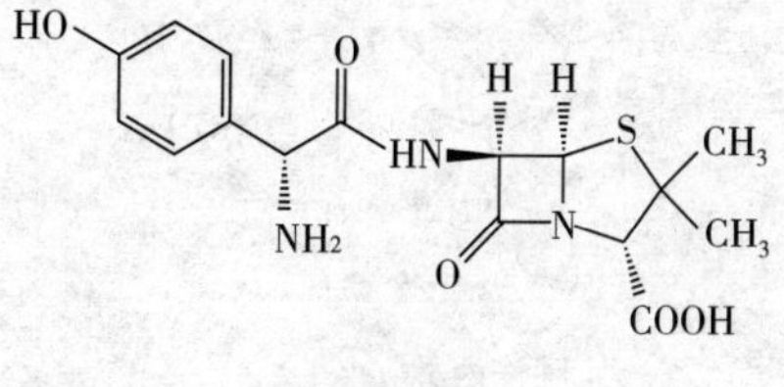

阿莫西林

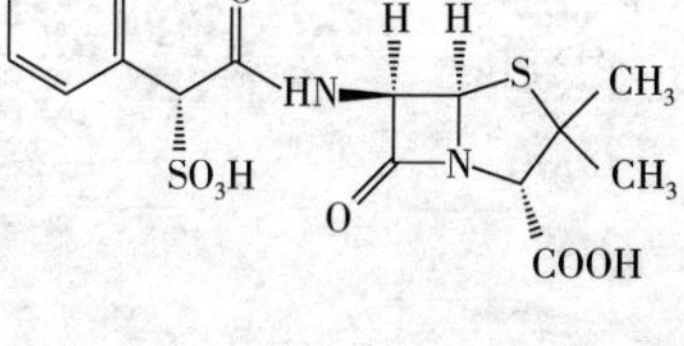

磺苄西林

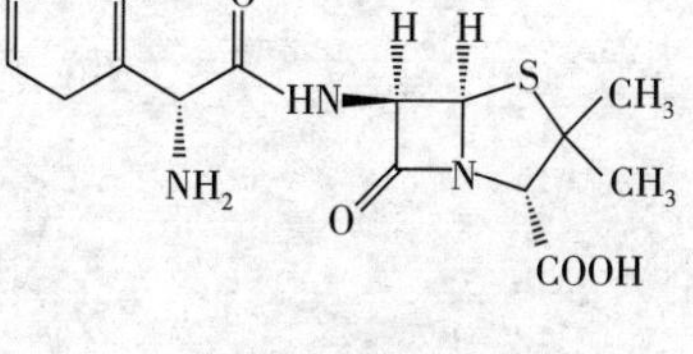

依匹西林

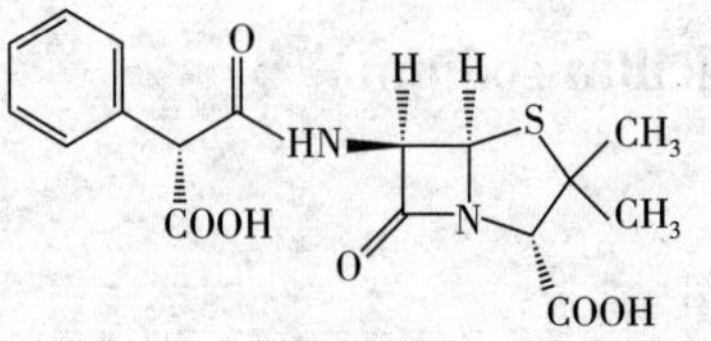

羧苄西林

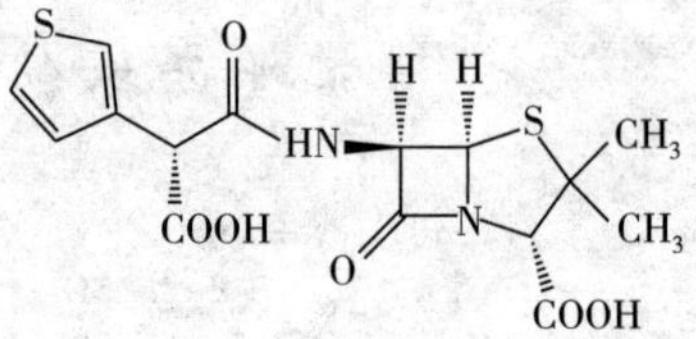

替卡西林

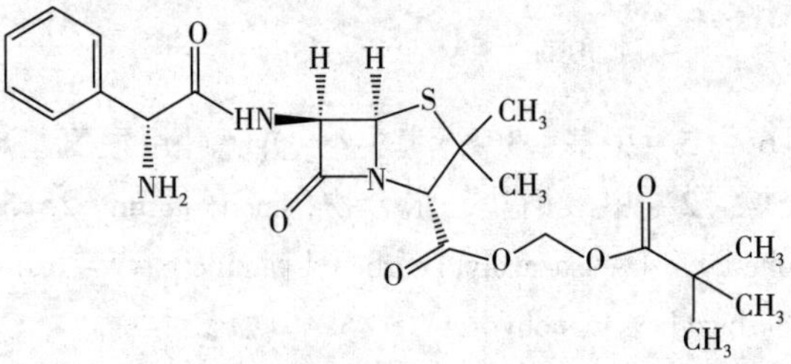

匹氨西林

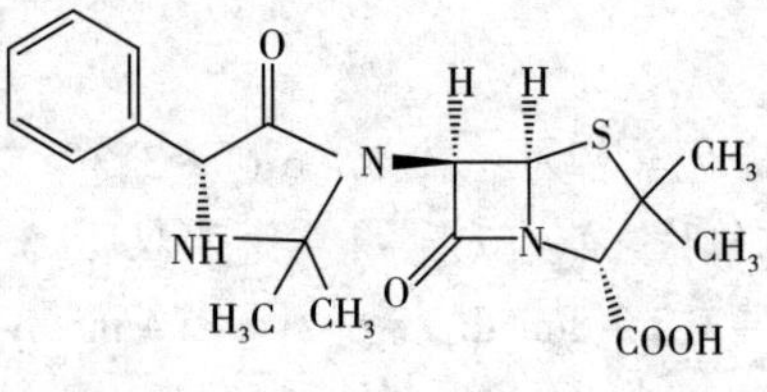

海他西林

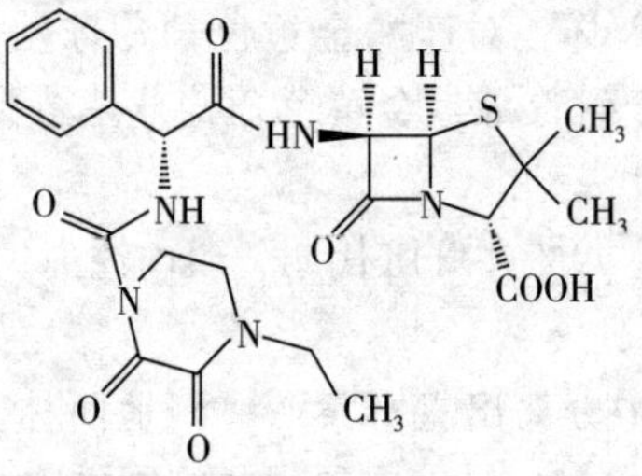

哌拉西林

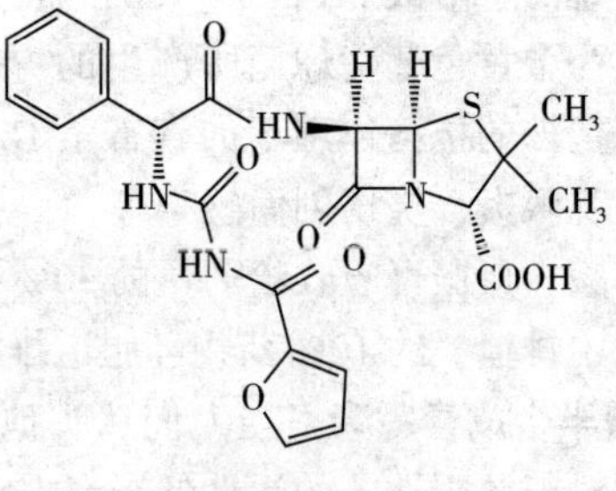

呋布西林

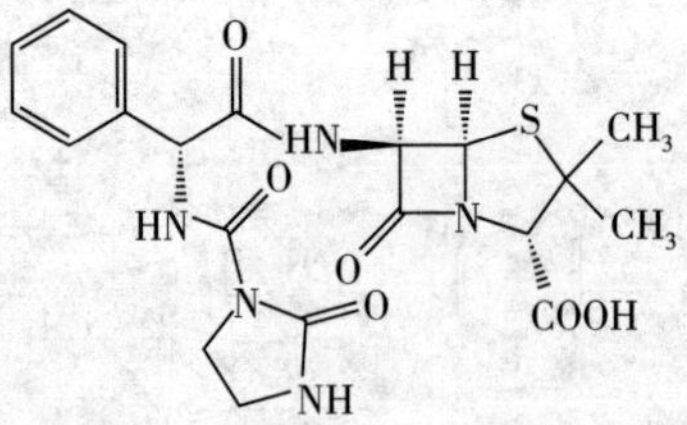

阿洛西林

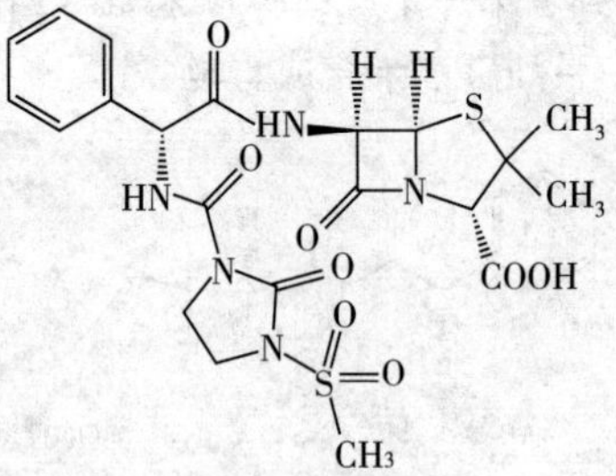

美洛西林

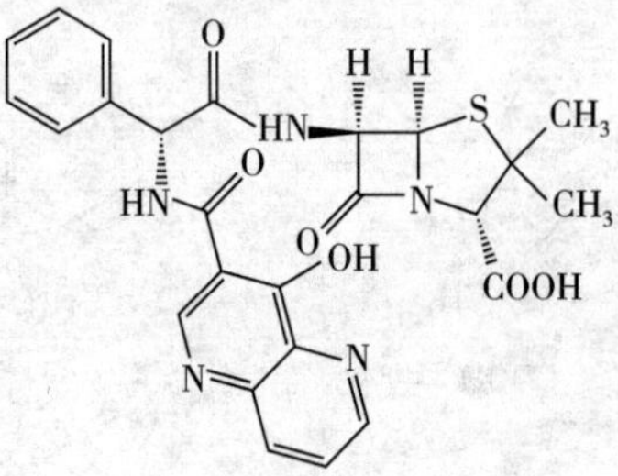

阿帕西林

将青霉素类衍生物的 6α - 位引入甲氧基，由于其空间位阻大，降低药物与 β - 内酰胺酶的结合，因而对酶高度稳定。

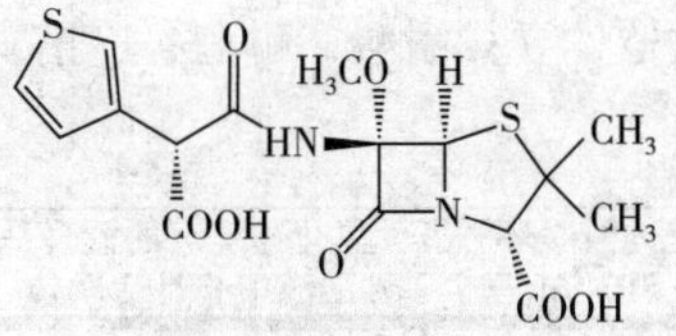

替莫西林

氨苄西林（ampicillin）

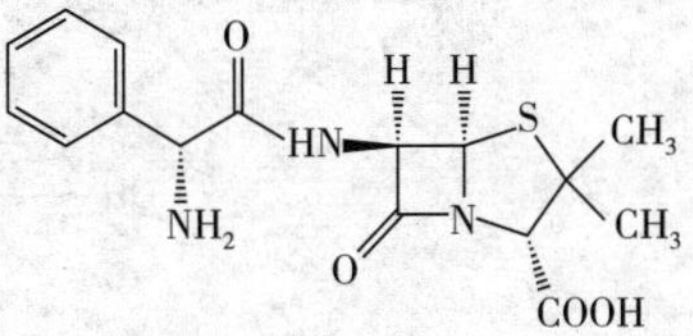

化学名为 $(2S,5R,6R)$ - 3,3 - 二甲基 - 6 - $[(R)$ - 2 - 氨基 - 2 - 苯乙酰氨基] - 7 - 氧代 - 4 - 硫杂 - 1 - 氮杂双环[3.2.0]庚烷 - 2 - 甲酸，$(2S,5R,6R)$ - 3,3 - dimethyl - 6 - $[(R)2$ - amino - 2 - phenylacetyl - amino] - 7 - oxo - 4 - thia - 1 - azabicyclo[3.2.0]heptane - 2 - carboxylic acid。

本品为白色结晶性粉末；味微苦。在水中微溶，在三氯甲烷、乙醇、乙醚或不挥发油中不溶；在稀酸溶液或稀碱溶液中溶解。

本品具有 α - 氨基酸的性质，与茚三酮试液作用显紫色，加热显红色。本品还具有肽键结构，可以发生双缩脲反应开环，使碱性酒石酸铜还原显紫色。

本品对革兰阳性菌的作用与青霉素 G 近似，对绿色链球菌和肠球菌的作用较优，对其他菌的作用则较差，对耐青霉素 G 的金黄色葡萄球菌无效。革兰阴性菌中淋球菌、脑膜炎球菌、流感杆菌、百日咳杆菌、大肠杆菌、伤寒副伤寒杆菌、痢疾杆菌、奇异变形杆菌、布氏杆菌等对本品敏感，但易产生耐药性。肺炎杆菌、吲哚阳性变形杆菌、铜绿假单胞菌对本品不敏感。体内分布广，在主要脏器中均可达有效治疗浓度，在胆汁中的浓度高于血清浓度数倍，80% 以原形由尿排。透过正常脑膜能力低，但在脑膜发炎时则透膜量明显增加。

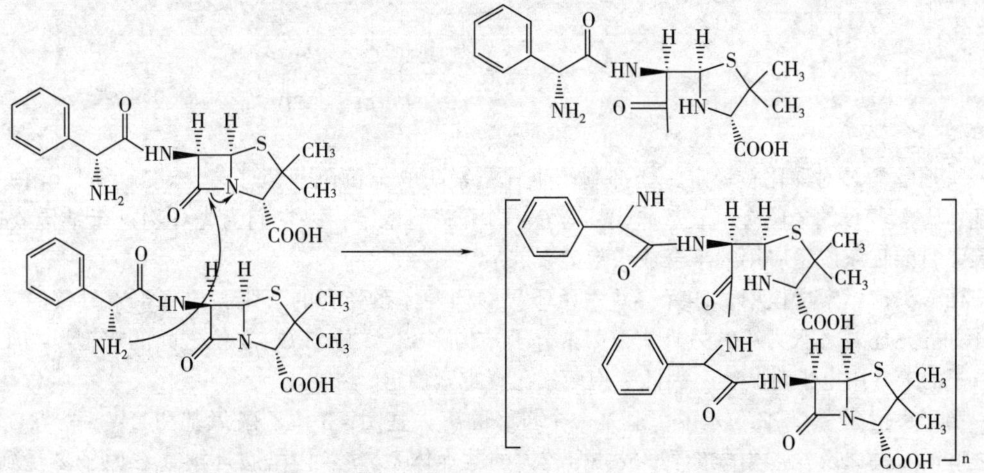

由于本品侧链上具有游离的氨基，具有较强的亲核性，可以直接进攻 β – 内酰胺的羰基，引发聚合反应。本品针剂应溶解后立即使用，否则放置后致敏物质将增多。

在对青霉素侧链进行结构改造，寻找耐酸、耐酶、广谱青霉素过程中，总结青霉素类抗生素的构效关系如图 18 – 1 所示。

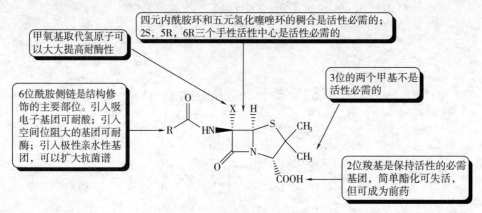

甲氧基取代氢原子可以大大提高耐酶性

四元内酰胺环和五元氢化噻唑环的稠合是活性必需的；2S，5R，6R三个手性活性中心是活性必需的

3位的两个甲基不是活性必需的

6位酰胺侧链是结构修饰的主要部位。引入吸电子基团可耐酸；引入空间位阻大的基团可耐酶；引入极性亲水性基团，可以扩大抗菌谱

2位羧基是保持活性的必需基团，简单酯化可失活，但可成为前药

图 18 – 1　青霉素类药物的构效关系

二、头孢菌素类

（一）天然头孢菌素

天然头孢菌素包括由头孢菌属真菌产生的头孢菌素 C（cephalosporin C）和链霉菌产生的头霉素 C（cephamycin C），均有氢化噻嗪环与 β – 内酰胺环稠合而成。

头孢菌素C

头霉素C

头孢菌素 C 对酸比较稳定，能抑制产生青霉素酶的金黄色葡萄球菌，对革兰阴性菌亦有活性；头霉素 C 的 7 位有甲氧基取代，对 β – 内酰胺酶稳定；以它们为先导物进行结构改造，发展了目前临床广泛应用的半合成头孢菌素。

由于头孢菌素母核中"四元环并六元环"的稠合体系受到的环张力比青霉素母核的"四元环并五元环"环张力小，另外头孢菌素分子结构中 C – 2 位与 C – 3 位之间的双键可与 1 位 N 原子的未共用电子对共轭，因此头孢菌素比青霉素稳定。

由于头孢菌素 C – 3 位乙酰氧基是一个较好的离去基团，3 位乙酰氧基和 C – 2 位与 C – 3 位之间的双键以及 β – 内酰胺环形成一个较大的共轭体系，β – 内酰胺环羰基 C 原子易受到亲核试剂的进攻，最后 C-3 位乙酰氧基带着负电荷离去，导致 β-内酰胺环开环，头孢菌素失活。为增加头孢菌素的稳定性，在对其进行半合成修饰时，多在 C-7 位侧链取代基和 C-3 位取代基进行改造来提高其稳定性。

头孢菌素进入人体内后，水解酶将 C-3 位的酯键水解，脱去乙酰基，暴露出羟基，生成活性较小的 C-3 羟基化合物。C-3 位羟基和 C-2 位的羧基处于双键的同一侧，这一特定的空间位置使 C-3 位羟基和 C-2 位羧基形成较稳定的内酯环，因而失活。β-内酰胺类抗生素结构中 C-2 位的游离羧基是作用的必需基团。

C-3羟基化合物　　　　　　头孢菌素内酯环

头孢菌素比青霉素过敏反应发生率低，且彼此不引起交叉过敏反应。研究认为由于头孢菌素过敏反应中没有共同的抗原簇，因 β-内酰胺环开裂后不能形成稳定的头孢噻嗪基，而是生成以侧链（R）为主的抗原簇，这表明各个头孢菌素之间，或头孢菌素和青霉素之间只要侧链（R）不同，就不可能发生交叉过敏反应。

青霉素类的抗原决定簇　　　　　　头孢菌素类的抗原决定簇

（二）半合成头孢菌素

通过对头孢菌素的结构进行分析，可进行结构改造的位点有四处，如图 18-2 所示。

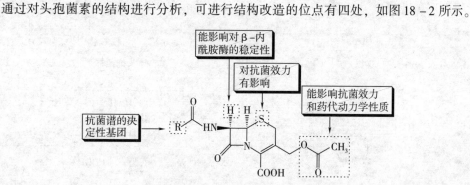

图 18-2　头孢菌素结构改造位点

半合成头孢菌素类为发展最快的一类抗生素，从20世纪60年代初问世以来，根据抗菌活性、抗菌谱、药代动力学性质及发展年代，已有四代头孢问世。

半合成头孢菌素是以7-氨基头孢烷酸（7-ACA）以及通过各种方法获得若干母核为起始原料，如对青霉素G母核扩环获得的7-氨基-3-去乙酰氧基头孢烷酸（7-ADCA）。以7-ACA为母核的药物稳定性较以7-ADCA为母核的药物稳定性差，因为7-ADCA的3-位是甲基。与青霉素相比较，头孢菌素类药物可以修饰的部位比较多，因此上市的头孢菌素类药物远多于青霉素类药物。

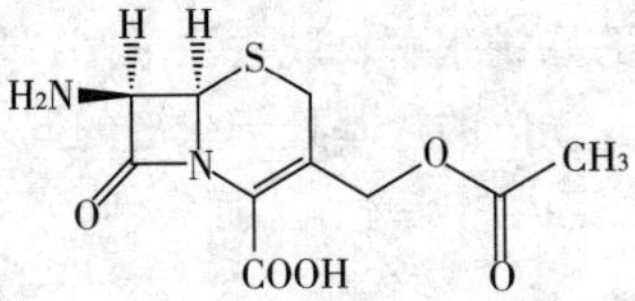

7-ACA 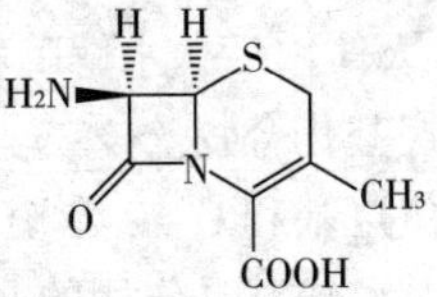　　　　　　　7-ADCA

1. 第一代头孢菌素　第一代头孢菌素虽然对青霉素酶稳定，但仍然可以被许多革兰阴性菌所产生的β-内酰胺酶水解。主要用于耐青霉素酶的金黄色葡萄球菌和某些敏感的革兰阳性球菌的感染。

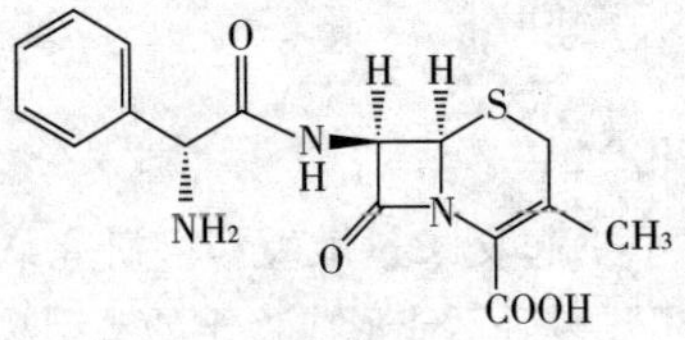

头孢氨苄 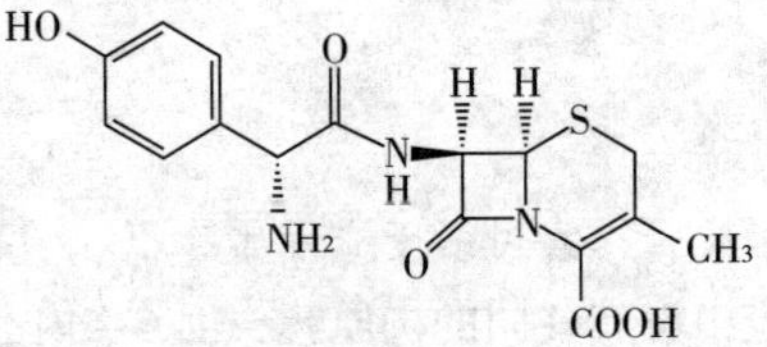　　　　　　头孢羟氨苄

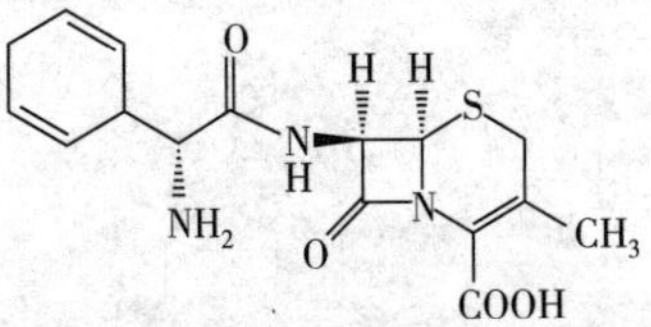

头孢拉定 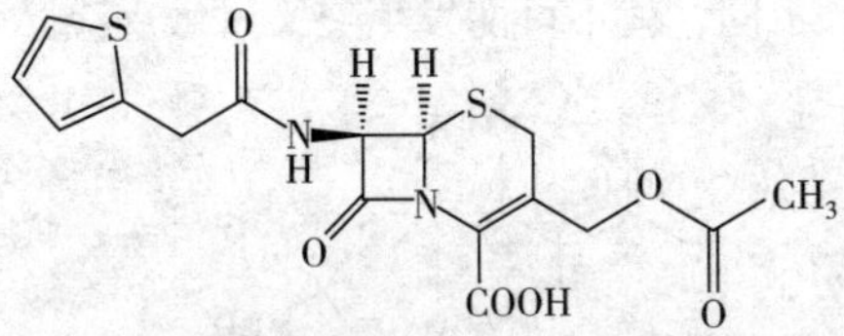　　　　　　头孢噻吩（efalothin）

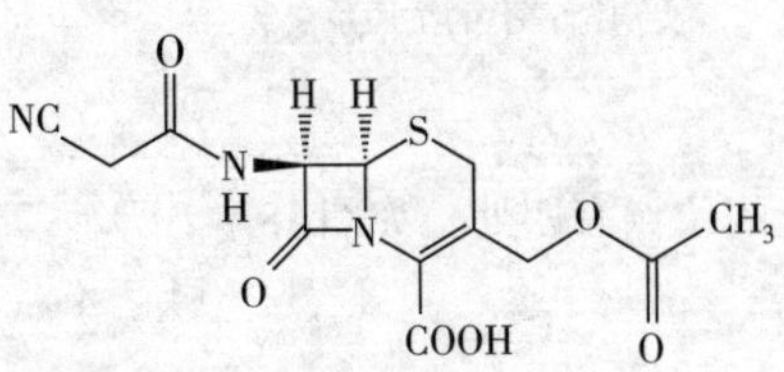

头孢乙腈 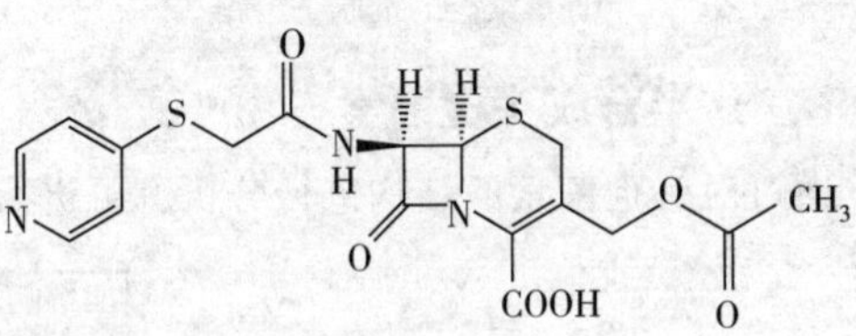　　　　　　头孢匹林

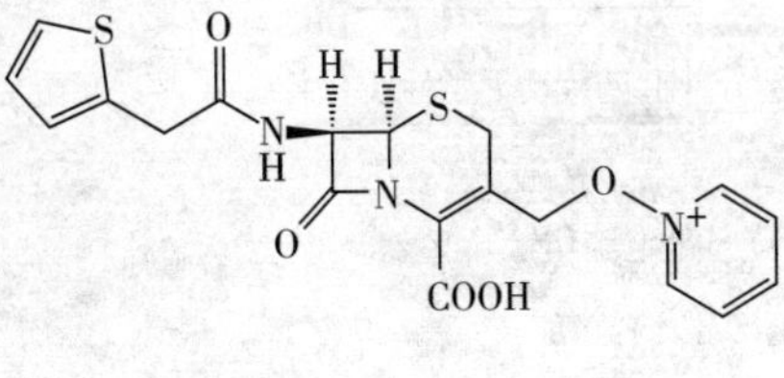

头孢噻啶 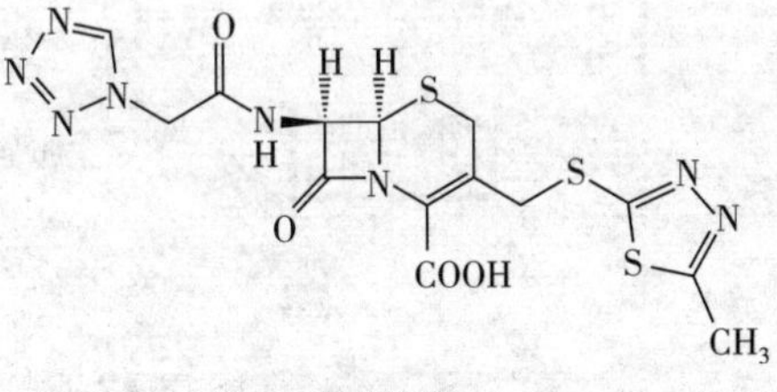　　　　　　头孢唑啉

头孢氨苄（cefalexin）

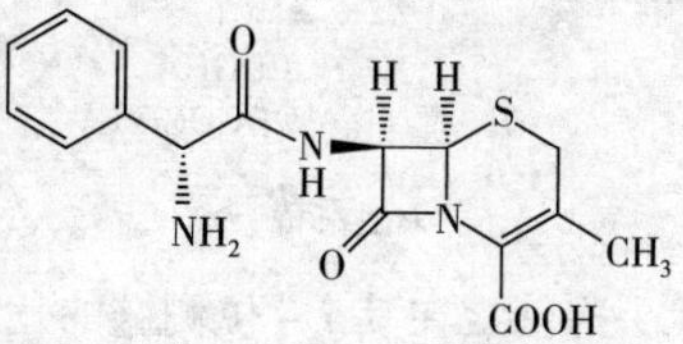

化学名为（6R,7R）-3-甲基-7-[（R）-2-氨基-2-苯乙酰氨基]-8-氧代-5-硫杂-1-氮杂双环[4.2.0]辛-2-稀-2-甲酸，（6R,7R）-7-[[（2R）-amino-2-phenylecetyl]amino]-3-methyl-8-oxo-5-thia-1-azabicyclo[4.2.0]oct-2-ene-2-carboxylic acid，又称先锋霉素Ⅳ、头孢力新。

本品为白色或乳黄色结晶性粉末；微臭。本品在水中微溶，在乙醇、三氯甲烷或乙醚中不溶。pK_a 为2.5、5.2和7.3，水溶液的 pH 为3.5～5.5。在固态比较稳定，其水溶液在 pH 8.5 以下较为稳定，但在 pH 9 以上则迅速被破坏。本品水溶液（5mg/ml）的比旋度为 +144°～+158°。

本品为广谱抗生素，对革兰阳性菌和革兰阴性菌均有抗菌作用。对肺炎链球菌、溶血性链球菌、产或不产青霉素酶葡萄球菌的大部分菌株敏感。对奈瑟菌属有较好抗菌作用，但流感嗜血杆菌对本品的敏感性较差；本品对部分大肠埃希菌、奇异变形杆菌、沙门菌和志贺菌有一定抗菌作用。其余肠杆菌科细菌、不动杆菌、铜绿假单胞菌、脆弱拟杆菌均对本品呈现耐药。梭杆菌属和韦容球菌一般对本品敏感，厌氧革兰阳性球菌对本品中度敏感。注射后吸收迅速而完全，生物利用率高。

2. 第二代头孢菌素 第二代头孢菌素与第一代头孢菌素在化学结构上没有明显区别，但对多数 β-内酰胺酶稳定，其抗菌谱比第一代广，对革兰阴性菌的活性比第一代强，但对某些肠杆菌科细菌和铜假单胞菌等的抗菌活性仍然较差。

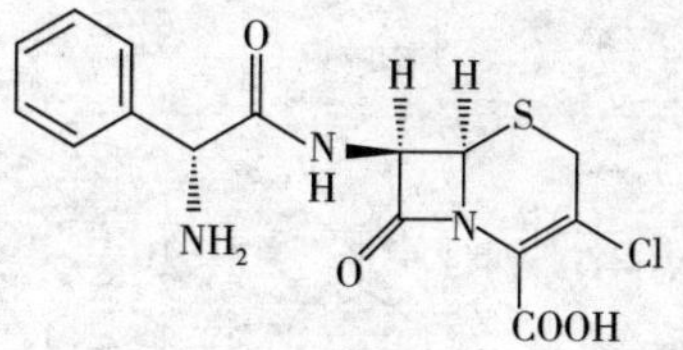

头孢克洛

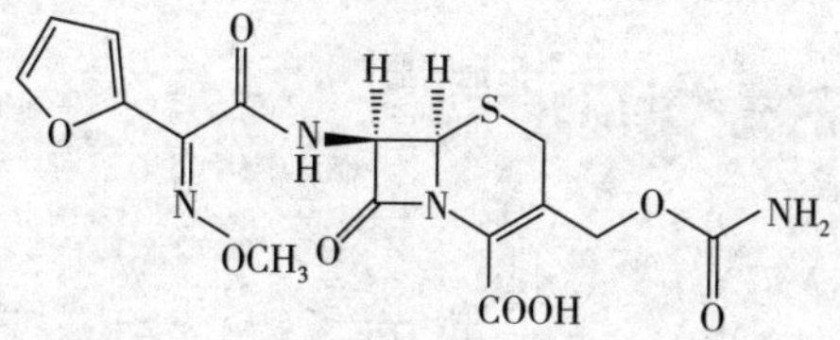

头孢呋辛

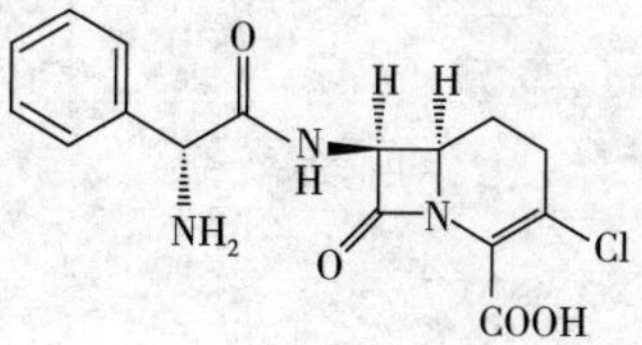

氯碳头孢

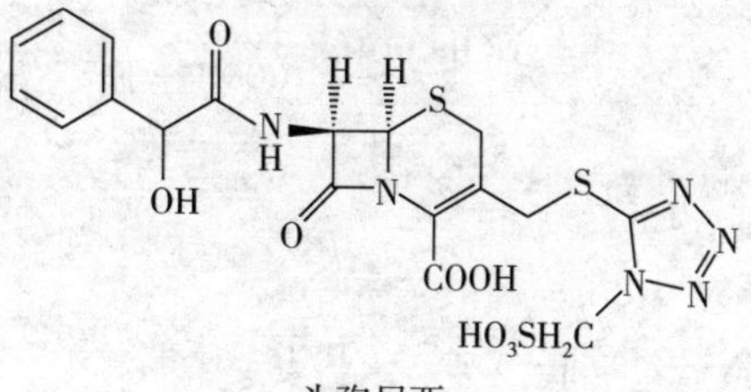

头孢尼西

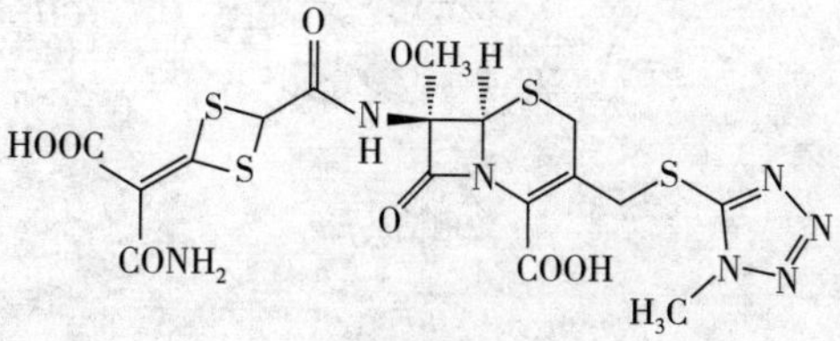

头孢替坦

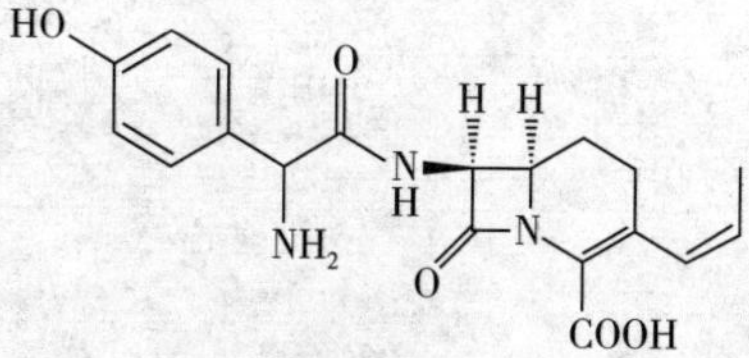

头孢丙烯

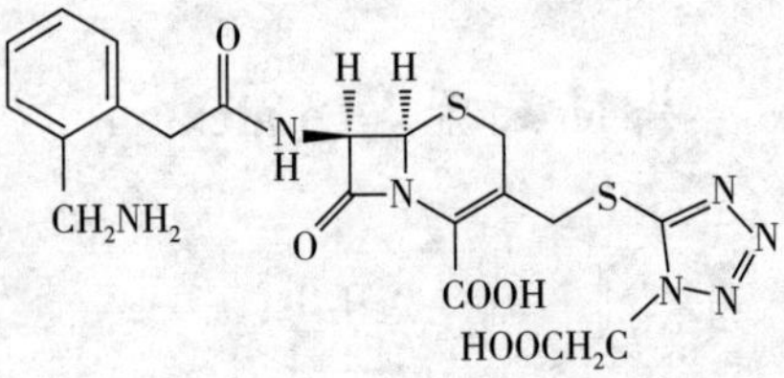

头孢雷特

3. 第三代头孢菌素 第三代头孢菌素在其7-位侧链的化学结构上具有明显的特征，以2-氨基噻唑-α-甲氧亚胺乙酰基为多数，使其具有顺反异构体，顺式体的侧链部分与β-内酰胺环接近，对多数β-内酰胺酶具有高度稳定性。具有更广的抗菌谱，对革兰阴性菌的抗菌活性强，部分品种对铜绿假单胞菌有良好作用，但对革兰阴性菌的活性比第一代差。

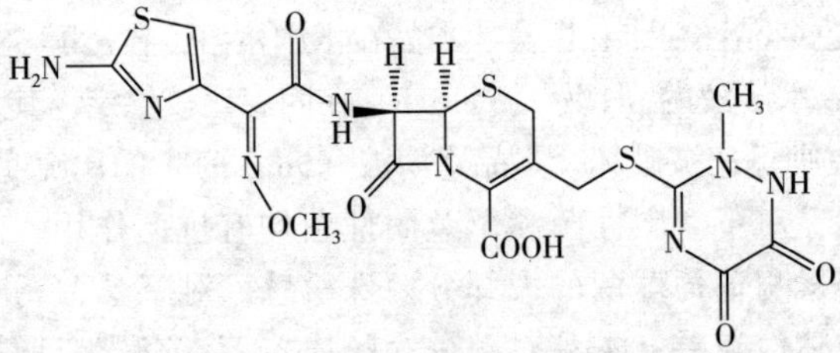

头孢曲松

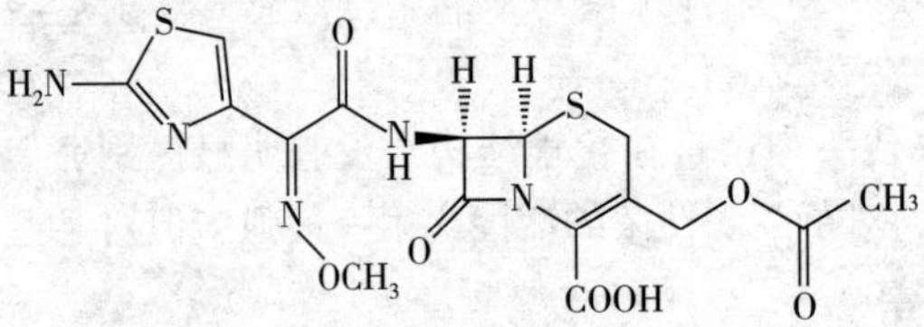

头孢噻肟

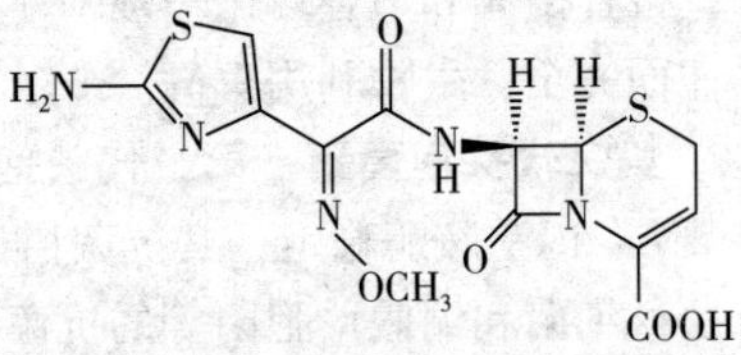

头孢唑肟

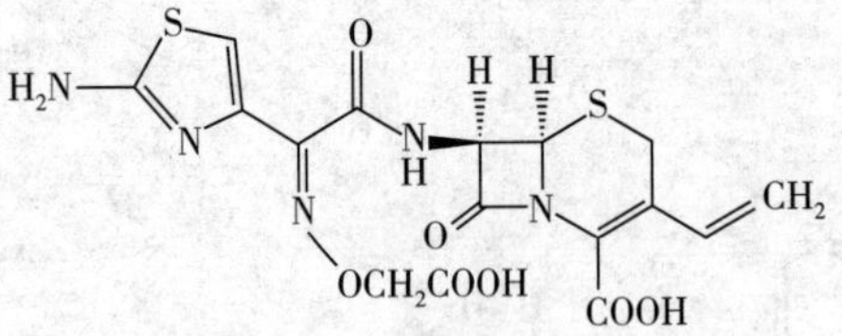

头孢克肟

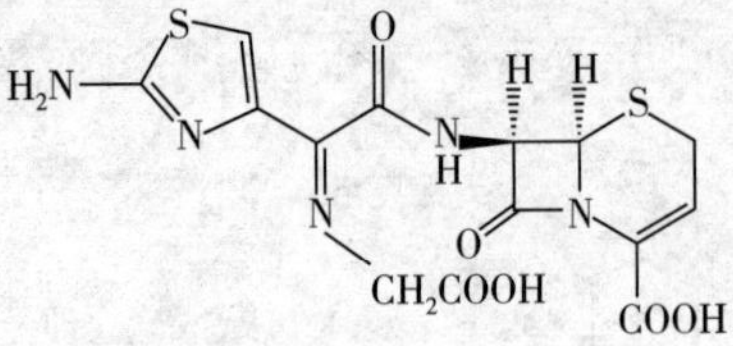

头孢布烯

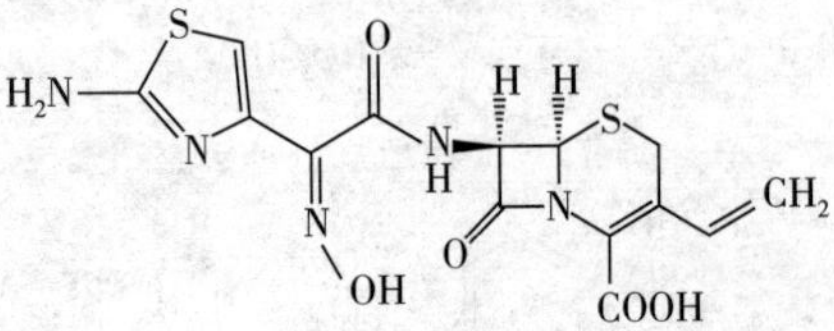

头孢地尼

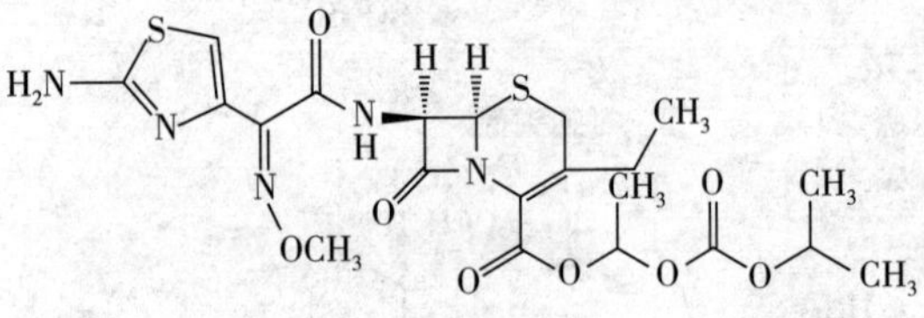

头孢泊肟酯

头孢曲松钠（ceftriaxone sodium）

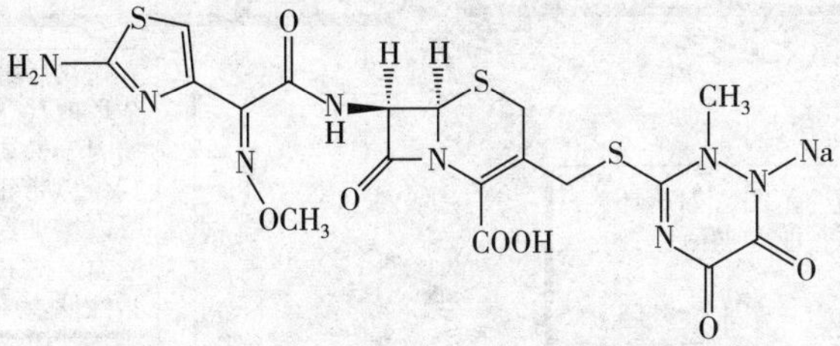

化学名为（6R,7R）-7-[[2-顺式-(2-氨基-4-噻唑基)(甲氧亚氨基)乙酰基]氨基]-8-氧代-3-[[(1,2,5,6,-四氢-2-甲基-5,6-二氧代-1,2,4-三嗪-3-基)硫代]甲基]-5-硫杂-1-氮杂双环[4.2.0]辛-2-稀-2-甲酸钠盐，（6R,7R）-7-[[(2Z)-(2-amino-4-thiazolyl)(methoxyimino)acetyl]amino]-8-oxo-3[[(1,2,5,6-tetrahydro-2-methyl-5,6-dioxo-1,2,4-triazin-3-yl)thio]methyl]-5-thia-1-azabicyclo[4.2.0]oct-2-ene-2-carboxylic acid sodium salt，又称头孢三嗪。

本品为白色或类白色的结晶性粉末；无臭，味微苦，有吸湿性。在水中易溶，甲醇中略溶，乙醇中极微溶；1%水溶液的pH约为6.7，水溶液因浓度不同而显黄色至琥珀色。

本品显示良好的药代动力学特性，半衰期8.8小时，可每天用药一次；另一个特性是易透入组织及脑脊液，对脑膜炎疗效显著。

本品适用于敏感致病菌所引起的各种感染，特别是重症、危症和其他抗生素治疗无效的病例，如肺炎、支气管炎、肺化脓症和脓胸、耳鼻喉感染、肾脏及尿道感染、败血症、脑膜炎、伤口的感染和烧伤感染、腹部感染、生殖器感染等。

4. 第四代头孢菌素 第四代头孢菌素的7-位具有2-氨基噻唑-α-甲氧亚胺乙酰基侧链和3-位存在季铵基团。对青霉素结合蛋白亲和力强，可以通过革兰阴性菌外膜孔道迅速扩散到细菌周质并维持高浓度，穿透力高，对β-内酰胺酶稳定，抗革兰阳性菌活性强，特别对链球菌、肺炎链球菌等有很强活性，对铜绿假单胞菌的作用比第三代更强，无肾毒性，临床主要用于重症耐药菌感染。

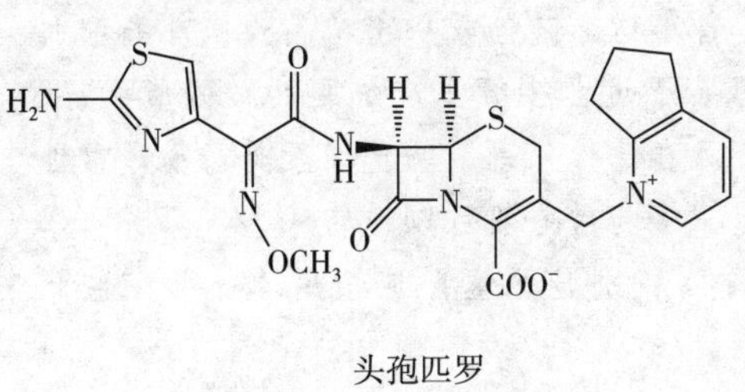

头孢匹罗

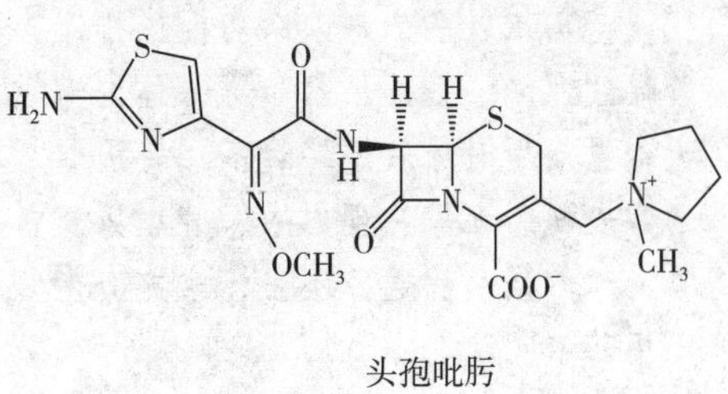

头孢吡肟

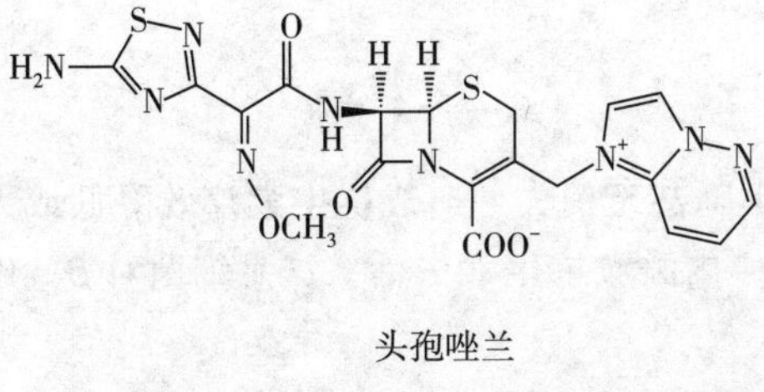

头孢唑兰

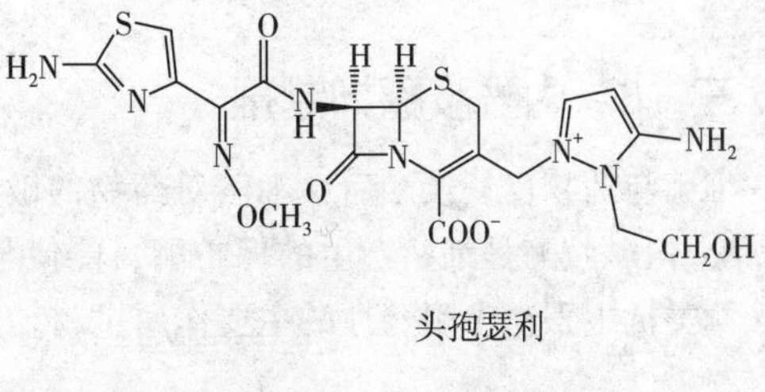

头孢瑟利

头孢菌素类抗生素的构效关系总结如图 18-3 所示。

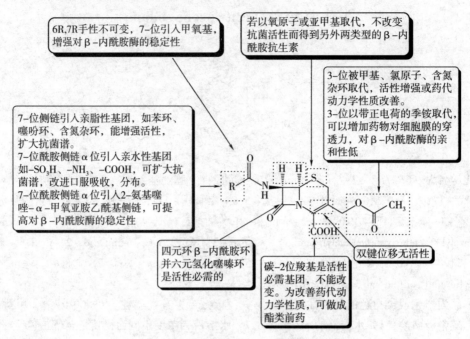

图 18-3　头孢菌素类抗生素的构效关系

案例分析

　　案例：患儿，上呼吸道感染，静脉滴注头孢拉定1.0g，约3h后，患儿小便呈红色，无其他不适。尿常规示：潜血呈（＋＋＋＋），红细胞满视野，停用头孢拉定，给予维生素C、氨甲苯酸静脉推注，口服波尼松、卡巴克洛，3日后，尿常规恢复正常。试分析医生用药是否得当？

　　分析：头孢拉定为第一代半合成头孢菌素，有一定的肾毒性。该药在体内基本不被代谢，90%以上都是以原药由尿排泄，从而改变肾小球通透性或析出结晶损伤肾毛细血管导致血尿。另外，本品进入体内后主要集中分布于近曲小管上皮细胞和肾间质组织，大剂量应用时尿液浓度过高，可引起近曲小管坏死和急性肾衰。头孢菌素类药物肾毒性通常表现为血尿、蛋白尿、管型尿及肾功能减退，停药后一般可以逆转。

　　本例属药物选择不当，未充分考虑特殊人群（特别是儿童）应慎用本品并在监测下用药。

三、β-内酰胺酶抑制剂

　　细菌与药物反复接触后，细菌对药物的敏感性下降甚至消失，造成抗生素疗效降低或无效。β-内酰胺酶是细菌产生的保护酶，能使某些β-内酰胺抗生素失活，这是细菌对β-内酰胺酶类抗生素产生耐药性的主要作用机制。

1. 氧青霉烷类 β – 内酰胺酶抑制剂

克拉维酸 （clavulanic acid）

化学名为（Z）–（2R,5R）–3–（2–羟乙烯基）–7–氧代–4–氧杂–1–氮杂双环[3.2.0]庚烷–2–甲酸，（Z）–（2R,5R）–3–（2–hydroxyethylidene）–7–oxo–4–oxa–1–azabicyclo[3.2.0]heptane–2–carboxylate。

临床应用钾盐，为白色或微黄色针状结晶或结晶性粉末；微臭，极易吸湿。在水中易溶，甲醇中溶解，乙醚中不溶。$[\alpha]_D^{25}$为 +55°～ +60°。水溶液不稳定，会分解变色。在碱性条件下极易降解，其降解速度比青霉素快5倍。

本品是由 β – 内酰胺环和氢化噁唑骈合而成，且形成乙烯基醚结构，因此环张力比青霉素大；C – 6 位无酰胺侧链存在，β – 内酰胺环周围的立体位阻比青霉素小，易接受 β – 内酰胺酶结构中亲核基团的进攻。

当亲核试剂进攻 β – 内酰胺环时，导致其开环形成亚胺结构，再经互变异构生成克拉维酸的异构体，生成不可逆的结合物。可与多数 β – 内酰胺酶牢固结合，对革兰阳性菌或革兰阴性菌产生的 β – 内酰胺酶均有效。

本品的抗菌活性微弱，单独使用无效。临床上使用克拉维酸钾和阿莫西林组成复方制剂，用于治疗耐阿莫西林细菌所引起的感染。

2. 青霉烷砜类 β – 内酰胺酶抑制剂

舒巴坦钠 （sulbactam sodium）

化学名为（2S,5R）–3,3–二甲基–7–氧代–4–硫杂–1–氮杂双环[3.2.0]庚烷–2–甲酸钠–4,4–二氧化物，sodium（2S,5R）–3,3–dimethyl–7–oxo–4–thia–1–azabicyclo[3.2.0]heptane–2–carboxylate–4,4–dioxide，又称青霉烷砜。

本品为白色或类白色结晶性粉末；溶于水，在水溶液中有一定的稳定性。$[\alpha]_D^{25}$为 +223°～ +127°。

本品为广谱的酶抑制剂，其活性比克拉维酸低，但稳定。单独应用对淋球菌和脑膜炎球菌的周围感染有效；对革兰阳性及阴性菌（除绿脓杆菌外）所产生的 β – 内酰胺酶均有抑制作用，与酶发生不可逆反应后使酶失活，故称自杀性抑制剂；由于抑制酶作用随着时间的延长而增强，所以也称进行性抑制剂。与氨苄西林或头孢哌酮联合治疗敏感细菌所致的呼吸道、尿路、妇产科、腹腔内、皮肤软组织、眼耳鼻喉科和骨关节感染以及败血症、脑膜炎等。

将氨苄西林与舒巴坦以次甲基相连形成双酯结构的前体药物，称为舒他西林（sultamicillin）。口服吸收迅速，在体内非特定酯酶的作用下水解为氨苄西林和舒巴坦。

舒他西林

青霉烷砜类具有青霉烷酸的基本结构，另一个不可逆竞争性 β – 内酰胺酶抑制剂他唑巴坦（tazobactam）的抑酶谱的广度和强度都高于克拉维酸和舒巴坦。

他唑巴坦

四、非经典 β – 内酰胺类

1. 碳青霉烯类　20 世纪 70 年代中期 Merck 公司研究人员在筛选能作用于细胞壁生物合成抑制剂的过程中，从链霉菌 *Streptomyces cattleya* 发酵液中分离得到的第一个碳青霉烯化合物即沙纳霉素（thienamycin），又称为硫霉素。其抗菌谱广，对葡萄球菌等革兰阳性菌及铜绿假单胞菌、类杆菌等革兰阴性菌有显著的抗菌活性，而且对 β – 内酰胺酶也有较强的抑制作用。

沙纳霉素

碳青霉烯类抗生素的结构特征是 β – 内酰胺与二氢吡咯环稠合。与青霉素结构不同的是用亚甲基取代了硫原子，由于亚甲基的夹角比硫原子小，加之 C – 2 和 C – 3 之间的双键存在，使二氢吡咯环成一个平面结构，从而使得沙纳霉素不稳定，也给分离纯化带来了困难。另外，沙纳霉素 C – 3 位侧链末端的氨基也会进攻 β – 内酰胺环的羰基，导致其开环失活。沙纳霉素 6 – 位氢原子处于 β 构型，而青霉素 6 位则是 α 氢原子。沙纳霉素未能在临床使用，在其基础之上，将 3 位侧链末端氨基改造成为 N – 甲酰亚胺衍生物，从而得到一个稳定性较好的药物亚胺培南（imipenem）。

亚胺培南（imipenem）

化学名为 (5R,6S) – 6 – [(1R) – 1 – 羟乙基] – 3 – [2 – ((亚氨基甲基)氨基)乙硫基] – 7 – 氧代 – 1 – 氮杂双环[3.2.0]庚 – 2 – 烯 – 2 – 羧酸，(5R,6S) – 6 – [(R) – 1 – hydroxyethyl] – 3 – (2 – imi – nomethylaminoethylthio) – 7 – oxo – l – azabicyclo[3.2 0]hept – 2 – ene – 2 – carboxylic acid。

本品为白色或类白色结晶；不引湿。在水或甲醇中溶解，在乙醇或丙酮中微溶，在乙醚或乙酸乙酯中几乎不溶。在 pH 7 的 0.1 mol/L 磷酸盐缓冲溶液中的比旋度 $[\alpha]_D^{20}$ 为 +86.8°。

本品比沙纳霉素稳定，抗菌活性和抑菌作用均比沙纳霉素强，尤其对脆弱杆菌、绿脓杆菌、铜绿假单胞菌及粪球菌具有显著的抗菌活性。单独使用时，在肾脏受肾肽酶代谢而分解失活。临床上通常和肾肽酶抑制剂西司他丁（cilastatin）合并使用，保护亚胺培南在肾脏中不被肾肽酶破坏，同时也阻止亚胺培南进入肾小管上皮组织，以增加疗效，减少肾毒性。

美罗培南（meropenem）是临床上第一个能单独使用的碳青霉烯类抗生素，对肾脱氢肽酶稳定，对革兰阳性菌和阴性菌均敏感，尤其对革兰阴性菌有很强的抗菌活性。

比阿培南（biapenem）比阿培南抗菌谱广，抗菌活性强，抑制耐药铜绿假单胞菌的活性比美罗培南强 4~8 倍，可用于细菌性脑膜炎的治疗。几无肾毒性，可以单独给药。

美罗培南

比阿培南

2. 单环 β – 内酰胺类 单环 β – 内酰胺类又称为单环菌素，由于结构较其他 β – 内酰胺类抗生素简单，有利于全合成，并与青霉素类和头孢菌素类抗生素均不发生交叉过敏反应，加之对 β – 内酰胺酶稳定，从而引人注目。单环 β – 内酰胺抗生素的发现，改变了人们认为 β – 内酰胺环不与另一个环稠合就没有抗菌活性的观点。1976 年从 *Nocardia uniformis* 菌的发酵液中提取得到诺卡霉素 A（nocardicin A），氨曲南（aztreonam）是在此基础上得到的第一个全合成单环 β – 内酰胺类抗生素。

诺卡霉素A

氨曲南（aztreonam）

化学名为［2S−［2α,3β(Z)］］−2−［［［1−(2−氨基−4−噻唑基)−2−［(2−甲基−4−氧代−1−磺基−3−氮杂环丁烷基)氨基］−2−氧代亚乙基]氨基」氧］−2−甲基丙酸，（［2S−［2α,3β(Z)］］−2−［［［1−(2−amino−4−thiazolyl)−2−［(2−methyl−4−oxo−1−sulfo−3−azetidinyl)amino］−2−oxoethylidene]amino]oxy］−2−methylpropanoic acid。

本品为白色或类白色结晶性粉末；无臭。在 DMF、DMSO 中溶解，甲醇中微溶，乙醇中极微溶，甲苯、三氯甲烷、乙酸乙酯中几乎不溶。加水剧烈振摇时溶解，生成无色或浅灰黄色溶液，放置片刻显浅红色，pH 4.5～7.5。

本品对需氧的革兰阴性菌包括铜绿假单胞菌有很强的活性，对需氧的革兰阳性菌和厌氧菌作用较小，对各种 β − 内酰胺酶稳定，能透过血 − 脑屏障，副作用少。临床用于呼吸道感染、尿路感染、软组织感染、败血症等，疗效良好。本品耐受性好，副作用发生率低。

第二节 四 环 素 类

四环素类（tetracyclines）抗生素是由放线菌（*Streptomyces rimosus*）产生的一类口服广谱抗生素，包括金霉素（chlortetracycline）、土霉素（oxytetracycline）、四环素（tetracycline）及半合成衍生物，其结构均为氢化并四苯（naphthacene）的四环骨架。

R_1=H,	R_2=H	四环素
R_1=H,	R_2=OH	土霉素
R_1=Cl,	R_2=H	金霉素

四环素类抗生素对革兰阳性菌和革兰阴性菌都有作用，对革兰阳性菌的活性优于革兰阴性菌，对立克次体、衣原体、支原体、阿米巴原虫、某些疟原虫、螺旋体属和某些分枝杆菌均有效，对淋球菌和脑膜炎球菌均有一定的抗菌活性。为很多细菌感染的首选药物，如布鲁菌病、霍乱、斑疹伤寒、出血热等，也是很多细菌交叉感染的交替药物。

在天然四环素结构基础之上进行结构修饰，一方面以增强其在酸性、碱性条件下的稳定性，另一方面解决耐药问题。考虑到 C−6 位羟基的不稳定性，并且构效关系研究表明 6 位羟基不是活性必需基团，因此将 6 位羟基去除，得到一系列半合成抗生素。如将土霉素分子中的 6 位—OH 除去，得到多西环素（doxycycline），其稳定性和口服吸收好，对多种细菌的体内抗菌活性强于四环素。多西环素的脂溶性高于天然四环素类抗生素，因而更易进入组织器官，但由于前庭副作用而限制了其使用。将土霉素 6 位甲基与 6 位羟基脱水，得到美他环素（metacycline)，稳定性好，抗菌谱与四环素类似，活性高于四环素。

将四环素分子中的 6 位甲基和 6 位羟基除去，并在 7 位引入二甲氨基得到米诺环素（minocycline），口服吸收好，对四环素耐药的葡萄球菌等也有较强的抗菌作用，抗菌谱与四环素相近，高效、长效，还可与其他药物联用治疗麻风病，但肝毒性较大。

多西环素　　　　　　　米诺环素　　　　　　　美他环素

四环素（tetracycline）

化学名为（4S,4aS,5aS,6S,12aS）-4-（二甲氨基）-1,4,4a,5,5a,6,11,12a-八氢-3,6,10,12,12a-五羟基-6-甲基-1,11-二氧代-并四苯-2-甲酰胺，(4S,4aS,5aS,6S,12aS)-4-dimethylamino-1,4,4a,5,5a,6,11,12a-octahydro-3,6,10,12,12a-pentahydroxy-6-methyl-1,11-dioxonaphthacene-2-carboxamide。

本品盐酸盐为黄色结晶性粉末；无臭，味苦；有引湿性；遇光色渐变深，在碱性溶液中易破坏失效。在水中溶解，乙醇中略溶，三氯甲烷或乙醚中不溶。熔点 172～174℃（分解）。

本品结构中含有酸性的酚羟基和烯醇羟基及碱性的二甲氨基，为两性化合物，pK_a 值分别为 2.8～3.4，7.2～7.8 和 9.1～9.7，其碱性基团为 4α-二甲氨基，C-10 位与 C-12 位共轭的酚羟基和烯醇羟基是弱酸性基团，而 C-1 位与 C-3 位共轭的三羰基系统相当于乙酸的酸性。在干燥条件下比较稳定但遇日光可变色，应避光密闭保存。在酸性及碱性条件下不稳定，易发生水解。

本品对立克次体感染、斑疹伤寒、支原体肺炎和霍乱等疾病疗效较好。四环素类药物能和钙离子形成络合物，在体内该络合物呈黄色沉积在骨骼和牙齿上，对小儿服用会发生牙齿变黄色，孕妇服用后其产儿可能发生牙齿变色、骨骼生长抑制。因此小儿和孕妇应慎用或禁用。

第三节　氨基苷类

氨基苷类抗生素（aminoglycoside antibiotics）是由链霉菌、小单孢菌和细菌所产生的具有氨基糖苷结构的抗生素，这类抗生素的化学结构通常由 1,3-二氨基肌醇部分（链霉胺（streptamine）、2-脱氧链霉胺（2-deoxystreptamine）、放线菌胺（spectinamine））为苷元与某些特定的氨基糖通过糖苷键相连而成，所有又被称为氨基糖苷类抗生素，已有数十个品种上市。

链霉胺　　　　　　　　　2–脱氧链霉胺　　　　　　　　　放线菌胺

　　氨基苷类抗生素多为极性化合物，呈碱性且水溶性好，通常都形成结晶性的硫酸盐或盐酸盐用于临床。脂溶性较低，须注射给药。

　　氨基苷类抗生素抗菌谱广，对需氧革兰阴性菌（包括铜绿假单胞杆菌）有强烈的抗菌活性，对革兰阳性菌也有抗菌活性，部分氨基糖苷类抗生素对耐酸性结核分支杆菌也有抑制作用。作用机制为抑制细菌蛋白质的生物合成而呈现杀菌作用，细菌产生的钝化酶（磷酸转移酶、核苷转移酶、乙酰转移酶）是这类抗生素产生耐药性的重要原因。

　　氨基苷类抗生素与血清蛋白结合率低，绝大多数在体内不代谢失活以原形经肾小球滤过排出，因而对肾产生毒性。本类抗生素的另一个较大的毒性是损害第八对脑神经，引起不可逆耳聋，尤其对儿童的毒性更大。

　　应用于临床的氨基苷类抗生素主要有链霉素（streptomycin）、卡那霉素（kanamycin）、庆大霉素（gentamicin）、新霉素（neomycin）、巴龙霉素（paromomycin）和核糖霉素（ribostamycin）、阿米卡星（amikacin）、依替米星（etimicin）等。

　　链霉素是 1939 年由从链丝菌（*Streptomyces griseus*）发酵液中分离得到的第一个氨基苷类抗生素。链霉素由链霉胍、链霉糖和 N–甲基葡萄糖组成。在其分子结构中有三个碱性中心，可以和各种酸成盐，临床用其硫酸盐。

　　链霉素对结核杆菌的抗菌作用很强，临床上常与异烟肼、利福平合用用于治疗各种结核病，特别是对结核性脑膜炎和急性浸润性肺结核有很好的疗效。对尿道感染、肠道感染、败血症等也有效，与青霉素联合应用有协同作用。缺点是易产生耐药性，有耳、肾脏毒性。

	R_1	R_2	R_3
链霉素	NHCH$_3$	CH$_2$OH	CHO
双氢链霉素	NHCH$_3$	CH$_2$OH	CH$_2$OH

　　卡那霉素是由卡那链霉菌（*Streptomyces kanamyceticus*）的培养液中提取获得的，有 A、B、C 三种成分。临床上用的以卡那霉素 A 为主，约占 95%，亦含少量的卡那霉素 B，小于 5%。

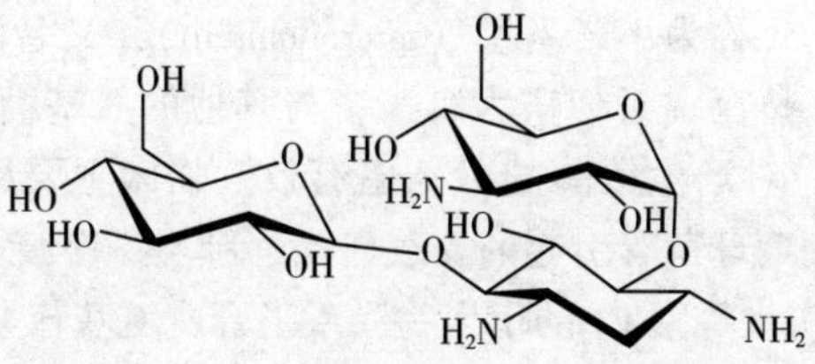

卡那霉素A

卡那霉素对革兰阴性菌如大肠杆菌、克雷伯菌属、变形杆菌属、肺炎杆菌、产气肠杆菌及志贺菌属等引起的严重感染，对耐药性金葡菌也有良好的抗菌作用。临床上主要用于敏感菌所致的肺部感染、尿路感染、胆道感染败血症及腹腔感染等，后两者常与其他抗菌药联合应用，也可用于对其他抗生素耐药而对本品敏感的金葡菌感染。本品可作为二线药物治疗结核病。

为了克服卡那霉素的耐药性，对其分子内特定的羟基或氨基进行化学修饰，制备了对耐药菌有效的半合成氨基苷类抗生素，如阿米卡星，不仅对卡那霉素敏感菌有效，对卡那霉素耐药的铜绿假单胞菌、大肠杆菌和金黄色葡萄球菌均有显著抗菌活性。用途与卡那霉素相似，但血中浓度较卡那霉素高，毒性较小，注射给药。所引入的氨基羟丁酰基侧链的构型对其抗菌活性很重要，阿米卡星为 L-(-) 型，若为 D-(+) 型则抗菌活性大为降低。

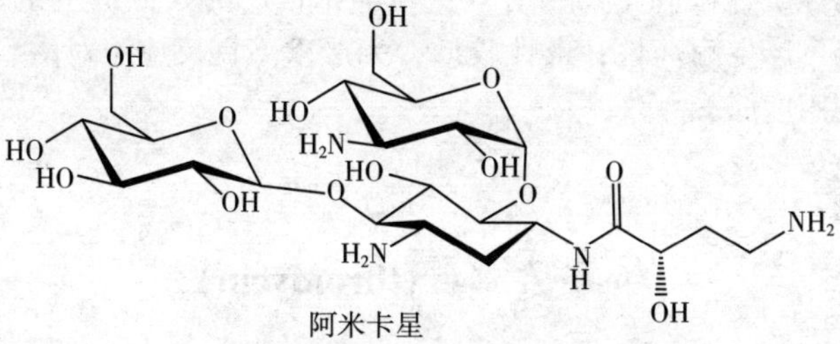

阿米卡星

庆大霉素（gentamycin）系从放线菌科单孢子属发酵培养液中提得的混合物，包括庆大霉素 C_1、C_{1a}、和 C_2，系碱性化合物，是为数不多的热稳定性的抗生素，因而广泛应用于培养基配置。

庆大霉素为广谱的抗生素，适用于敏感细菌所致的新生儿脓毒症、败血症、中枢神经系统感染（包括脑膜炎）、尿路生殖系统感染、呼吸道感染、胆道感染、皮肤、骨骼、中耳炎）、李斯特菌病。尤其对革兰阴性菌、大肠杆菌、铜绿假单胞菌、肺炎杆菌、痢疾杆菌有良好效用。

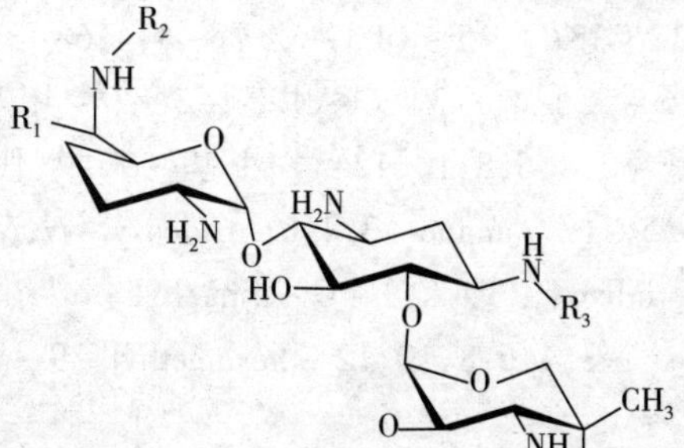

	R_1	R_2	R_3
庆大霉素 C_1	CH_3	CH_3	H
庆大霉素 C_{1a}	H	H	H
庆大霉素 C_2	CH_3	H	H
小诺米星	H	CH_3	H
依替米星	H	H	CH_2CH_3

6′ – N – 甲基庆大霉素 C_{1a} 称为小诺米星（micronomicin），又名沙加霉素（sagamicin），是由小单孢菌产生的抗生素，抗菌谱近似庆大霉素，与其他的氨基糖苷的交叉耐药性较轻。对氨基糖苷乙酰转移酶稳定，对产生该酶的耐药菌有效。临床主要用于大肠杆菌、痢疾杆菌、变形杆菌、克雷伯菌属及葡萄球菌等引起的支气管炎、肺炎、腹膜炎、肾盂肾炎及膀胱炎等。依替米星（etimicin）也是庆大霉素 C_{1a} 的衍生物，系半合成氨基苷类抗生素。抗菌谱广，对大肠杆菌、克雷白肺炎杆菌、沙雷菌属、奇异变形杆菌、沙门菌属、嗜血流感杆菌及葡萄菌属等有较高的抗菌活性，对部分庆大霉素、小诺霉素和头孢唑啉耐药的金葡菌、大肠杆菌和克雷白肺炎杆菌，对产生青霉素酶的部分葡萄球菌和部分低水平甲氧西林耐药的葡萄球菌亦有一定抗菌活性。

第四节　大环内酯类

大环内酯类抗生素（macrolide antibiotics）是由链霉菌产生的一类弱碱性抗生素，其结构特征为分子中含有一个十四元或十六元大环的内酯结构。通过内酯环上的羟基和去氧氨基糖或 6 – 去氧糖缩合成碱性苷。

天然的大环内酯类抗生素主要有红霉素（erythromycin）、麦迪霉素（midecamycin）、螺旋霉素（spiramycin）等。抗菌谱和抗菌活性相似，对革兰阳性菌和某些阴性菌、支原体等有较强的作用，并对幽门螺旋杆菌和军团菌有效；与临床常用的其他抗生素之间无交叉耐药性，但细菌对同类药物仍可产生耐药性；毒性较低，无严重不良反应。对酸、碱不稳定，在体内易被酶分解，生物利用度低。

一、红霉素类

红霉素（erythromycin）

化学名为 (2R,3S,4S,5R,6R,8R,10R,11R,12S,13R) – 5 – [(3 – 氨基 – 3,4,6 – 三脱氧 – N,N – 二甲 – β – D – 吡喃木糖基)氧] – 3 – [(2,6 – 二脱氧 – 3 – C – 甲基 – 3 – O – 甲基 – α – L – 吡喃糖基)氧] – 13 – 乙基 – 6,11,12 – 三羟基 – 2,4,6,8,10,12 – 六甲基 – 9 – 氧代十三内酯，(2R,3S,4S,5R,6R,8R,10R,11R,12S,13R) – 5 – (3 – amino – 3,4,6 – trideoxy – N,N – dimethyl – β – D – xylo – hexopyranosyloxy) – 3 – (2,6 – dideoxy – 3 – C,3 – O – dimethyl – α – L – ribo – hexopyranosyloxy) – 13 – ethyl – 6,11,12 – trihydroxy – 2,4,6,8,10,12 – hexamethyl – 9 – oxotridecan – 13 – olide。

本品为白色或淡黄色结晶性粉末；无臭、味苦；在空气中有吸湿性。易溶于乙醇、三氯甲烷、丙酮及醚等，微溶于水，成盐后溶解度增加。在干燥状态下较稳定，遇酸不稳定。
$[\alpha]_D^{25}$ −70°～78°（2%，乙醇溶液）；熔点 135～140℃（分解）。

　　临床主要用于链球菌引起的扁桃体炎、猩红热、白喉及带菌者、淋病、李斯特菌病、肺炎链球菌下呼吸道感染，尚可应用于流感杆菌引起的上呼吸道感染、金黄色葡萄球菌皮肤及软组织感染、梅毒、肠道阿米巴病等。

　　本品由放线菌（*Streptomyces erythreus*）培养液中获得，培养液中同时产生红霉素 B 及 C 等几种结构类似物，红霉素 A 为抗菌主要成分，含量达 88%，抗菌活性最强；通常所说的红霉素即指红霉素 A，其他两个组分 B 和 C 则被视为杂质。

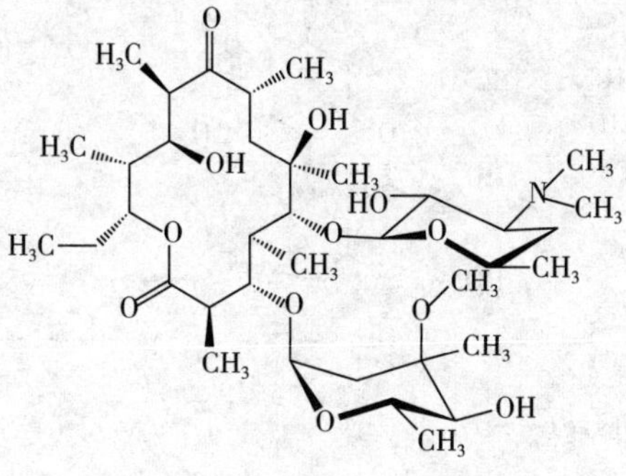

红霉素B 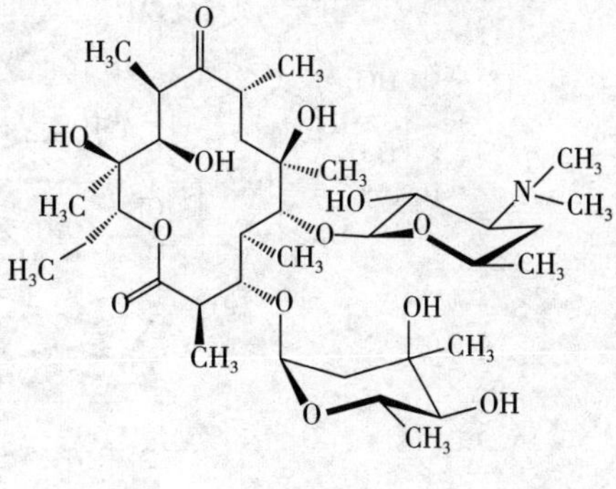　　　　　　　　　　　　　　红霉素C

　　红霉素 A 是由红霉内酯（erythronolide）与去氧氨基糖（desosamine）和克拉定糖（cladinose）缩合而成的碱性苷。红霉内酯环为 14 原子的大环，无双键，偶数碳原子上共有六个甲基，9 位上有一个羰基，C-3，C-5，C-6，C-11，C-12 共有五个羟基，内酯环的 C-3 通过氧原子与克拉定糖相连，C-5 通过氧原子与去氧氨基糖连接。

　　由于在红霉素的结构中存在多个羟基以及在其 9 位上有一个羰基，因此红霉素在酸性条件下不稳定，易发生分子内的脱水环合。在酸性溶液中，红霉素 C-6 上的羟基与 C-9 的羰

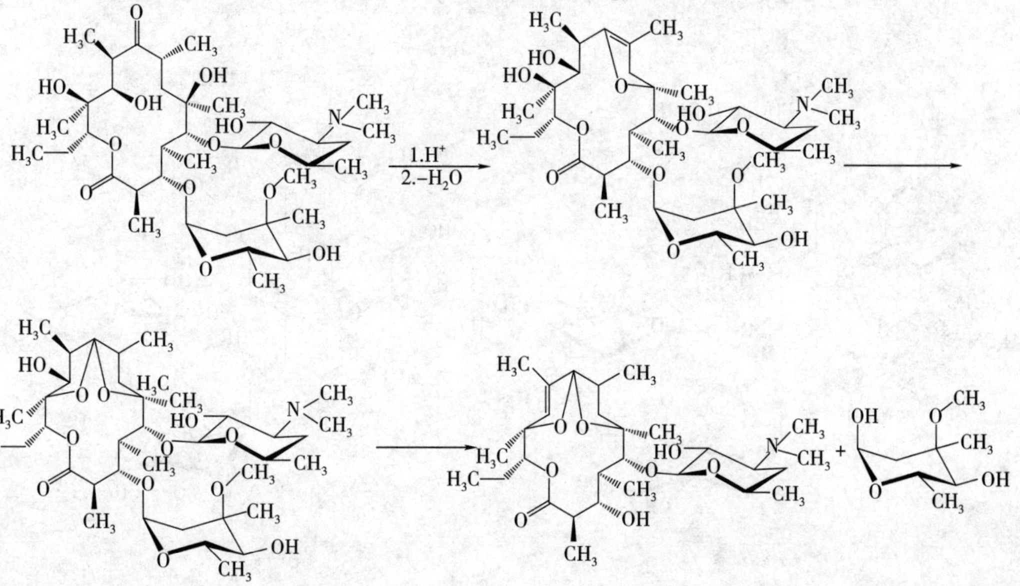

基形成半缩酮的羟基，再与 C – 8 上氢消去一分子水，形成脱水物（8,9 – anhydroerythromycin A – 6,9 – hemiketal）。脱水物 C – 12 上的羟基与 C – 8、C – 9 双键加成，得螺旋酮（anhydro-erythromycin A – 6,9 – 9,12 – spiroketal）。然后其 C – 11 羟基与 C – 10 上的氢消去一分子水，同时水解成红霉胺和克拉定糖，失去抗菌活性。

红霉素乳糖酸盐（erythromycin lactobionate）可供注射使用，依托红霉素（erythromycin estolate）在酸中较稳定并适于口服，琥乙红霉素（erythromycin ethyl succinate）可使红霉素苦味消失，适于儿童服用。

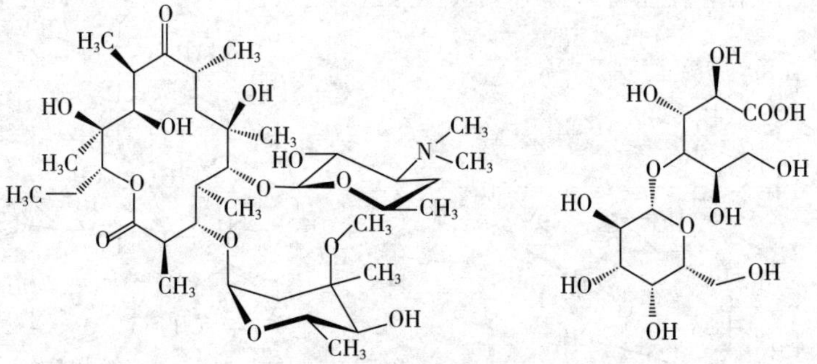

红霉素乳糖醛酸盐

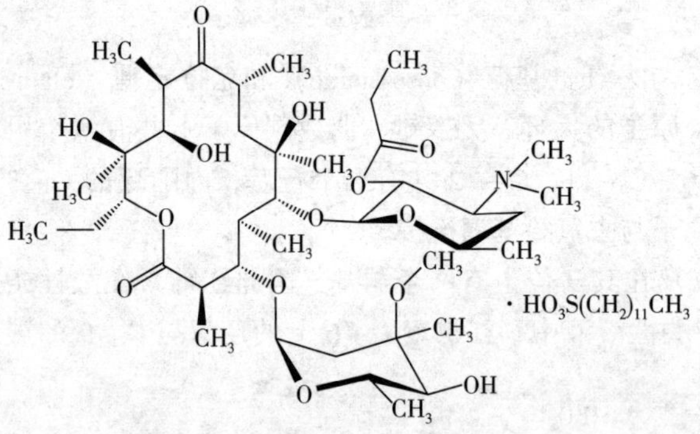

依托红霉素

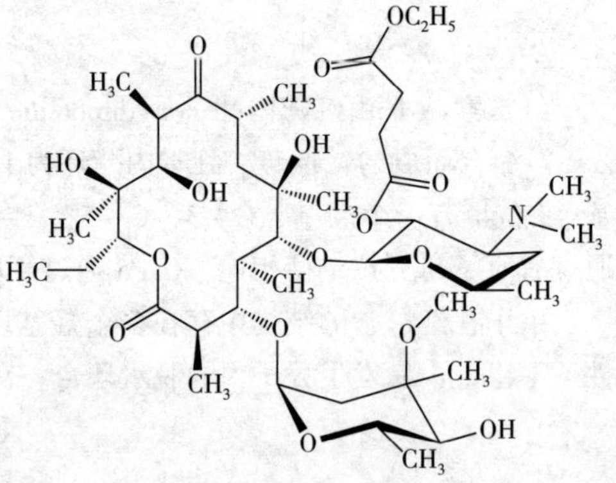

琥乙红霉素

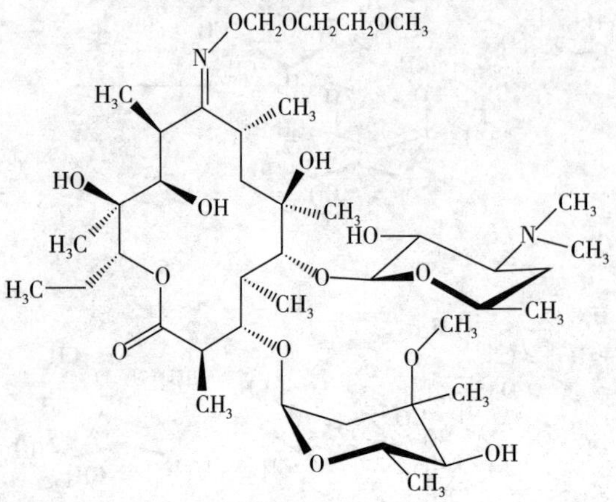

罗红霉素

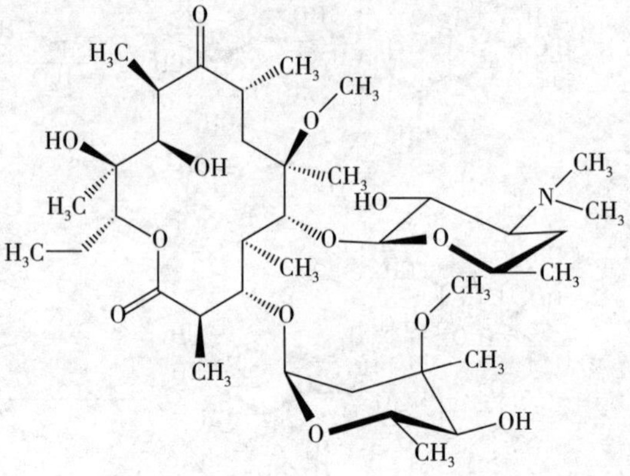

克拉霉素

将红霉素 C-9 位羰基与羟胺形成肟，可以阻止 C-9 位羰基与 C-6 位羟基在酸性条件下的缩合，增加药物的稳定性，再将肟的羟基取代，可以显著改善药物的生物利用，增加口服活性，如罗红霉素（roxithromycin）抗菌作用比强 6 倍，在组织中分布广，特别在肺组织中的浓度比较高。

克拉霉素（clarithromycin）是红霉素 C-6 位羟基甲基化的衍生物，耐酸，血药浓度高而持久，剂量比红霉素小，对金黄色葡萄球菌、肺炎球菌和化脓性链球菌的作用比红霉素强。

红霉素 8 位 H 原子用生物电子等排体 F 原子替换，得到氟红霉素（flurithromycin）。由于 F 原子的强吸电子作用，使得 9 位羰基的活性降低，药物稳定性提高。与红霉素相比，氟红霉素抗菌作用更强、范围更广，作用更持久，不良反应小。

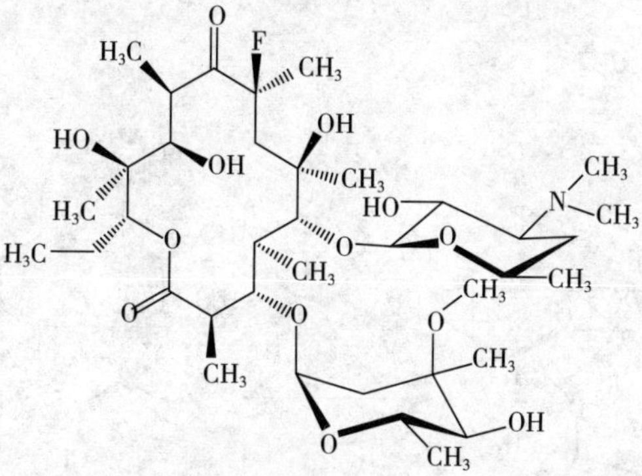

氟红霉素

红霉素 9 位羰基与羟胺成肟后，再还原得到 9-氨基红霉素，又叫红霉胺，具有较好的抗菌活性。将红霉胺的 9 位氨基和 11 位羟基与 2-（2-甲氧基乙氧基）乙醛缩合成噁嗪环得到地红霉素（dirithromycin）。地红霉素口服后被迅速吸收，通过水解转化为生物活性物质红霉胺。

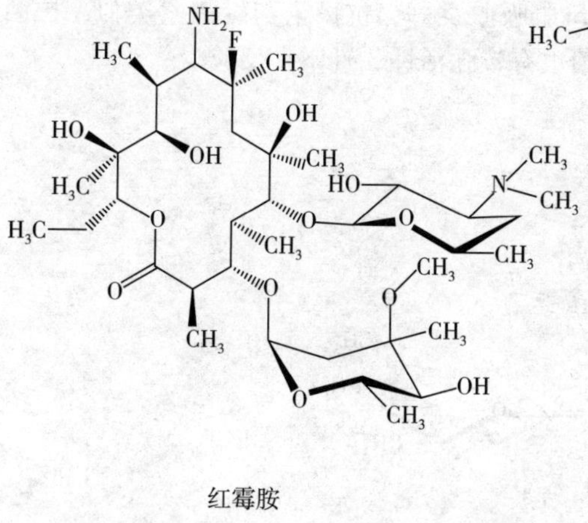

红霉胺

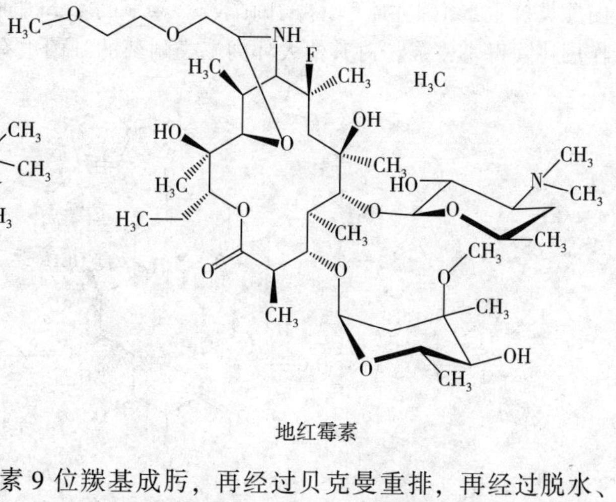

地红霉素

阿奇霉素（azithromycin）是将红霉素 9 位羰基成肟，再经过贝克曼重排，再经过脱水、还原、N-甲基化得到的扩环产物，是第一个环内含 N 的 15 元大环内酯类抗生素。其优点是对酸稳定，有较高的生物利用度，组织浓度高，体内半衰期较长。能抑制多种革兰阳性球菌、支原体、衣原体和嗜肺军团菌，对一些重要的革兰阴性杆菌如流感嗜血杆菌的具有良好的抗菌活性。

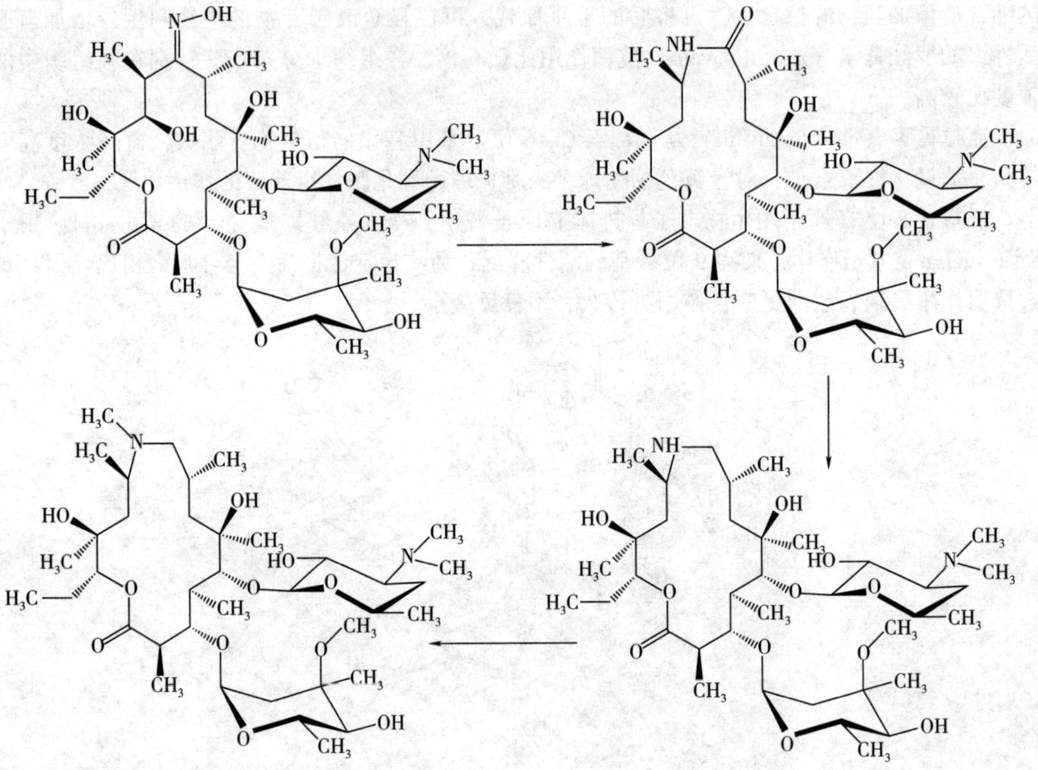

阿奇霉素

将红霉素 C-3 位克拉定糖水解去除，并将羟基氧化成羰基，11 位和 12 位的两个羟基形成环状的氨基甲酸酯，得到泰利霉素（telithromycin）。泰利霉素是一个结构全新的 14 元大环内酯类抗生素衍生物，又称酮内酯类。泰利霉素口服吸收良好，抗菌谱与红霉素类似，抗菌作用比阿奇霉素强，对其他大环内酯类耐药的细菌也有较强活性，且不良反应少。

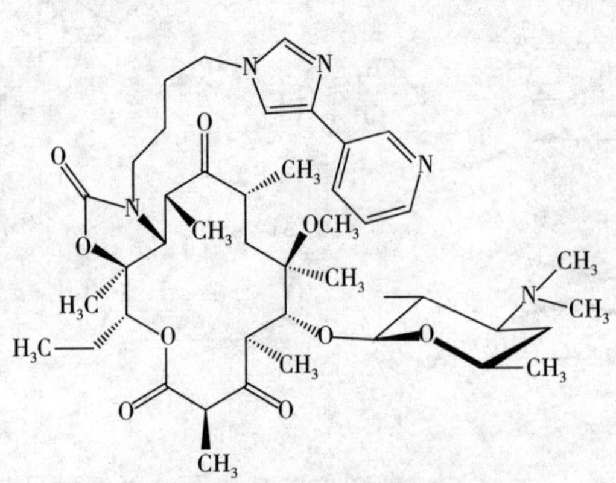

泰利霉素

二、螺旋霉素类

螺旋霉素（spiramycin）是由螺旋杆菌产生十六元环大环内酯类抗生素，含有螺旋霉素

Ⅰ、Ⅱ、Ⅲ三种成分。国外菌种产的以螺旋霉素Ⅰ为主，国产螺旋霉素以Ⅱ、Ⅲ为主。其结构特点是有双烯结构的 16 元大环内酯类，内酯环的 9 位与脱氧氨基糖形成糖苷。

螺旋霉素对酸不稳定，口服吸收差，且味苦。乙酰螺旋霉素（acetyl spiramycin）是螺旋霉素乙酰化前药，也有相应的三种成分，对酸稳定，口服吸收比螺旋霉素好，在胃肠道吸收后转化为螺旋霉素而发挥作用，抗菌谱与螺旋霉素相识。

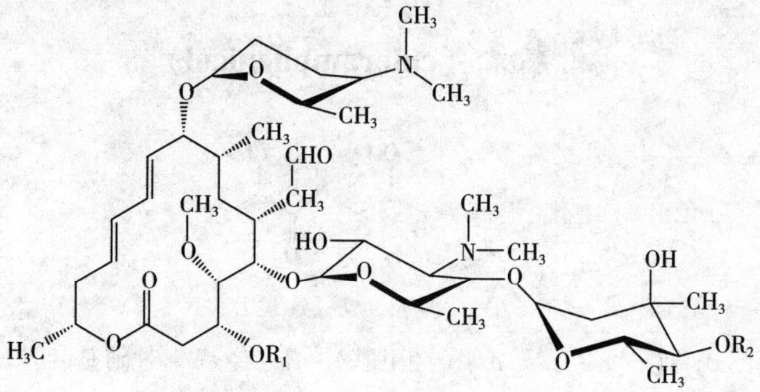

	R_1	R_2
螺旋霉素Ⅰ	H	H
螺旋霉素Ⅱ	COCH$_3$	H
螺旋霉素Ⅲ	COCH$_2$CH$_3$	H
乙酰螺旋霉素Ⅰ	H	COCH$_3$
乙酰螺旋霉素Ⅱ	COCH$_3$	COCH$_3$
乙酰螺旋霉素Ⅲ	COCH$_2$CH$_3$	COCH$_3$

三、麦迪霉素类

麦迪霉素（midecamycin）是米加链霉菌产生的大环内酯类抗生素，含麦迪霉素 A$_1$、A$_2$、A$_3$、A$_4$四种成分。麦迪霉素 A$_1$ 为主要成分，是 16 元环内酯与碳霉糖和碳霉胺糖结合形成的碱性苷。乙酰麦迪霉素（acetylmidecamycin）可以改善其特有的苦味，而且吸收好，具有很好的抗菌效力。主要用于治疗敏感菌所致的呼吸道感染和皮肤软组织感染。

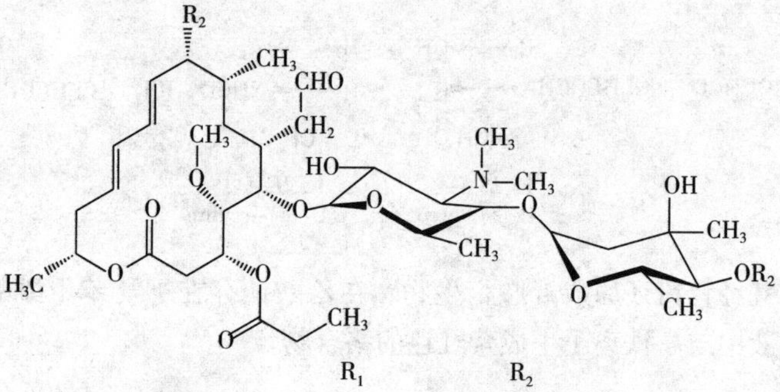

	R_1	R_2
麦迪霉素A$_1$	OH	COCH$_2$CH$_3$
麦迪霉素A$_2$	OH	COCH$_2$CH$_2$CH$_3$
麦迪霉素A$_3$	O	COCH$_2$CH$_3$
麦迪螺旋A$_4$	O	COCH$_2$CH$_2$CH$_3$OCH$_3$

第五节 其 他 类

一、氯霉素类

氯霉素（chloramphenicol）

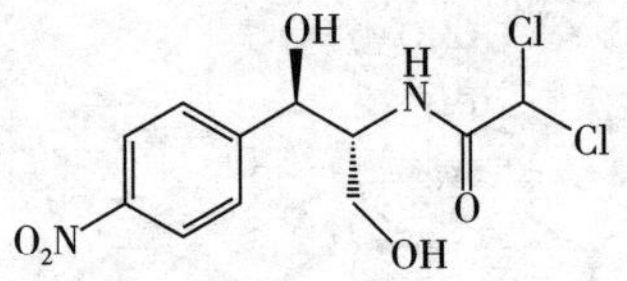

化学名为 D – 苏式 – (–) – N – [α – (羟甲基) – β – 羟基 – 对硝基 – 苯乙基] – 2,2 – 二氯乙酰胺，2,2 – dichloro – N – [(1R,2R) – 2 – hydoxy – l – (hydroxymethyl) – 2 – (4 – nitrophenyl) ethyl] acetamide。

本品为白色至灰白色或黄白色的针状、长片状结晶或结晶性粉末；味苦。在乙醇、丙酮、乙酸乙酯和丙二醇中易溶，水中微溶。本品在无水乙醇中呈右旋性，$[\alpha]_D^{25}$ 为 + 18.5° ~ +21.5°；在乙酸乙酯中呈左旋性，$[\alpha]_D^{25}$ 为 – 25.5°；熔点 150.5 ~ 151.5℃。在干燥时稳定，耐热，在弱酸性和中性溶液中较稳定，但在强碱性（pH 9 以上）或强酸性（pH 2 以下）溶液中均可引起水解。

本品结构含有两个手性碳原子，有四个旋光异构体。其中仅 1R, 2R – (–) 或 D – (–) 苏阿糖型有抗菌活性。DL – (±) 苏阿糖型的外消旋体称为合霉素（syntomycin），疗效为 1R, 2R – (–) 氯霉素的一半。

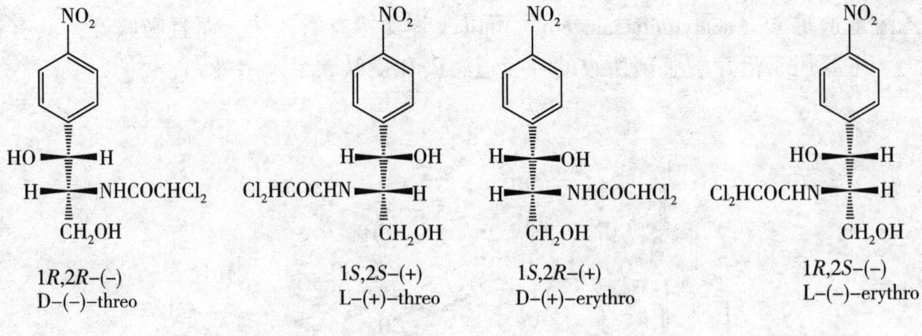

本品分子中硝基经锌粉还原成羟胺衍生物，在乙酸钠存在下与苯甲酰氯进行苯甲酰化反应，再在弱酸性溶液中与高铁离子生成紫红色的络合物。

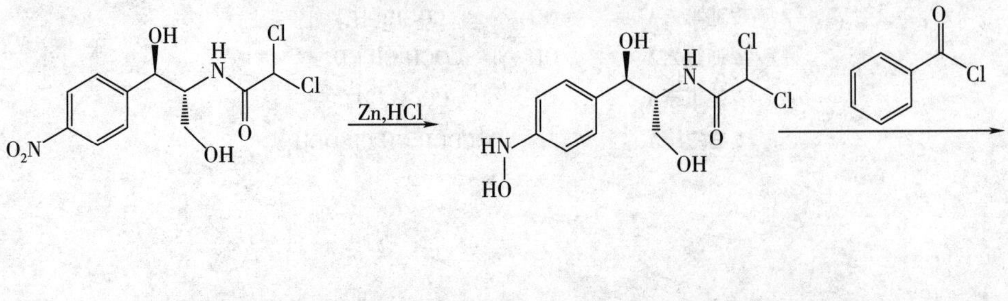

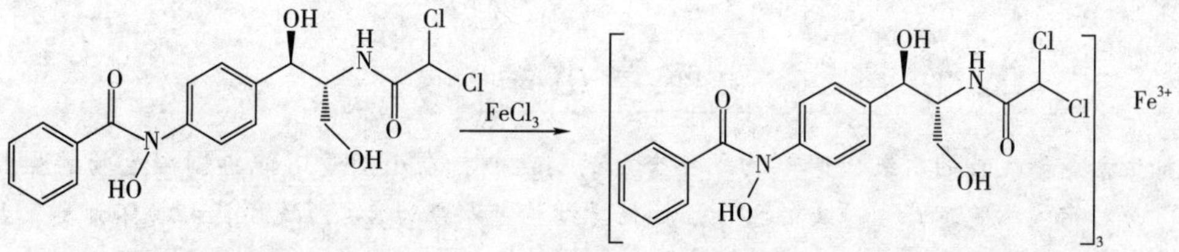

本品主要作用于细胞核糖体 50S 亚基，能特异性地阻止 mRNA 与核糖体结合。临床上主要用以治疗伤寒、副伤寒、斑疹伤寒等，对百日咳、沙眼、细菌性痢疾及尿道感染等也有疗效。长期和多次应用可损害骨髓的造血功能，引起再生障碍性贫血。

将氯霉素中的硝基用强吸电子基团甲砜基取代可以得到甲砜霉素（thiamphenicol），抗菌活性有所增强，其抗菌谱与氯霉素相似，副作用较少。

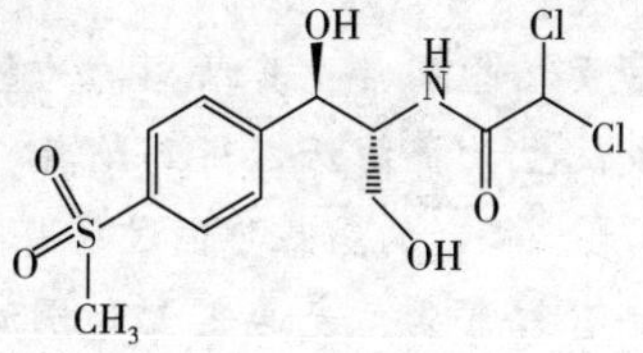

甲砜霉素

二、林克酰胺类

林可霉素（又叫洁霉素，lincomycin）是由链霉菌 *Streptomyces lincolnensis* 发酵产生的抗生素，克林霉素（又称氯洁霉素，clindamycin）是林可霉素 7 位羟基被氯替代的半合成衍生物。林可霉素和克林霉素对革兰阳性菌活性好，对组织渗透力强，主要用于治疗革兰阳性菌引起的各种感染性疾病。

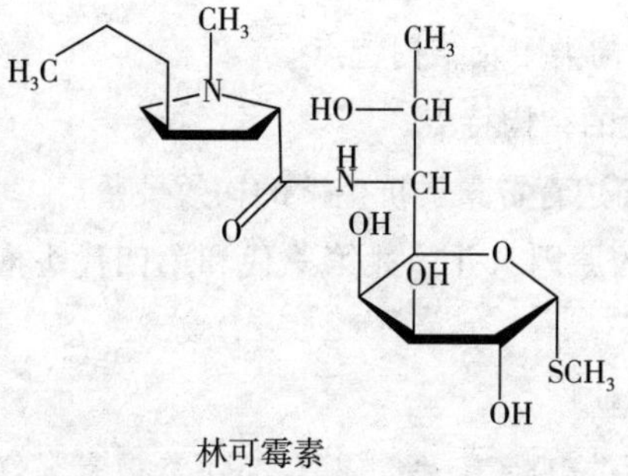

林可霉素

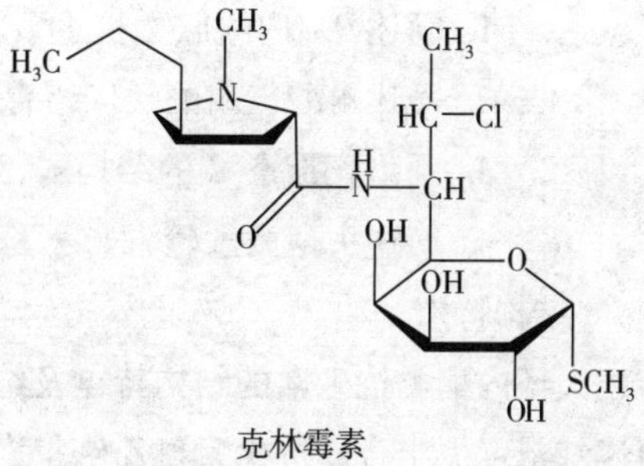

克林霉素

三、磷霉素

磷霉素（phosphonomycin）是由西班牙土壤中放线菌 *Streptomyces fradiace* 培养液中得到的抗生素，结构简单。这种独特的化学结构使它与其他抗生素之间不但没有交叉耐药，而且多呈现协同作用。磷霉素的抗菌谱广，而且组织分布良好，不与血清蛋白结合，毒性低。其作用机制是抑制细菌细胞壁的早期合成，临床上主要用于肺炎、脑膜炎、败血症、痢疾、尿路和皮肤软组织感染。

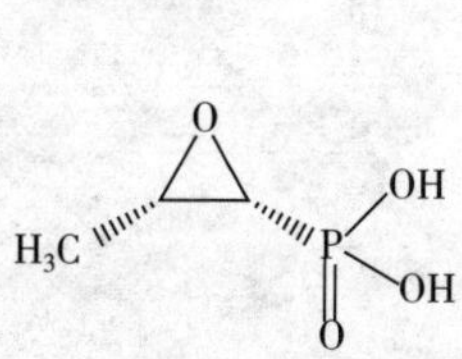

磷霉素

本 章 小 结

　　抗生素是微生物的次级代谢产物或半合成的衍生物，在小剂量下能抑制微生物的生长和存活，而对宿主细胞不产生严重的毒性。按化学结构可以分为β - 内酰胺类、四环素类、大环内酯类、氨基苷类和其他类。

　　β - 内酰胺抗生素是指分子中含有四元的β - 内酰胺环的抗生素，可分为青霉素类、头孢菌素类、β - 内酰胺抑制剂及非经典β - 内酰胺类。耐酸、耐酶、广谱青霉素的结构特点分别是在 6 位酰胺基的α位引入电负性较大、空间位阻大和极性亲水性基团形成的衍生物。头孢菌素比青霉素稳定；β - 内酰胺酶抑制剂包括氧青霉烷类和青霉烷砜类；非经典的β - 内酰胺抗生素主要包括碳青霉烯类和单环类。

　　天然四环素包括金霉素、土霉素和四环素，其结构均为氢化并四苯的四环骨架，多西环素、米诺环素、美他环素等半合成抗生素抗菌活性得到改善。氨基苷类抗生素化学结构通常由 1,3 - 二氨基肌醇部分为苷元与某些特定的氨基糖通过糖苷键相连而成的水溶性的碱性苷。

　　天然的大环内酯类抗生素主要有红霉素、麦迪霉素和螺旋霉素，其结构特征为分子中含有一个十四元或十六元大环的内酯结构。5 位氨基基糖上的 2' - 羟基基与琥珀酸成酯得到琥乙红霉素；C - 6 位羟基甲基化得到克拉霉素；C - 9 位羰基与羟胺形成肟得到罗红霉素；8 位 H 原子用 F 原子取代得到氟红霉素；C - 9 位羰基与羟胺成肟后，再还原得到红霉胺；C - 9 位羰基成肟，在经过贝克曼重排，在经过脱水、还原、N - 甲基化得到的扩环产物为阿奇霉素。

　　氯霉素是伤寒、副伤寒疾病治疗的首选药，结构中含有 2 个手性原子，具有 4 个异构体，其中 D - (-) - 苏阿糖型具有抗菌活性。

思考题

1. 简述β - 内酰胺类抗生素的结构类型及结构特点。

2. 简述耐酸、耐酶、广谱青霉素的结构特点。

3. 画出青霉素 G 的结构式，并简述青霉素类抗生素的构效关系。

4. 简述头孢菌素较青霉素稳定的原因，并简述第三代和第四代头孢菌素的结构特点。

5. 简述大环内酯类抗生素的结构特点及结构类型。

6. 简述红霉素类半合成抗生素琥乙红霉素、克拉霉素、罗红霉素、阿奇霉素与红霉素在结构上的区别。

7. 简述天然四环素的理化性质。

（霍　强）

第十九章 合成抗菌药

学习导引

1. **掌握** 三代喹诺酮类药物的化学结构特征和药效特点及代表药物的结构、性质和作用。
2. **熟悉** 喹诺酮类抗菌药物的作用机制、构效关系、化学结构与毒性的关系；磺胺类药物的作用机制，抗真菌抗生素的结构及药效特点。
3. **了解** 喹诺酮类药物、磺胺类药物、抗菌增效剂和抗真菌药物的发展。

第一节 喹诺酮类抗菌药

喹诺酮类抗菌药又称吡酮酸类或吡啶酮酸类抗菌药，其分子基本骨架均为氮（杂）双并环结构，是一类作用优良的合成抗菌药物。具有抗菌谱广、抗菌力强、结构简单、给药方便，与其他常用抗菌药物无交叉耐药性以及价格便宜等特点，愈来愈受到各国的重视，在临床上的应用越来越广泛，其中氟喹诺酮已逐渐成为该类药物的主流。

自 1962 年美国 Sterling – Winthrop 研究所 Lesher 等发现第一个喹诺酮类抗菌药萘啶酸以来，许多学者致力于研究开发这类药物，特别是近十余年来取得了飞跃进展，某些新一代喹诺酮的抗菌作用与疗效可与第三代头孢菌素媲美。按化学结构喹诺酮类药物大体分为萘啶酸类（萘啶酸）、吡啶并嘧啶酸类（吡哌酸）、喹啉酸类（环丙沙星）和噜啉酸类（西诺沙星）等，临床常用的喹诺酮类抗菌药见表 19 – 1。

表 19 – 1 临床常见的喹诺酮类抗菌药

名 称	结 构	半衰期/h
萘啶酸 （nalidixic acid） 第一代	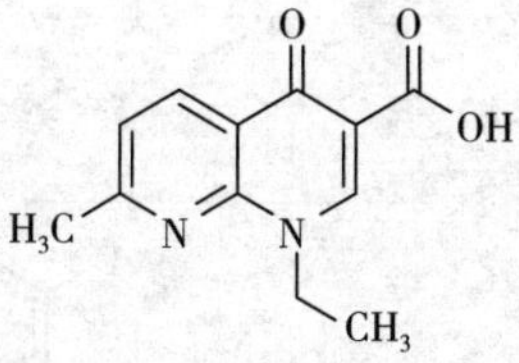	6

名　称	结　构	半衰期/h
噁喹酸 （oxolinic acid）	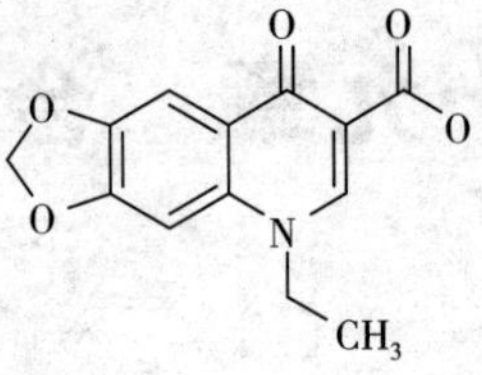	18.2
吡咯酸 （piromidic acid）	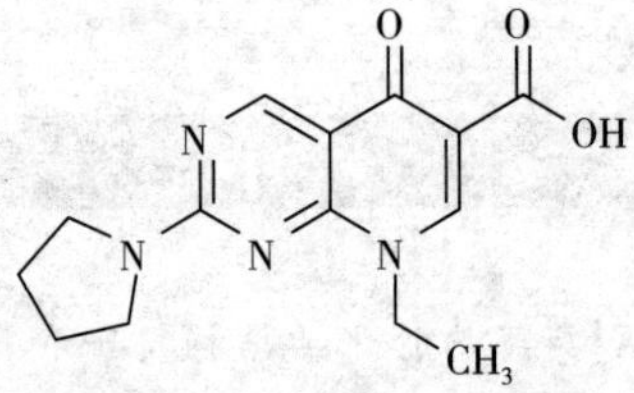	–
吡哌酸 （pipemidic acid）	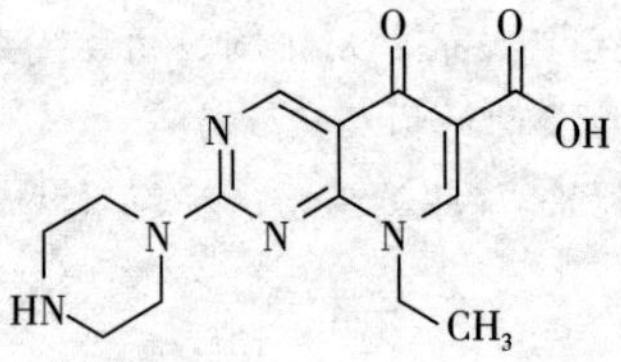	5~6
西诺沙星 （cinoxacin）	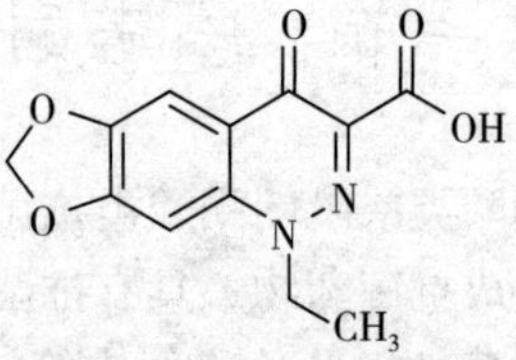	1.5
诺氟沙星 （norfloxacin）	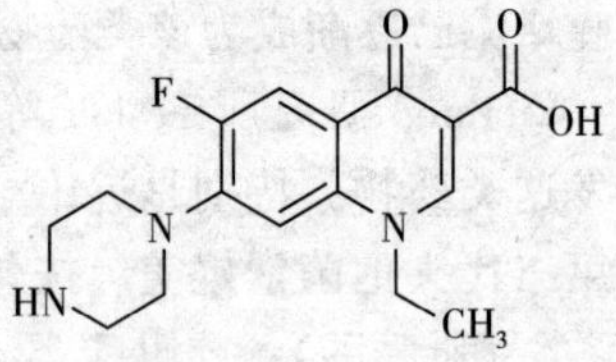	3~4
环丙沙星 （ciprofloxacin）	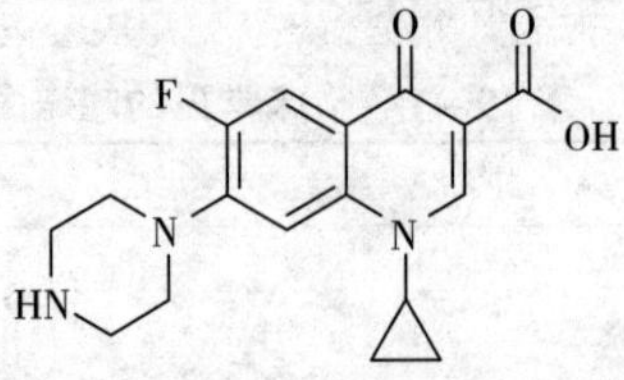	3~5
诺美沙星 （lomefloxacin）	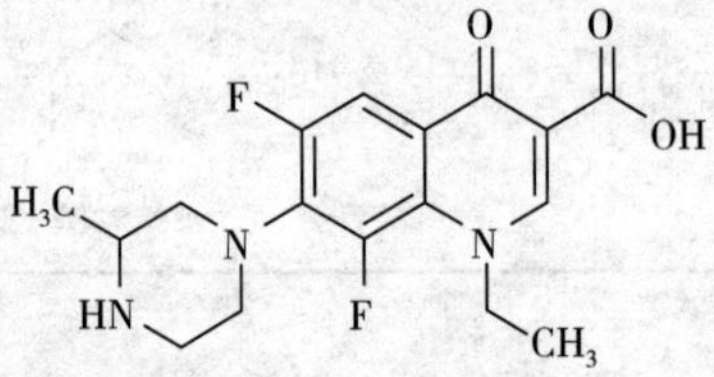	7~8

第一代 · 第二代 · 第三代

续表

名　称	结　构	半衰期/h
第三代 左氧氟沙星（levofloxacin）	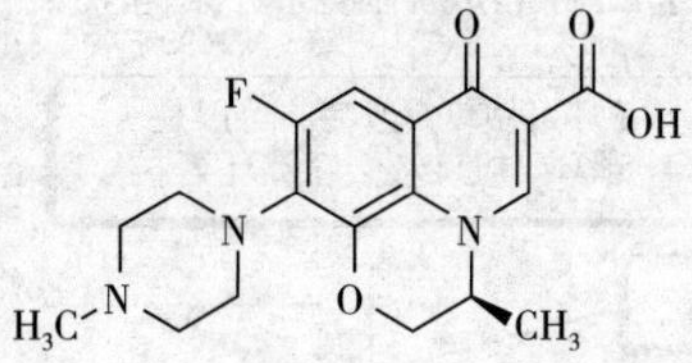	5~7
第四代 莫西沙星（moxifloxacin）	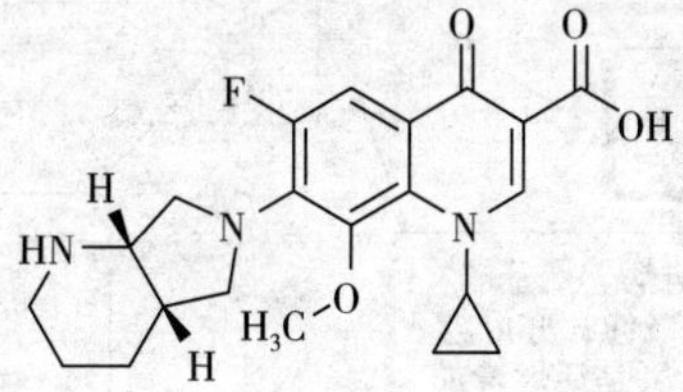	12
加替沙星（gatifloxacin）	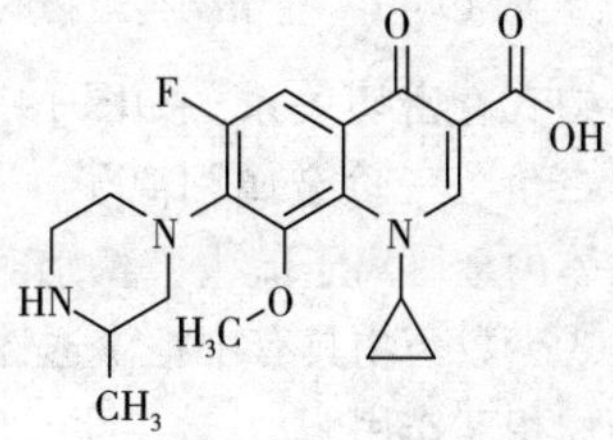	7~14
巴洛沙星（balofloxacin）	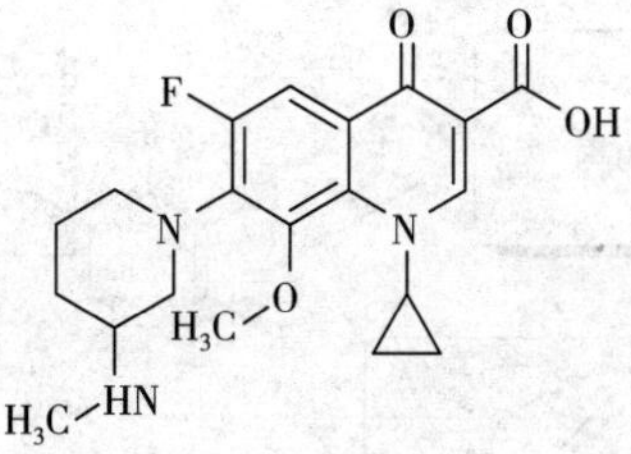	7~8
吉米沙星（gemifloxacin）	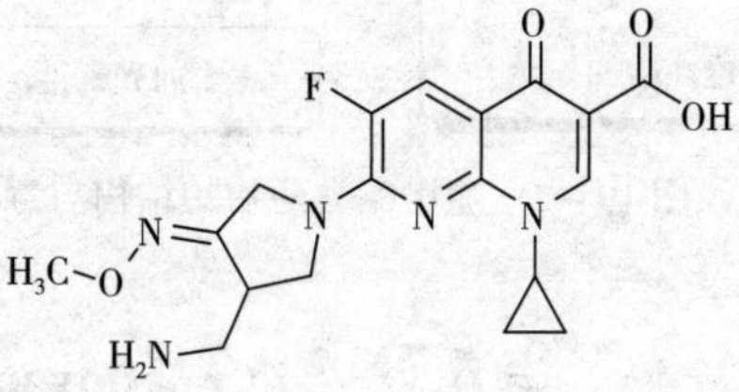	6~7

　　喹诺酮类药物在革兰阳性菌中的主要作用靶位是拓扑异构酶Ⅳ，而在革兰阴性菌中主要作用靶位是 DNA 促旋酶。人体细胞缺乏这些靶体酶，因此喹诺酮类药物对细菌细胞具有选择性。DNA 促旋酶和拓扑异构酶Ⅳ都是细菌生长所必需的酶，其中任一种酶受到抑制都将使细胞生长被抑制，最终导致细胞死亡。喹诺酮类药物的作用机制正是通过与 DNA、DNA 促旋酶或拓扑异构酶Ⅳ发生交互作用形成三元复合物，药物的这种作用诱导 DNA 和拓扑异构酶Ⅳ发生构型改变，从而导致这种酶对 DNA 不能发挥正常的功能，最后导致 DNA 降解

及菌体死亡。

喹诺酮类药物是以 4 – 喹诺酮（吡酮酸）为基本结构的合成药物，在 N – 1、C – 5、C – 6、C – 7、C – 8 引入不同基团可形成不同药物，构效关系见图 19 – 1。

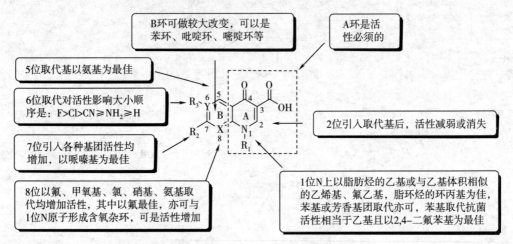

图 19 – 1 喹诺酮类药物的构效关系

喹诺酮类药物毒性与结构有着密切关系，如图 19 – 2 所示。①喹诺酮类药物结构中 3，4 位分别为羧基和羰基，易与二价、三价金属阳离子，如 Ca^{2+}、Mg^{2+}、Al^{3+}、Zn^{2+} 等螯合，降低了药物的抗菌活性，导致体内金属离子流失，特别对妇女、老人和儿童能引起缺钙、缺锌、贫血等副作用；②光毒性；③少数药物具有中枢渗透性，增加毒性（与 GABA 受体结合）、胃肠道反应和心脏毒性；④药物相互作用。

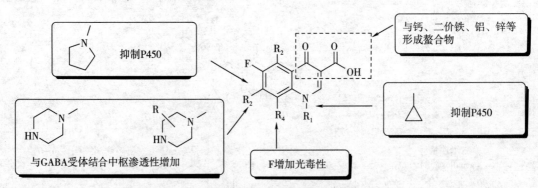

图 19 – 2 喹诺酮类药物的结构与毒副作用关系

诺氟沙星（norfloxacin）

化学名为 1 – 乙基 – 6 – 氟 – 1,4 – 二氢 – 4 – 氧代 – 7 –（1 – 哌嗪基）– 3 – 喹啉羧酸，1 –

ethyl – 6 – fluoro – 4 – oxo – 7 – piperazin – 1 – yl – quinoline – 3 – carboxylic acid。

本品为类白色至淡黄色结晶性粉末；无臭，味微苦；在空气中能吸收水分，遇光色渐变深。在 DMF 中略溶，在水或乙醇中极微溶解，在醋酸、盐酸或氢氧化钠溶液中易溶。熔点 218～224℃。

本品为氟喹诺酮类抗菌药，具广谱抗菌作用，尤其对需氧革兰阴性杆菌的抗菌活性高，体外对多重耐药菌亦具抗菌活性，对青霉素耐药的淋病奈瑟菌、流感嗜血杆菌和卡他莫拉菌亦有良好抗菌作用。通过作用于细菌 DNA 螺旋酶的 A 亚单位，抑制 DNA 的合成和复制而导致细菌死亡。临床主要用于泌尿道、呼吸系统、肠道、耳鼻喉科、妇科、外科和皮肤科等感染性疾病。少数病人可引起转氨酶升高，停药后可恢复正常；对未成年人骨骼形成有延缓作用，会影响到发育，故未成年人禁用。

空腹时口服吸收迅速但不完全，约为给药量的 30%～40%；广泛分布于各组织、体液中，但未见于中枢神经系统。血清蛋白结合率为 10%～15%，血消除半衰期（$t_{1/2}$）为 3～4 小时，肾功能减退时可延长至 6～9 小时。

盐酸环丙沙星（ciprofloxacin）

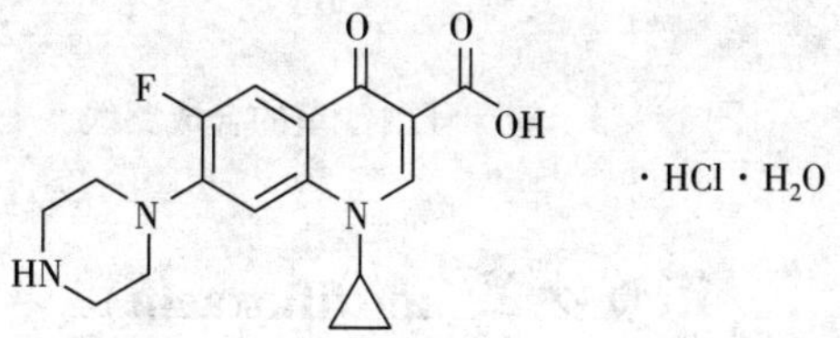

化学名为 1 – 环丙基 – 6 – 氟 – 1,4 – 二氢 – 4 – 氧代 – 7 –（1 – 哌嗪基）– 3 – 喹啉羧酸盐酸盐一水合物，1 – cyclopropyl – 6 – fluoro – 4 – oxo – 7 –（piperazin – 1 – yl）– quinoline – 3 – carboxylic acid。

本品为白色至微黄色结晶性粉末；无臭，味苦；本品在醋酸中溶解，在乙醇和三氯甲烷中极微溶解，在水中几乎不溶。熔点 255～257℃（分解）。

抗菌谱与诺氟沙星相似，但抗菌活性强 2～10 倍，是本类药物中体外抗菌活性最强的药物。对肠杆菌、淋球菌、链球菌、军团菌、金黄色葡萄球菌等显著优于头孢菌素和氨基糖苷类等抗生素，对革兰阳性菌的抗菌活性与氧氟沙星相似，对所有敏感的革兰阴性菌的抗菌活性强于诺氟沙星、氧氟沙星 2～4 倍，亦优于头孢克洛与庆大霉素。耐庆大霉素的肠杆菌科细菌及耐甲氧苯青霉素的金葡菌也对本品敏感。

本品口服生物利用度为 49%～70%，服药后 1～2 小时血药浓度可达高峰。其分布及组织穿透性良好，在胆汁、肾脏、胆囊和肝脏、肺部、女性生殖器官、前列腺组织液中浓度较高。绝大部分以原形经尿液排泄，其余药物经胆汁和粪便排出。

本品适用于治疗敏感菌引起的呼吸道感染、泌尿道、耳鼻喉、皮肤和软组织、胃肠道感染等。

本品的合成路线如图 19 – 3 所示。

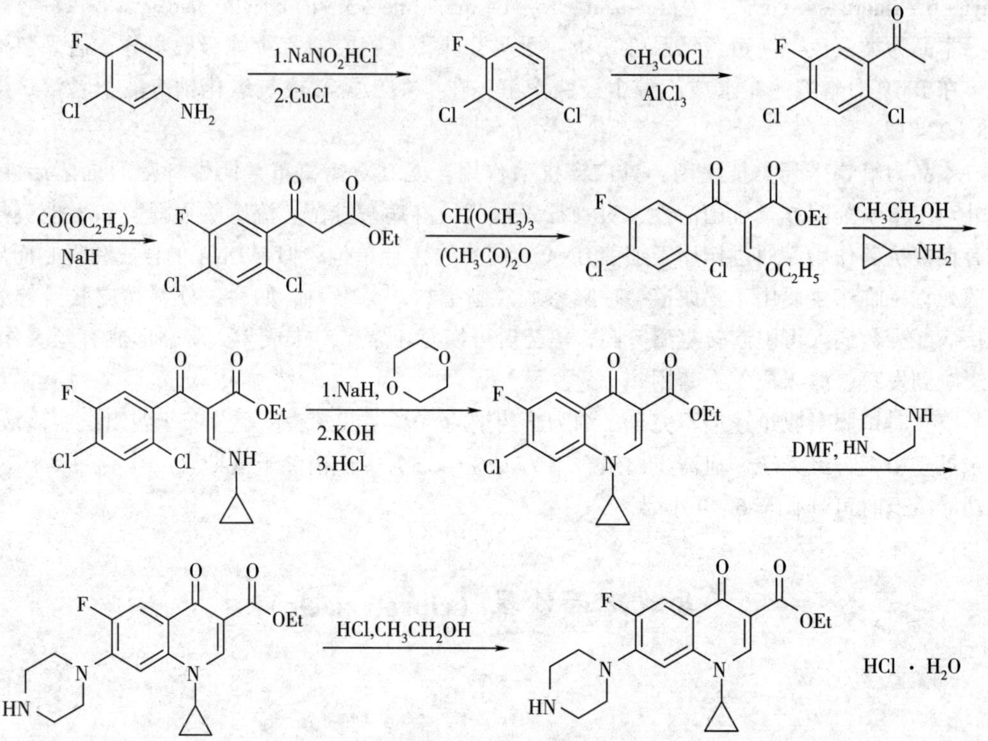

图 19 – 3　盐酸环丙沙星的合成路线

莫西沙星(moxifloxacin)

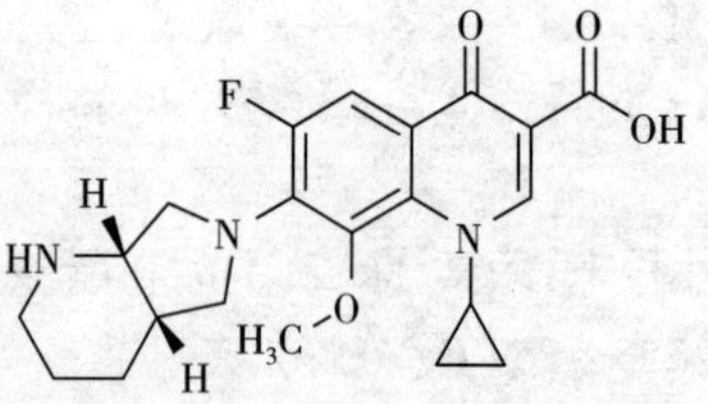

化学名为 1 – 环丙基 – 7 – [(S,S) – 2,8 – 重氮 – 二环[4.3.0]壬 – 8 – 基] – 6 – 氟 – 8 – 甲氧 – 1,4 – 二氢 – 4 – 氧 – 3 – 喹啉羧酸,(1′S,6′S) – 1 – cyclopropyl – 7 – (2,8 – diazabicyclo[4.3.0]non – 8 – yl) – 6 – fluoro – 8 – methoxy – 4 – oxo – 1。

本品为浅黄色至黄色粉末或晶体。熔点 203～208℃。

本品为第四代喹诺酮类广谱抗菌药,抗菌机制为干扰 Ⅱ、Ⅳ 拓扑异构酶。口服后吸收良好,生物利用度约 90%,达峰时 0.5～4 小时,半衰期 ($t_{1/2}$) 达 12 小时,给药不受进食影响。不经细胞色素 P450 酶代谢,减少了药物间相互作用的可能性。肾脏代谢 45%,肝脏代谢 52%,肾功能损害和轻度肝功能不全的患者无需调整剂量。对革兰阴性菌、革兰阳性菌、支原体、衣原体及脊髓炎病毒等均具有良好的抗菌活性。该药不易产生耐药性,临床上用于治疗呼吸系统感染、生殖系统感染、皮肤软组织感染等。

第二节 磺胺类抗菌药和增效剂

磺胺类药物具有较广的抗菌谱，疗效确切、性质稳定、使用简便、价格便宜，并且便于长期保存。特别是1969年抗菌增效剂甲氧苄啶（TMP）发现以后，与磺胺类联合应用可使其抗菌作用增强、治疗范围扩大。磺胺类药仍是重要的化学治疗药物。

一、磺胺类抗菌药

磺胺类药物（sulfonamides，SAs）是指具有对氨基苯磺酰胺结构的一类药物的总称。1932年，德国化学家合成了一种名为“百浪多息”的红色染料，可用于治疗丹毒等疾患。但是由于其在体外无明显的杀菌作用，没有引起医学界的重视。同年，格哈特·杜马克发现百浪多息对于感染溶血性链球菌的小白鼠具有很高的疗效，并成功治疗由链球菌引起的败血病患者。1939年格哈特·杜马克被授予诺贝尔生理学与医学奖。

法国巴黎巴斯德研究所的特雷富埃尔和他的同事断定，百浪多息一定是在体内变成了对细菌有效的另一种物质。于是他们着手对百浪多息的药效团进行分析，分解出氨苯磺胺。此后，磺胺类药物得到迅速发展，其中应用较广并具有一定疗效的有几十种。临床常用的磺胺类抗菌药见表19－2，构效关系见图19－4。

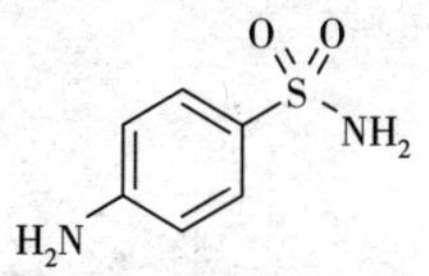

磺胺

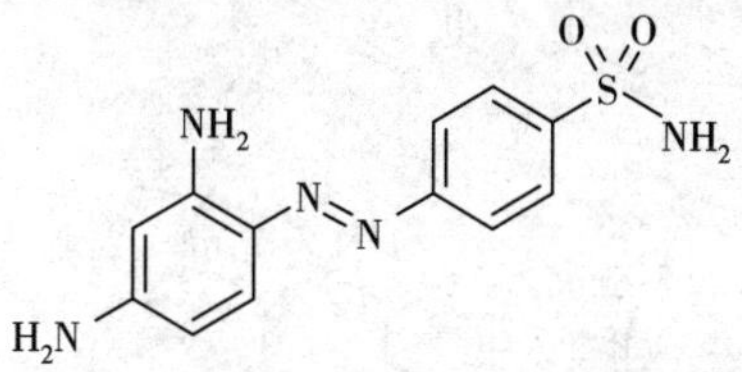

百浪多息

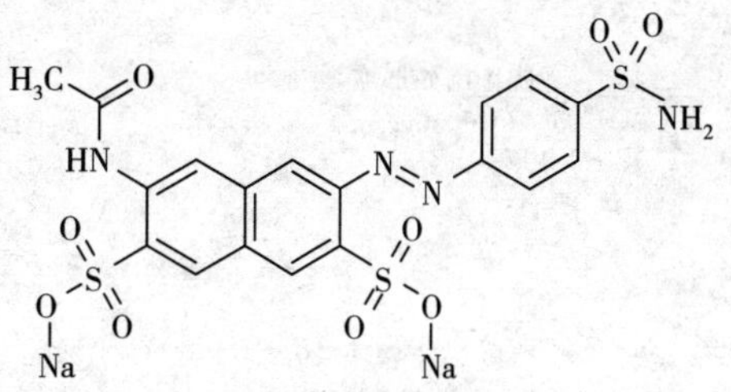

可溶性百浪多息

表19－2 临床常见的磺胺类类抗菌药

	名称	结构	半衰期/h
易吸收的磺胺药物	磺胺二甲基嘧啶（sulfamethazine）	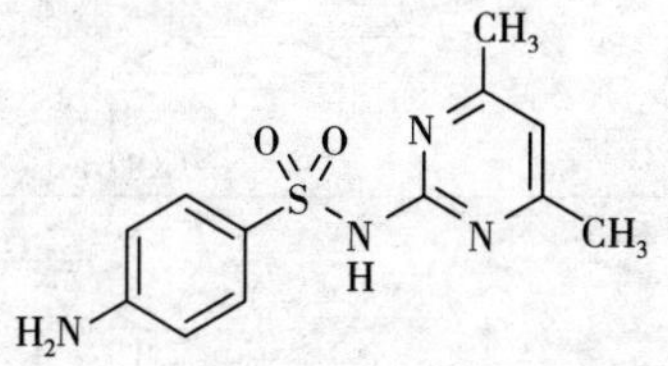	5～6
	磺胺异噁唑（sulfafurazole）	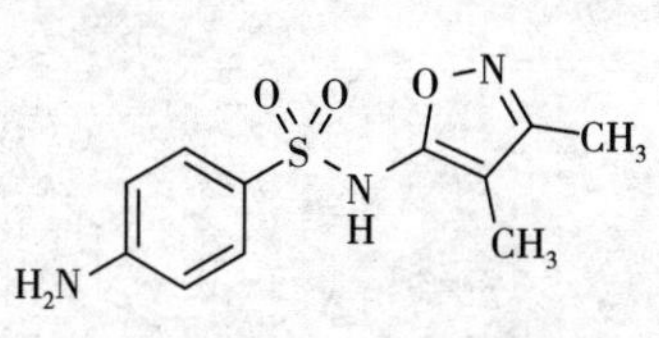	5～6
	磺胺嘧啶（sulfadiazine）	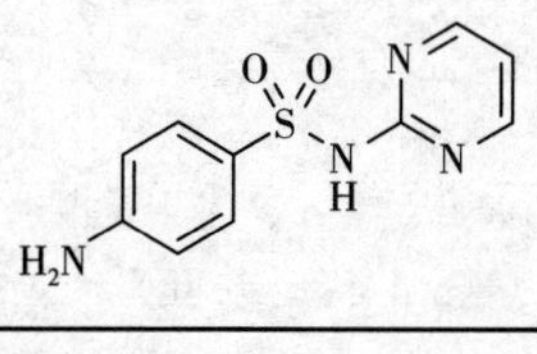	10～24

名　称	结　构	半衰期/h
磺胺甲噁唑 （sulfamethoxazole）	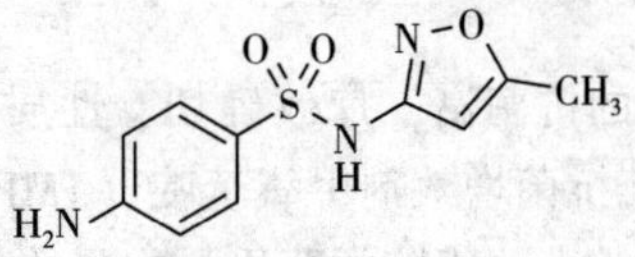	10 ~ 24
磺胺多辛 （sulfadoxine）	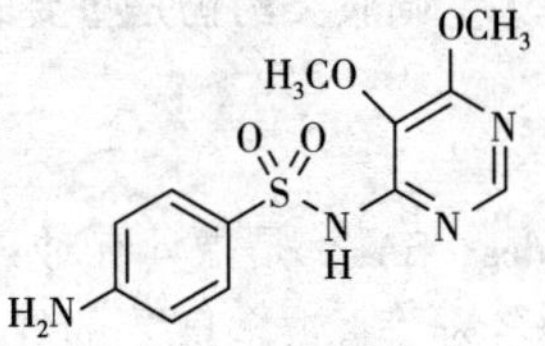	≥24
磺胺喹噁啉 （sulfaquinoxaline）	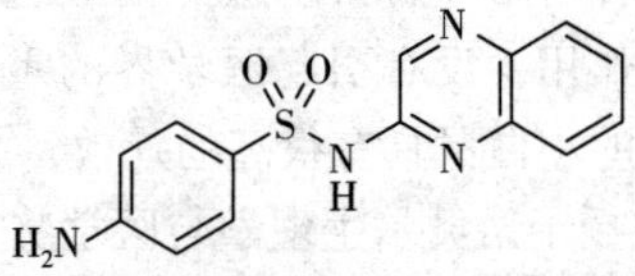	—
磺胺脒 （sulfaguanidine）		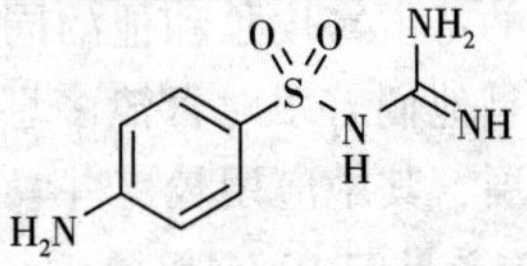 5 ~ 6
琥珀酰磺胺噻唑 （sulfadigesin）	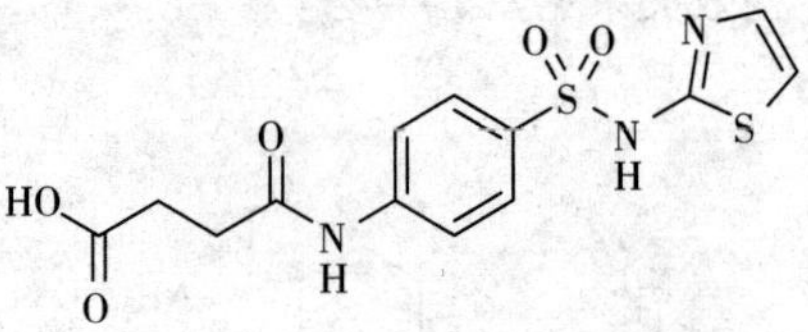	5 ~ 6
酞磺胺噻唑 （phthalylsulfathiazole）	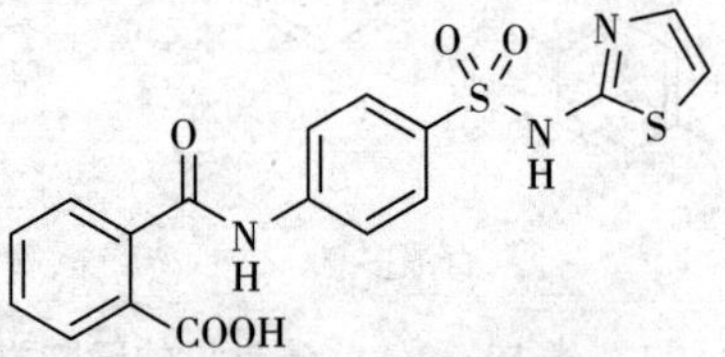	5 ~ 6
酞磺醋胺 （phthalylsulfacetamide）	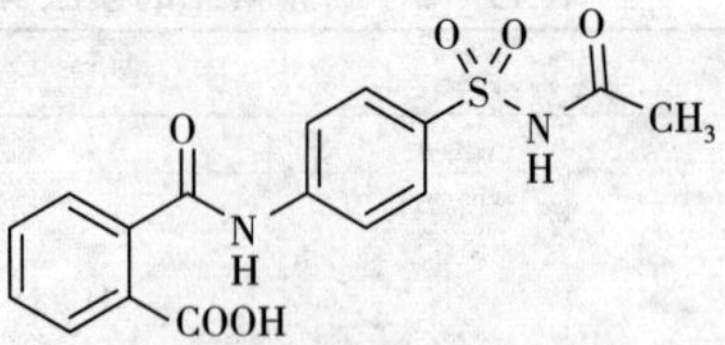	5 ~ 6
磺胺醋酰钠 （sulfacetamide sodium）	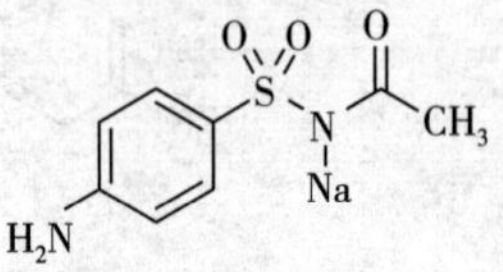	—
醋酸磺胺米隆 （mafenide acetate）	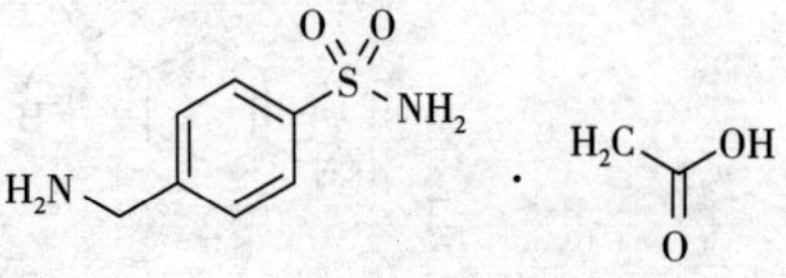	—
磺胺嘧啶银 （sulfadiazine silver））	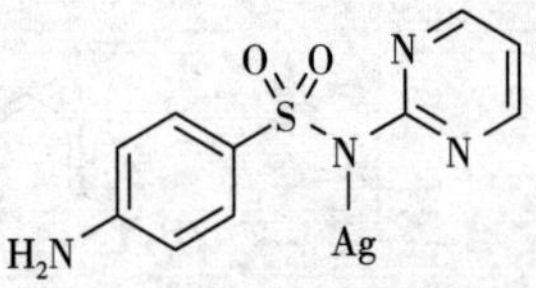	—

易吸收的磺胺药物

不易吸收的磺胺药物

外用磺胺药

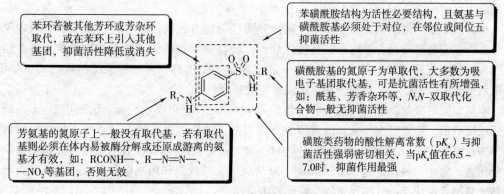

图 19-4 磺胺类药物的构效关系

细菌不能直接利用其生长环境中的叶酸，而是利用环境中的对氨基苯甲酸（PABA）和二氢蝶啶焦磷酸酯、谷氨酸在菌体内的二氢叶酸合成酶催化下合成二氢叶酸。二氢叶酸在二氢叶酸还原酶的作用下形成四氢叶酸，四氢叶酸作为一碳单位转移酶的辅酶，参与核酸前体物（嘌呤、嘧啶）的合成。而核酸是细菌生长繁殖所必需的成分。磺胺药物的化学结构与 PABA 类似，能与 PABA 竞争二氢叶酸合成酶，影响了二氢叶酸的合成，因而使细菌生长和繁殖受到抑制。

磺胺类药物之所以能和 PABA 竞争性拮抗，是由于分子大小和电荷分布极其相似的缘故。

细菌与药物反复接触后，对药物的敏感性下降甚至消失。细菌对磺胺类药物易产生抗药性，尤其在用量或疗程不足时更易出现。产生抗药性的原因，可能是细菌改变代谢途径，如产生较多二氢叶酸合成酶，或能直接利用环境中的叶酸，肠道菌丛常通过 R 因子的转移而传播。当与抗菌增效剂合用时，可减少或延缓抗药性发生。细菌对各类磺胺药物之间有交叉抗药性，但与其他抗菌药间无交叉抗药现象。因磺胺药的作用是抑菌而不是杀菌，故要保证磺胺类药物的抗菌作用，必须在一段足够长的时间内维持有效的血药浓度。

磺胺甲噁唑（sulfamethoxazole）

化学名为 N -（5-甲基-3-异噁唑基）-4-氨基苯磺酰胺，4-amino-N-（5-methyl-3-isoxazolyl）benzenesulfonamide。

本品为白色结晶性粉末；无臭，味微苦。在水中几乎不溶，在稀盐酸、氢氧化钠试液或氨试液中易溶。熔点 168～172℃。

本品属中效广谱磺胺类药，对革兰阳性和阴性菌均有抗菌活性，但目前细菌耐药现象普遍存在，在葡萄球菌属、淋球菌、脑膜炎球菌、肠杆菌属细菌中耐药菌株均增多。主要用于敏感菌引起的尿路感染、呼吸系统感染、肠道感染、胆道感染及局部软组织或创面感染等，与甲氧苄苄啶（TMP）合用对伤寒、副伤寒有较好疗效。

本品口服后吸收良好（约可吸收给药量的90%以上），但吸收较慢，给药后2～4小时达血药浓度峰值。能透过血–脑脊液屏障进入脑脊液，也能进入乳汁和通过胎盘屏障。蛋白结合率为60%～70%，消除半衰期（$t_{1/2}$）为6～12小时。药物主要在肝内代谢为无抗菌活性的乙酰化物，血中乙酰化率为20%～40%。肝功能不全者代谢作用减退，部分药物在肝内与葡萄糖醛酸结合形成无活性的代谢物，经尿液中排出。

本品的合成是以草酸二乙酯和对乙酰氨基苯磺酰氯为原料，合成3–（对乙酰氨基苯磺酰氨基）–5–甲基异噁唑后再与氢氧化钠水解制得（图19–5）。

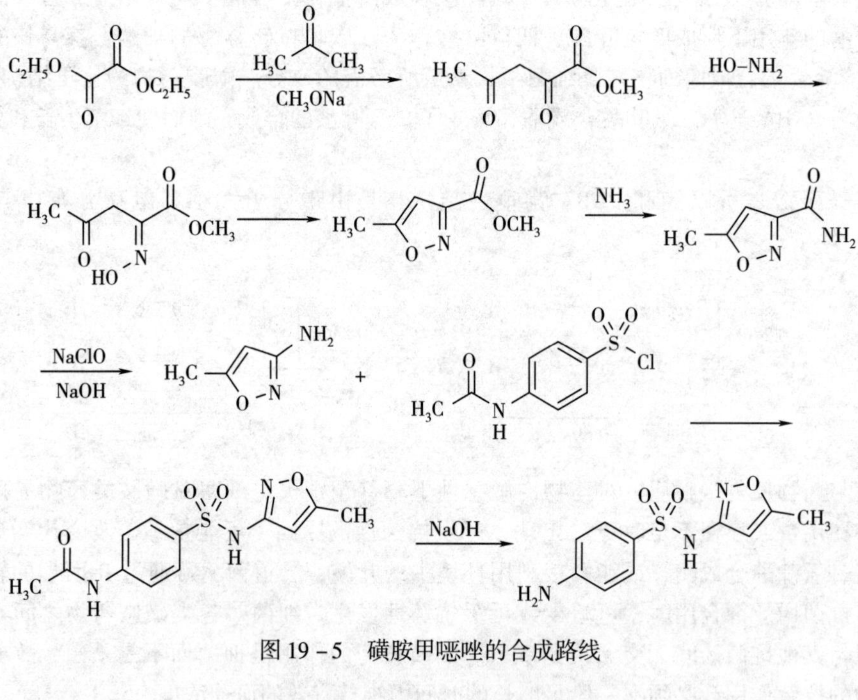

图19-5　磺胺甲噁唑的合成路线

磺胺嘧啶（sulfadiazine）

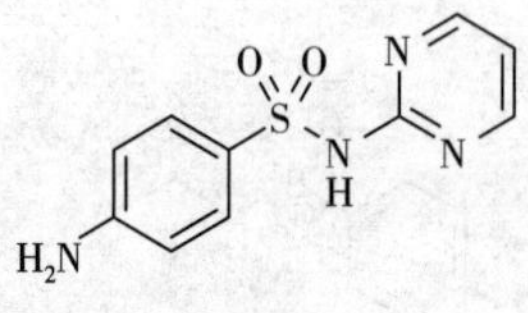

化学名为 N–2–嘧啶基–4–氨基苯磺酰胺，4 – amino – N – (2 – pyrimidinyl) benzenesulfonamide。

白色或类白色结晶或粉末；无臭，无味。遇光色渐变暗，溶于稀盐酸，微溶于乙醇或丙

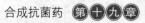

酮，几乎不溶于水，易溶于稀盐酸、氢氧化钠溶液或氨溶液中。熔点 252～258℃。

本品具有广谱及较强抗菌活性，对革兰阳性及阴性菌均有抑制作用，可用于脑膜炎双球菌、肺炎球菌、淋球菌、链球菌感染的治疗，能通过血－脑屏障进入脑脊液，曾被用于治疗流行性脑膜炎的首选药。

本品口服易吸收，3～4 小时达血药浓度峰值，脑脊液中浓度可达血浓度的70%，血中蛋白结合率约45%，半衰期（$t_{1/2}$）为 8～13 小时，24 小时后30%～40%以原药、15%～30%以乙酰化形式自尿中排出。

二、抗菌增效剂

抗菌增效剂甲氧苄啶是二叶酸还原酶可逆性抑制剂，阻碍二氢叶酸还原成四氢叶酸，影响辅酶 F 的形成，从而影响微生物 DNA、RNA 及蛋白质的形成，抑制了其生长繁殖。当磺胺类药物和甲氧苄啶合用时，磺胺类药物阻断二氢叶酸的合成，甲氧苄啶阻断二氢叶酸还原成四氢叶酸（图 19－6）。二者合用，可产生协同抗菌左右，使细菌体内叶酸代谢双重受阻，抑菌作用增强数倍至数十倍。

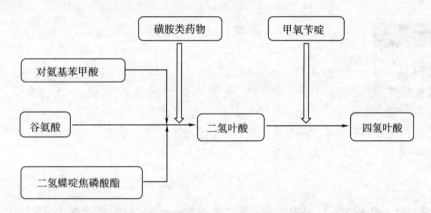

图 19－6　抗菌增效剂作用靶位示意图

甲氧苄啶（trimetoprim）

化学名 5－[（3,4,5－三甲氧基苯基）－甲基]－2,4－嘧啶二胺，5－(3,4,5－trimetoxy-benzene) pyrimidine－2,4－diyldiamine。

白色或类白色结晶性粉末；无臭，味苦。在三氯甲烷中略溶，在乙醇或丙酮中微溶，在水中几乎不溶，在冰醋酸中易溶。熔点 199～203℃。

本品的抗菌原理是干扰细菌的叶酸代谢，选择性抑制细菌的二氢叶酸还原酶的活性，使二氢叶酸不能还原为四氢叶酸，而合成叶酸是核酸生物合成的主要组成部分，从而阻止了细菌核酸和蛋白质的合成，本品与细菌的二氢叶酸还原酶的结合较之对哺乳类动物酶的结合紧密5万~6万倍。与磺胺药的合用可使细菌的叶酸合成代谢遭到双重阻断，有协同作用，使磺胺药抗菌活性增强，并可使抑菌作用转为杀菌作用，减少耐药菌株。还能增加利福平、头孢羟氨苄、庆大霉素、卡那霉素、麦迪霉素、土霉素等药物的作用。

本品口服吸收完全，1~4小时后达血药浓度峰值，蛋白结合率为30%~46%，消除半衰期（$t_{1/2}$）约为8~10小时，主要经肾小球滤过、肾小管分泌随尿液排出，24小时约可排出给药量的50%~60%，其中80%~90%以药物原形排出，而其余部分以代谢物形式排出。药物吸收后广泛分布至组织和体液中，在肾、肝、脾、肺、肌肉、支气管分泌物、唾液、阴道分泌物、前列腺组织及前列腺液中的浓度均超过血药浓度。可透过血-脑脊液屏障至脑脊液中，脑膜无炎症时脑脊液药物浓度为血药浓度的30%~50%，有炎症时可达50%~100%。也可透过血-胎盘屏障，胎儿血循环中药物浓度与母体血药浓度相近，在乳汁中本品浓度接近或高于血药浓度。

抗菌谱与磺胺药物相似而效力较强，对多种革兰阳性和阴性细菌有效。由于细菌对本品将易产生耐药性，故不宜单独作为抗菌药使用。

案例分析

案例19-1：一位30岁的妇女，因"尿频、尿急2天"就诊。停经3个月。诊断：①急性膀胱炎；②官内孕3个月。处方：复方磺胺甲噁唑片2片，2次/日，口服。你认为该给药方案正确吗？

分析：该方案不合适。因为磺胺类药物可穿过血胎盘屏障至胎儿体内，动物实验发现有致畸作用，妊娠期妇女宜避免应用。建议可改用阿莫西林等。

溴莫普林（brodimoprim）对细菌的二氢叶酸还原酶亲和力比甲氧苄啶大2~3倍，且毒性比甲氧苄啶低，可单独用，也可与其他抗菌药物配合用。

溴莫普林

第三节 抗结核分枝杆菌药

结核分枝杆菌（M. tuberculosis）简称为结核杆菌（tubercle bacilli），是一种有特殊细胞壁的耐酸杆菌，其细胞上富有类脂，这种类脂是高度亲水性的，且对醇、酸、碱和部分消毒剂具有高度稳定性。据WHO统计，全世界约每3个人中就有1个人感染了结核杆菌，在某些发展中国家成人结核杆菌携带率高达80%，其中约5%~10%携带者可发展为活动性结核病。

一、合成抗结核药

异烟肼（isoniazid）

化学名为 4 - 吡啶甲酰肼，isonicotinic acid hydrazide。

本品为白色晶体或结晶性粉末；无臭，味微甜后苦，遇光渐变质。在水中易溶，乙醇中微溶，乙醚中极微溶解。熔点 170～173℃。

本品口服吸收快而完全，经 1～2 小时达血峰浓度，药物广泛分布于各组织和体液中，脑膜有炎症时，脑脊液中浓度几乎与同期血浓度相等，也可渗入关节腔、胸、腹水以及纤维化或干酪化的结核病灶中，也易渗入细胞内，作用于已被吞噬的结核关节。异烟肼大部分在肝内代谢为乙酰异烟肼，人体对异烟肼乙酰化速度个体差异大，分为快代谢型和慢代谢型，前者尿中乙酰化异烟肼较多，半衰期（$t_{1/2}$）约为 1.1 小时，后者尿中游离型异烟肼较多，半衰期（$t_{1/2}$）约 3.1 小时。

本品抗菌作用机制尚未完全阐明，可能干扰细菌蛋白质、叶酸、糖、脂肪等代谢，并抑制分枝菌酸的合成，而使细菌死亡。对结核杆菌具有高度选择作用，对其他细菌几无作用。穿透力好，能渗入巨噬细胞内，也能渗入纤维空洞和干样病灶内，活性比链霉素强 500 倍。

适用于各种类型的结核病，单用细菌易产生耐药性，除早期轻症肺结核或预防应用外，均宜与其他抗结核药合用。对急性粟粒性结核和结核性脑膜炎应增大剂量，必要时采用静脉滴注。

吡嗪酰胺（pyrazinamide）

化学名为 2 - 吡嗪甲酰胺，pyrazine - 2 - carboxamide。

本品为白色或类白色结晶性粉末；无臭或几乎无臭，味微苦。本品在水中略溶，乙醇中极微溶解。熔点 188～192℃。

本品抗结核杆菌作用的强弱与环境的 pH 密切有关，pH 5～5.5 时、抗菌活性最强；pH 7 时抗菌作用明显减弱。本品渗透入吞噬细胞并进入结核杆菌菌体内，菌体内的酰胺酶使其脱去酰胺基，转化为吡嗪酸而发挥抗菌作用。另因本品结构与烟酰胺相似，通过取代烟酰胺而干扰脱氢酶，阻止脱氢作用，妨碍结核杆菌对氧的利用，而影响细菌的正常代谢，造成死亡。

本品口服后由胃肠道迅速吸收，顿服后的血药浓度较分次服用可维持较长时间。广泛分布至全身组织中，血-脑屏障通透好，在肝、肺、脑脊液中的药物浓度与同期血药浓度相近。主要在肝内代谢，血浆蛋白结合率为 50%，半减期（$t_{1/2}$）约 9 小时。

本品仅对分枝杆菌有效，是短程化疗中三联或四联方案的组成之一，与其他抗结核药联合用于经一线抗结核药（如链霉素、异烟肼、利福平及乙胺丁醇）治疗无效的结核病。

合成抗结核药还有对氨基水杨酸钠（sodium aminosalicylate）和乙胺丁醇（ethambutol）。

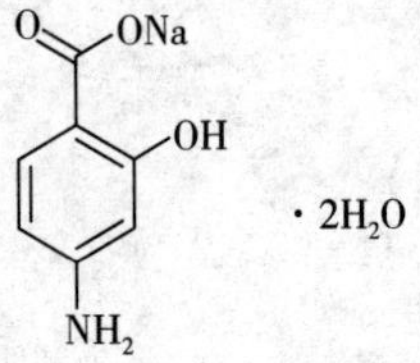

对氨基水杨酸钠 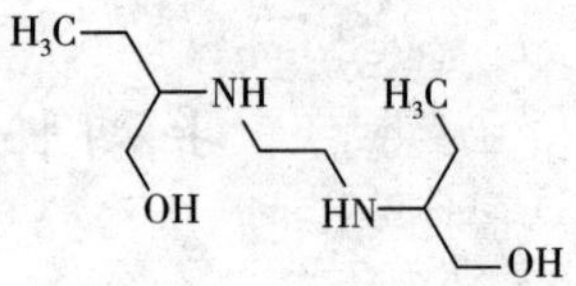　　　　　　　　乙胺丁醇

二、抗结核抗生素

利福平（rifampicin）

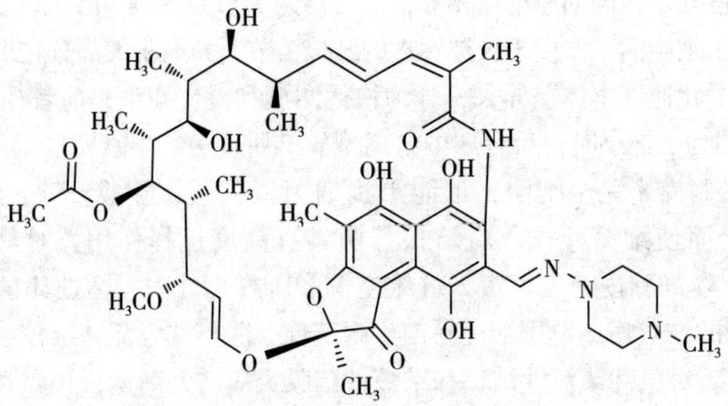

化学名为 3 - [[(4 - 甲基 - 1 - 哌嗪基)亚氨基]甲基] - 利福霉素，3 - (((4 - methyl - 1 - piperazinyl)imino)methyl) - rifamycin。

本品为橙红色片状结晶或砖红色结晶粉末；无臭，无味。在三氯甲烷易溶，甲醇溶解，水中几乎不溶。熔点 183～188℃（分解）。

本品为利福霉素类半合成广谱抗菌药，对多种病原微生物均有抗菌活性，对结核杆菌和部分非结核分枝杆菌（包括麻风分枝杆菌等）在宿主细胞内外均有明显的杀菌作用。与依赖 DNA 的 RNA 多聚酶的 β 亚单位牢固结合，抑制细菌 RNA 的合成，防止该酶与 DNA 连接，从而阻断 RNA 转录过程，使 DNA 和蛋白的合成停止。主要用于耐药结核杆菌和耐药金葡菌的感染，对麻风病也有一定的疗效。

本品在肝脏经自身诱导微粒体氧化酶作用迅速去乙酰化，成为具有抗菌活性的代谢物去乙酰利福平，可进入肠肝循环，但去乙酰利福平无肠肝循环。口服吸收良好，服药后 1.5～4 小时血药浓度达峰值。在大部分组织和体液中分布良好，当脑膜有炎症时脑脊液内药物浓度增加，在唾液中亦可达有效治疗浓度，可穿过胎盘。表观分布容积（Vd）为 1.6L/kg，蛋白结合率为 80%～91%。进食后服药可使药物的吸收减少 30%，血消除半衰期（$t_{1/2}$）为 3～5 小时，多次给药后有所缩短，为 2～3 小时。主要经胆和肠道排泄，60%～65% 经粪便排出。

抗结核抗生素还有链霉素（streptomycin）、卡那霉素（kanamycin）、环丝氨酸、紫霉素（viomycin）、卷曲霉素（capreomycin）等。

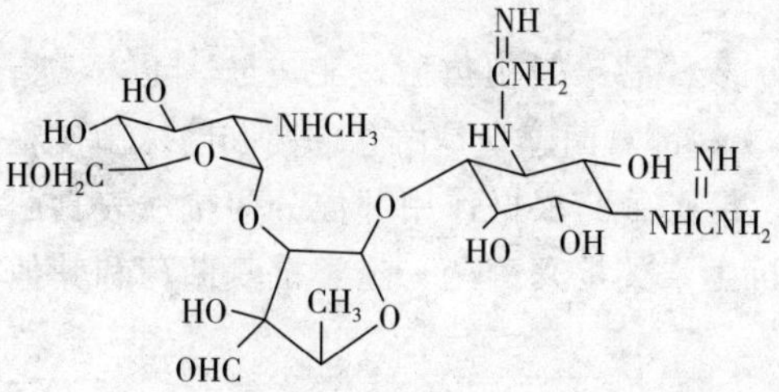

链霉素

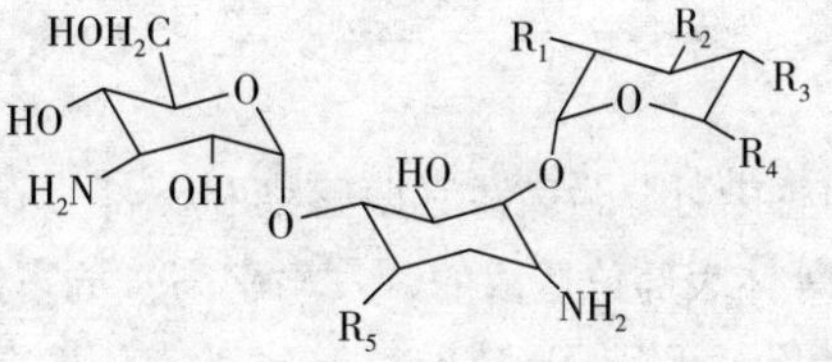

R_1	R_2	R_3	R_4	R_5	药物	
OH	OH	OH	NH_2	NH_2	卡拉霉素A	(kanamycinA)
NH_2	OH	OH	NH_2	NH_2	卡拉霉素B	(kanamycinB)
NH_2	OH	OH	OH	NH_2	卡拉霉素C	(kanamycinC)

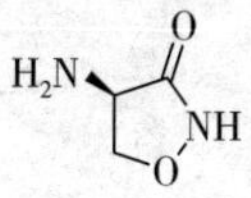

D-环丝氨酸

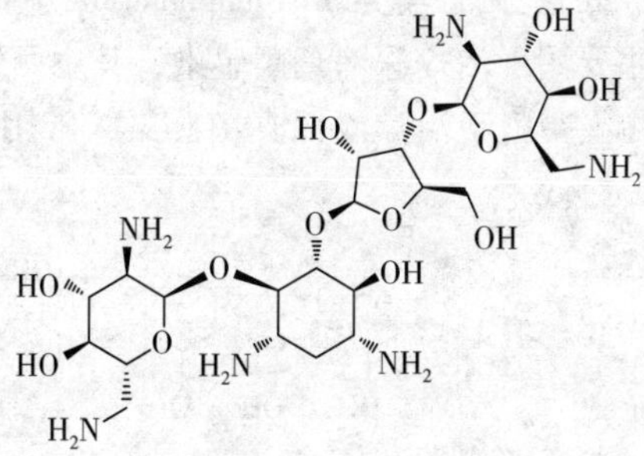

紫霉素

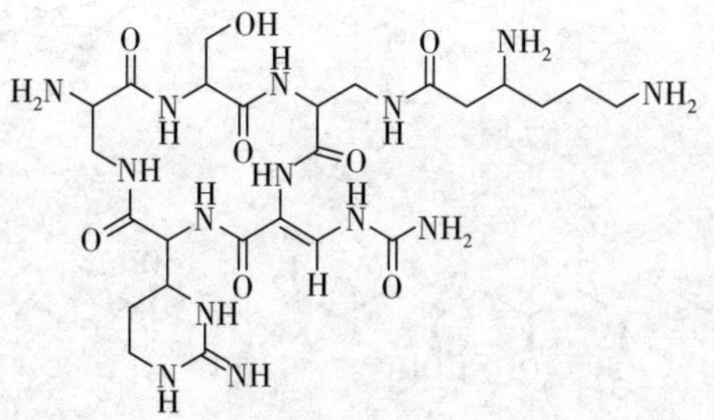

卷曲霉素

案例分析

案例19-2：患者，男性，56岁，因"周身无力、发热，下午体温高，有时发现痰中带血"就诊。经了解患者咳嗽月余、两周前感冒。诊断：胸X线片显示患者肺结核。处方：利福平450mg 1次／日×14日，异烟肼30mg 1次／日×14日，口服。你认为给药方案正确吗？

分析：该给药方案不正确。因为利福平和异烟肼均对肝有毒性，两者联合用药虽然增加了对结核杆菌的抑制作用，但是患者肝脏受损风险性加大，特别是对老人危害更大。

第四节　抗真菌药

真菌感染可分为表浅真菌感染和深部真菌感染，表浅感染是由癣菌侵犯皮肤、毛发、指（趾）甲等体表部位造成的，发病率高，危害性较小。深部真菌感染是由念珠菌和隐球菌侵犯内脏器官及深部组织造成的，发病率低，危害性大。抗真菌药根据作用部位分为抗浅表真菌感染药和抗深部真菌感染药，按照药物结构可分为抗生素类抗真菌药、唑类抗真菌药和其他类抗真菌药。

一、抗生素类抗真菌药

抗真菌抗生素按结构可分为多烯类和非多烯类。多烯类抗真菌抗生素的代表药物有制霉菌素（nystatin dihydrate）、两性霉素 B（amphotericin B）、甲帕霉素（mepartricin）、曲古霉素（hachimycin）等，主要用于治疗深部真菌感染，其中两性霉素 B 为治疗深部真菌感染的首选药物。非多烯类药物主要用于治疗浅部真菌感染，常用的有灰黄霉素（griseofulvin）、西卡宁（siccanin）等。

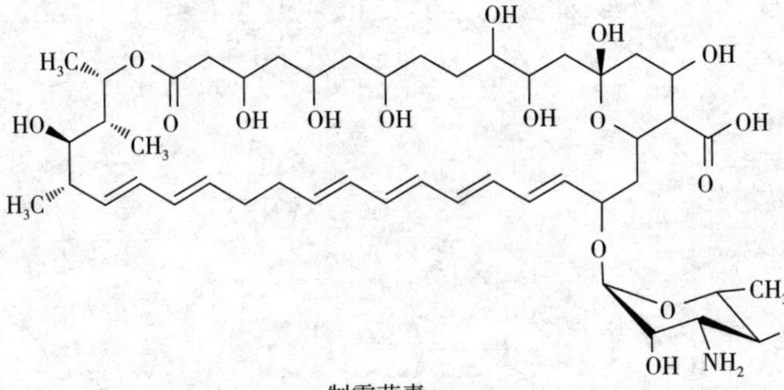

制霉菌素

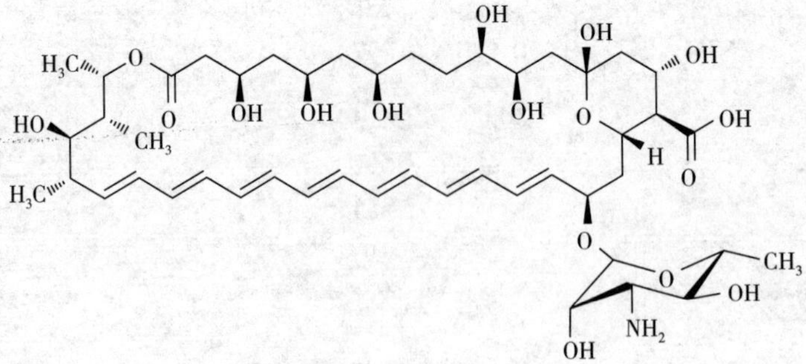

两性霉素B

多烯类抗生素又称多烯大环内酯类抗生素，其分子中都有一个共轭多烯大内酯环，可分三烯、四烯、五烯、六烯和七烯类抗生素，多数情况下，它们都连有一个氨基糖。共轭双键的数目与其在体外的抗真菌活力直接相关，而与它对哺乳动物细胞的毒性成反相关。多烯抗生素在水及一般有机溶剂中溶解性能差，但是在 DMSO、DMF、吡啶等极性溶剂中溶解度较大。因结构中含有共轭多烯结构，化学性质不稳定，在光、热、氧条件下极易被破坏。多烯类抗生素与真菌细胞膜上的重要成分麦角固醇相结合，损害细胞膜的通透性，进而破坏细胞膜的屏障作用，导致细胞内的钾离子、核苷酸和氨基酸等重要物质外漏，破坏正常代谢而起抑菌作用。除支原体外，细胞上缺少甾醇的细菌不能被多烯类抗生素所作用。游离甾醇和细胞膜上甾醇竞争多烯类抗生素，而使多烯类抗生素作用减少。毒性较大，一般不用于全身真菌感染的治疗。

二、唑类抗真菌药

唑类抗真菌药为广谱合成抗真菌药，按其化学结构分为咪唑类和三唑类，临床常用的唑类抗真菌药见表 19-3。

表 19-3 临床常见的唑类抗真菌药

名 称	结 构	半衰期/h
克霉唑 (clotrimazole)	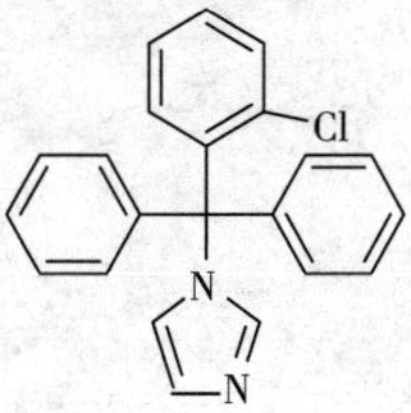	3.5~5.5
第一代 咪康唑 (miconazole)	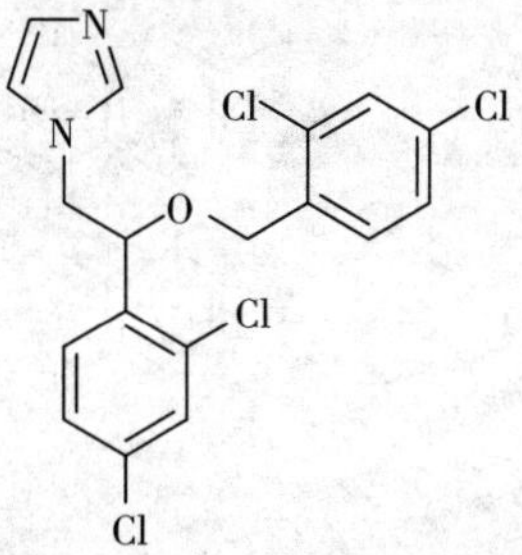	20~24
酮康唑 (ketoconazole)	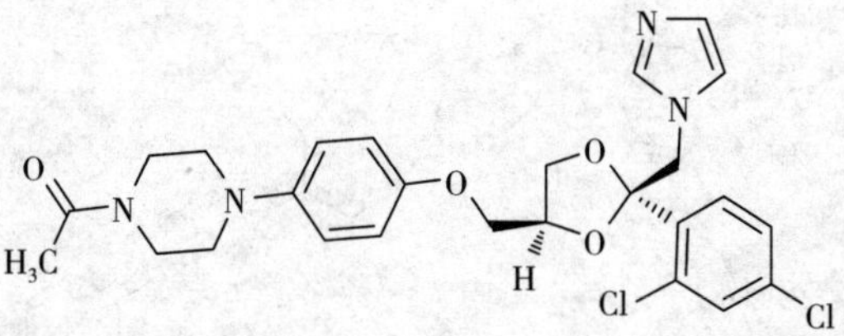	6.5~9
第二代 氟康唑 (fluconazole)	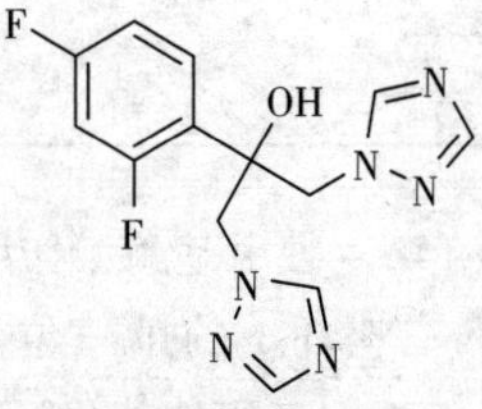	25~30

名　称	结　　构	半衰期/h
伊曲康唑 （itraconazole）	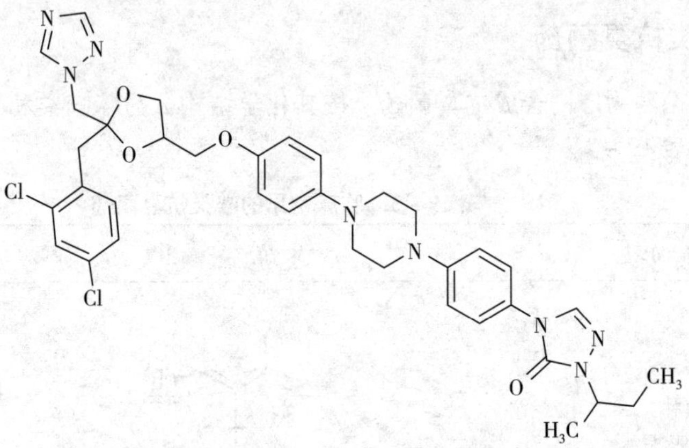	30 ~ 40
第二代 伏立康唑 （voriconazole）	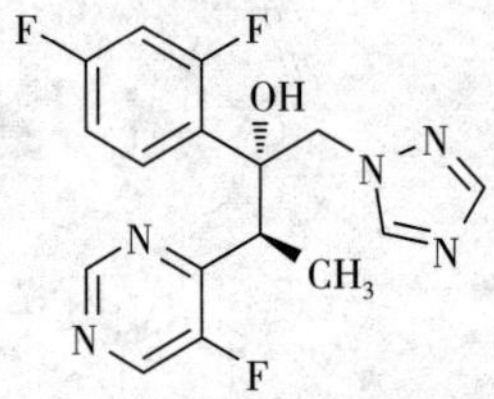	25
泊沙康唑 （posaconazole）	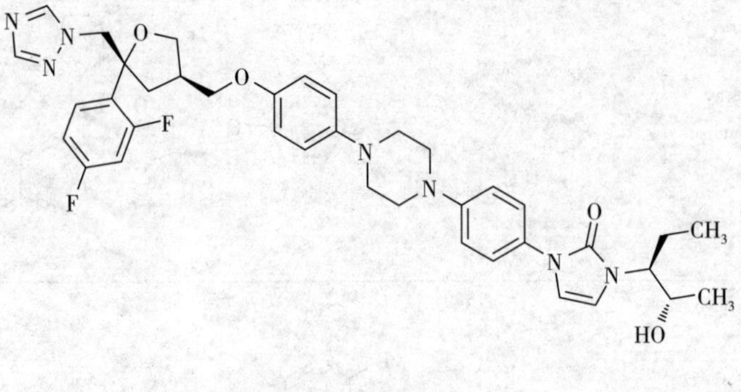	35（20 ~ 66）

　　唑类药物作用的靶酶主要是 14α – 去甲基酶，作用机制为抑制真菌细胞膜麦角固醇的生物合成（图 19 –7）。利用咪唑环和三唑环上的第三位和第四位氮原子镶嵌在该酶的细胞色素 P450 蛋白的铁原子上，抑制 14α – 去甲基酶的催化活性，使羊毛甾醇不能转化成 14α – 去甲基甾醇，进而阻止麦角甾醇的合成，使真菌的细胞膜合成受阻，真菌细胞破裂死亡。

CYP450去甲基酶
唑类药物作用靶点
羊毛甾醇
14-去甲基羊毛甾醇
麦角甾醇

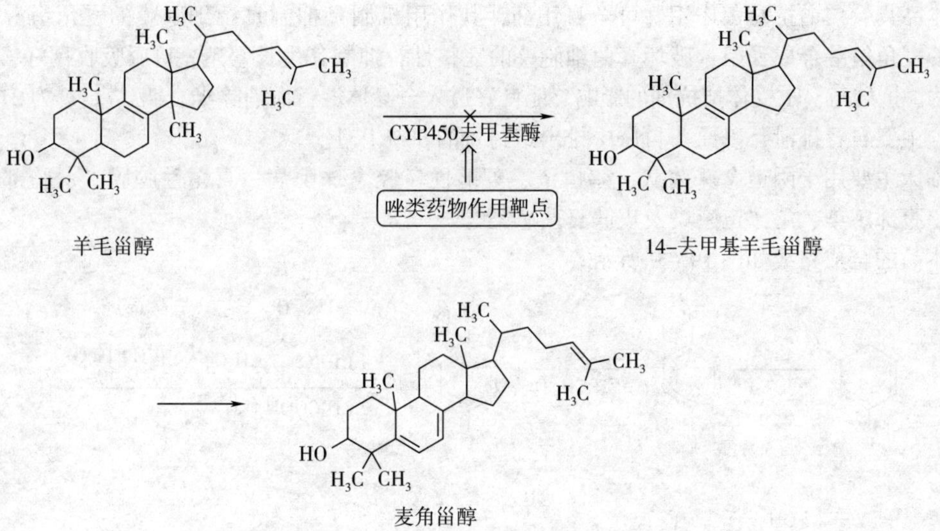

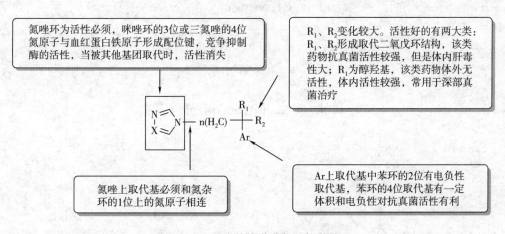

图 19－7　唑类抗真菌药物作用机制

氮唑环为活性必须，咪唑环的3位或三氮唑的4位氮原子与血红蛋白铁原子形成配位键，竞争抑制酶的活性，当被其他基团取代时，活性消失
R₁、R₂变化较大。活性好的有两大类：R₁、R₂形成取代二氧戊环结构，该类药物抗真菌活性较强，但是体内肝毒性大；R₁为醇羟基，该类药物体外无活性，体内活性较强，常用于深部真菌治疗
氮唑上取代基必须和氮杂环的1位上的氮原子相连
Ar上取代基中苯环的2位有电负性取代基，苯环的4位取代基有一定体积和电负性对抗真菌活性有利

图 19－8　唑类抗真菌药物的构效关系

氟康唑（fluconazole）

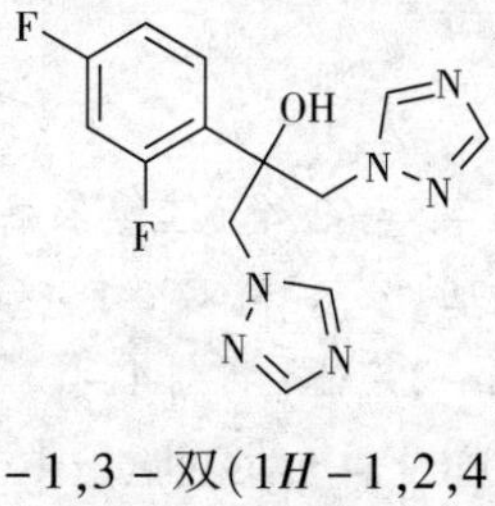

化学名为 2－(2,4－二氟苯基)－1,3－双(1*H*－1,2,4－三唑－1－基)－2－丙醇，α－(2,4－difluorophenyl)－α－(1*H*－1,2,4,－triazol－1－ylmethyl)－1*H*－1,2,4－triazole－1－ethanol。

本品为白色或类白色结晶或结晶性粉末；无臭或微带特异臭，味苦。在甲醇中易溶，在

乙醇中溶解，在二氯甲烷、水或醋酸中微溶，在乙醚中不溶。熔点 137～141℃。

本品具有广谱抗真菌作用，可全身用药，其作用机制是抑制真菌细胞膜的麦角甾醇合成酶，使麦角甾醇合成受阻，破坏真菌细胞壁的完整性，抑制其生长繁殖。口服吸收良好，且不受食物、抗酸药、H_2受体拮抗剂的影响。能良好透入全身体液，血消除半衰期（$t_{1/2}$）为 27～37 小时，主要自肾排泄，以原药自尿中排出给药量的 80% 以上。

临床主要用于阴道念珠菌病、鹅口疮、萎缩性口腔念珠菌病、真菌性脑膜炎、肺部真菌感染、腹部感染、泌尿道感染及皮肤真菌感染等。

本品的合成路线如图 19-9 所示。

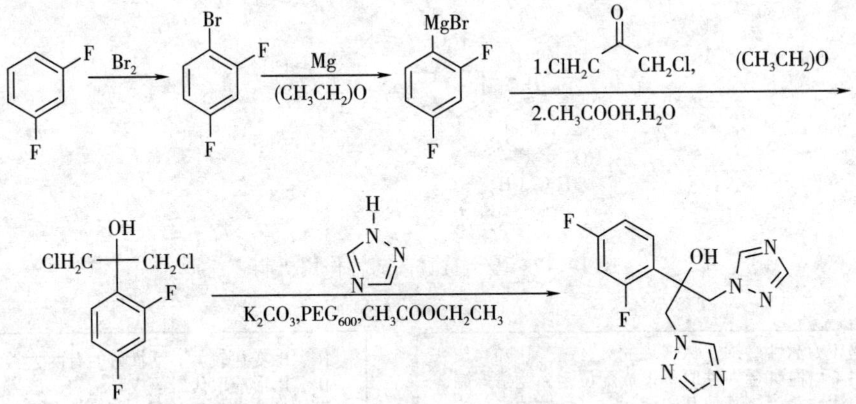

图 19-9　氟康唑的合成路线

伊曲康唑（itraconazole）

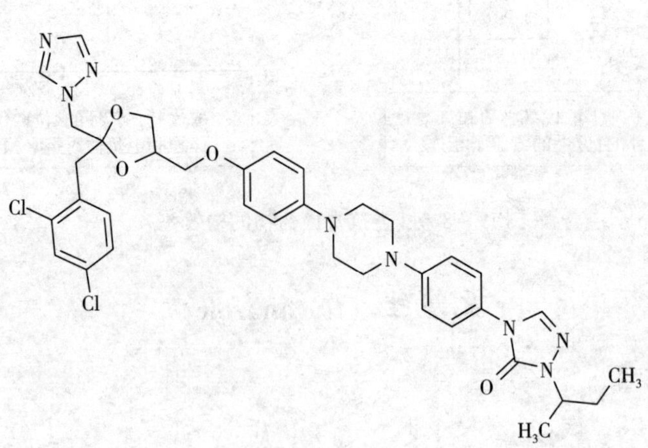

化学名为 4-[4-[4-[4-[[cis-2-(2,4-二氯苯基)-2-(1H-1,2,4-三唑-1-基甲基)-1,3-二氧戊环-4-基]甲氧基]苯基]哌嗪-1-基]苯基]-2-[(1RS)-1-甲基丙基]-1,2,4-三唑-3-酮，2-butan-2-yl-4-[4-[4-[4-[[2-(2,4-dichlorophenyl)-2-(1,2,4-triazol-1-yl-methyl)-1,3-dioxolan-4-yl]methoxy]phenyl]piperazin-1-yl]phenyl]-1,2,4-triazol-3-one。

本品为白色或类白色粉末。在二氯甲烷中易溶，三氯甲烷中溶解，四氢呋喃中略溶，甲醇或乙醇中几乎不溶。熔点 165～169℃。

本品通过抑制真菌细胞膜的必需成分麦角固醇的合成而抑制真菌生长，餐后服用生物利用度最高。主要在肝脏中代谢，产生大量代谢产物，其中之一是羟基伊曲康唑，具有相似的抗真菌活性。抗菌谱与氟康唑相似，对深部真菌和浅表真菌均有抗菌作用。临床主要应用于深部真菌所引起的感染。

知识链接

氟康唑的发明

英国的化学家 Wooley1944 年报道苯并咪唑具有抗真菌活性，德国 Bayer AG 公司和比利时杨森制药公司分别于 1967 年发现了氯康唑（croconazole）和咪康唑（miconazole），Pfizer 公司于 1975 年开发了噻康唑（tioconazole），该药与咪康唑类相比没有突出的优点。

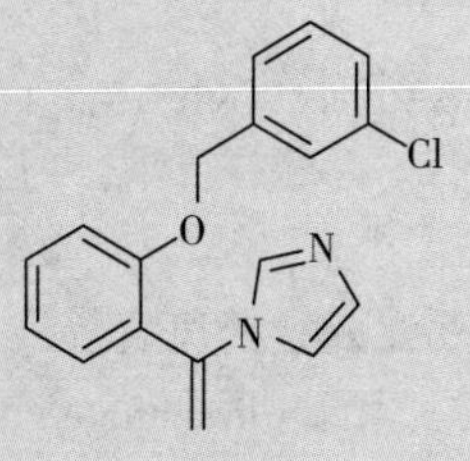

氯康唑 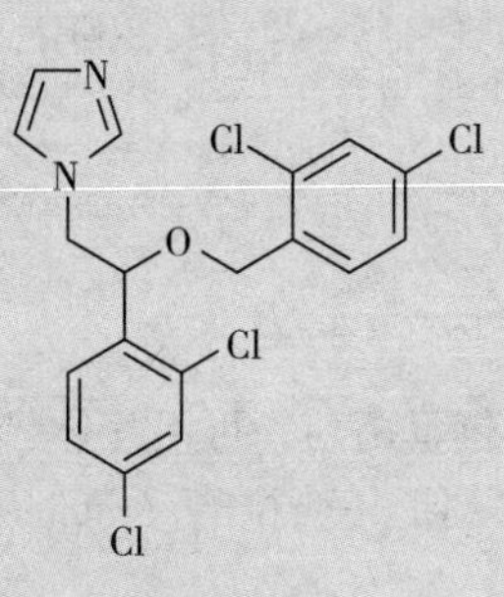　　　　　咪康唑 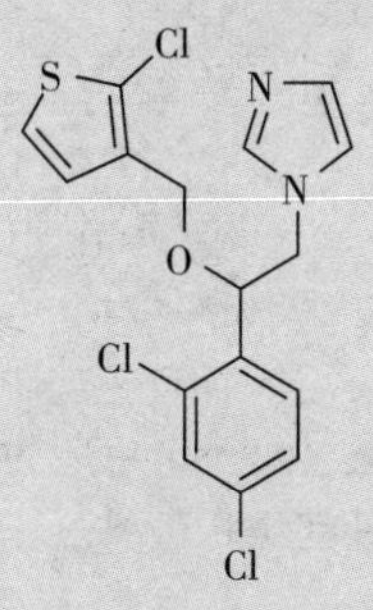　　　　　噻康唑

1978 年杨森公司开发的酮康唑具有重大改进。随后 Pfizer 公司先后用噻康唑、酮康唑作为先导化合物，在保留咪唑环基础上进行结构改造，但却难以超越酮康唑。1981 年发现用三唑环替代咪唑环的化合物活性是酮康唑的 3 倍，接着把第二个三唑环引入分子，最终获得氟康唑（fluconazole），1988 年在英国和法国上市。

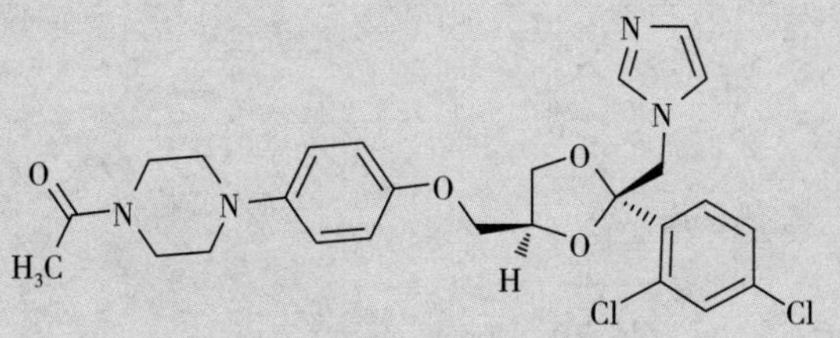

酮康唑 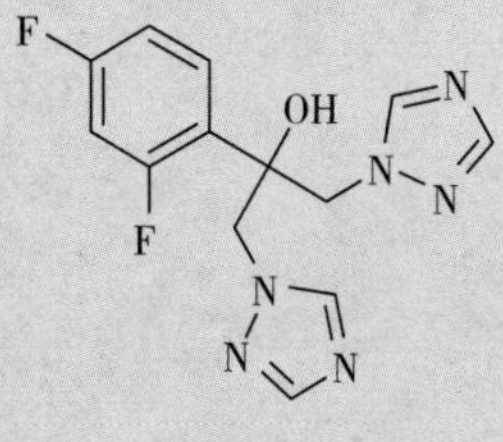　　　　　氟康唑

三、其他类抗真菌药

1981 年发现烯丙胺结构的萘替芬（naftifine）具有较高的广谱抗真菌活性，由于其优良的抗真菌活性和新颖的结构特点，很快引起了人们的重视。继而通过改造结构，发现了活性高、毒性低的衍生物，如特比萘芬（terbinafine）和布替萘芬（butenafine），可以外用和口服。

丙烯胺类的作用机制为特异性地抑制角鲨烯环氧化酶，此酶为麦角固醇合成的关键酶，从而阻止麦角固醇合成，角鲨烯堆积于膜内，导致胞膜脆性增加而破裂，细胞死亡。

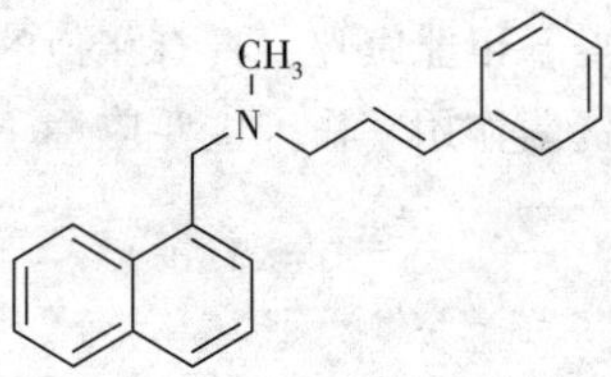

替萘芬 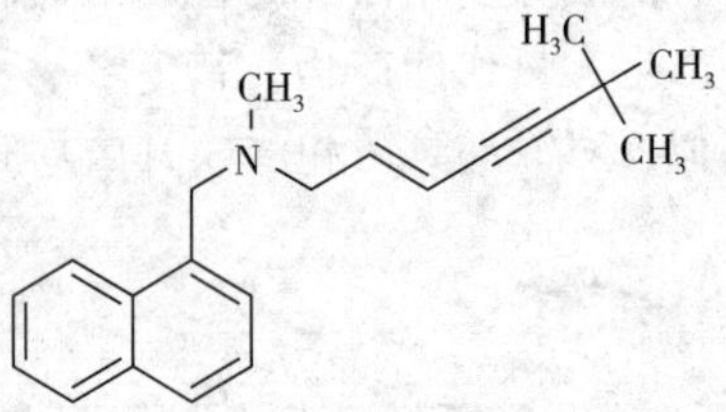　　　　　　　　　　　　特比萘芬 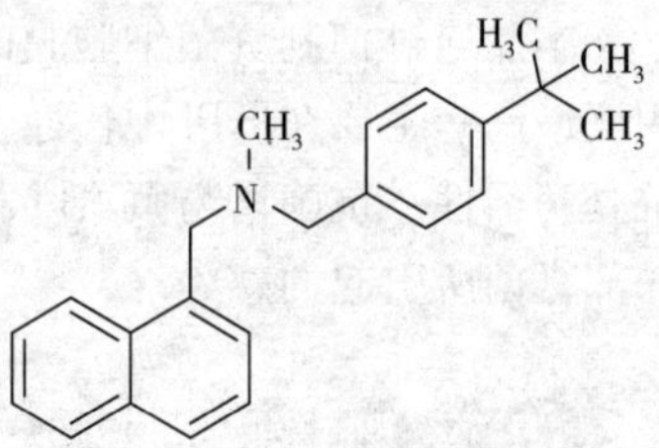　　　　　　　　　　　布替萘芬

阿莫罗芬（amorolfine）为一种新型的抗真菌药，主要抑制次麦角类固醇转化成麦角甾醇所需的还原酶和异构酶，造成次麦角类醇蓄积，麦角类固醇大量减少，导致胞膜结构和功能受损，从而杀伤真菌。主要治疗白癣症、皮肤的念珠菌病、白癜风、甲癣等。

5 – 氟胞嘧啶（fluorocytosine）用于皮肤黏膜念珠菌病、念珠菌心内膜炎、念珠菌关节炎、隐球菌脑膜炎和着色真菌病。

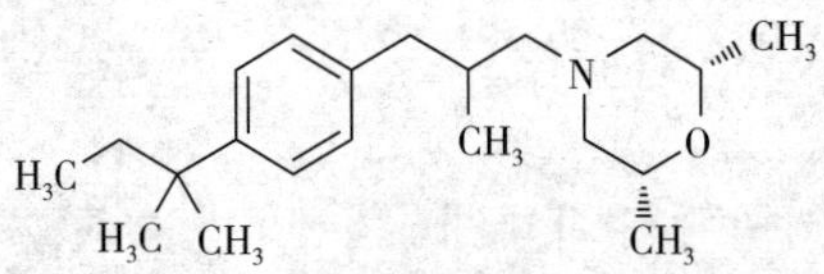

阿莫罗芬 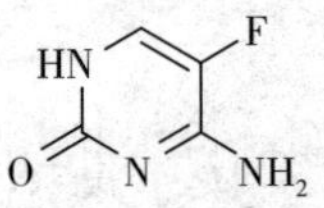　　　　　　　　　　　　　　　5-氟胞嘧啶

托萘酯（tolnaftate）为局部抗真菌药，可治疗体癣、股癣、手足癣、药斑癣等浅表皮肤真菌感染。对其结构改造，分别得到了托西拉酯（tolciclate）和利拉萘酯（liranaftate）。

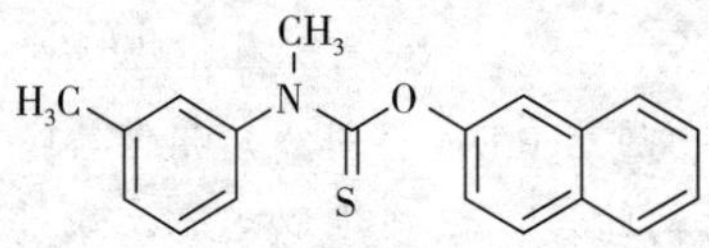

托萘酯 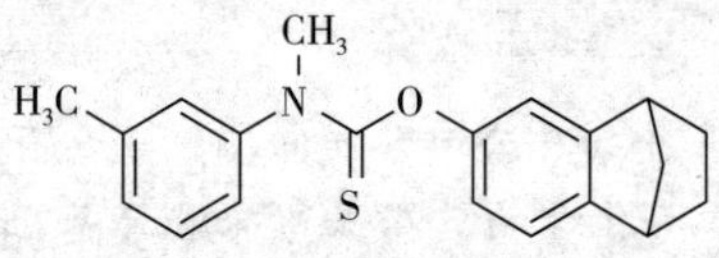　　　　　　　　　　　　　　　托西拉酯

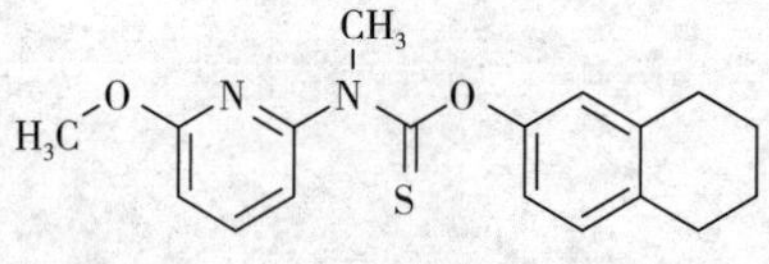

利拉萘酯

第五节　其他抗菌药

一、硝基呋喃类

硝基呋喃类是具有广谱抗菌作用，对大多数革兰阳性菌和革兰阴性菌、真菌和原虫等病原体均有杀灭作用，且不易产生耐药性，主要用于治疗尿路感染。作用于微生物酶系统，抑制乙酰辅酶 A，干扰微生物糖类的代谢，从而起抑菌作用。常见的有呋喃妥因（nitrofurantoin，又名呋喃坦啶）、呋喃唑酮（furazolidone，又名痢特灵）、呋喃西林（nitrofurazone）等。硝基呋喃类因价格低且效果好，曾广泛应用于畜禽及水产养殖业，但硝基呋喃类药物具有严重的致癌、致畸胎等毒副作用，1995 年起世界各国陆续禁止硝基呋喃类药物在畜禽及水产动物食

品中使用。

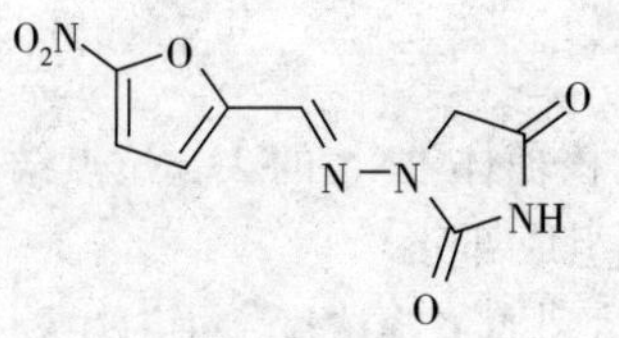

呋喃妥因

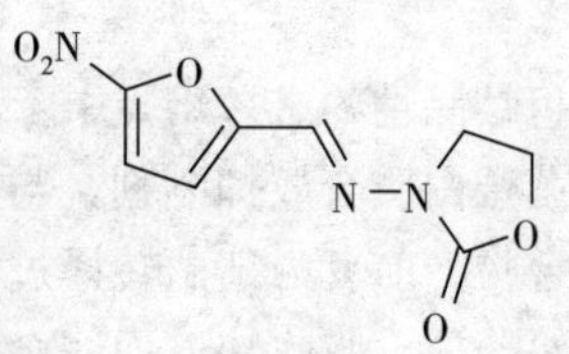

呋喃唑酮

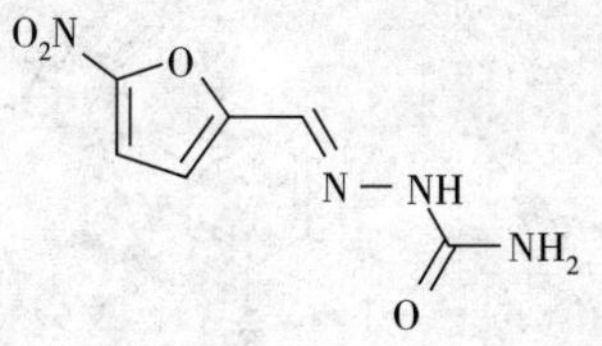

呋喃西林

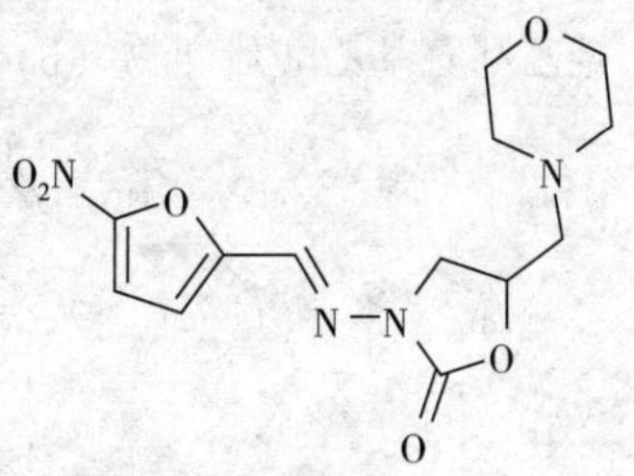

呋喃它酮

二、硝基咪唑类

硝基咪唑类抗菌药物常见的有甲硝唑（metronidazole）、替硝唑（tinidazole）奥硝唑（ornidazole）、塞克硝唑（secnidazole）等。其分子中的硝基在细胞内无氧环境中被还原成氨基，抑制 DNA 合成而发挥抗厌氧菌的作用。硝基咪唑类对厌氧菌及原虫有独特的杀灭作用，治疗厌氧菌引起的口腔、腹腔、女性生殖器、下呼吸道、骨和关节等部位的感染，也可与其他抗生素联合应用于临床的各个领域。

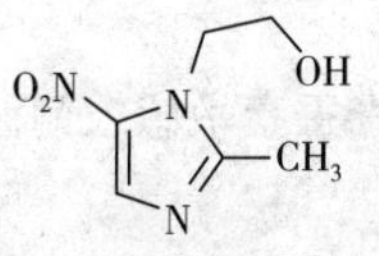

甲硝唑

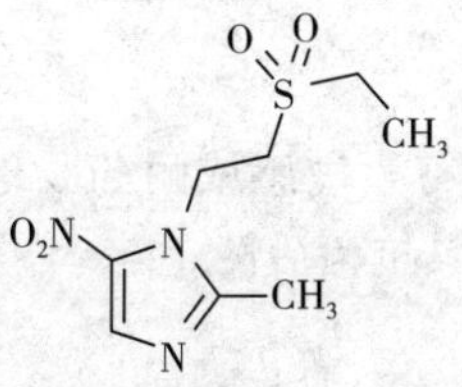

替硝唑

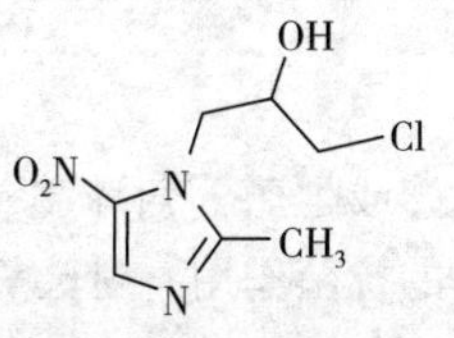

奥硝唑

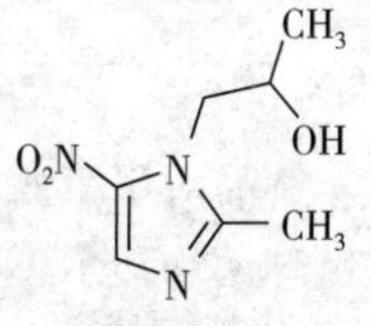

塞克硝唑

三、噁唑烷酮类

噁唑烷酮类抗菌药是蛋白质合成抑制剂，具有全新的抗菌机制，对革兰阳性球菌，特别是多重耐药的革兰阳性球菌，具有较强的抗菌活性，与其他药物不存在交叉耐药现象。

利奈唑胺（linezolid）

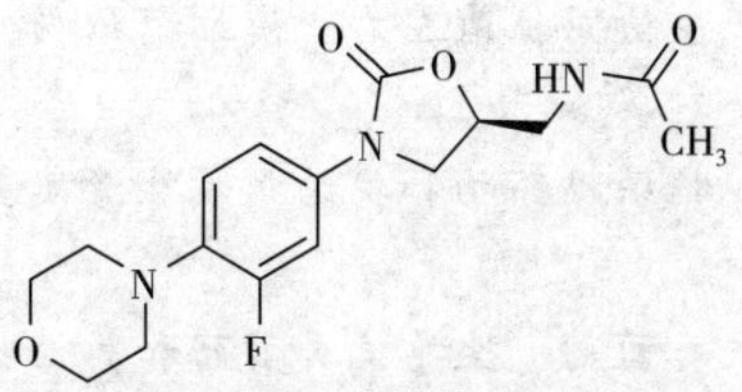

化学名为（S）-N-[[3-(3-氟-4-吗啉基苯基)-2-氧代-5-噁唑烷基]甲基]乙

酰胺，(S) – N – [[3 – (3 – fluoro – 4 – morpholinylphenyl) – 2 – oxo – 5 – oxazolidinyl] methyl] ac-etamide。

本品为白色结晶性粉末。熔点 181～182℃。

本品是细菌蛋白质合成抑制剂，与细菌 50S 亚基上核糖体 RNA 的 23S 位点结合，从而阻止形成 70S 复合物，前者为细菌转译过程中非常重要的组成部分。

本品口服给药后，吸收快速而完全，约 1～2 小时达到血浆峰浓度，绝对生物利用度约为 100%。主要代谢为吗啉环的氧化，可产生两个无活性的开环羧酸代谢产物氨基乙氧基乙酸代谢物（a）和羟乙基氨基乙酸代谢物（b）。

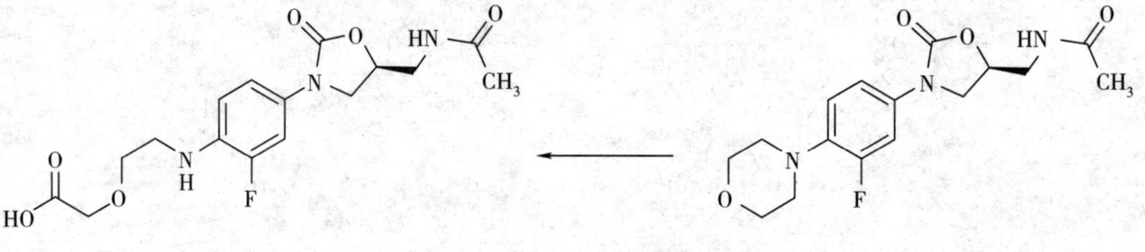

(a)

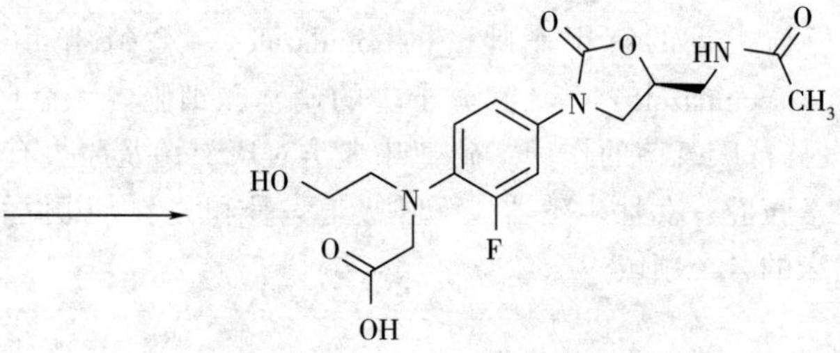

(b)

本品对甲氧西林敏感或耐药葡萄球菌、万古霉素敏感或耐药肠球菌、青霉素敏感或耐肺炎链球菌均显示了良好的抗菌作用，对厌氧菌亦具抗菌活性。

本 章 小 结

合成抗菌药包括喹诺酮类药物、磺胺类药物、抗结核杆菌药物和抗真菌药物。喹诺酮类抗菌药基本骨架均为氮（杂）双并环结构，具有抗菌谱广、抗菌力强、结构简单、给药方便、与其他常用抗菌药物无交叉耐药性以及价格便宜等特点，其中诺氟沙星、环丙沙星、莫西沙星等氟喹诺酮类药物应用广泛。

磺胺类抗菌药包括磺胺类抗菌药和增效剂两大类。磺胺类药物具有对氨基苯磺酰胺结构，是对氨基苯甲酸的竞争性拮抗剂，阻断二氢叶酸的合成。磺胺类药物增效剂阻断二氢叶酸还原成四氢叶酸。二者合用，可产生协同抗菌左右，使细菌体内叶酸代谢双重受阻，抑菌作用增强数倍至数十倍。

抗结核杆菌药物主要有合成抗结核药物和抗结核抗生素类药物，重点介绍异烟肼、吡嗪酰胺和利福平。

抗真菌药物分为抗生素类抗真菌药、唑类抗真菌药和其他抗真菌等，唑类抗真菌药是可口服的治疗深部真菌感染药物。

思考题

1. 喹诺酮类药物的结构特点是什么？

2. 磺胺类抗菌药的作用机制是什么？

3. 什么是抗菌增效剂？请写出复方新诺明的配方及作用原理？

4. 唑类抗真菌药物的构效关系？

5. 请写出环丙沙星的合成路线。

（夏成才）

第二十章 抗病毒药和抗寄生虫药

学习导引

1. **掌握** 抗病毒药物的分类；利巴韦林、阿昔洛韦（无环鸟苷）的化学名、结构、理化性质及临床用途。

2. **熟悉** 金刚烷胺、金刚乙胺、更昔洛韦、喷昔洛韦、泛昔洛韦、膦甲酸钠、奥司他韦、齐多夫定、司他夫定、盐酸左旋咪唑、阿苯达唑、磷酸氯喹、伯氨喹、乙胺嘧啶的结构和临床用途；青蒿素的结构特点、结构改造和构效关系。

3. **了解** 抗 HIV 药物的发展和现状。

第一节 抗病毒药

病毒（virus）是病原微生物中最小的一种，其结构简单，只含有一种核酸（核糖核酸 RNA 或脱氧核糖核酸 DNA），外壳是蛋白质，不具细胞结构。病毒在宿主细胞内增殖（即自我复制），其繁殖周期可分为吸附、侵入、脱壳、生物合成、组装和释放六步。抗病毒药物的作用是干扰病毒繁殖周期中的某一环节，从而抑制病毒的繁殖，使宿主免疫系统能够抵御病毒侵袭，修复被破坏的组织，或者缓解病情使之不出现临床症状。

病毒缺乏自身的繁殖酶系统，必须寄生在宿主细胞内，借助于宿主细胞的酶系统生长繁殖。有些病毒的核酸还能整合到宿主的基因组中，不易清除，并诱发潜伏性感染。这使抗病毒药物的开发难度远远高于抗菌药，对病毒性疾病的治疗至今仍缺乏专属性强的药物。理想的抗病毒药物必须能够高度选择性地作用于细胞内病毒的代谢过程，并对宿主细胞无明显损害。临床常用的抗病毒药物见表 20-1。

表 20-1 临床常用的抗病毒药物

作　　用	药　　　　　物
抗流感病毒	利巴韦林、金刚烷胺、金刚乙胺、扎那米韦
抗疱疹病毒（HSV）	碘苷、阿糖腺苷、三氟胸苷、阿昔洛韦、更昔洛韦、喷昔洛韦、泛昔洛韦、地昔洛韦、伐昔洛韦
抗乙型肝炎病毒（HBV）	阿糖腺苷单磷酸、拉米夫定、替比夫定、阿德福韦酯、恩替卡韦
抗巨细胞病毒（CMV）	更昔洛韦、膦甲酸钠
抗人类免疫缺陷病毒（HIV）	齐多夫定、拉米夫定、扎西他滨、阿巴卡韦、恩曲他滨、富马酸替诺福韦酯

根据药物的作用可分为抗流感病毒药物、抗疱疹病毒药物、抗乙肝病毒药物及抗人类免疫缺陷病毒药物等；根据药物的结构，抗病毒药物可以分为三环类、核苷类、非核苷类。

一、三环类

　　金刚烷胺（amantadine）是第一个用于临床的抗流感病毒药，为对称的三环胺结构。为 A 型流感病毒的 M2 蛋白抑制剂，阻止病毒穿入宿主细胞并抑制病毒颗粒在宿主细胞内脱壳，能有效预防和治疗所有 A 型流感病毒引起的感染，但对 B 型流感病毒、风疹病毒和麻疹病毒无效。也可用于治疗震颤麻痹症。在胃肠道吸收迅速且完全，吸收后分布于唾液、鼻腔分泌液中，并可通过血－脑屏障，引起头痛等神经系统副作用。90% 以上药物以原形经肾小球滤过随尿排出。

　　金刚乙胺（rimantadine）对 A 型流感病毒的作用强于金刚烷胺，对中枢神经系统的不良反应低于金刚烷胺。该药通过抑制特异病毒蛋白的释放而干扰病毒的脱壳，能抑制逆转录酶而发挥抗病毒活性或抑制病毒特异性 RNA 的合成，但却不影响病毒的吸附和穿入。口服后在肝脏中被广泛的代谢，尿中排泄的原形仅占剂量的 25%。

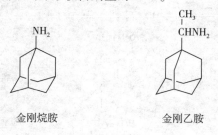

金刚烷胺　　　　　　　　金刚乙胺

二、核苷类

　　核苷类抗病毒药是利用抗代谢原理将天然核苷的结构进行修饰后得到的核苷类似物。药物进入细胞内抑制病毒复制所需的关键酶，从而干扰病毒 DNA 或 RNA 的合成，发挥抗病毒作用，选择性差导致的对宿主细胞的毒性是这类药物的共同缺点。核苷类又可根据结构分为核苷类和开环核苷类。

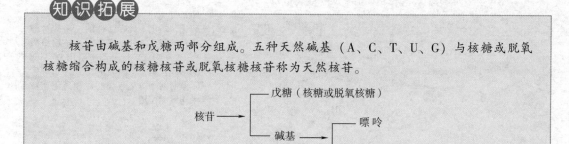

知识拓展

　　核苷由碱基和戊糖两部分组成。五种天然碱基（A、C、T、U、G）与核糖或脱氧核糖缩合构成的核糖核苷或脱氧核糖核苷称为天然核苷。

　　1. 核苷类　此类药物的基本结构是分子中均含有碱基和类似五元糖环的结构单元，药物的碱基、核糖部分均可以进行修饰和改造（表 20－2），以改善药物的吸收、分布、代谢、排泄等体内动力学过程，增加对靶细胞作用的特异性，避免不良反应。

表 20 - 2 常用的核苷类抗病毒药

氧原子的取代

糖环打开

碱基的修饰:
添加取代基;对嘧啶环或
嘌呤环进行脱氮或氮杂等

磷酸酯化 ⟶

引入杂原子

糖苷键构型的改变

C_2,C_3-脱羟基或形成双键

名 称	结 构	作用特点
碘苷 (idoxuridine)		第一个核苷类抗病毒药,为胸腺嘧啶脱氧核苷结构中的甲基被碘取代的衍生物。可和胸腺嘧啶脱氧核苷竞争性地抑制 DNA 聚合酶,干扰病毒 DNA 的合成。毒性大,只能局部应用,主要用于疱疹性角膜炎及其他疱疹性眼病
阿糖腺苷 (vidarabine)		进入人体后经细胞酶磷酸化生成三磷酸阿糖腺苷,抑制 DNA 多聚酶,并结合进病毒的 DNA 链。用于治疗单纯疱疹病毒性脑炎,也用于治疗免疫抑制病人的带状疱疹和水痘感染。对巨细胞病毒无效。本品的单磷酸酯有抑制乙肝病毒复制的作用
拉米夫定 (lamivudine)		1999 年上市,是第一个被批准用于治疗慢性乙肝的口服抗 HBV 药物。HBV - DNA 聚合酶的有效抑制剂,但长期使用易产生耐药性
替比夫定 (telbivudine)		2006 年上市,进入体内被细胞激酶磷酸化,转化为具有活性的三磷酸盐形式,抑制乙型肝炎病毒脱氧核糖核酸(HBV - DNA)聚合酶,阻止 DNA 链的形成,是一个强大的特异性乙肝病毒抑制剂。对艾滋病病毒和其他逆转录病毒无作用
恩替卡韦 (entecavir)		为鸟嘌呤核苷类似物,通过磷酸化成为具有活性的三磷酸盐,抑制 HBV - DNA 聚合酶。适用于病毒复制活跃,血清转氨酶 ALT 持续升高或肝脏组织学显示有活动性病变的慢性成人乙型肝炎的治疗

2. 无环核苷类 将核苷类药物的戊糖环打开就得到无环核苷类，阿昔洛韦（aciclovir）是第一个特异性抗疱疹病毒的开环核苷类药物，为鸟苷的开环类似物。阿昔洛韦广泛用于临床后，为进一步克服其口服生物利用度低、代谢快、水溶性差、不良反应多等缺点，利用生物电子等排体原理和前药设计原理对其进行结构改造，发现了一大类具有抗疱疹病毒作用的药物，见表 20 – 3。

表 20 – 3　无环核苷类抗病毒药

名　称	结　构	作用特点
阿昔洛韦 （aciclovir）		在体内病毒胸苷激酶的作用下转化成三磷酸化合物，抑制单纯疱疹病毒 DNA 聚合酶，干扰 DNA 的复制。主要用于单纯疱疹病毒 HSV – 1、HSV – 2 所致的各种感染，也可用于带状疱疹病毒感染
更昔洛韦 （ganciclovir）		是阿昔洛韦引入羟乙基的衍生物，更容易被 CMV 感染的细胞一磷酸化，三磷酸化后对 CMV 的 DNA 聚合酶的抑制作用强于三磷酸阿昔洛韦，临床上主要用于治疗 CMV 引起的严重感染，缺点是毒性较大
喷昔洛韦 （penciclovir）		是更昔洛韦生物电子等排体互换的产物，在体内病毒胸苷激酶的作用下，生成活性代谢产物喷昔洛韦三磷酸酯，对 HSV – 1、HSV – 2、VZV 和 E – B 病毒有抑制活性。口服难吸收，常制成软膏外用
泛昔洛韦 （famciclovir）		是 6 – 去氧喷昔洛韦的二乙酰酯化物，本身并无抗病毒作用，口服后迅速经去乙酰化和氧化成为喷昔洛韦而起作用。抗病毒谱与阿昔洛韦相似，有良好的抗单纯疱疹及水痘带状疱疹病毒活性
伐昔洛韦 （valacyclovir）		是阿昔洛韦的缬氨酸酯类前体药物，对单纯性疱疹病毒Ⅰ型和Ⅱ型及水痘带状疱疹病毒有很高的疗效，对哺乳动物宿主细胞毒性很低。口服生物利用度高，故体内抗病毒活性优于阿昔洛韦
地昔洛韦 （desciclovir）		是阿昔洛韦的 6 – 去氧前药衍生物，较阿昔洛韦水溶性增大，口服吸收好，毒副作用小。进入体内经黄嘌呤氧化酶转化为阿昔洛韦发挥作用。

阿昔洛韦（acyclovir）

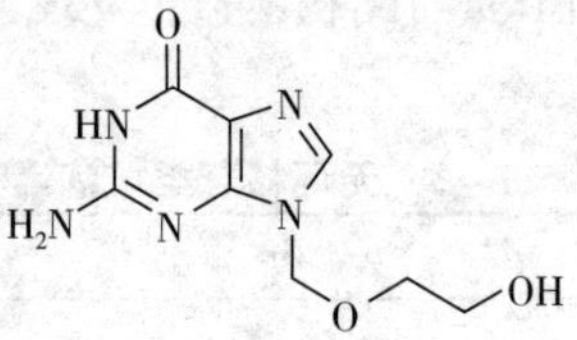

化学名为9-（2-羟乙氧甲基）鸟嘌呤,9-[（2-hydroxyethoxy）methyl]guanine,又名无环鸟苷。

本品为白色结晶性粉末；无臭、无味。在冰醋酸或热水中略溶，在乙醚或二氯甲烷中几乎不溶，在氢氧化钠溶液中易溶。熔点256~257℃。

本品1位氮上的氢具有酸性，可制成钠盐供注射使用。5%钠盐溶液的pH 11，pH降低可析出沉淀。

其抗病毒机理是被病毒所特有的胸苷激酶（TK）催化一磷酸化，凡是该酶编码的病毒（如HSV-1、HSV-2、VZV）都对其敏感。一磷酸阿昔洛韦继之被酶催化生成三磷酸阿昔洛韦，它作为dGTP的竞争性抑制剂，抑制病毒的DNA聚合酶。也是链终止剂，一旦掺入病毒正在延长的DNA，由于结构中不含有3′羟基，因此不能再进行5′-3′磷酸二酯键的结合，即导致DNA的合成中止。由于未被病毒感染的细胞对阿昔洛韦磷酸化程度小，故对病毒有较好的选择性。

$$\text{阿昔洛韦} \xrightarrow[\text{TK}]{\text{磷酸化}} \text{一磷酸阿昔洛韦} \xrightarrow{\text{磷酸化}} \xrightarrow{\text{磷酸化}} \text{三磷酸阿昔洛韦（活性形式）}$$

案例分析

案例20-1：核苷类药物（包括开环核苷）需要依赖病毒胸苷激酶（TK）的活化生成活性的三磷酸酯衍生物才能发挥抗病毒作用，对于TK缺乏的疱疹病毒变种此类药物疗效有限，试分析如何运用药物化学的方法解决这一问题。

分析：解决这一问题，可通过合成磷酸酯类核苷前药，绕过单磷酸化这一步，一方面解决由于病毒基因组变异导致的不能磷酸化的问题；另一方面，合成中性磷酸酯，也可增加药物的脂溶性，促进药物的吸收，提高治疗指数。如西多福韦（cidofovir）和阿德福韦酯（adefovir dipivoxil）。

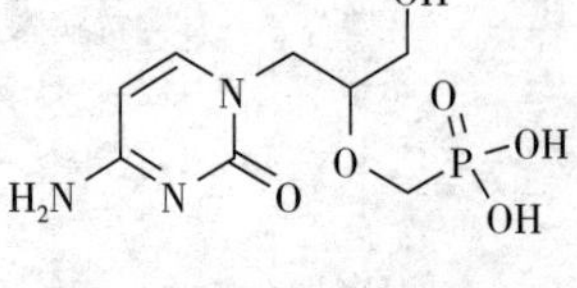

西多福韦

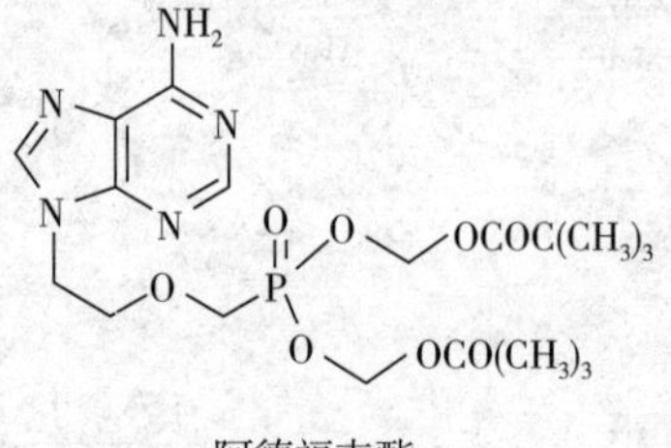

阿德福韦酯

本品主要对抗疱疹病毒，特别是对单纯疱疹病毒（HSV）Ⅰ型及Ⅱ型作用最强，也可用于带状疱疹病毒感染。可通过口服或静脉给药，也有外用软膏和滴眼液。口服生物利用度较低（约15%），大部分（62%～91%）以原形经尿液排出，尿中尚有14%的代谢物。由于在尿液中溶解度较低，易引起肾小管内结晶性沉淀，导致急性肾衰竭。因此用药时应摄入足够的水分，防止药物沉淀。

三、非核苷类

临床还有一些抗病毒药不具有核苷的结构，见表20-4。

表 20-4 非核苷类抗病毒药

名　称	结　构	作用特点
利巴韦林（ribavirin）		为广谱抗病毒药，即可抗 DNA 病毒又可抗 RNA 病毒。对多种病毒如呼吸道合胞病毒、流感病毒、单纯疱疹病毒等有抑制作用
膦甲酸钠（foscarnet sodium）		抑制包括巨细胞病毒（CMV）、单纯疱疹病毒 1 型和 2 型等疱疹病毒的复制。用于艾滋病（AIDS）患者巨细胞病毒性视网膜炎以及免疫功能损害患者耐阿昔洛韦单纯疱疹毒性皮肤粘膜感染
扎那米韦（zanamivir）		1999 年上市。抑制流感病毒的神经氨酸酶，治疗 A 型和 B 型流感病毒引起的流感
奥司他韦（oseltamivir）		为全碳六元环结构，在体内转化为对流感病毒神经氨酸酶具有抑制作用的代谢物，有效抑制病毒颗粒释放，阻抑甲、乙型流感病毒的传播

利巴韦林（ribavirin）

化学名为 1-β-D-呋喃核糖基-1H-1,2,4-三氮唑-3-甲酰胺，1-β-D-ribofuranosyl – 1*H* – 1,2,4 – trizaole – 3 – carboxamide。又名三氮唑核苷、病毒唑。

本品为白色结晶性粉末；无臭、无味。易溶于水，微溶于乙醇，不溶于乙醚或二氯甲烷。熔点 166～168℃。

其作用机制是单磷酸次黄嘌呤核苷（IMP）脱氢酶的抑制剂，药物进入被病毒感染的细胞后迅速三磷酸化，其三磷酸酯产物作为病毒合成酶的竞争性抑制剂，抑制 IMP 脱氢酶，使阻止 IMP 转化为鸟苷，从而阻碍病毒 RNA 和蛋白的合成，达到抗病毒作用。本药并不改变病毒的吸附、侵入和脱壳过程，也不诱导干扰素的产生。

本品为广谱抗病毒药，对多种病毒如呼吸道合胞病毒、流感病毒、单纯疱疹病毒、出血热病毒等有抑制作用。也可以抑制人免疫缺陷病毒（HIV）感染者出现艾滋病的前期症状，对急性病毒性肝炎也有一定疗效。口服吸收迅速而完全。

第二节　抗艾滋病药

艾滋病（AIDS）又称获得性免疫缺陷综合征，由人类免疫缺陷病毒（human immunodeficiency virus，HIV）引起，是一种危害性极大的传染病，尚无有效的根治药物。目前对艾滋病的治疗主要采用"鸡尾酒疗法"，即针对艾滋病病毒感染人体的不同环节，联合使用三种或三种以上的抗病毒药物来治疗艾滋病。该疗法可以减少单一用药产生的抗药性，最大限度地抑制病毒的复制，延缓病程进展。按照作用机制可抗艾滋病药分为 HIV 逆转录酶抑制剂（核苷类、非核苷类）、HIV 蛋白酶抑制剂和 HIV 整合酶抑制剂。

一、逆转录酶抑制剂

1. 核苷类逆转录酶抑制剂　逆转录酶（reverse transcriptase，RT）是在人类免疫缺陷病毒从 mRNA 转录 DNA 过程中起主要作用的酶，又称 RNA 指导的 DNA 聚合酶，其功能是将病毒的单链 RNA 合成为双链 DNA。在人类细胞中无此酶的存在。所以逆转录酶是病毒复制过程中的关键所在，因此也是抗病毒药物设计的主要靶点。

核苷类逆转录酶抑制剂（nucleoside reverse transcriptase inhibitor，NRTI）是最早获准用于 AIDS 治疗的药物，具有二脱氧核苷类结构，可模拟天然二脱氧核苷底物，经过一系列磷酸化成为 5′ – 三磷酸核苷衍生物后作为 RT 的底物或其竞争性抑制剂。由于这些药物不具有 DNA 链进一步合成所需的 3′ – 羟基，所以它们被整合到 DNA 链中后阻止在该位点磷酸二酯键的形成，从而中止病毒 DNA 链的继续增长（表 20 – 5）。

表 20 – 5　核苷类逆转录酶抑制剂（NRTI）

名　称	结　构	作用特点
齐多夫定（zidovudine）		1987 年上市，是第一个用于治疗 HIV 感染的药物。模拟天然二脱氧核苷底物，经过一系列磷酸化成为 5′ – 三磷酸核苷衍生物后可以作为 RT 的底物或其竞争性抑制剂

续表

名　称	结　　构	作用特点
司他夫定 （stavudine）	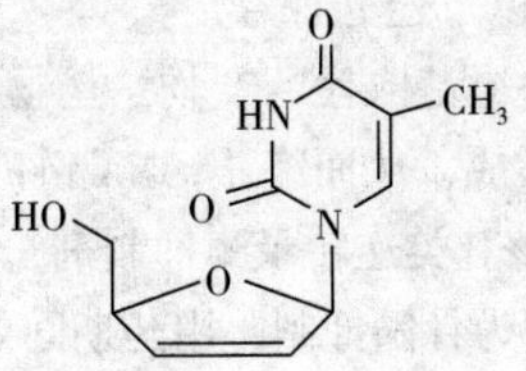	是齐多夫定的结构类似物，也是有效的 RT 抑制剂，用于对已批准的药物不能耐受或治疗无效的艾滋病及其相关综合征
去羟肌苷 （didanosine）	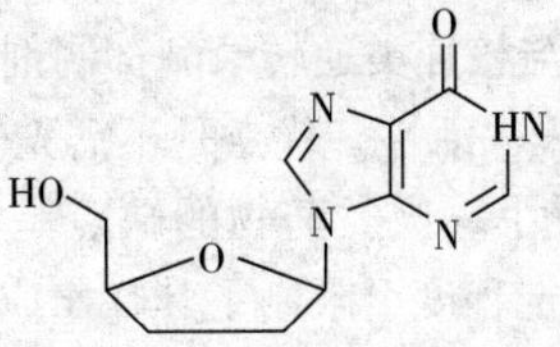	进入体内转化成活性的代谢物双去氧三磷酸腺苷发挥作用。吸收迅速，口服后一般在 0.25～1.5 小时内达血药峰浓度
阿巴卡韦 （abacavir）	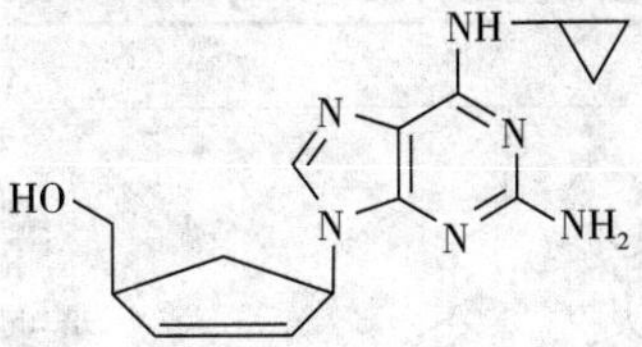	是一个新的碳环 2′-脱氧鸟苷类药物，其口服生物利用度高，易渗入中枢神经系统。1999 年上市，与其他抗艾滋病药物联合应用，治疗 HIV 感染的成年患者及 3 个月以上儿童患者
恩曲他滨 （emtricitabine）	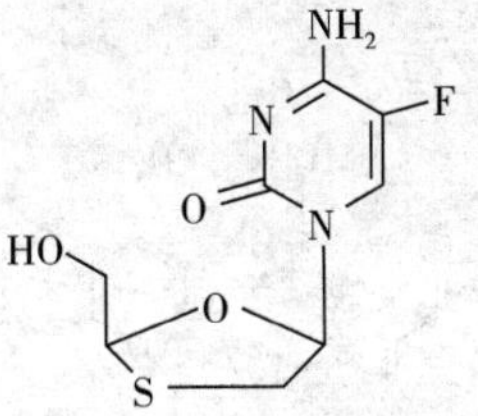	2003 年上市，对 HIV-1 和 HBV 有强大的抗病毒作用，并且耐药率很低。在体内具有较长的作用时间，病人可每天服药一次
替诺福韦酯 （tenofovir disoproxil）	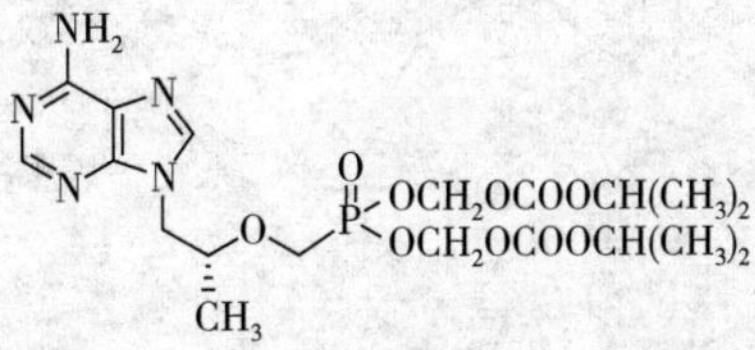	前药，一旦被细胞所摄入，单磷酸核苷（NRTI-p）会被很快地释放出来，进而代谢为活性物质 NRTI-ppp，耐药性较小

齐多夫定（zidovudine）

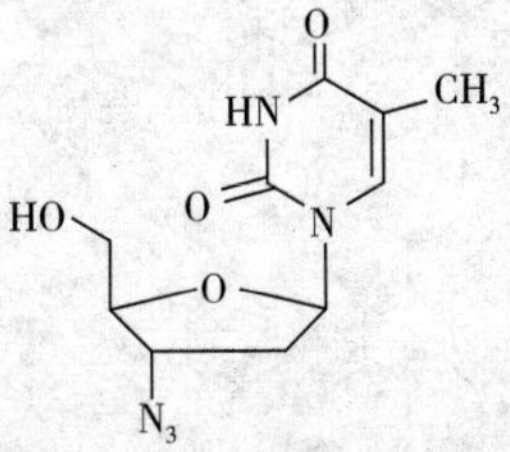

化学名为 3′-叠氮基-3′-脱氧胸腺嘧啶核苷，3′-azido-3′-deoxythymidine，又名叠氮胸苷（azidothymidine，AZT）

本品为白色至浅黄色结晶性粉末；无臭。在甲醇、DMF 或 DMSO 中易溶，在乙醇中溶解，在水中略溶。熔点 122~126℃。

本品对光、热敏感，应在 15~25℃ 以下避光保存。

为胸苷脱氧核糖部分的 3′位羟基被叠氮基取代的产物。药物结合到病毒 DNA 的 3′末端，由于 3′位没有羟基，导致磷酸二酯键不能形成，从而终止 DNA 链的延长，阻抑病毒的复制。本品是第一个获得美国 FDA 批准的抗艾滋病核苷类逆转录酶抑制剂，因其疗效确切，成为"鸡尾酒"疗法最基本的组成成分。主要的不良反应为骨髓抑制，用药期间要定期进行血液检查。

2. 非核苷类逆转录酶抑制剂 非核苷类逆转录酶抑制剂（non-nucleoside reverse transcriptase inhibitor, NNRTI）的作用机制与核苷类逆转录酶抑制剂（NRTI）不同，是结合于 RT 上一个非底物结合的变构部位，使 RT 失去活性。优点是不需先转化为磷酸盐形式，并且不影响细胞聚合酶的活性，因此毒性相对较小。该类药物的缺点是容易出现耐药性和交叉耐药，毒副作用以及药代动力学性质差也在一定程度上限制了其临床应用（表 20-6）。

表 20-6　非核苷类逆转录酶抑制剂（NNRTI）

名称	结构	作用特点
奈韦拉平（nevirapine）		第一个二吡啶并二氮䓬酮类结构的 NNRTI，直接抑制 HIV-1 DNA 聚合酶的活性，不与底物或三磷酸核苷竞争。与其他抗逆转录病毒药物合用治疗 HIV-1 感染
地拉韦啶（delavirdine）		二芳杂哌嗪类结构的 NNRTI，与核苷类逆转录酶抑制剂和蛋白酶抑制剂联用治疗 HIV 感染
依法韦仑（efavirenz）		选择性非核苷类 HIV-1 逆转录酶抑制剂，较少副作用和药物相互作用，一天服用一次，临床使用广泛
依曲韦林（etravirine）		其他抗逆转录病毒药物耐药后仍有活性，并能快速降低病毒载量的新型第二代 NNRTI 药物，有良好的药物代谢分布和耐受性
利匹韦林（rilpivirine）		新型第二代 NNRTI，结构具有较高的柔韧性，能与氨基酸主链形成氢键作用，能特异性靶向结合于位点的保守性区域，且结合模式独特，属于缓慢-紧密型抑制剂

二、蛋白酶抑制剂

HIV 蛋白酶（HIV protease，HIV PR）属于天冬氨酸蛋白酶，它的功能是将基因表达所产生的蛋白裂解，使其成为具有活性的病毒结构蛋白，裂解下来的蛋白与病毒 RNA 组合，形成成熟的病毒颗粒。因此 PR 是 HIV 基因组复制过程中起关键作用的酶之一，是抗 HIV 药物的另一个重要靶点。HIV 蛋白酶抑制剂也是抗艾滋病药物中发展较快的一类。

HIV 蛋白酶抑制剂的设计原理是以底物蛋白的位点序列为蓝本，设计合成一系列个别位点突变的拟肽分子，使其能与 HIV PR 结合，但不被水解，从而产生竞争性抑制作用。从化学结构上主要分为拟肽和非拟肽两类（表 20 – 7）。

表 20 – 7　HIV – 1 蛋白酶抑制剂

名　称	结　　构	作用特点
沙奎那韦 （saquinavir）		第一个上市的肽类蛋白酶抑制剂。不需经代谢激活，不影响哺乳动物蛋白酶活性。与其他逆转录酶抑制剂联用治疗 HIV – 1 感染时，有附加的协同抗病毒作用，但毒性并不增加
利托那韦 （nitonavir）		拟肽类结构，对齐多夫定敏感的和对齐多夫定与沙奎那韦耐药的 HIV 株一般均有效。单独或与抗逆转录病毒的核苷类药物合用治疗晚期或非进行性艾滋病
茚地那韦 （indinavir）		高效特异性 HIV 蛋白酶抑制剂，可与逆转录酶抑制剂合用治疗成人的 HIV – I 感染。单独应用治疗临床上不适宜用核苷或非核苷类逆转录酶抑制剂治疗的成年患者
奈非那韦 （nelfinavir）		非肽类结构的蛋白酶抑制剂，通过抑制多聚蛋白 gag – pol 的裂解，从而产生无感染性的病毒。半衰期 3.5～5 小时，与食物同服
安普那韦 （amprenavir）		具有抗 HIV – 1 和 HIV – 2 蛋白酶作用，半衰期长。须与其他逆转录酶抑制剂联合应用于进行性免疫缺陷患者

三、整合酶抑制剂

病毒需依赖整合来保持其有效复制，只有在整合酶的作用下病毒的 DNA 才能整合进入宿主的基因组中，一旦整合酶的活性受到抑制，HIV－1 病毒就不再具有感染性。因此，整合酶靶向药物已成为抗艾滋病药物研究的重要设计方向。2007 年上市的雷特格韦（altegravir）又称拉替拉韦，是第一个 HIV 整合酶抑制剂。2012 年上市的埃替格韦（elvitegravir）又称埃替拉韦，是第一个具有喹诺酮结构的抗 HIV 药物。2013 年上市的德罗格韦（dolutegravir）又称度鲁特韦，与其他抗逆转录病毒药联用治疗成年和年龄 12 岁以上及体重 40kg 以上儿童的 HIV－1 感染。

雷特格韦   埃替格韦

德罗格韦

整合酶抑制剂不受目前逆转录酶和蛋白酶抑制剂的应用所产生耐药性的影响，对目前的耐药变异病毒株可能仍有作用。而且整合酶是病毒 HIV－1 特有的酶，这使得整合酶抑制剂对人体的毒性比目前临床应用的逆转录酶抑制剂和蛋白酶抑制剂要小的多。另一方面，HIV－1 整合酶还是一个可检测的靶点，通过重组 DNA 技术可以获得足量用于研究的整合酶，能快速、敏感地测定整合酶及其抑制剂的活性。故整合酶抑制剂的研究已成为抗 HIV－1 药物研究中的热点之一。

知识拓展

新型抗 HIV 药物

恩夫韦肽（enfuvirtide）为融合酶抑制剂，于 2003 年上市，作用机制为阻止病毒与 T 细胞等免疫细胞的接触融合，干扰 HIV－1 进入 T 细胞，防止免疫系统遭受病毒破坏。与其他药物联用，可减少血液中 HIV 数目，增加 CD4 细胞的数目，保持免疫功能正常，对已经产生抗药性的病毒变种更为有效。

马拉维若（maraviroc）是第一个 CCR5 抑制剂，于 2007 年上市。研究发现 CD4 分子必须依靠辅助因子 CCR5 的参与才能有效介导病毒侵入，马拉维若能阻断病毒进入 T 细胞主要途径的 CCR5 共同受体，在治疗曾用其他药物治疗过的特异类型 HIV 感染患者时，遏止病毒进入白细胞，显著减少病毒载量和增加 T 细胞计数。

第三节 抗寄生虫药

抗寄生虫药主要用于杀灭、驱除和预防寄生于宿主体内的各种寄生虫。引起人类寄生虫病的主要病原体是原虫和蠕虫，发病率较高的有疟疾、血吸虫病、肠道寄生虫病和丝虫病等。随着经济发展，人民生活水平提高，我国寄生虫病发病率已经明显下降。

抗寄生虫药物种类因寄生虫的种类及寄生的部位不同而异，本节主要介绍临床应用较多的驱肠虫药、抗疟药和抗血吸虫药。理想的抗寄生虫病药物既能选择性地高效抑杀寄生虫，又对人体安全有效。

一、驱肠虫药

驱肠虫药是指能杀死或驱除肠道寄生虫，如蛔虫、钩虫、蛲虫及绦虫等的药物。目前使用的驱肠虫药主要有三种作用机制：①通过麻痹虫体神经肌肉系统，使其不能附着肠壁而被排出体外；②影响虫体酶的活性，使其糖代谢发生障碍；③直接消化活的蠕虫组织。驱肠虫药按照结构分为哌嗪类、咪唑类、嘧啶类、酚类等，见表 20 – 8。

表 20 – 8　常用的驱肠虫药

名 称	结 构	作用特点
哌嗪类 哌嗪 (piperazine)		具有抗胆碱作用，能使虫体肌细胞膜超极化，引起弛缓性麻痹，失去在宿主肠壁附着的能力而被排出体外。用于驱蛔虫和蛲虫，供药用的主要有枸橼酸盐、磷酸盐和己二酸盐
左旋咪唑 (levamizole)		广谱驱肠虫药，选择地抑制虫体肌肉中的琥珀酸脱氢酶，使延胡索酸不能还原为琥珀酸，影响虫体肌肉的无氧代谢，减少能量的产生。虫体肌肉麻痹后，随粪便排出体外。药用盐酸盐，用于驱除蛔虫、蛲虫、钩虫和鞭虫等
咪唑类 阿苯达唑 (albendazole)		高效广谱驱肠虫药，抑制对葡萄糖的摄取，使虫体糖原耗竭，ATP 生成减少而死亡。用于蛔虫、蛲虫、钩虫、鞭虫，也可用于家畜驱虫
奥苯达唑 (oxibendazole)		广谱驱肠虫药，对钩虫、蛔虫及鞭虫均有明显作用，作用机制与阿苯哒唑相同
甲苯达唑 (mebendazole)		广谱驱肠虫药，抑制线虫对葡萄糖的摄入，导致糖原耗竭。还与虫体 β – 微管蛋白结合抑制微管聚集，使虫体细胞变性，虫体死亡。常以与盐酸左旋咪唑制成的复方制剂应用于临床

续表

名称	结构	作用特点
咪唑类 噻嘧啶 （pyrantel）	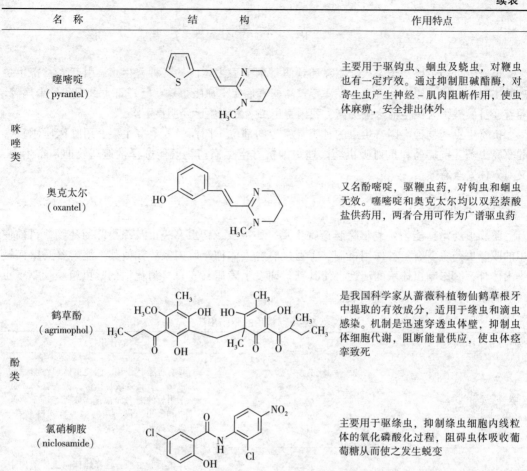	主要用于驱钩虫、蛔虫及蛲虫，对鞭虫也有一定疗效。通过抑制胆碱酯酶，对寄生虫产生神经－肌肉阻断作用，使虫体麻痹，安全排出体外
奥克太尔 （oxantel）		又名酚嘧啶，驱鞭虫药，对钩虫和蛔虫无效。噻嘧啶和奥克太尔均以双羟萘酸盐供药用，两者合用可作为广谱驱虫药
酚类 鹤草酚 （agrimophol）		是我国科学家从蔷薇科植物仙鹤草根牙中提取的有效成分，适用于绦虫和滴虫感染。机制是迅速穿透虫体壁，抑制虫体细胞代谢，阻断能量供应，使虫体痉挛致死
氯硝柳胺 （niclosamide）		主要用于驱绦虫，抑制绦虫细胞内线粒体的氧化磷酸化过程，阻碍虫体吸收葡萄糖从而使之发生蜕变

盐酸左旋咪唑（levamizole hydrochloride）

化学名为 S -（ - ）6 - 苯基 - 2,3,5,6 - 四氢咪唑并[2,1 - b]噻唑盐酸盐，（ - ）- 2,3,5,6 - tetrahydro - 6 - phenylimidazo[2,1 - b]thiazole hydrochloride。

本品为白色或类白色针状结晶或结晶性粉末；无臭，味苦。本品在水中极易溶解，在乙醇中易溶，在三氯甲烷中微溶，在丙酮中极微溶解。$[\alpha]_D^{20}$ - 121.5°；熔点 225～230℃。

本品水溶液与氢氧化钠溶液共沸，因噻唑环破坏而生成的巯基可与亚硝基铁氰化钠中的亚硝基结合，生成红色配位化合物，放置后，颜色变浅。叔胺氮原子可与氯化汞试液、碘试液、碘化汞钾和苦味酸试液等生物碱沉淀试剂反应。水溶液显氯化物鉴别反应。

本品口服后迅速吸收，服用后2小时达到血药浓度高峰，半衰期4小时。在肝脏代谢，本品及代谢产物可自尿（大部分）、粪和呼吸道排出，乳汁中亦可测得。为广谱驱肠虫药，主要作用于蛔虫、蛲虫、钩虫，对丝虫成虫、幼虫及微丝幼虫亦有明显作用。本品还可作为免疫调节剂，可使细胞免疫力较低者得到恢复，可用于癌症的辅助治疗。

阿苯达唑 （albendazole）

化学名为 ［（5 – 丙巯基)1H – 苯并咪唑 – 2 – 基］氨基甲酸甲酯，［（5 – propylthio)1 – H – benzimidazol – 2 – yl］carbamic acid methyl ester，又名丙硫咪唑。

本品为白色或类白色粉末；无臭，无味。在冰醋酸中溶解，在丙酮或三氯甲烷中微溶，几乎不溶于乙醇，不溶于水。熔点 208～210℃。

本品结构中的咪唑环显碱性，其稀硫酸溶液加碘化铋钾试液，产生红棕色沉淀。灼烧时分解产生的硫化氢气体，能使醋酸铅试纸显黑色。

本品不溶于水，故口服后在肠道内吸收缓慢，被吸收的部分在肝脏中迅速代谢并从胆汁排出。在肝脏的代谢途径主要是氧化，代谢产物为具有较强抗虫活性的阿苯达唑亚砜和失去活性的阿苯达唑砜。本品为广谱、高效、低毒驱虫药，为咪唑类药物中驱虫谱广、杀虫作用最强的一种。

阿苯达唑

阿苯达唑亚砜

阿苯达唑砜

二、抗疟药

疟疾是受疟原虫感染的雌性蚊子传染的疾病，临床上以间歇性寒战、高热、脾肿大、贫血等为特征。人类疟疾分为恶性疟、间日疟、三日疟、卵形疟，其中恶性疟和间日疟最常见，恶性疟致死率最高。

疟原虫在雌性蚊子体内进行有性生殖，在人体内进行无性生殖。人体内的无性生殖又分为原发性红细胞外期、继发性红细胞外期、红细胞内期等阶段，各种抗疟药通过影响疟原虫的不同发育阶段而发挥抗疟作用。按作用可分为用于控制疟疾症状的药物和用于防止复燃与传播及预防疟疾的药物，按结构可分为喹啉类、氨基喹啉类、二氨基嘧啶类和萜内酯类（表20 – 9）。

表 20-9 常用的抗疟药

名 称	结 构	作用特点
喹啉类 奎宁 (quinine)	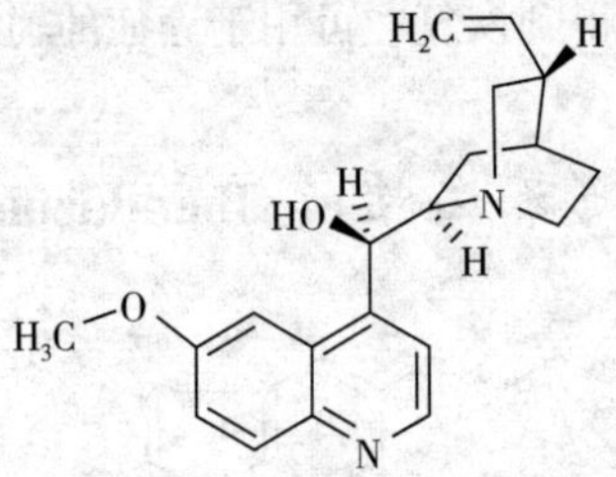	从金鸡纳树皮中提取出来的具有喹啉醇结构的生物碱，与钠通道阻滞剂奎尼丁（quindine）互为差向异构体。是应用最早的抗疟疾药，对红细胞内期的疟原虫有较强的杀灭作用，可控制疟疾的症状
氨基喹啉类 磷酸氯喹 (chloroquine phosphate)	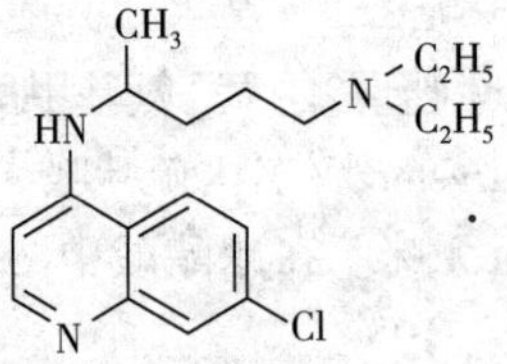 · 2H_3PO_4	4-氨基喹啉类结构。主要对疟原虫的红内期起作用，对红外期无效。为控制疟疾症状的药物
磷酸伯氨喹 (primaquine phosphate)	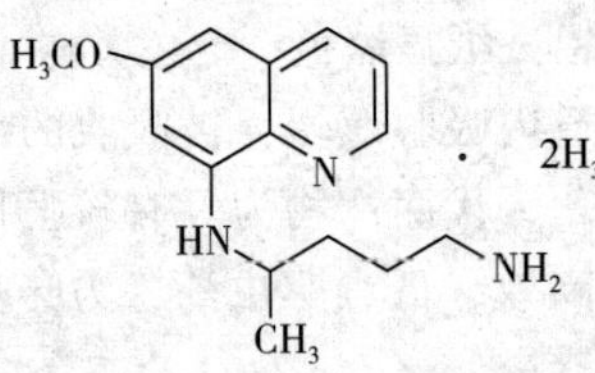 · 2H_3PO_4	8-氨基喹啉类结构。作用强、毒性低，能杀灭人体血液中各型疟原虫的配子体，并对良性疟及红细胞外期的裂殖子也有较强的杀灭作用，是防止疟疾复发和传播的药物。
二氨基嘧啶类 乙胺嘧啶 (pyrimethamine)	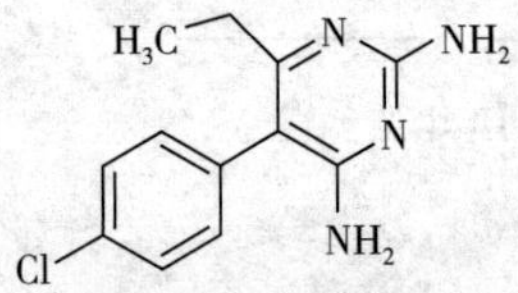	抑制疟原虫的二氢叶酸还原酶致使叶酸合成受阻，从而抑制疟原虫的生长，又称叶酸拮抗剂。对多数的疟原虫有较强的抑制作用，临床多作为预防药，作用持久，服用一次维持一周以上
硝喹 (nitroquine)	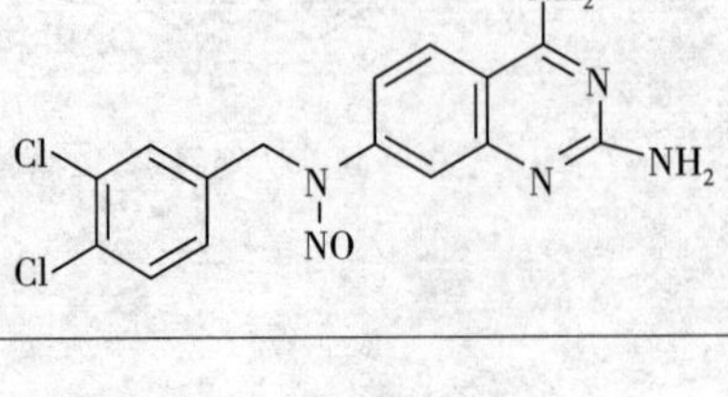	作用机制与乙胺嘧啶相同，对疟疾有预防和治疗作用，临床用其乙酸盐
萜内酯类 青蒿素 (artemisinin)	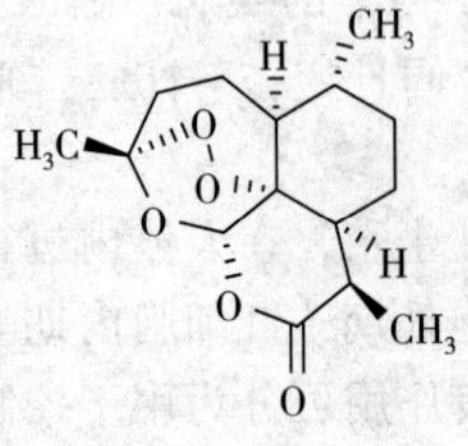	从菊科植物黄花蒿中分离提取的过氧化萜内酯类高效、速效抗疟药。作用于红细胞内期，适用于间日疟及恶性疟，特别是抢救脑型疟有良效退热时间及疟原虫转阴时间都较氯喹短，对氯喹有抗药性的疟原虫，使用该品亦有效。

硫酸奎宁（quinine phosphate）

· H₂SO₄ · 2H₂O

化学名为 (8S,9R) – 6′ – 甲氧基 – 金鸡纳 – 9 – 醇基硫酸盐二水合物，(8S,9R) – 6′ – me-thoxycinchonan – 9 – ol)。

本品为白色颗粒状或微晶性粉末；轻柔，易压缩；无臭，遇光易变色，水溶液呈中性反应。在乙醇、三氯甲烷、乙醚中易溶，微溶于水和甘油。熔点173℃，$[\alpha]_D^{20}$ – 237° ~ – 244% (2%盐酸溶液)。

本品是从茜草科植物金鸡纳树皮中提取分离的一种生物碱，是最早使用的抗疟药。早在17世纪就知道金鸡纳树皮可以治疗发热和疟疾，1820年从金鸡纳树皮中提取得到了奎宁，1945年实现了全合成。

本品为4 – 甲氧基喹啉类结构，含两个碱基，其中喹核碱上的N原子碱性较强 (pK_a 8.8)，喹啉环上的N原子碱性较弱 (pK_a 4.2)。奎宁治疗疟疾通常用其硫酸盐和二盐酸盐，前者微溶于水，供口服，后者易溶于水，供注射用。

本品分子中有4个手性碳，分别为C – 3、C – 4、C – 8和C – 9，其光学立体异构活性各不相同。从植物中得到的金鸡纳生物碱还有奎尼丁（quinidine）、辛可宁（cinchonine）和辛可尼定（cinchonidnie）等。其中奎尼丁 (3R, 4S, 8R, 9S) 是奎宁的差向异构体，是钠通道阻滞剂，主要用于抗心律失常。

奎宁
(-)3R,4S,8S,9R

奎尼丁
(+)3R,4S,8R,9S

辛可宁
(+)3R,4S,8R,9S

辛可尼定
(-)3R,4S,8S,9R

硫酸奎宁和盐酸奎宁均是味道极苦的白色结晶，为消除其苦味，运用前药原理将奎宁仲醇基与氯甲酸乙酯反应，生成几乎无味的奎宁碳酸乙酯，称为优奎宁（euquininum，无味奎宁）。优奎宁口服后在消化道水解转化为奎宁，可供儿童口服用。

优奎宁

本品可抑制或杀灭（间日疟、三日疟）恶性疟原虫的红内期，有解热作用和子宫收缩作用，临床上用于控制疟疾的症状。对疟原虫的红细胞前期，红细胞外期及配子体期均无作用，对疟疾的传播、复发、病因性预防均无效。

口服后吸收迅速而完全，蛋白结合率在疟疾患者体内可达 90% 或更多，吸收后分布于全身组织。服药后 1~3 小时血药浓度达到峰值，半衰期为 8.5 小时。在肝脏中被氧化代谢生成 2,2′-二羟奎宁，迅速排出体外，故无蓄积性。日用量大于 1g 时可产生金鸡纳反应，即头痛、耳鸣、眼花、恶心、呕吐、视力和听力减退等。

磷酸氯喹 （chloroquine phosphate）

化学名为 N^4 -（7-氯-4-喹啉基）-$N′,N′$-二乙基-1,4-戊二胺二磷酸盐，N^4 -（7-chloroquinolin-4-quinolinyl）-$N′,N′$-diethylpentane-1,4-diamine bisphosphate。

本品为白色结晶性粉末；无臭，味苦；遇光渐变色；水溶液显酸性反应。本品在水中易溶，在乙醇、三氯甲烷、乙醚中几乎不溶。熔点 193~196℃（分解）。

本品为 4-氨基喹啉类抗疟药，结构中含有一个手性碳，但光学异构体的活性差别不大，临床上使用其外消旋体。

本品口服吸收快而充分，服药后 1~2 小时可达血药浓度峰值。血浆蛋白结合率约 55%，血药浓度维持较久，半衰期为 2.5~10 日。本品在红细胞中的浓度为血浆内浓度的 10~20 倍，受感染的红细胞内的氯喹浓度，又比正常细胞高约 25 倍。本品在肝内代谢转化，其主要代谢产物是去乙基氯喹，仍有抗疟作用。10%~15% 以原形经肾排泄，其排泄速度可因尿液酸化而加快，约 8% 随粪便排泄，也可由乳汁中排出。

本品对红细胞内期裂殖体具有强大的杀灭作用，能迅速控制临床症状，可根治恶性疟。对原发性红细胞外期无效，故不宜作病因性预防，也不能阻止传播。

青蒿素（artemisinin）

化学名为 (3R,5aS,6R,8aS,9R,12S,12aR) – 八氢 – 3,6,9 – 三甲基 – 3,12 – 桥氧 – 12H – 吡喃[4,3 – j] – 1,2 – 苯并二噻平 – 10(3H) – 酮,(3R,5aS,6R,8aS,9R,12S,12aR) – octahydro – 3,6,9 – trimethyl – 3,12 – epoxy – 12H – pyrano[4,3 – j] – 1,2 – benzodioxepin – 10(3H) – one。

本品为无色针状晶体，味苦。在丙酮、醋酸乙酯、三氯甲烷及冰醋酸中易溶，在乙醇和甲醇、稀乙醇、乙醚及石油醚中可溶解，在水中几乎不溶。$[\alpha]_D^{20}$ +75° ~ +78°（无水乙醇 0.1%）；熔点 150 ~ 153℃。

本品结构中的过氧键具有氧化性，遇碘化钾试液氧化析出碘，加淀粉指示剂，立即显紫色。内酯结构使其具有水解性，加氢氧化钠试液加热后水解，遇盐酸羟胺试液及三氯化铁试液生成深紫红色的异羟肟酸铁。

对本品作用机制的研究目前尚未达成共识，一般认为与自由基的调节有关，疟原虫寄生于宿主红细胞内，依靠消化酶解宿主血红蛋白提供虫体需要的氨基酸，内过氧化物经血红蛋白分解后产生的游离铁所介导，产生不稳定的有机自由基，与疟原虫的蛋白质形成共价加合物，而使疟原虫死亡。

本品口服后吸收迅速，半衰期为 0.5 ~ 1 小时。吸收后分布于组织内，可透过血 – 脑屏障，体内的代谢产物为双氢青蒿素、脱氧双氢青蒿素、3α – 羟基脱氧双氢青蒿素和 9,10 – 二羟基双氢青蒿素。主要自肾脏和肠道排出，24 小时可排出 84%。由于代谢和排除均较快，有效血药浓度维持时间较短，故复燃率较高。

本品是从菊科植物黄花蒿（Artemisia annua L.）中提取得到的新型结构的过氧化物倍半萜内酯，我国科学家屠呦呦因此获得 2015 年诺贝尔生理学与医学奖。抗疟效率高、速度快、毒性低、与其他类型抗疟药无交叉耐药性，主要作用于疟原虫的红内期，对间日疟、恶性疟及抢救脑型疟效果良好。随着本品的普遍使用，疟原虫逐渐对本品产生耐药性，2007 年 WHO 全面禁止青蒿素单方口服抗疟制剂的销售。

对青蒿素的化学结构进行改造得到一系列有效的抗疟药，如将 10 位羰基还原得双氢青蒿素（dihydroartemisinin），抗疟作用是青蒿素的 2 倍。双氢青蒿素经醚化得蒿甲醚（artemether）和蒿乙醚（arteether），脂溶性增大。蒿甲醚对疟原虫红细胞内期裂殖体有很强的杀灭作用，与氯喹几乎无交叉耐药性，抗疟作用较青蒿素强 10 ~ 20 倍，毒性比青蒿素低。蒿乙醚的特点是半衰期长，在治疗期间产生蓄积。肌注后，药物缓慢进入循环系统，3 ~ 12 小时达到最高血药浓度。蒿甲醚和蒿乙醚在体内的主要代谢途径均为脱烷基代谢，代谢产物为双氢青蒿素。

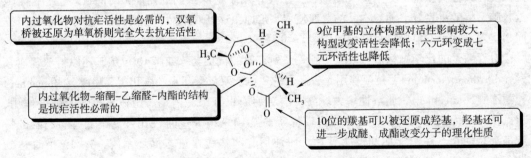

双氢青蒿素　　　　　　　　蒿甲醚　　　　　　　　蒿乙醚

案例分析

案例20-2：青蒿素作为高效、速效的抗疟药得到广泛应用，但其水溶性差，不能注射用药，请分析如何运用药物结构修饰的方法解决此问题？

分析：将双氢青蒿素进行酯化得到青蒿素琥珀酸酯即青蒿琥酯（artesunate），制成钠盐可克服青蒿素水溶性低的缺点。青蒿琥酯钠盐由于酯碱易水解，水溶液不稳定，需制成粉针剂。为克服此缺点，可将增溶基团以醚键的形式连接到二氢青蒿素上，如蒿醚林酸（artelinic acid）不但溶于水，在 $2.5\% K_2CO_3$ 溶液中也能保持稳定，并具有更高的抗疟活性

青蒿琥酯　　　　　　　　　　　　　　蒿醚林酸

构效关系（图20-1）表明，内过氧化物对活性存在是必需的，双氧桥被还原为单氧桥失去抗疟活性。青蒿素抗疟活性还归功于内过氧化物-缩酮-乙缩醛-内酯的结构，疏水基的存在和过氧化桥的位置对活性也至关重要。

内过氧化物对抗疟活性是必需的，双氧桥被还原为单氧桥则完全失去抗疟活性

9位甲基的立体构型对活性影响较大，构型改变活性会降低；六元环变成七元环活性也降低

内过氧化物-缩酮-乙缩醛-内酯的结构是抗疟活性必需的

10位的羰基可以被还原成羟基，羟基还可进一步成醚、成酯改变分子的理化性质

图20-1　青蒿素及类似物的构效关系

三、抗血吸虫病药

血吸虫病是由血吸虫寄生于人体引起的疾病，血吸虫分为日本血吸虫、埃及血吸虫和曼氏血吸虫三种，在我国及亚洲流行的为日本血吸虫病。

最早用于血吸虫病治疗的药物是锑剂，但这类药物毒性较大，现已少用。目前血吸虫病治疗的首选药物是吡喹酮（praziquantel），具有高效、低毒、疗程短、可口服等优点，是血吸虫病防治史上的一个重大突破。此外，呋喃丙胺（furapromide）、硝硫氰胺（nithiocyanamine）、硝硫氰酯（nitroscanate）等药物也用于治疗血吸虫病。

呋喃丙胺   硝硫氰胺   硝硫氰酯

吡喹酮（**praziquantel**）

化学名为 2 –（环己甲酰基）– 1,2,3,6,7,11b – 六氢 – 4H – 吡嗪并［2,1 – a］异喹啉 – 4 – 酮，2 –（cyclohexylcarbonyl）– 1,2,3,6,7,11b – hexahydro – 4H – pyrazinoisoquinolin – 4 – one。

本品为白色或类白色结晶性粉末，味苦。在三氯甲烷中易溶，在乙醇中溶解，在乙醚和水中不溶。熔点 136～141℃。

本品有两个手性中心，左旋体的疗效高于消旋体，药用其外消旋体。

本品是异喹啉类的广谱抗寄生虫病药，对三种血吸虫均有效。本品对血吸虫的糖代谢有明显的抑制作用，影响虫体对葡萄糖的摄入，促进虫体内糖原的分解，使糖原明显减少或消失。主要用于防治日本血吸虫病，还可用于绦虫病。

本品在体内分布以肝中浓度最高，也可分布至脑脊液。经肝脏代谢为羟基化物而失去活性，血清中存在的为单羟基化代谢物，尿中为二羟基化物，并多以结合形式存在。

血清代谢物   尿中代谢物

本章小结

抗病毒药物通过干扰病毒繁殖周期中的某一环节，抑制病毒的繁殖，按照结构可分为三环类、核苷类和非核苷类。三环类药物具有对称的三环胺结构，能有效预防和治疗所有 A 型流感病毒引起的感染。核苷类药物又可分为有环核苷和无环核苷两类，非核苷类一般没有核苷的结构。抗艾滋病药物根据作用靶点不同分为逆转录酶抑制剂、蛋白酶抑制剂和整合酶抑制剂。

抗寄生虫病药物主要有驱肠虫药、抗疟药和抗血吸虫药。驱肠虫药按照结构分为哌嗪类、咪唑类、嘧啶类、酚类等。抗疟药按结构可分为喹啉类、氨基喹啉类、二氨基嘧啶类和萜内酯类；按作用可分为用于控制疟疾症状的药物和用于防止复燃与传播及预防疟疾的药物。血吸虫病治疗的首选药物是吡喹酮。

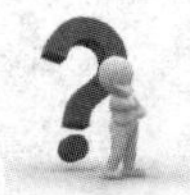

思考题

1. 抗病毒药物按照结构怎么分类？请每类举出一个代表药物。
2. 核苷类抗病毒药物的抗病毒作用机制是怎样的？
3. 抗 HIV 药物的分类如何？请每类举出一个代表药物。
4. 青蒿素的结构特点是什么？对青蒿素结构改造得到的抗疟药有哪些？

（徐丹丹）

第二十一章 抗肿瘤药

学习导引

1. **掌握** 氮芥类抗肿瘤药的构效关系；代表药物的结构、性质和作用。
2. **熟悉** 拓扑异构酶抑制剂抗肿瘤药的分类；干扰核酸生物合成抗肿瘤药物的设计原理及作用机制。
3. **了解** 抗肿瘤药物的研究进展。

恶性肿瘤（malignant tumor）是严重威胁人类健康的常见病，近年来恶性肿瘤的发病率已呈逐年上长和年轻化的趋势。化学治疗（chemotherapy，简称化疗）是一种全身性治疗手段，是利用化学药物抑制肿瘤细胞的生长繁殖、杀死肿瘤细胞和促进肿瘤细胞分化的治疗方式。

抗肿瘤药是指治疗恶性肿瘤的化学药物。氮芥是最早用于临床，能有效治疗恶性淋巴瘤的抗肿瘤药。目前现代化疗已由单一化疗进入了联合化疗和综合化疗的阶段，并且已能成功地治愈某些患者或明显地延长患者的生命。

本章按照抗肿瘤药物的作用靶点分类，包括直接影响 DNA 结构和功能抗肿瘤药、干扰核酸生物合成抗肿瘤药、抑制蛋白质合成与功能抗肿瘤药、调节体内激素平衡抗肿瘤药和靶向抗肿瘤药。

第一节 直接影响 DNA 结构和功能抗肿瘤药

这类药物在体内能形成缺电子的活泼中间体或其他具有活泼亲电性基团的化合物，进而与生物大分子中富电子基团进行亲电反应，形成共价结合，使其丧失活性或使 DNA 分子发生断裂。或药物直接作用于肿瘤细胞 DNA 和 DNA 酶（如 DNA 拓扑异构酶），从而导致 DNA 断裂和肿瘤细胞的死亡。按结构可分为氮芥类、乙撑亚胺类、金属配合物类、喜树碱类、鬼臼生物碱类和蒽醌类等。

一、氮芥类

氮芥类抗肿瘤药的结构可以分为两大部分——烷基化部分（双 - β - 氯乙氨基）和载体部分。

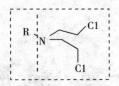

载体部分　烷基化部分

烷基化部分是抗肿瘤的活性功能基，载体部分用于改善药物在体内的吸收、分布等药代动力学性质，提高药物对肿瘤细胞选择性和活性，降低药物的毒性。根据载体结构的差别，氮芥类药物分为脂肪氮芥、芳香氮芥、酰胺氮芥、氨基酸及多肽氮芥和杂环氮芥等。

表 21 - 1　临床常见的芳香氮芥抗肿瘤药

名称	化学结构	作用特点
苯丁酸氮芥（chlorambucil）		临床用其钠盐，水溶性好，易被肠道吸收，在体内迅速转化为游离苯丁酸氮芥。用于治疗慢性淋巴细胞白血病，对卵巢癌、霍奇金病、淋巴肉瘤有较好的疗效
美法仑（melphalan）		对乳腺癌、卵巢癌、淋巴肉瘤和多发性骨髓瘤有较好的疗效
氮甲（formylmerphalan）		对肿瘤细胞作用的选择性提高，毒性低于美法仑，可口服给药。

脂肪氮芥的烷基化历程（图 21 - 1）是双分子亲核取代反应（S_N2），药物进入体内后，β 氯原子离去生成高度活泼的乙撑亚胺离子，成为亲电性烷化剂，极易与细胞成分的亲核中心起烷化作用，反应速度取决于烷化剂和亲核中心的浓度。

图 21 - 1　脂肪氮芥的烷基化历程（S_N2）

芳香氮芥的载体部分为芳香环，其烷基化历程（图 21 - 2）是单分子亲核取代反应（S_N1），药物进入体内后，失去 β 氯原子形成碳正离子中间体，再与亲核中心作用，反应速度取决于烷化剂的浓度。

图 21 - 2　芳香氮芥的烷基化历程（S_N1）

环磷酰胺（cyclophosphamide）

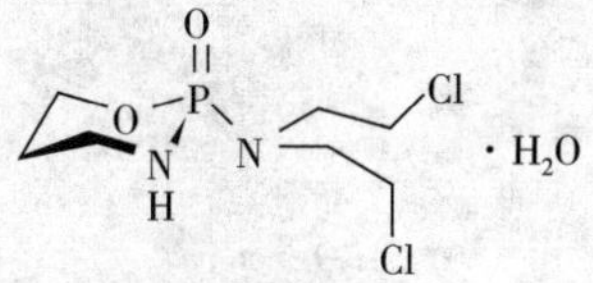

化学名为 P – [N,N – 双(β – 氯乙基)] – 1 – 氧 – 3 – 氮 – 2 – 磷杂环己烷 – P – 氧化合物一水合物，P – [N,N – bis(2 – chloroethyl) tetrahydro – 2H – 1,3,2 – oxazaphosphorin – 2 – amine – 2 – oxide monohydrate。

本品含一个结晶水时为白色结晶或结晶性粉末，熔点 48.5 ~ 52℃，失去结晶水即液化。在乙醇中易溶，在水或丙酮中溶解。水溶液不稳定，遇热更易分解。

本品是在氮芥的氮原子上连一个吸电子的环状磷酰胺内酯得到的杂环氮芥，毒性低、对肿瘤细胞具有高选择性。体外对肿瘤细胞无效，进入体内后，首先在肝中被细胞色素 P450 氧化酶氧化，生成 4 – 羟基环磷酰胺，4 – 羟基环磷酰胺可经进一步氧化代谢为无毒的 4 – 酮基环磷酰胺，也可经互变异构生成开环的醛磷酰胺。醛磷酰胺在肝中进一步氧化生成无毒的羧酸化合物，也可在肿瘤组织中，经非酶促反应 β 消除（即逆 Michael 加成反应）生成丙烯醛和磷酰氮芥。磷酰氮芥及其代谢产物都可经非酶水解生成去甲氮芥（图 21 – 3）。其中丙烯醛、磷酰氮芥和去甲氮芥都是较强的烷化剂，临床一些病例观察到膀胱毒性，可能与代谢产物丙烯醛有关。

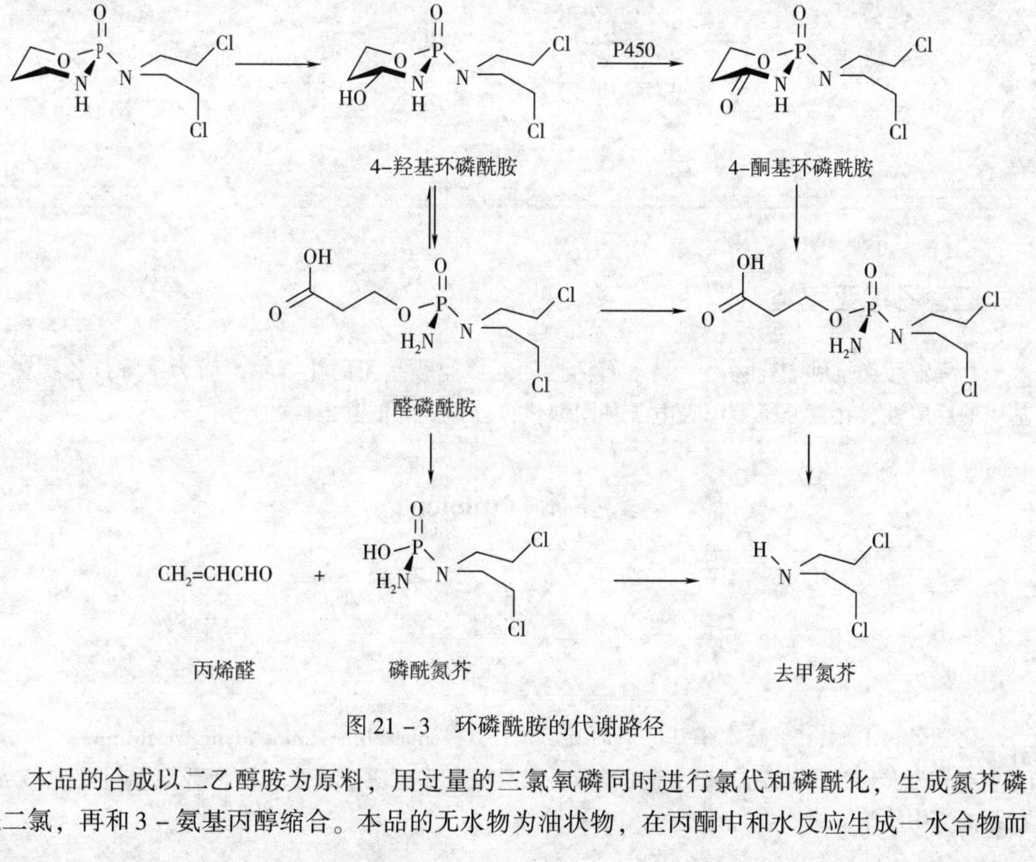

图 21 – 3　环磷酰胺的代谢路径

本品的合成以二乙醇胺为原料，用过量的三氯氧磷同时进行氯代和磷酰化，生成氮芥磷酰二氯，再和 3 – 氨基丙醇缩合。本品的无水物为油状物，在丙酮中和水反应生成一水合物而析出白色结晶。

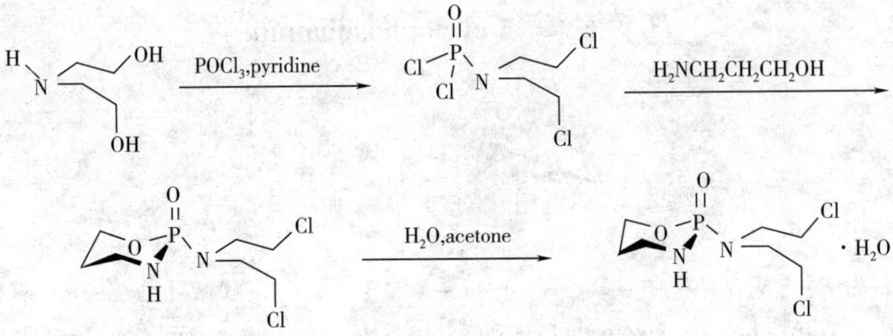

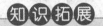

图 21 - 4　环磷酰胺的合成路线

本品的抗瘤谱较广，主要用于治疗恶性淋巴瘤、急性淋巴细胞白血病、多发性骨髓瘤、肺癌、神经母细胞瘤等，对乳腺癌、卵巢癌、鼻咽癌也有效。

知识拓展

芥 子 气

芥子气（mustard gas）是一种液体糜烂性毒剂，在战争中被用于制造毒气弹，在第一次和第二次世界大战中被广泛使用。研究发现其对肿瘤有治疗作用，于 1943 年被用于治疗恶性淋巴瘤，在此基础上研发了一系列氮芥类抗肿瘤药。

芥子气　　　　　　　　氮芥

二、乙撑亚胺类

乙撑亚胺类抗肿瘤药物是一类含有活性的乙撑亚胺基团的化合物。而为了降低乙撑亚胺基团的反应性，在氮原子上用吸电子基团取代，以达到降低其毒性的作用。

塞替派（thiotepa）

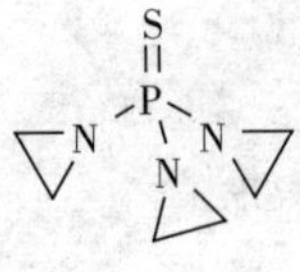

化学名为 1,1′,1″ - 硫次膦基三氮丙啶，1,1′,1″ - phosphinoylthioylidyne triaziridine。

本品为白色鳞片状结晶或结晶性粉末；无臭或几乎无臭。在水、乙醇或三氯甲烷中易溶，在石油醚中略溶。

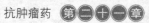

本品分子中含有三个乙撑亚胺基团，其氮原子与硫代磷酰基连接。和 DNA 作用时，结构中的氮杂环丙基分别和核苷酸中的腺嘌呤、鸟嘌呤的 3 – N 和 7 – N 进行烷基化，生成塞替派 – DNA 的烷基化产物。本品含有体积较大的硫代磷酰基，脂溶性大，对酸不稳定，不能口服，在胃肠道吸收较差，须通过静脉注射给药。进入体内后迅速分布到全身，在肝中很快被 P450 酶系代谢生成替派（tepa）而发挥作用，可视为 tepa 的前体药物。临床上主要用于治疗乳腺癌、卵巢癌、消化道癌和膀胱癌，是治疗膀胱癌的首选药物，可直接注射膀胱，效果最好。

塞替派　　　　　　　　　替派

三、金属配合物类

自 1969 年首次发现顺铂（cisplatin）对动物肿瘤有很强的抑制作用以来，金属配合物抗肿瘤的研究成为抗肿瘤药物研究中较为活跃的领域之一，其中铂类抗肿瘤物已在临床上广泛使用。

表 21 – 2　临床常见的铂配合物抗肿瘤药

名称	化学结构	作用特点
卡铂 （carboplatin）		第二代铂配合物，治疗卵巢癌、小细胞肺癌的效果优于顺铂，对头颈部癌、膀胱癌的疗效比顺铂差。但肾毒性、消化道反应和耳毒性均较低，仍需静脉注射给药
奥沙利铂 （oxaliplatin）		第一个新型手性铂配合物抗肿瘤药物，对卵巢癌、乳腺癌、非小细胞肺癌、大肠癌等人和多种动物细胞株，包括对顺铂、卡铂耐药细胞株有显著抑制作用
洛铂 （lobaplatin）		与顺铂的细胞毒作用相似，对耐顺铂的细胞株有一定的抑制作用。毒性与卡铂相似，肾毒性较低，主要毒性是抑制骨髓造血系统

顺铂（cisplatin）

化学名为 (Z) – 二氨二氯铂，(SP – 4 – 2) – diamminedichloroplatinum）。

本品为亮黄色或橙黄色的结晶性粉末；无臭。在 DMSO 中易溶，在 DMF 略溶，在水中微溶，在乙醇中不溶。加热至 170℃ 时转化为反式，溶解度降低，颜色发生变化。继续加热至

270℃熔融，同时分解成金属铂。对光和空气稳定，室温条件下可长期贮存。

本品水溶液不稳定，能逐渐水解和转化为反式，反式铂配合物无活性。进一步水解生成无抗肿瘤活性且具有剧毒的低聚物，但是两种低聚物在0.9%氯化钠溶液中不稳定，可迅速完全转化为顺铂，因此临床上不会有导致中毒的危险。

$$\left[\begin{array}{c} H_3N \\ H_3N \end{array} Pt(II) \begin{array}{c} OH_2 \\ Cl \end{array}\right]^{+}$$

水合物-1

$$\left[\begin{array}{c} H_3N \\ H_3N \end{array} Pt(II) \begin{array}{c} OH_2 \\ OH_2 \end{array}\right]^{2+}$$

水合物-2

$$\left[\begin{array}{c} H_3N \\ H_3N \end{array} Pt(II) \begin{array}{c} O \\ O \end{array} Pt(II) \begin{array}{c} NH_3 \\ NH_3 \end{array}\right]^{2+}$$

聚合物-1

$$\left[\begin{array}{c} H_3N \\ H_3N \end{array} Pt(II) \begin{array}{c} O \\ O \end{array} Pt(II) \begin{array}{c} NH_3 \\ NH_3 \\ NH_3 \end{array}\right]^{3+}$$

聚合物-2

本品口服无效，通常通过静脉注射给药，供药用的是含有甘露醇和氯化钠的冷冻干燥粉，用前用注射用水配成每毫升含1mg的顺铂、9mg氯化钠和10mg甘露醇的溶液，pH 3.5～5.5。

本品进入体内后，扩散通过细胞膜，进入细胞后，药物水解为阳离子的水合物，再解离生成羟基配合物。羟基配合物和水合物比较活泼，在体内与DNA单链内的两个碱基间形成封闭的螯合环（极少数是在双链间形成螯合环），这种螯合的形成破坏了两条多聚核苷酸链上嘌呤基和胞嘧啶之间的氢键，扰乱了DNA的正常双螺旋结构，使其局部变性失活而丧失复制能力。

临床用于治疗前列腺癌、膀胱癌、头颈部癌、肺癌、乳腺癌、恶性淋巴瘤和白血病等。目前被公认为治疗睾丸癌和卵巢癌的一线药物。本品缓解期短，并伴有严重的肾、胃肠道毒性、神经毒性、耳毒性，长期使用会产生耐药性。

知识链接

金属铂配合物联合化疗—联合化疗是治疗肿瘤行之有效的方式，也是近年来研发的一个热点。顺铂的抗瘤谱广、作用强、与多种抗肿瘤药（如环磷酰胺、甲氨蝶呤）有协同作用、且无交叉耐药等特点，为当前联合化疗中最常用的药物之一。顺铂与多柔比星（阿霉素）的联合化疗使40%以上的卵巢癌取得较好疗效；顺铂与博来霉素、长春碱的联合化疗，对非精原细胞睾丸癌的有效率与治愈率分别达到80%和60%。奥沙利铂的抗瘤谱与顺铂和卡铂不同，且与两者无交叉耐药性。其安全性高，几乎无肾毒性、耳毒性、心脏毒性。奥沙利铂、氟尿嘧啶和叶酸联合化疗治疗转移性结直肠癌。

四、喜树碱类

从植物中寻找抗肿瘤药物，并对天然药物有效成分进行结构优化，以寻找疗效更好的药物是抗肿瘤药物研究开发的重要研究方向。

喜树碱（camptothecin）和羟喜树碱（hydroxycamptothecin）是从中国特有的珙桐科植物喜树（Camptotheca acuminata Decne.）中分离得到的两个内酯生物碱。其化学结构是由五个环稠合而成：其中A、B环构成喹啉环，C环为吡咯环，D环为吡啶酮结构，E环为一个α-羟基内酯环。分子含有两个氮原子，碱性都比较弱，与酸不能形成稳定的盐。天然的喜树碱为右旋，分子中唯一的手性中心 C_{20} 为 S 构型。

临床主要用于治疗肠癌、肝癌和白血病。以喜树碱为先导化合物，对其进行结构优化，得到活性增强而毒性降低的药物，见表 21 – 3。

表 21 – 3 临床常见的喜树碱类抗肿瘤药

名称	R_1	R_2	R_3
喜树碱（camptothecin）	—H	—H	—H
羟喜树碱（camptothecin）	—OH	—H	—H
伊立替康（irinotecan）	(氨基甲酸酯-哌啶-哌啶基)	—H	—C₂H₅
SN – 38	—OH	—H	—C₂H₅
托泊替康（topotecan）	—OH	—CH₂N(CH₃)₂	—H

伊立替康体外抗癌活性小，但它在体内经 P450 依赖性酯酶代谢成为有活性的 10 - 羟基喜树碱衍生物 SN – 38，属前体药物。其抗癌谱较广，对结肠癌、乳腺癌、小细胞肺癌和白血病疗效显著。主要副作用是中性粒细胞减少和腹泻。

托泊替康是一个半合成水溶性喜树碱衍生物，主要用于转移性卵巢癌的治疗，对小细胞肺癌、结直肠癌、乳腺癌的疗效也较好，对头颈癌和恶性神经胶质瘤也有效。副作用为血毒症、中性粒细胞减少、呕吐和腹泻。

五、鬼臼生物碱类

鬼臼毒素（podophyllotoxin）是从喜马拉雅鬼臼和美鬼臼的根茎中分离得到的，抗肿瘤活性强，以其为先导化合物，获得了一系列鬼臼毒素类似物。其中依托泊苷（etoposide）为治疗小细胞肺癌的首选药物，其对单核细胞白血病有效，有高的完全缓解率；替尼泊苷（teniposide）为治疗脑瘤的首选药物，其脂溶性高，易透过血 – 脑屏障。

鬼臼毒素　　　　　　　　　　鬼臼酰乙肼

依托泊苷

替尼泊苷

六、蒽醌类

多柔比星（doxorubicin）又称阿霉素，是由 *Streptomyces peucetium var. caesius* 产生的蒽醌糖苷抗生素，既有脂溶性蒽环配基和水溶性柔红糖胺，又有酸性酚羟基和碱性氨基，易通过细胞膜进入肿瘤细胞，广谱强效。临床上主要用于治疗甲状腺癌、肺癌、乳腺癌、卵巢癌、肉瘤等实体瘤。

柔红霉素（daunorubicin）是由放线菌产生，临床上主要用于治疗急性粒细胞白血病及急性淋巴细胞白血病。

多柔比星	$R_1 = R_3 = —OH$	$R_2 = —H$
柔红霉素	$R_1 = R_2 = —H$	$R_3 = —OH$
表柔比星	$R_1 = R_2 = —OH$	$R_3 = —H$

这类抗生素的结构改造主要是的对柔红霉糖的氨基和羟基的改造，寻找心脏毒性较低的化合物。表柔比星（epirubicin，表阿霉素）是多柔比星在柔红霉糖 4′位的 OH 差向异构化的化合物。对实体瘤和白血病的疗效与多柔比星相似，但骨髓抑制和心脏毒性比多柔比星低25%。

知识拓展

DNA 拓扑异构酶

DNA 拓扑异构酶（topoisomerase，Topo），是细胞内重要的核酶，主要通过催化作用改变 DNA 的拓扑结构。该酶包括 DNA 拓扑异构酶Ⅰ（TopoⅠ）和 DNA 拓扑异构酶Ⅱ（TopoⅡ）。其中 DNA 拓扑异构酶Ⅰ是生物体内广泛存在，通过调节超螺旋、连锁/去连锁、核酸解结作用，调节 DNA 空间构型的动态变化。该酶已成为设计新型抗肿瘤药物的重要靶点，目前美国国立癌症研究所（NCI）药物机制分析电脑网络系统已将 DNA 拓扑异构酶Ⅰ抑制剂列为重点研究的六大类抗肿瘤药物之一。喜树碱类抗肿瘤药物的作用靶点即是哺乳动物的 DNA 拓扑异构酶Ⅰ，该类药物特异性地抑制 DNA 拓扑异构酶Ⅰ，通过阻断酶与 DNA 反应的最后一步，即单链或双链 DNA 在切口部位的重新结合，从而导致 DNA 断裂和细胞死亡。鬼臼生物碱类和蒽醌类药物都是拓扑异构酶抑制剂。

蒽醌类抗生素结构中的蒽醌可嵌合到 DNA 中，每六个碱基对嵌入两个蒽醌环。蒽醌环的长轴与碱基对的氢键呈垂直取向，氨基糖位于 DNA 的小沟处，D 环插到大沟部位。由于这种嵌入作用使碱基对之间的距离由原来的 0.34nm 增至 0.68nm，因而引起 DNA 的裂解，而达到抗肿瘤目的。

第二节　干扰核酸生物合成抗肿瘤药

干扰核酸生物合成抗肿瘤药在肿瘤化学治疗上具有重要的地位，其作用机制是通过抑制核酸生物合成中所需的叶酸、嘌呤、嘧啶及嘧啶核苷途径，从而抑制肿瘤细胞的生存和复制所必需的代谢途径，导致肿瘤细胞死亡。目前尚未发现肿瘤细胞有独特的代谢途径，由于正常细胞与肿瘤细胞之间生长分数的差别，理论上这类药物能杀死肿瘤细胞而不影响正常细胞，但实际上其选择性较小，对机体增殖较快的正常组织如骨髓、消化道黏膜等也呈现一定的毒性。

干扰核酸生物合成抗肿瘤药物结构与代谢物很相似，大多数该类药物是将代谢物的结构作细微的改变而得到的，例如利用生物电子等排原理，以 F 或 CH_3 代替 H、S 或 CH_2 代替 O、NH_2 或 SH 代替 OH 等。临床常用的干扰核酸生物合成抗肿瘤药物分为嘧啶类、嘌呤类及叶酸拮抗剂。

一、嘧啶类

1. 尿嘧啶类　尿嘧啶掺入肿瘤组织的速度较其他嘧啶快，根据生物电子等排原理，以卤原子代替氢原子合成卤代尿嘧啶衍生物，其中以氟尿嘧啶（fluorouracil，5 - FU）抗肿瘤作用最好。但氟尿嘧啶的毒性也较大，可引起严重的消化道反应和骨髓抑制等副作用。为了降低毒性，提高疗效，根据氟尿嘧啶的结构特点，主要对分子中的 N^1 部位进行了结构修饰，成功研制出了大量的衍生物，大部分为氟尿嘧啶的前体药物。

表 21 -4　临床常见的氟尿嘧啶抗肿瘤药

名称	化学结构	作用特点
替加氟 （tegafur）		为氟尿嘧啶前药。氟尿嘧啶的 N^1 为四氢呋喃取代，进入体内释放为氟尿嘧啶而发挥疗效，毒性低，作用特点和适应证与氟尿嘧啶相似
双呋氟尿嘧啶 （difuradin）		氟尿嘧啶的 N^1、N^3 为双四氢呋喃环取代，进入体内释放为氟尿嘧啶而发挥疗效，作用特点与替加氟相似
卡莫氟 （carmofur）		为氟尿嘧啶前药。在体内释放为氟尿嘧啶而发挥疗效，抗瘤谱广，主要用于治疗胃癌、结直肠癌、乳腺癌，对结肠癌、直肠癌疗效显著

名称	化学结构	作用特点
氟铁龙 （doxifluridine， 5′–DUFR）	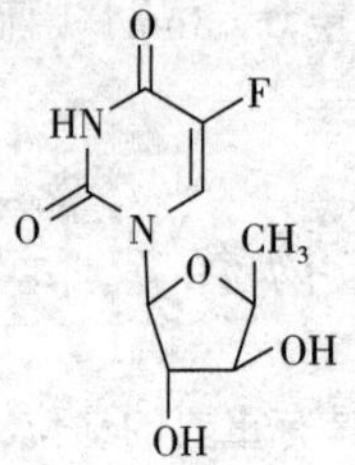	为氟尿嘧啶前药。进入体内经嘧啶核苷磷酸化酶作用，转化为氟尿嘧啶发挥疗效。嘧啶核苷磷酸化酶在肿瘤组织的活性较正常组织高，对肿瘤细胞有选择性作用。临床主要用于治疗胃癌、结直肠癌、乳腺癌

氟尿嘧啶（fluorouracil）

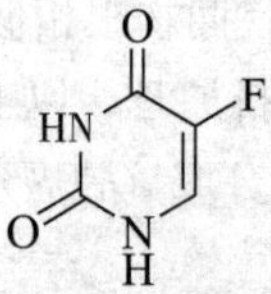

化学名为 5–氟–2,4(1H,3H)–嘧啶二酮，5–fluoro–2,4(1H,3H)–pyrimidinedione。

本品为白色或类白色结晶或结晶性粉末。在水中略溶，在乙醇中微溶，在三氯甲烷中几乎不溶；在稀盐酸或氢氧化钠溶液中溶解。熔点 281～284℃（分解）。

尿嘧啶中的氢原子被氟原子取代后，由于氟的原子半径和氢的原子半径相近，氟化物的体积与原化合物几乎相等，且 C–F 键特别稳定，在代谢过程中不易分解，氟尿嘧啶以分子水平代替正常代谢物，因而是胸腺嘧啶合成酶（TS）抑制剂。本品及其衍生物在体内首先转变成氟尿嘧啶脱氧核苷酸（FUDRP），与胸腺嘧啶合成酶结合，再与辅酶5,10–次甲基四氢叶酸作用，导致不能有效地合成胸腺嘧啶脱氧核苷酸（TDRP），使酶（Ts）失活，从而抑制 DNA 的合成导致肿瘤细胞死亡。

本品口服吸收不完全，需注射给药，静注后可迅速分布到全身各组织，包括脑脊液和肿瘤组织中。本品抗瘤谱比较广，对恶性葡萄胎及绒毛膜上皮癌有显著疗效，对直肠癌、结肠癌、胃癌、乳腺癌、头颈部癌等有效，是治疗实体肿瘤的首选药物。

2. 胞嘧啶类

盐酸阿糖胞苷（cytarabine hydrochloride）

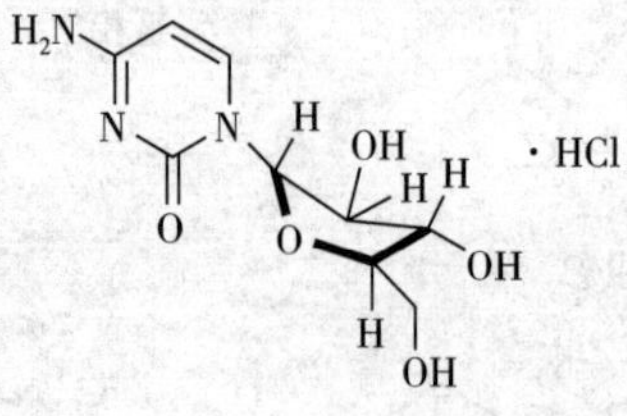

化学名为 1–β–D–阿拉伯呋喃糖基–4–氨基–2(1H)–嘧啶酮盐酸盐，4–amino–1–β–D–arabinofuranosyl–2(1H)–pyrimidinone hydrochloride。

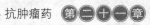

本品为白色细小针状结晶或结晶性粉末。在水中极易溶解，在乙醇中略溶，在三氯甲烷中不溶。$[\alpha]_D^{25}$ + 127° (H_2O)；熔点 189～195℃ (分解)。

在研究尿嘧啶构效关系时发现，用氨基取代尿嘧啶 4 位的氧后得到胞嘧啶的衍生物，同时正常核苷中的核糖或去氧核糖被阿拉伯糖替代，得到本品。在体内转化为活性的三磷酸阿糖胞苷 (Ara – CTP)，主要作用于细胞 S 增殖期。三磷酸阿糖胞苷通过抑制 DNA 多聚酶，并能少量掺入 DNA，阻止 DNA 的合成，抑制细胞的生长。本品主要用于治疗急性粒细胞白血病，与其他抗肿瘤药联合使用可提高疗效。口服吸收较差，通常是通过静脉连续滴注才能得到较好的效果。

二、嘌呤类

腺嘌呤和鸟嘌呤是核酸 (DNA、RNA) 的重要组分，次黄嘌呤是腺嘌呤和鸟嘌呤生物合成的重要中间体，嘌呤类抗肿瘤药主要是次黄嘌呤和鸟嘌呤的衍生物。

巯嘌呤 (mercaptopurine)

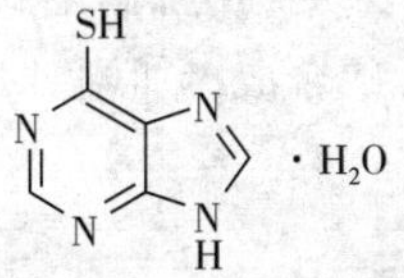

化学名为 6 – 嘌呤巯醇一水合物，purine – 6 – thiol monohydrate，6 – MP。

本品为黄色结晶性粉末；无臭，味微甜。在水和乙醇中极微溶解，在乙醚几乎不溶，遇光易变色。

本品为嘌呤类拮抗物，结构与黄嘌呤相似，在体内经酶促反应转变为有活性的 6 – 硫代次黄嘌呤核苷酸 (即硫代肌苷酸)，抑制腺酰琥珀酸合成酶，阻止次黄嘌呤核苷酸 (肌苷酸) 转变为腺苷酸 (AMP)；还可抑制肌苷酸脱氢酶，阻止肌苷酸氧化为黄嘌呤核苷酸，从而抑制 DNA 和 RNA 的合成。

本品口服后可迅速经胃肠道吸收。广泛分布于体液内，仅有较小量可透过血 – 脑屏障。主要在肝脏代谢，经黄嘌呤氧化酶等氧化及甲基化后分解为硫尿酸等产物而失去活性。临床用于治疗各种急性白血病，对绒毛膜上皮癌、恶性葡萄胎也有效。

本品的合成是以硫脲为起始原料，首先合成次黄嘌呤，然后硫代生成巯嘌呤；再用碘氧化生成二硫化物，最后经亚硫酸钠作用得到一分子磺巯嘌呤钠和一分子巯嘌呤 (图 21 – 5)。

磺巯嘌呤钠 (溶癌呤，sulfomercaprine sodium) 水溶性较好，对肿瘤有一定的选择性，因为肿瘤组织 pH 较正常组织低，巯基化合物含量也比较高，生成的 R – S – SO_3Na 键可被肿瘤细胞中巯基化合物和酸性介质选择性分解，释放出巯嘌呤以达到抑制肿瘤细胞增长。用途与巯嘌呤相同，且显效较快，毒性较低。

根据巯嘌呤在体内能抑制嘌呤核苷酸生物合成的原理，用生物电子等排原理，对鸟嘌呤的结构进行类似改造，得到巯鸟嘌呤 (thioguanine，6 – TG)。巯鸟嘌呤在体内转化为硫代鸟嘌呤核苷酸 (TGRP)，阻止嘌呤核苷酸的相互转换，影响 DNA 和 RNA 的合成。更重要的是硫代鸟嘌呤核苷酸能掺入 DNA 和 RNA，使 DNA 不能复制。巯鸟嘌呤是细胞周期特异性药物，主要作用于 S 增殖期。临床用于治疗各型白血病，与阿糖胞苷联合使用可提高疗效。

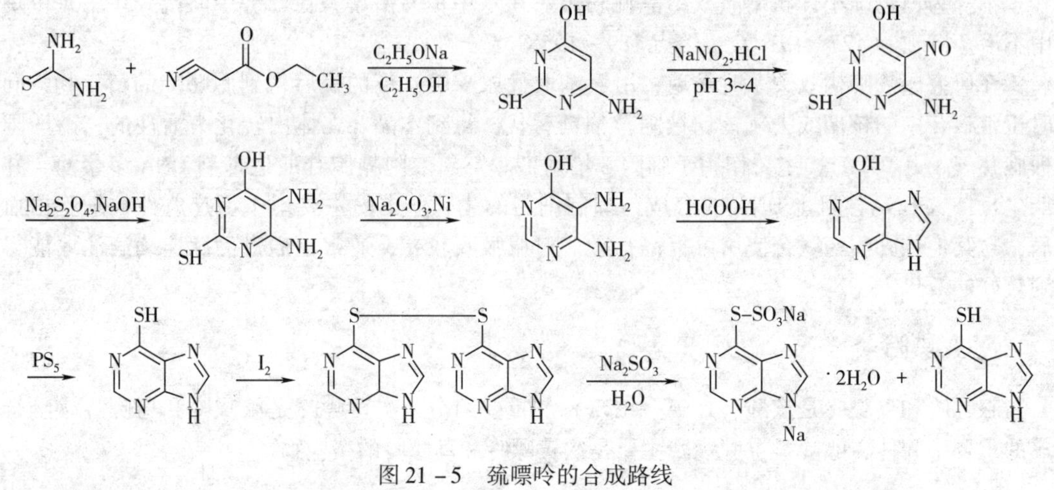

图 21 – 5　巯嘌呤的合成路线

喷司他汀（pentostatin）对腺苷酸脱氨酶（ADA）具有强抑制作用，主要用于治疗白血病。腺苷酸脱氨酶广泛存在于哺乳类动物的组织中，在淋巴组织中活性最高，其通过对腺苷酸和去氧腺苷酸（dAdO）的不可逆去氨基作用抑制细胞内腺苷酸水平，从而抑制核苷酸还原酶，阻断 DNA 的合成；也可抑制 RNA 的合成，加剧对 DNA 的损害。

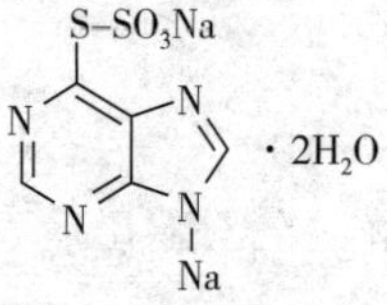

磺酸嘌呤钠 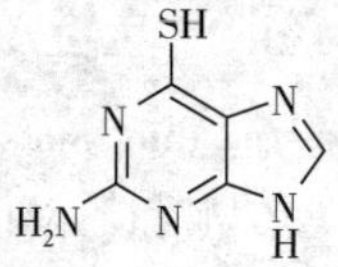　　　　　　　　巯鸟嘌呤 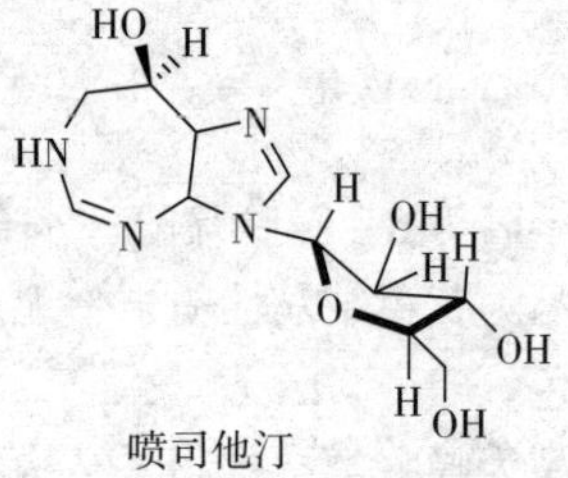　　　　　　　　喷司他汀

三、叶酸类

甲氨蝶呤（methotrexate）

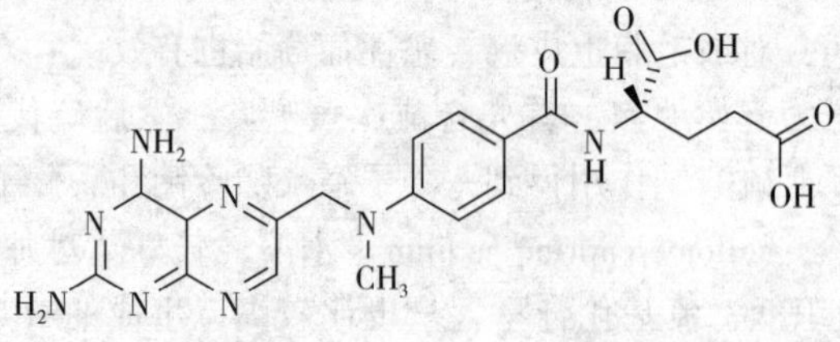

化学名为 $L-(+)-N-[4-[[(2,4-二氨基-6-蝶啶基)甲基]甲氨基]苯甲酰基]$ 谷氨酸，$N-[4-[[2,4-diamino-6-pteridinyl]methylamino]benzoyl]-L-glutamic\ acid$，MTX。

本品为橙黄色结晶性粉末。在水、乙醇、三氯甲烷或乙醚中几乎不溶，在稀碱溶液中易溶，在稀盐酸中溶解。

本品是由叶酸中蝶啶基中的羟基被氨基取代后的叶酸衍生物，与二氢叶酸还原酶的亲和力比二氢叶酸强 1000 倍，几乎不可逆地和二氢叶酸还原酶结合，使二氢叶酸不能转化为四氢叶酸，从而影响辅酶 F 的生成，进而干扰胸腺嘧啶脱氧核苷酸和嘌呤核苷酸的合成，从而抑制 DNA 和 RNA 的合成，阻碍肿瘤细胞的生长。此外，本品对胸腺嘧啶合成酶（Ts）也有抑制作用，对所有细胞的核酸代谢都产生致命作用。

本品口服吸收良好，1~5 小时血药浓度达最高峰。主要用于治疗绒毛膜上皮癌、恶性葡萄胎和急性白血病，对头颈部肿瘤、消化道癌、乳腺癌、宫颈癌和恶性淋巴癌也有一定的疗效。

知识拓展

亚叶酸钙

甲氨蝶呤大剂量使用引起中毒时，可用亚叶酸钙解救。亚叶酸钙可提供四氢叶酸，与甲氨蝶呤合用可降低毒性，不降低其抗肿瘤活性。

第三节　抑制蛋白质合成与功能抗肿瘤药

一、长春碱类

长春碱（vinblastine，VLB）是从夹竹桃科植物长春花［*Catharanthus roseus*（L.）G. Don］中提取的生物碱，化学结构为一个含有吲哚核的稠合四元环与另一个含有二氢吲哚核的稠合五元环以碳碳键直接连接而成，共有九个不对称中心，分别位于 C-2、C-3、C-4、C-5、C-12、C-19、C-2′、C-4′和 C-18′。长春碱分子中具有以下官能团：两个 —COOCH$_3$、一个—OCOCH$_3$、一个芳香 —OCH$_3$、一个游离的叔—OH、一个和 C-1 位的 N 原子以氢键结合的叔—OH；另外，还有四个 N 原子，其中两个在吲哚环和二氢吲哚核中，分别为—NH 和—NCH$_3$，碱性很弱，不能与酸成盐，另两个为六氢及四氢吡啶环中的叔氮原子，碱性强，可以与酸成盐。主要用于实体瘤的治疗，对绒毛膜上皮癌、睾丸肿瘤和淋巴瘤有效，对肺癌、卵巢癌、乳腺癌及单核细胞白血病也有效。副作用为骨髓抑制、消化道反应、神经系统毒性。

从长春花中提出的有效成分还有长春新碱（vincristine，VCR），其结构是将长春碱的二氢吲哚核的 N-CH$_3$ 以 N-CHO 取代。对动物肿瘤的疗效超过长春碱，两者之间没有交叉耐药现象。对长春碱进行结构修饰，得到长春地辛（vindesine，VDS）和长春瑞滨（vinorelbine，NVB）等。

长春碱类抗肿瘤药物作用靶点是微管蛋白。该类药物均能与微管蛋白结合，既能阻止微管蛋白双微体聚合成为微管；又可诱导微管的解聚，使纺锤体不能形成，细胞停止于有丝分裂中期，从而阻止癌细胞分裂增殖。且长春碱及长春新碱也作用于细胞膜，干扰细胞膜对氨基酸的运转，使蛋白质的合成受抑制；还可通过抑制 RNA 综合酶的活力而抑制 RNA 的合成，将细胞杀灭于 G$_1$ 期，为细胞周期特异性药。

表 21 – 5　临床常见的长春碱类抗肿瘤药

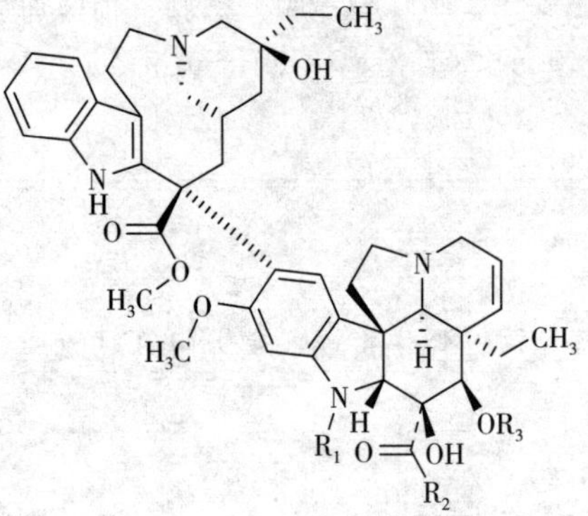

名称	R₁	R₂	R₃
长春碱 （vinblastine）	—CH₃	—OCH₃	—COCH₃
长春新碱 （vincristine）	—CHO	—OCH₃	—COCH₃
长春地辛 （vidxsins）	—CH₃	—NH₂	—H

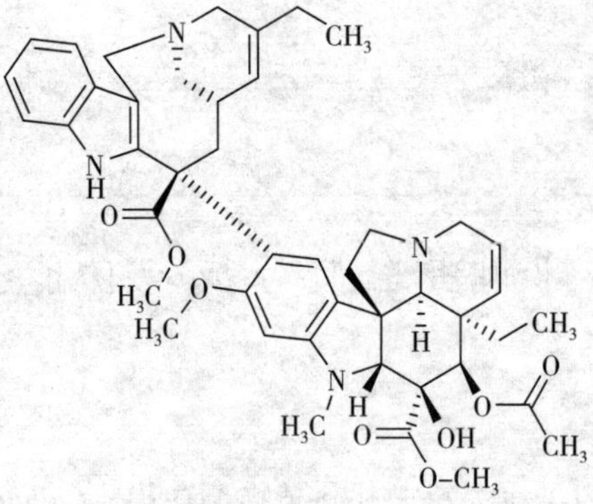

长春瑞滨

二、紫杉烷类

紫杉醇（paclitaxel）最早是从美国西海岸的红豆杉科植物短叶红豆杉（*Taxus brevifolia*）的树皮中提取得到的具有紫杉烷骨架的二萜类化合物。60 年代发现短叶红豆杉树干的粗提物具有抗肿瘤活性，1971 年 Wall 等分离得到紫杉醇。美国国立癌症研究所（NCI）发现紫杉醇对乳腺癌、卵巢癌和大肠癌疗效显著，对移植性动物肿瘤和肺癌、黑色素瘤也有明显抑制作用。作用机制独特，对很多耐药患者有效。

紫杉醇的紫杉烷骨架为 [6,8,6] 三环骈合，其上的 C – 4（20）、5 位具有一个环氧丙烷环。共有 11 个手性碳原子，分别位于 C – 1、2、3、4、5、7、8、10、13、2′和 3′。共有 3 个游离羟基，其中 C – 1 位是叔—OH，且为桥头羟基，空间位阻很大，故反应性很低；而 C – 7 位及 – 2′位的仲羟基有较大的反应活性，对其进行修饰，得到水溶性较大的前药；另外有 3 个酯基，其 C – 2 位的苯甲酰氧基及 C – 4 位的乙酰基是活性必需基团，而 C – 10 位的乙酰基可以进行修饰。

紫杉烷类药物的抗肿瘤作用机制是通过诱导和促使微管蛋白聚合成微管，同时抑制所形成微管的解聚，从而导致微管束的排列异常，形成星状体，使细胞在有丝分裂时不能形成正常的有丝分裂纺锤体，从而抑制了细胞分裂的增殖，导致细胞的死亡。同时紫杉醇类药物还有一个特点，即可以在缺少鸟苷三磷酸（GTP）与微管相关蛋白（MAP）的条件下诱导形成无功能的微管，而且使微管不能解聚。它是唯一可以抑制所形成微管解聚的一类药物。

紫杉醇水溶性很差（0.03mg/ml），口服生物利用度低，可以通过对其 C–13 侧链的结构改造来改善其水溶性。多西他赛（docetaxel）是保持了紫杉醇 $2'R$，$3'S$ 构型的半合成紫杉醇类抗肿瘤药物，在结构上与紫杉醇有两点不同：一是 C–10 位的取代基，二是 C–3′位上的侧链。多西他赛比紫杉醇的水溶性较大，具有较好的生物利用度且毒性较小。

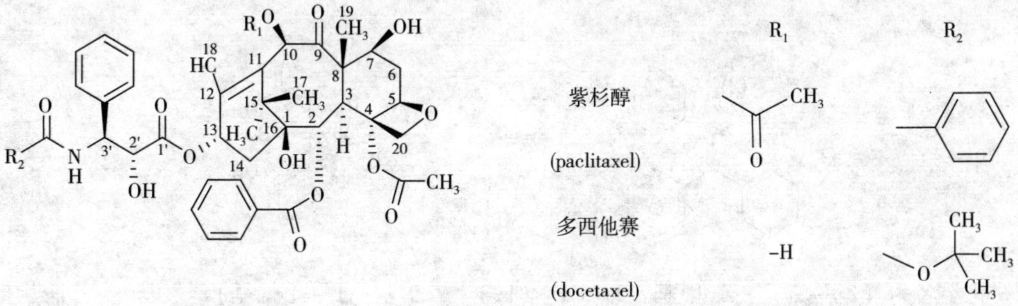

	R_1	R_2
紫杉醇 (paclitaxel)	$-COCH_3$	苯基
多西他赛 (docetaxel)	–H	$-OC(CH_3)_3$

紫杉醇在红豆杉属植物中含量很低（最高约0.07%），加之紫杉生长缓慢，且树皮剥去后不能再生，使来源受到限制。紫杉醇的全合成已获得成功，但合成步骤复杂，成本昂贵，目前尚无工业应用价值。现在主要是从浆果紫杉（*Taxus baccata*）的新鲜叶子中提取得到紫杉醇前体 10–去乙酰巴卡亭Ⅲ（10–deacetylbaccatinⅢ，含量约0.1%）为原料，进行半合成紫杉醇及其衍生物。通过生物转化获得紫杉醇及其类似物，或通过植物组织和细胞培养以及利用内生真菌来生产紫杉醇，都是研究的热点。

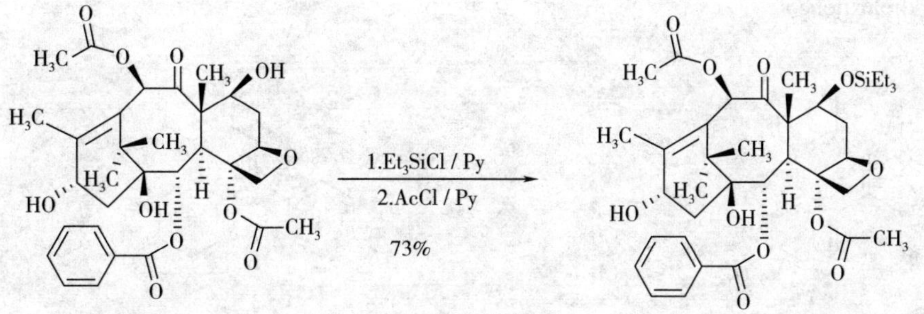

10–去乙酰巴卡亭Ⅲ

$\xrightarrow[\text{2.AcCl / Py}]{\text{1.Et}_3\text{SiCl / Py}}$

73%

$\xrightarrow[\text{2.HCl / EtOH / H}_2\text{O}]{\text{1.dipyridyl carbonate / DMAP}}$

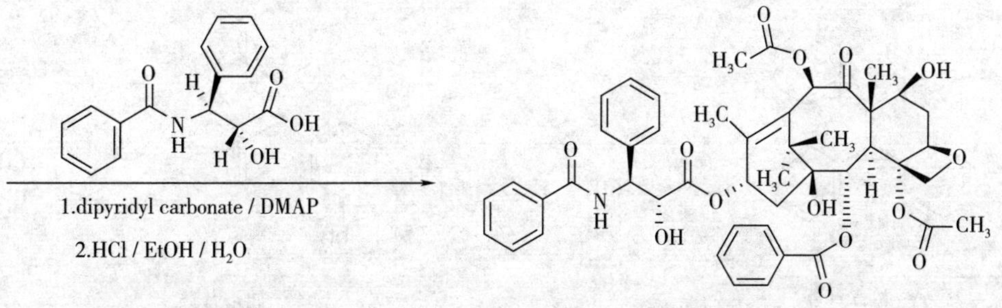

第四节　调节体内激素平衡抗肿瘤药

一、雌激素类受体调节剂

枸橼酸他莫昔芬（tamoxifen citrate）

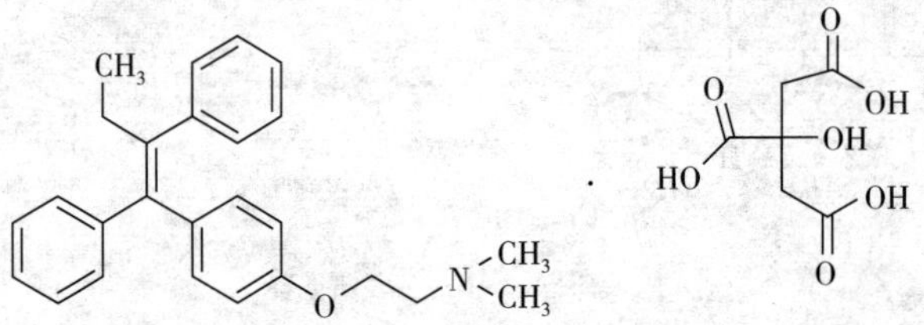

化学名为（Z）- N,N - 二甲基 - 2 - ［4 - (1,2 - 二苯基 - 1 - 丁烯基)苯氧基] - 乙胺枸橼酸盐,(Z) - 2 - [4 - (1,2 - diphenyl - 1 - butenyl) phenoxyl] - N,N - dimethyl ethanamine citrate。

本品为白色结晶性粉末；无臭。在水中几乎不溶，在三氯甲烷中极微溶解，在乙醇和丙酮中微溶，在甲醇中溶解，在冰醋酸中易溶。熔点 142 ~ 148℃（分解）。

本品是以非甾体雌激素己烯雌酚为先导化合物，结构改造获得的分子中具有二苯乙烯基本结构的抗雌激素药物，属于选择性雌激素受体调节剂。顺式 Z - 型异构体的活性大于反式 E - 型异构体，药用品为 Z - 型异构体。用于治疗晚期乳腺癌、卵巢癌和不育症。

同类药物还有托瑞米芬（toremifene）、艾多昔芬（idoxifene）、米普昔芬（mipoxifene）和屈洛昔芬（droloxifene）。

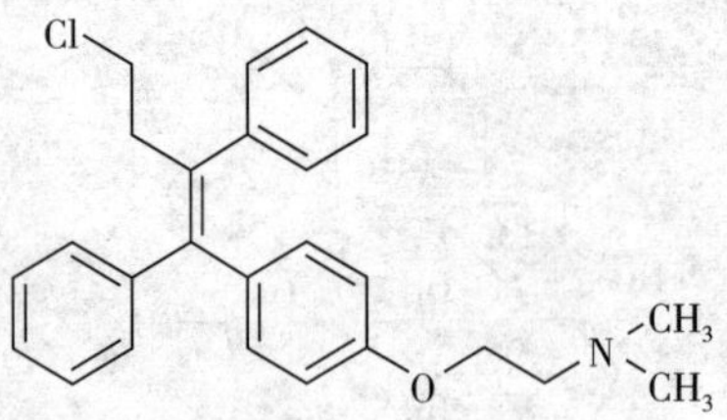

托瑞米芬

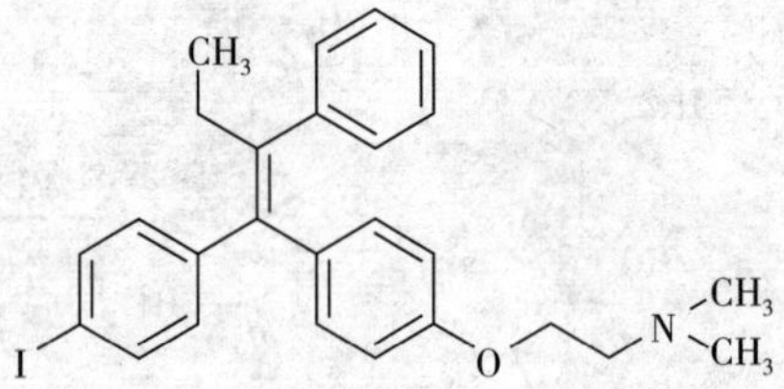

艾多昔芬

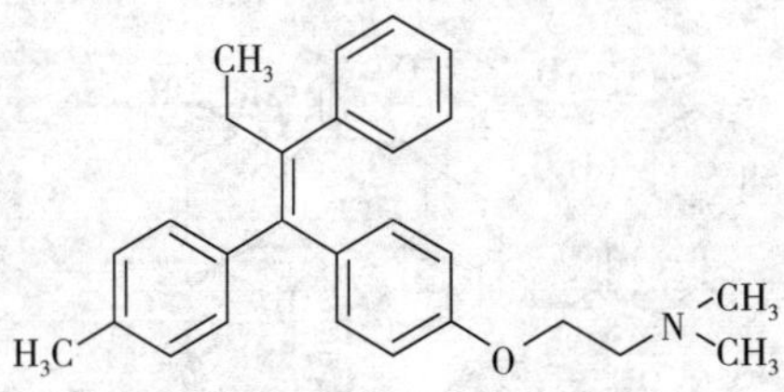

米普昔芬

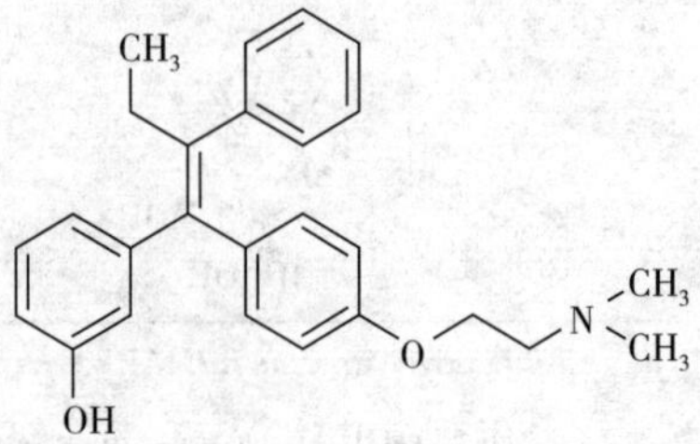

屈洛昔芬

21-1：某女，45岁，某省设计院设计师，经检查被确诊为乳腺癌。且经活性组织检查、X线检查，确诊该肿块是恶性的，并已转移至周围淋巴结。经临床医生组织会诊，对该病人建议先进行原发肿块的切除及淋巴结的清扫，然后再进行系统的化疗。如果活组织检查的结果表明是雌激素依赖性的乳腺癌。你认为病人进行切除手术后，首先选用化疗药物是什么？为什么？

分析：建议首先选用的化疗药是他莫昔芬。他莫昔芬属于雌激素受体调节剂，进入体内，吸收迅速；其羟基代谢物4-羟基他莫昔芬，为完全的雌激素拮抗剂，具有很强的抑制人体乳腺癌生长作用；且没有严重的不良反应；对雌激素受体阳性患者，治疗效果更好。

二、雄激素类受体调节剂

雄激素类调节剂能竞争性地抑制人前列腺组织中的雄性激素受体对双氢睾酮的利用，导致前列腺中雄激素依赖性的蛋白质和DNA的生物合成受阻，导致前列腺肿瘤细胞的死亡。药物本身无激素样活性，临床上主要与其他药物合用治疗前列腺癌。代表药物为氟他胺（flutamide）、尼鲁米特（nilutamide）和比卡鲁胺（bicalutamide），是取代苯胺类化合物。

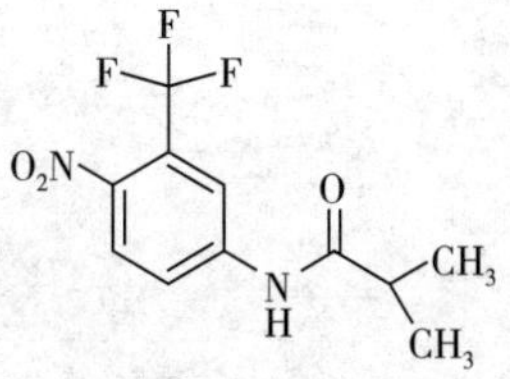

氟他胺

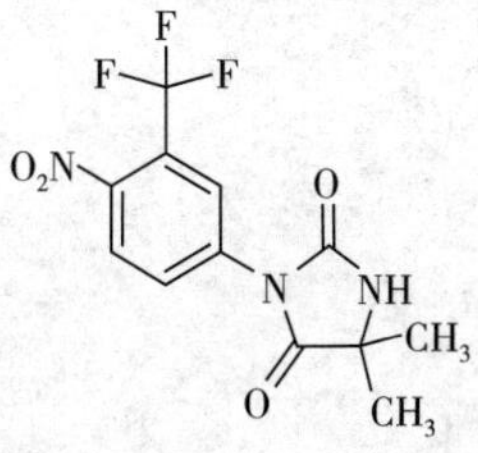

尼鲁米特

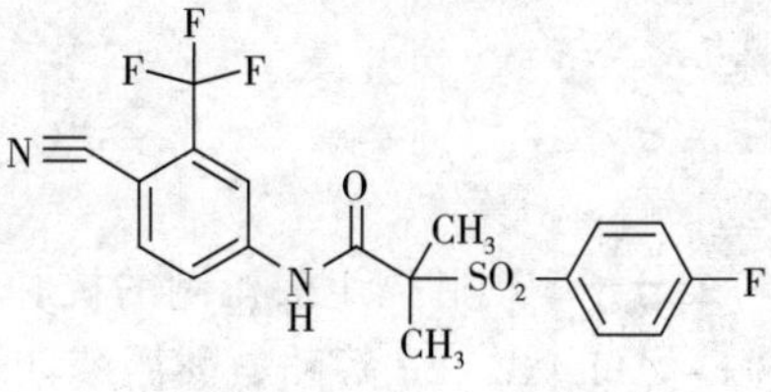

比卡鲁胺

第五节 靶向抗肿瘤药

目前临床使用的大多数抗肿瘤药物是以DNA为作用靶点，通过直接损伤DNA或抑制DNA的合成而达到肿瘤细胞消亡；或是作用于微管，抑制细胞的分裂达到治疗作用；或是通过调节体内激素水平，阻止 DNA 和蛋白质的生物合成，使肿瘤细胞消亡。但是目前尚未发现肿瘤细胞有独特的代谢途径，这类治疗药物在治疗肿瘤时，对人体正常细胞也造成了一定的损伤，具有明显的毒副作用。随着分子生物学和蛋白质工程学的研究进展，人们对基因、蛋白质、细胞的合成、功能和调控有了更深入的认识，对肿瘤的发生、生长、发展有了更多的了解，为抗肿瘤药物提供了新的作用靶点。

以细胞信号转导分子为靶点的抗肿瘤药物是主要的研究发展方向之一。恶性肿瘤细胞的生长和分化调节是多种生长因子通过相关的信号传导通路协同作用的结果，因此，可以肿瘤细胞信号传导作为药物的作用靶点，抑制肿瘤的生长，诱导分化，达到治疗目的。其中酪氨酸激酶抑制剂（protein tyrosine kinase，PTK）已成为开发抗肿瘤药物的新途径。蛋白酪氨酸激酶分为受体型蛋白酪氨酸激酶（receptor protein tyrosine kinase，RPTK）和非受体型蛋白酪氨酸激酶（nonreceptor protein tyrosine kinase，NRPTK），其功能都是催化三磷酸腺苷（ATP）的磷酸基转移到下游蛋白的酪氨酸（Tyr）残基上，使其磷酸化。而上述两种酶的异常表达常导致细胞增殖调节发生紊乱，致使肿瘤发生，与肿瘤的侵袭、转移，肿瘤新生血管生成以及肿瘤的化疗抗药性密切相关。目前该类药物有伊马替尼（imatinib）、尼罗替尼（nilotinib）、达沙替尼（dasatinib）、吉非替尼（gefitinib）等。

伊马替尼

尼罗替尼

达沙替尼

吉非替尼

伊马替尼（imatinib）是第一个分子靶向肿瘤生成机制的抗肿瘤药，为口服小分子酪氨酸激酶抑制剂，能抑制 PDGFR、Bcr – Abl、C – kit 等酪氨酸激酶活性，但不影响其他如表皮生长因子等刺激因子的信号传导。临床用于治疗慢性粒细胞白血病、急性淋巴细胞性白血病、胃肠道间质瘤、嗜酸性粒细胞增多症和肥大细胞增生病。能显著延长患者生存时间，并可改善预后。

吉非替尼（gefitinib）是首个获准上市的表皮生长因子受体 – 酪氨酸激酶（EGFR – TK）抑制剂，用于治疗肝细胞癌、肾细胞癌、前列腺癌、胰腺癌、食管癌、膀胱癌、恶性黑色素瘤等。

本章小结

抗肿瘤药物是用来治疗肿瘤的化学药物。按照抗肿瘤药物的作用靶点分类，包括直接影响 DNA 结构和功能抗肿瘤药、干扰核酸生物合成抗肿瘤药、抑制蛋白质合成与功能抗肿瘤药、调节体内激素平衡抗肿瘤药和靶向抗肿瘤药。

肿瘤细胞和正常细胞相比，没有本质的区别，而目前使用于临床的抗肿瘤药物大多属于细胞毒类药物，其特点是选择性差，毒副作用大。因此抗肿瘤药物的结构修饰集中于提高选择性、降低毒副作用。

目前抗肿瘤药物的研发热点一是对抗肿瘤抗生素和生物碱进行化学修饰，尤其是具有独特作用靶点的生物碱类；二是对肿瘤细胞的基因、蛋白质、细胞合成、功能和调控的多个环节进行靶向作用的新型抗肿瘤药物。

思考题

1. 氮芥类抗肿瘤药杂环氮芥环磷酰胺是一个前药，请简述该药进入体内后，发生了什么转化而发挥药效？

2. 供药用的顺铂，通常是含有甘露醇和氯化钠的冷冻干燥粉，请简述为什么在冷冻干燥粉中加入氯化钠？

3. 简述生物电子等排原理在干扰核酸生物合成抗肿瘤药物中的应用。

4. 写出巯嘌呤的合成路线。

（李　鲜）

第二十二章　维　生　素

学习导引

1. **掌握**　维生素类药物的化学结构与特征、理化性质、构效关系及临床应用。
2. **熟悉**　维生素药物的分类和代谢特点。
3. **了解**　结构特点与化学稳定性和副作用之间的关系。

维生素（vitamin）是维持机体正常代谢所必需的微量有机物质，在人体生长、代谢、发育过程中发挥着重要的作用。其广泛存在于各种食物中，属七大营养要素之一。维生素日需要量甚少，常以毫克（mg）或微克（μg）计算，但一旦缺乏就会引发相应的维生素缺乏症，对人体健康造成损害。维生素种类很多，化学结构各异，依据其溶解性能可分为脂溶性和水溶性两类。

案例分析

案例 22 - 1： 1890 年，荷兰军医艾克曼（Eijkman，1858—1930）的实验鸡患上了神经性皮炎，与脚气病极为类似。经过专心研究，艾克曼终于发现起因于白米，将丢弃的米糠放回饲料中即可治愈。他自己改吃糙米，结果感染的脚气病也好了。艾克曼于是推测白米中含有一种毒素，而米糠中则含有一种解毒的物质。荷兰的格林则推测米糠里含有一种关键的成分。事实证明，格林的推测是正确的，白米中缺少的正是维生素。1911 年波兰化学家 Casimir Funk 发现糙米中能够防治脚气病的物质（维生素 B_1）是一种胺。为了赞誉艾克曼医生发现维生素的先驱作用，他荣获了 1929 年诺贝尔生理学与医学奖。我们从这个案例中能获得哪些启发？

分析： 此案例是维生素发现过程中一个影响力较大的事件。案例启示我们，在科学研究中，要有独立的创新思考能力，理论联系实际，敢于提出假设并要用充分的实验依据来证明假设是正确的。

维生素即使日用量甚少，但一旦缺乏就会引发相应的维生素缺乏症，对人体健康造成损害。另外，维生素同样具有典型不良反应的，服药期间应随时监测。

第一节　脂溶性维生素

脂溶性维生素主要包括维生素 A、D、E 和 K 类等，在食物中脂溶性维生素通常与脂类共存，并随脂类食物一同被吸收。因脂类维生素排泄较慢，故摄取过多可造成蓄积，引起中毒。

一、维生素 A 类

维生素 A 类为多烯类化合物，主要存在于动物的肝、奶、蛋黄及肉类中。维生素 A 对上皮组织的生长和分化、骨骼生长、生殖和胚胎发育、视网膜的功能等方面起重要作用。植物中仅含有维生素 A 原，如胡萝卜素和玉米黄素等，在动物体内转化成维生素 A。化学结构均为多烯烃一元醇，维生素 A_2 在 3 位多了一个不饱和双键，其生物活性仅为维生素 A_1 的 30% ~ 40%。

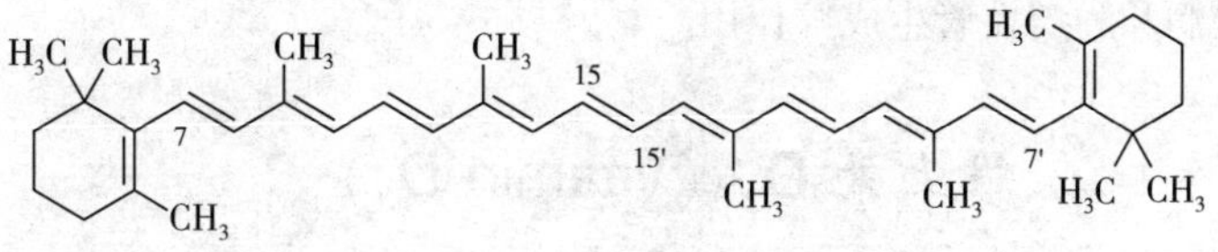

β-胡萝卜素

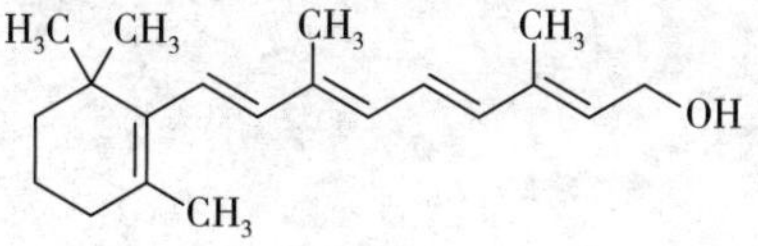

维生素 A_1

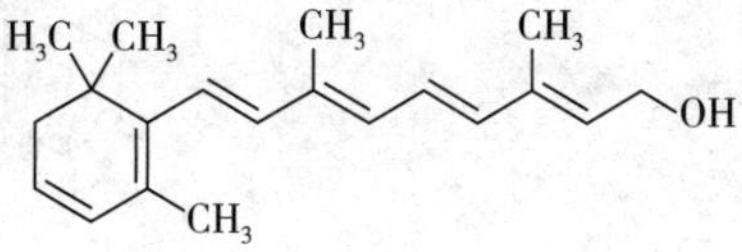

维生素 A_2

维生素 A 醋酸酯（vitamin A acetate）

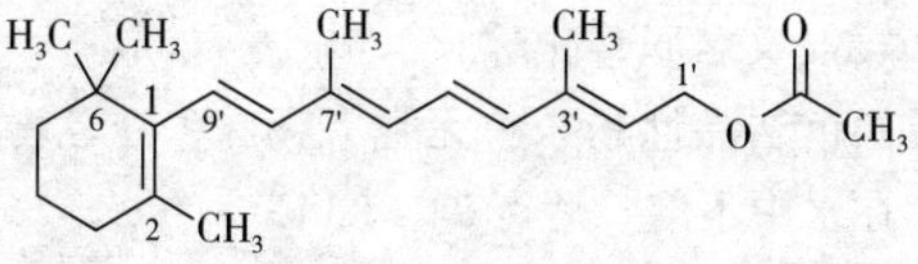

化学名为（全 – E 型）– 3,7 – 二甲基 – 9 – (2,6,6 – 三甲基 – 1 – 环己 – 1 – 烯基) – 2,4,6,8 – 壬四烯 – 1 – 醇醋酸酯，(all – E) – 3,7 – dimethyl – 9 – (2,6,6 – trimethyl – 1 – cyclohexen – 1 – yl) – 2,4,6,8 – nonatetraen – 1 – ol acetate)。《中国药典》(2015 年版)收载的维生素 A 实际上为维生素 A 醋酸酯。

本品为淡黄色结晶性粉末，无臭。在三氯甲烷、乙醇、乙醚或环己烷中易溶，在乙醇中微溶，在水中不溶。熔点 57 ~ 60℃。

本品为酯类化合物，化学稳定性比维生素 A 好，但在酸或碱的作用下，极易水解生成维生素 A 和醋酸。临床常将本品溶于植物油中应用，在体内被酶水解得到维生素 A。

本品对紫外线不稳定，且易被空气氧化。加热或有金属离子存在时，可促进这种氧化反应。因此维生素 A 应贮存于铝制容器，充氮气密封置阴凉干燥处保存。

本品的三氯甲烷溶液加入三氯化锑试液液后即显蓝色，渐变为紫红色。此外，还能发生强黄绿色荧光，可作为定量、定性分析的依据。

维生素 A 可从鱼肝油中提取，但现在临床用药主要的来源是化学方法合成。

本品临床上主要用于维生素 A 缺乏症的治疗，如夜盲症、干眼症、角膜软化症及皮肤角质粗糙等。长期过量使用本品可引起维生素 A 过多症，表现为疲劳、烦躁、精神抑制、低热、骨和关节疼痛等副作用。

二、维生素 D 类

维生素 D 为固醇类衍生物，具有抗佝偻病作用，是抗佝偻病维生素的总称。维生素 D 广泛存在于肝脏、鱼肝油、奶和蛋黄中。维生素 D 种类很多，其中最重要的是维生素 D_2（麦角骨化醇）和 D_3（胆骨化醇），两者的结构和作用强度相似。维生素 D_2 与 D_3 区别在侧链上 C – 24 甲基和 C – 22 双键。维生素 D 类在化学结构上都属于甾醇的开环衍生物。

维生素 D 除调节机体钙、磷代谢外，其体内活性代谢物还有抑制肿瘤细胞增殖、介导凋亡及减少肿瘤细胞浸润和肿瘤血管生成等作用。

维生素 D_3 （vitamin D_3）

化学名为 9,10 – 开环胆甾 – 5,7,10(19) – 三烯 – 3β – 醇，（3β,5Z,7E）– 9,10 – secocholesta – 5,7,10(19) – trien – 3 – ol，又名胆骨化醇。

本品为无色针状结晶或白色结晶性粉末；无臭，无味。在乙醇、乙醚、丙酮或三氯甲烷中易溶，在植物油中略溶，在水中不溶。熔点 84～85℃。

本品稳定性较好，但在空气中或遇光时容易变质，因此应贮存于遮光处，充氮气密封置阴凉干燥处保存。

本品三氯甲烷溶液加入醋酐和硫酸试液后摇振，溶液初显黄色，逐渐变为红色，最后变为绿色，可供鉴别。

本品本身无生物活性，需经肝、肾细胞的两次转化生成 1α,25 – 二羟基维生素 D_3（骨化三醇，calcitriol）后，才能促进钙和磷在小肠内的吸收。其主要功能是调节体内钙、磷代谢，维持血钙和血磷的平衡，从而维持牙齿和骨骼的正常生长发育。活性中间体 25 – 羟基维生素 D_3（阿法骨化醇，骨化二醇，alfacalcidol）和 1α,25 – 二羟基维生素 D_3 已成功上市，适用于肝肾功能衰退者。

本品临床上主要用于防治佝偻病、骨软化症、婴儿手足搐搦症及老年骨质疏松症等。

知识拓展

晒太阳防止维生素 D 缺乏

在人体内，胆固醇可转变成 7 - 脱氢胆固醇，贮存在皮肤组织中，经日光或紫外线照射后 B 环断裂转变为 D_3，故将 7 - 脱氢胆固醇称为维生素 D_3 原，因此多晒太阳可防止维生素 D 缺乏。一般情况下，人体暴露于日光下的手臂和面部的皮肤接受光照十分钟所合成的维生素 D_3 便足以维持机体的需要。紫外线过强或长时间照射反而生成毒性较大的速甾醇及其副产物。

三、维生素 E 类

维生素 E 是一类具有抗不育作用的脂溶性物质，因结构中含有酚羟基，故又称为生育酚（tocopherol）。维生素 E 类化合物按其结构分为生育酚和生育三烯酚两类。生育酚有 α -、β -、γ - 和 δ - 四种异构体，其活性强弱因苯环上取代的甲基数目及位置不同而有差异，顺序为 α - 生育酚 > β - 生育酚 > γ - 生育酚。维生素 E 类天然来源为植物油，以花生油、麦胚油和玉米油中含量最为丰富。

维生素 E 醋酸酯（vitamin E acetate）

化学名为（±）- 2,5,7,8 - 四甲基 - 2 -（4,8,12 - 三甲基十三烷基）- 6 - 苯并二氢吡喃醇醋酸酯，（±）3,4 - dihydro - 2,5,7,8 - tetramethyl - 2 -（4,8,12 - trimethyl - tridecyl）- 2H - 1 - benzopyran - 6 - ol acetate，又名 dl - α - 生育酚醋酸酯。《中国药典》(2015 年版) 称本品为维生素 E。

本品为淡黄色至黄色或黄绿色澄清的黏稠液体；几乎无臭，遇光色渐变深。在乙醇、丙酮、乙醚或植物油中易溶，在水中不溶。

本品稳定性比 α - 生育酚高，不易被氧化，但与氢氧化钠溶液共热可发生水解反应。

本品的乙醇溶液加入硝酸后在 75℃ 加热，溶液显橙红色，可用于鉴别。

本品在体内迅速转化为维生素 E，再经相关酶作用转化为 α - 生育醌和 α - 生育酚二聚体，与葡萄糖醛酸结合后以胆汁和肾排出体外。

本品具有抗不育作用，临床上主要用于治疗习惯性流产和先兆流产，不孕症及更年期障碍、进行性肌营养不良和心脑血管疾病等。此外，可用于延缓衰老。

四、维生素 K 类

维生素 K 类是一类含萘醌结构，具有凝血作用的维生素总称，主要有维生素 K_1、K_2、

K_3、K_4、K_5等，基本化学结构均为 2 – 甲基萘醌衍生物。维生素 K 类主要来源于植物性食物和动物性食物中，如菠菜、白菜、萝卜、卷心菜、瘦肉和牛肝等中，还可以在肠道中的大肠杆菌合成并被吸收利用。

维生素 K 临床上主要用于治疗因凝血酶原活性过低而引起的出血症，如新生儿出血、因服用抗生素所致的维生素 K 缺乏症等。

维生素 K_3（vitamin K_3）

化学名为 1,2,3,4 – 四氢 –2 – 甲基 –1,4 – 二氧 –2 – 萘磺酸钠盐三水合物，1,2,3,4 – tet-rahydro – 2 – methyl – 1,4 – dioxo – 2 – naphthalenesulfonic acid sodium salt trihydrate，又名亚硫酸氢钠甲萘醌。

本品为白色结晶性粉末；几乎无臭，易吸湿，遇光易变色。在水中易溶，在乙醇中微溶，在乙醚和苯中几乎不溶。水溶液对石蕊试纸呈中性。

本品在水溶液中与甲萘醌和亚硫酸氢钠间存在着平衡，当与空气中的氧气、酸或碱作用时，会加速亚硫酸氢钠分解，使平衡被破坏，甲萘醌从混合溶液中析出。加入氯化钠或焦亚硫酸钠可增加其稳定性。

本品临床上主要用于凝血酶原过低症和新生儿出血症的防治。

第二节　水溶性维生素

水溶性维生素主要有维生素 B 类、维生素 C 类和叶酸类。

一、维生素 B 类

维生素 B 是由许多化学结构和生理功能不同的维生素组成的大家族，主要包括维生素 B_1（硫胺）、维生素 B_2（核黄素）、维生素 B_3（烟酸）、维生素 B_4（6 – 氨基嘌呤）、维生素 B_5（泛酸）、维生素 B_6（吡多辛）、维生素 B_7（生物素）、维生素 B_{12}（氰钴胺）、维生素 B_c（叶酸）等。

维生素 B_1（vitamin B_1）

化学名为氯化 4 – 甲基 –3 – [（2 – 甲基 –4 – 氨基 –5 – 嘧啶基）甲基] –5 – （2 – 羟基乙基）噻唑鎓盐酸盐，3 – [（4 – amino – 2 – methyl – 5 – pyrimidinyl）methyl] – 5 – （2 – hydroxyethyl）– 4 –

methyl thiazolium chloride monohydrochloride，又名盐酸硫胺。

本品为白色结晶或结晶性粉末；有微弱的特臭，味苦。在水中易溶，在乙醇中微溶，在乙醚中不溶。其水溶液呈酸性。熔点 248～250℃。

本品在干燥环境中稳定，如在密闭容器中长期放置，或于 100℃ 加热 24 小时，均无明显变化。但在碱性溶液中会迅速分解，与空气中的氧接触或与铁氰化钾碱性溶液共存时，易被氧化生成具有荧光的硫色素（硫胺荧），即失去效用。遇光、金属离子（如铁、铜、锰等），均能加速氧化作用。硫色素溶于正丁醇中，振摇后放置分层，上面的醇层显强烈的蓝色荧光，加酸使其呈酸性后荧光即消失，再加碱荧光又显现。

本品水溶液在 pH5～6 时遇亚硫酸氢钠或碳酸氢钠均可发生分解反应，故本品不能用亚硫酸氢钠或碳酸氢钠做抗氧剂。

本品结构中有嘧啶环和噻唑环，能与部分生物碱沉淀试剂发生反应，如与碘试液生成红色沉淀（$B \cdot HI \cdot I_2$），与碘化汞试剂生成淡黄色沉淀（$B \cdot H_2HgI_4$），与苦酮酸作用生成扇形结晶（$B \cdot 2HI \cdot HgI_2$）等。

本品经体内代谢后，主要以硫铵形式排泄，同时也有部分噻唑环和硫铵嘧啶环分解产物。

本品参与维持正常的糖代谢及神经、心脏系统和消化系统功能，临床上主要用于治疗脚气病、多发性神经炎和消化不良等。

维生素 B₂（vitamin B₂）

化学名为 7,8-二甲基-10-[（2S,3S,4R）-2,3,4,5-四羟基戊基]-3,10-二氢苯并蝶啶-2,4-二酮，7,8-dimethyl-10-（D-ribo-2,3,4,5-tetrahydroxypentyl）isoalloxazine，又名核黄素。

本品为橙黄素结晶性粉末；微臭，味微苦。在稀氢氧化钠溶液中溶解，在水、乙醇、三氯甲烷或乙醚中几乎不溶。熔点 280℃（分解）。

本品化学结构中有叔胺和酰亚胺结构，故为两性化合物（$K_a = 6.3 \times 10^{-12}$，$K_b = 0.5 \times 10^{-12}$），可溶于酸和碱。其饱和水溶液 pH=6。

本品水溶液为非解离型，当溶液保持 pH6～7 时荧光最强（黄绿色），但在酸或碱中本品解离，荧光迅速消失。

本品干燥时性质稳定，但其水溶液遇光极易分解，分解速度随温度升高和 pH 变化而加速。在酸性水溶液中避光条件下较稳定，但在碱性溶液中极易变质，如在 1% 氢氧化钠中 24 小时之内即可完全分解。

本品的生产主要采用微生物发酵法，也可用化学合成法生产。生产的关键是核糖的制备，两种方法在我国工厂都有采用。

本品是体内黄素酶类辅基的组成部分，在机体氧化、还原过程中传递氢原子或电子的功能。临床上主要用于口角炎、唇炎、眼角膜炎和脂溢性皮炎等疾病。

维生素 B₆（vitamin B₆）

化学名为6－甲基－5－羟基－3,4－吡啶二甲醇盐酸盐，5 – hydroxy – 6 – methyl – 3,4 – pyridinedimethanol hydrochloride，又名盐酸吡多辛。

本品为白色或类白色结晶性粉末；无臭，味酸苦。在水中易溶，在乙醇中微溶，在三氯甲烷或乙醚中不溶。熔点205～209℃。

本品在干燥的条件下对空气和光稳定，但因分子中有三个羟基，其水溶液遇空气逐渐被氧化而变色。随 pH 升高，氧化速度加快。

本品化学结构中有两个醇羟基可被酯化，而结构中的烯醇型羟基可与三氯化铁试液作用显红色。因此，在制备注射液时，过滤不能用含微量铁的砂芯漏斗。

本品口服吸收好，在体内转变成吡哆醛和吡哆胺，参与氨基酸的代谢。临床上主要用于妊娠呕吐、放射线呕吐、脂溢性皮炎和异烟肼中毒等防治。

二、维生素 C 类

维生素 C 又名抗坏血酸，是一类含有六个碳原子的酸性多羟基化合物。广泛存在于新鲜水果和绿叶蔬菜中，尤以橘子、鲜枣、番茄、山楂、刺梨及辣椒等含量最丰富。参与多种营养物质的代谢和利用，具有高效抗氧化剂作用，减轻抗坏血酸过氧化物酶基底的氧化能力。

维生素 C（vitamin C）

化学名为 $L(+)$－苏糖型－2,3,4,5,6－五羟基－2－己烯酸－4－内酯，$L(+)$ – threo – 2,3,4,5,6 – pentahydroxy – 2 – hexenoic acid – 4 – lactone，又名抗坏血酸。

本品为白色结晶或结晶性粉末；无臭，味酸。在水中易溶，在乙醇中微溶，在三氯甲烷或乙醚中不溶。熔点190～192℃。

本品分子结构中有两个手性碳原子，故有四个光学异构体。其中以 $L-(+)$－抗坏血酸的活性最强，$D-(-)$－异抗坏血酸的活性仅为 $L-(+)$－抗坏血酸活性的1/20，$D-(-)$－抗坏血酸和－$(+)$－异抗坏血酸几乎无活性，故习惯将 $L-(+)$－抗坏血酸称为维生素 C。

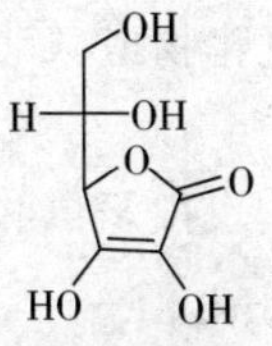

L-(+)-抗坏血酸 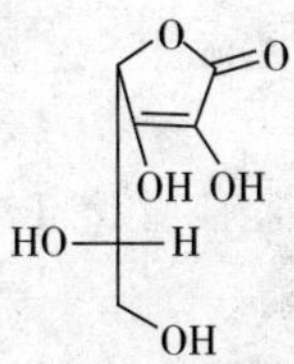　　L-(+)-异抗坏血酸 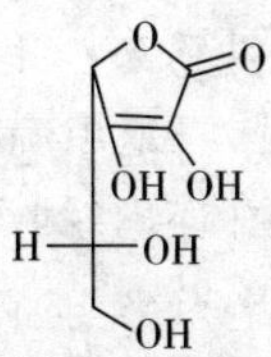　　D-(−)-抗坏血酸 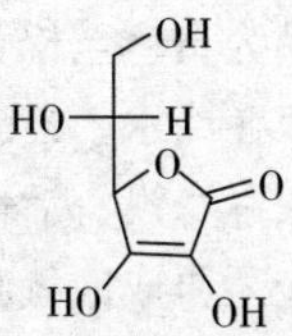　　D-(−)-异抗坏血酸

本品分子结构中含有连二烯醇结构，两个烯醇羟基极易释放出 H^+，故显酸性。其中 C–2 上的羟基可以与 C–1 上羰基形成分子内氢键，故酸性较 C–3 的羟基弱。利用本品的酸性可制成维生素 C 的钠盐或钙盐用于临床。

本品在酸性条件下可被碘氧化，故可用碘量法测其含量。本品的水溶液中，滴加醋酸，再以淀粉为指示剂用碘滴定，终点为蓝色。另外，本品的水溶液中加入硝酸银试液，即产生黑色的金属银沉淀。若加入二氯靛酚钠试液（本身为蓝色）少许，溶液的颜色由红变为无色。以上反应可用于维生素 C 的鉴别。

本品临床上主要用于坏血病、特发性高铁血红蛋白血症的治疗。大剂量用于克山病患者发生心源性休克。另外，广泛用作制药和食品工业的抗氧剂和添加剂。

三、叶酸类

叶酸（folic acid）

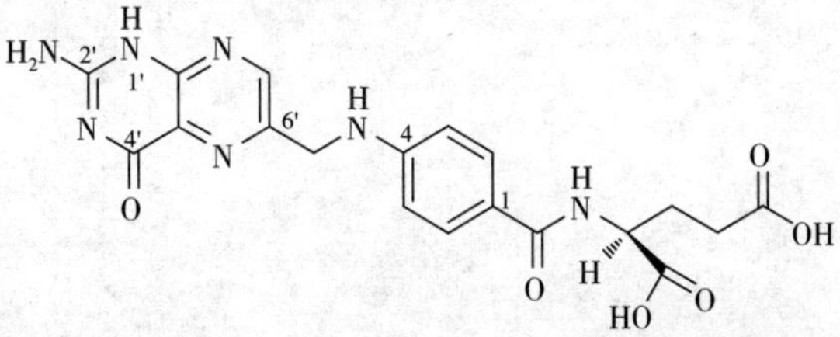

化学名为 N–[4–[（2–氨基–4–氧代–1,4–二氢–6–蝶啶）甲氨基]苯甲酰基]–L–谷氨酸，N–[4–[[（2–amino–1,4–dihydro–4–oxo–6–pteridinyl）methyl]amino]benzoyl]–L–glutamic acid，又名维生素 B_c。

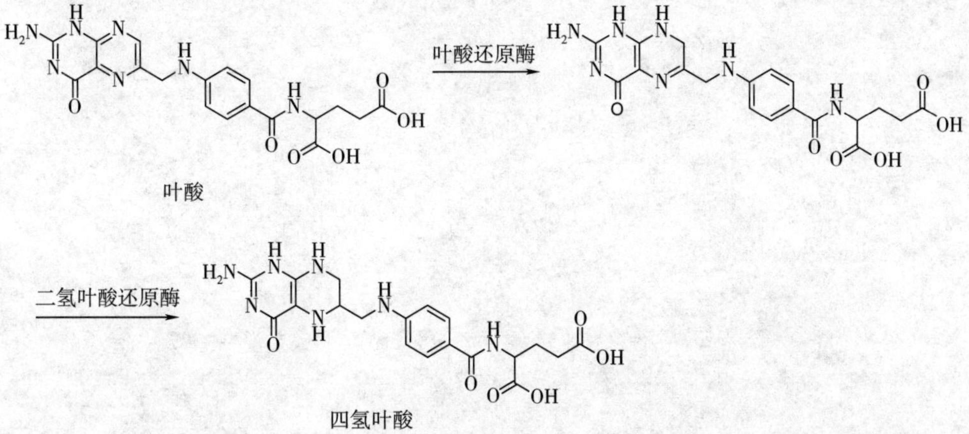

叶酸

四氢叶酸

　　本品为黄色至橙黄色结晶性粉末；无臭，无味。在沸水、乙酸、氢氧化物或碳酸盐溶液中溶解，在冷水、乙醇、乙醚、三氯甲烷或丙酮中不溶。

　　叶酸本身没有活性，必须在体内经叶酸还原酶还原成二氢叶酸，然后再由二氢叶酸还原酶进一步还原成四氢叶酸，四氢叶酸是活性的重要辅酶。

　　本品临床主要用于血小板减少症及巨幼红细胞性贫血，尤其适用于妊娠及婴儿巨幼红细胞性贫血。

本 章 小 结

　　维生素是维持机体正常代谢所必需的微量有机物质，在人体生长、代谢、发育过程中发挥着重要的作用。

　　临床常用维生素依据其溶解性能可分为脂溶性和水溶性两类。脂溶性维生素包括维生素 A、D_3、E、K_3 等，水溶性维生素包括 B 类（B_1、B_2、B_6）、C 类、叶酸等。

　　维生素由于人体自身不能合成或合成量很少（维生素 D），必须从食物中摄取，一旦缺乏就会引发相应的维生素缺乏症，对人体健康造成损害。若长期过量使用，可造成维生素过多症。

思考题

1. 必需维生素要求满足哪几个特点？举 5 个以上必需维生素药物名称。
2. 为什么多晒太阳能预防维生素 D 缺乏？
3. 为什么药典中的维生素 A 和维生素 E 均制备成醋酸酯类化合物？

（李福男）

第二十三章　新药设计与开发

学习导引

1. **掌握**　先导化合物发现方法和先导化合物的结构优化方法。
2. **熟悉**　药物发现过程以及药物构效关系、构毒关系和构代关系在药物研发中的作用。
3. **了解**　药物设计中运用的新技术和新方法。

药物化学的根本任务是设计和发现新药，新药研究是为了设计和发现新化学实体（new chemical entities，NCEs）。新药的研究与开发有多种途径和方法，其关键问题是找到一个可供研究的先导化合物（lead compound），从先导化合物出发，经进一步的结构改造、优化和设计，最终研制成活性好、毒副作用小、安全有效的药物。

第一节　先导化合物发现的方法和途径

药物设计可大致分为两个阶段，即先导化合物的发现（lead discovery）和先导化合物的优化（lead optimization）。第一阶段是对大量的化合物进行筛选，找到先导化合物，先导化合物简称先导物又称原型物，是指通过各种途经得到的具有一定生理活性的化学物质。先导化合物的发现和寻找有多种多样的途径和方法。第二个阶段是对先导化合物的化学结构进行修饰，因先导化合物存在着某些缺陷，如活性不够高、化学结构不稳定、毒性较大、选择性不好、药代动力学性质不合理等，需要针对其各种缺陷，对先导化合物的结构进行修饰，使之发展成为理想的药物。

先导化合物的来源大体可分为两个方面，即天然产物和人工合成。早期主要是偶然从天然产物的活性成分中发现先导物。随着生命科学的发展，可通过以体内生命基础过程和生物活性物质为基础发现先导物，基于生物大分子的结构发现先导物，基于体内生物转化的代谢产物发现先导物，还可以通过药物副作用获得先导物。目前新的进展可通过组合化学合成加上高通量筛选发现先导物，以及应用反义核苷酸技术发现先导物等。

一、从天然产物的活性成分中获得先导化合物

天然产物是人类使用最早的药物，在药物发展的早期阶段，利用天然活性物质几乎是唯一的治疗手段。时至今日，从动植物和微生物体内分离鉴定具有生物活性的物质，仍然是先导物甚至是药物的主要来源。从天然产物如动物、植物、海洋生物、矿物中得到的有效成分，

往往有独特的结构和药理作用，是先导化合物甚至药物的重要组成部分。

目前临床应用的很多药物都是从天然产物中分离得到的。如从植物中提取的抗肿瘤药长春碱、抗疟药奎宁、心血管药物利舍平、镇痛药吗啡，由微生物发酵得到的青霉素、四环素、阿霉素等，这些均是天然产物的活性成分，可直接作为药物使用，同时又是良好的先导化合物，可发展成多种合成和半合成类的药物。

青蒿素（artemisinin）是我国从植物黄花蒿中发现的具有抗疟活性的天然产物，其对耐氯喹的疟原虫有极强的杀灭作用。但存在口服活性低，水溶性小，复发率高等缺点。以其为先导物，采用结构修饰的方法合成了抗疟效果更好且毒性更低的蒿甲醚和青蒿素琥珀酸酯。

青蒿素　　　　　　　蒿甲醚　　　　　　　青蒿素琥珀酸酯

从红豆杉树皮中分离出的紫杉醇（paclitaxel）是一种二萜化合物类的抗癌药，具有强效抗肿瘤作用，作用的机制是促进微管蛋白的聚合，并使其稳定化，从而阻止了微管蛋白在有丝分裂过程中的功能。以它作为先导物进行结构优化得到多西他赛（docetaxel），水溶性改善，且抗肿瘤作用是紫杉醇的 2 倍。

| R_1—C_6H_5 | R_2—$OCCH_3$ | 紫杉醇 |
| R_1—$OC(CH_3)_3$ | R_2—H | 多西他赛 |

从巴西毒蛇的毒液中分离出的含九个氨基酸残基的九肽替普罗肽（teprotide），对血管紧张素转化酶（ACE）有特异性的抑制作用，具有降低血压的作用，但不能口服。通过对 ACE 的结构特点研究，设计并合成出可以口服的非肽类 ACE 抑制剂卡托普利（captopril），以卡托普利为先导化合物，开发了依那普利（enalapril）等一系列活性强、副作用小、作用时间长的药物。

卡托普利　　　　　　　　　　　　　　依那普利

二、从分子生物学途径发现先导化合物

人体是由各种细胞、组织形成的统一机体，通过各种生化反应和生理过程来调节机体的正常功能。研究这些生化反应和生理调节过程，可发现药物设计的新靶点，也是先导化合物设计的源头之一。

分子生物学对药物发现的贡献是不断确立新的药物靶点，以发现具有选择性和新颖性的先导化合物。人体内的内源性活性物质除受体、酶外，还有神经系统所释放的各种神经介质（如乙酰胆碱）、内分泌系统所释放的调节物质（如胰岛素）、各种氨基酸（如 γ - 氨基丁酸）及各种多肽（如脑啡肽）等。体内这些活性物质的配体和自动调节控制过程中的每一个环节都是药物设计的靶点，由此相对应的体内内源性活性物质可视为广义的先导化合物，是药物设计的新思路。

5 - 羟色胺是个神经递质，主要存在于肠、脑和血小板中。临床试验证明 5 - 羟色胺与偏头痛有密切关系，以 5 - 羟色胺作为先导物，创制选择性地激动 5 - HT_1 受体的药物，是寻找治疗偏头痛病的目标。将 5 - 羟色胺的 5 位羟基进行结构改造，改为氨甲酰基，发现该化合物对 5 - HT_1 受体的激动作用强于 5 - 羟色胺 2 倍，进一步结构改造，在羧基与苯环之间插入亚甲基，氮原子被甲基化，其激动活性更高，再将羧基用磺酰基代替，将 3 位侧链的伯氨基变换成二甲氨基，得到舒马普坦（sumatriptan），该化合物可选择性作用于 5 - HT_1 受体，具有优异的治疗效果和良好的口服利用度。

5-羟色胺   舒马普坦

三、通过随机发现先导化合物

在药物化学发展历史中，通过偶然事件而意外发现一类药物的例子很多。1929 年英国医生 Fleming 发现已接种金黄色葡萄球菌的平面皿被霉菌污染，污染物附近的细菌出现明显的溶菌现象。他联想到可能是霉菌的代谢产物对金黄色葡萄球菌有抑制作用，因此把这种霉菌放在培养液中培养，结果培养液有明显的抑制革兰阳性菌的作用。从此揭开了青霉素研究的序幕。

心血管药物普萘洛尔（propranolol）是 β 受体拮抗剂，是在研究 β 受体激动剂时意外发现的。异丙肾上腺素是常用的 β 受体激动剂，由于儿茶酚结构易氧化，在对其进行结构改造时，将 3,4 - 二羟基除去，拟肾上腺素能活性降低，但当 3,4 - 羟基用氯替代后得到 3,4 - 二氯肾上腺素，可以阻断拟交感神经递质兴奋心脏等作用，是部分肾上腺素阻断剂。进一步用萘环替代苯环，得到丙萘洛尔（pronethalol），几乎没有肾上腺素能作用，是完全的阻断剂，但有致癌副作用。为了改善其拟肾上腺素活性，改变氨基醇侧链，在芳环和 β - 碳原子插入次甲氧基。在合成中，研究人员偶然用 α - 萘酚代替 β - 萘酚，相当于将侧链从萘环的 β 位移至 α 位，得到芳氧丙醇胺结构的普萘洛尔。普萘洛尔不仅没有 β 受体激动作用，反而具有 β 受体拮抗作用，是第一个应用于临床的 β 受体拮抗剂。研究发现，芳氧丙醇胺类比苯乙醇胺类对 β 受体作用更强，由此，进一步发展了以普萘洛尔为代表的芳氧丙醇胺类的 β 受体阻断剂，在心血管药物中占有重要的地位。

异丙肾上腺素   3,4-二氯肾上腺素

丙奈洛尔 普萘洛尔

四、从代谢产物中发现先导化合物

药物进入体内后发生的代谢过程实质上是药物在体内发生的化学转化过程。大部分药物在体内代谢的结果主要是失活和排出体外，但有些药物却发生代谢活化或产生其他新的作用，这样的代谢产物可成为新的先导化合物。

最经典的例子是磺胺类药物的发现，偶氮化合物百浪多息（protosil）在体外抑菌实验中无活性，但注射到动物体内可以抑制葡萄球菌的感染。研究发现百浪多息在体内经肝脏细胞色素 P450 酶代谢成活性代谢物磺胺，磺胺就成为了磺胺类抗菌药的先导化合物。磺胺类药物大多具有对氨基苯磺酰胺的基本母核，将磺酰胺氮上的氢以各种杂环取代，得到多种磺胺类抗菌药，磺胺甲噁唑是目前常用的磺胺类药物之一。

百浪多息 磺胺 磺胺甲噁唑

通过药物代谢的研究常常可发现活性更强，或毒性降低的药物。如抗抑郁药丙米嗪在体内发生 N – 去甲基化，代谢成地昔帕明，后者的活性强于丙米嗪，因而成为新抗抑郁药。

丙咪嗪 地昔帕明

五、通过药物的副作用或新用途发现先导化合物

先导化合物常常具有多种生物活性，通过对药物副作用的密切观察和对作用机制的深入研究，可以以此作为研制新药的线索，即以临床使用的药物作为发展另一类新药的先导物，此时所进行的操作应是提高该副作用的强度作为主作用，摒弃原来的药理作用。

以现有药物为先导化合物，观察其副作用，可开发出具有新的治疗作用的药物，已有很多成功的例子。如异烟肼是抗结核物，临床发现部分病人服用后出现与结核病人体征不相符情绪高涨，这引起了医学界的注意。经研究后发现是由于异烟肼具有抑制单胺氧化酶的副作用，于是以异烟肼为先导化合物，发现了单胺氧化酶抑制剂，异丙烟肼就是其中一例。

通过观测某一类药物的副作用，研究开发出多种类型的新药。异丙嗪是抗过敏药，研究其构效关系发现，将支链的异丙基用直链的丙基替代时，抗过敏作用下降，而精神抑制副作用增强，由此启发找到了氯丙嗪，并对氯丙嗪的取代基、侧链、三环分别进行改造，不仅使吩噻嗪类药物发展成了一类主要的抗精神病药，还开发出了三环类抗抑郁药。

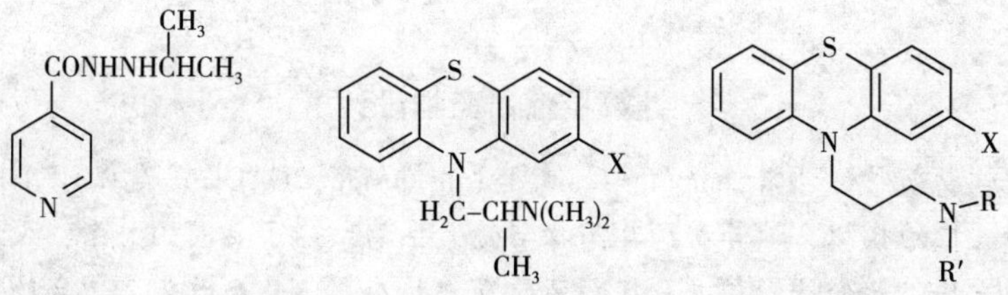

异丙烟肼　　　　　　　　异丙嗪　　　　　　吩噻嗪类抗精神病药

六、从药物合成的中间体中发现先导化合物

某些药物合成的中间体由于与目标化合物结构上有相似性，是发现新的先导物的途径之一。如早期在寻找抗结核药物时，Fox 设计了异烟肼与硫代氨基脲缩合得到硫代缩氨脲衍生物的合成路线。

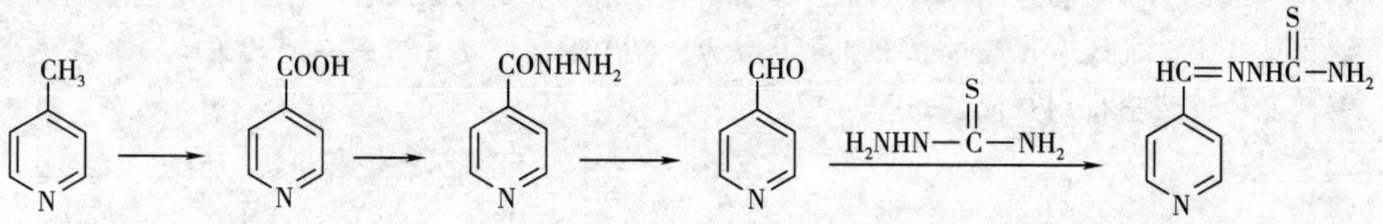

异烟肼　　　　　　异烟醛　　　　　　　　　异烟醛硫代缩氨酸

在研究过程中将合成过程的中间体异烟肼同时进行药理活性实验，发现异烟肼抗结核活性超过目的物，故放弃目的物的研究，最终异烟肼成功上市。

另一个典型的例子是抗肿瘤药物安西他滨（ancitabine）的发现。阿糖胞苷（cytarabine）是干扰 DNA 合成的抗肿瘤药物，其合成是以 D-阿拉伯糖为起始原料，经多步反应生成环胞苷，再用氨水开环得到的。后来发现其中间体环胞苷不仅具有抗肿瘤作用，且副作用轻，在体内代谢速度比阿糖胞苷慢，作用时间长，可用于各种白血病的治疗。

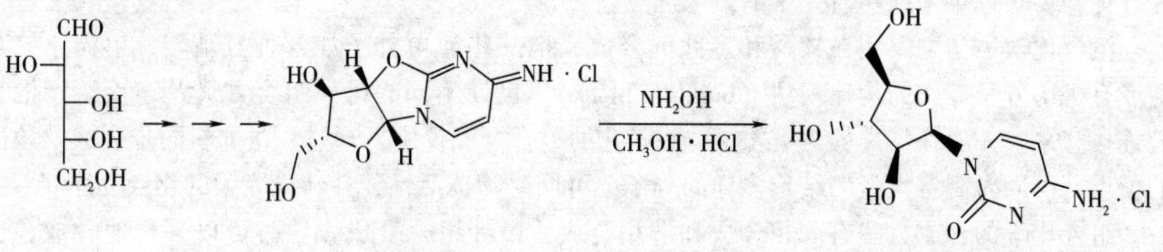

安西他滨　　　　　　　　　　　　　阿糖胞苷

七、通过计算机辅助药物筛选寻找先导化合物

随着生物信息学和化学信息学的发展，利用计算机辅助药物筛选，又称为虚拟筛选（virtual screening），对数据库进行搜索发现有可能成为先导物的化合物。计算机辅助设计是药物设计的新热点，目前已经成为一种不可缺少的独立的研究方法。通常，当获得受体大分子的三维结构以及与药物结合部位的信息后，可以采用计算机分子模拟技术，分析受体与药物结合部位的性质，如静电场、疏水场、氢键作用等位点的分布，分析药效团的模型，运用数据库搜寻与受体作用位点相匹配的分子，可快速发现新的先导化合物。

计算机辅助药物设计

计算机辅助药物设计（computer - aided drug design，CADD）是以计算机化学为基础，通过计算机的模拟、计算和预算药物与受体生物大分子之间的关系，设计和优化先导化合物的方法。是分子模拟方法在新药研发中的应用，是药物先导化合物分子结构发现、设计和优化最常用的理论研究方法。

目前，CADD 已经成为新药研究过程中不可或缺的重要理论工具，其不仅可以用来开展基于靶标蛋白三维结构或活性化合物构效关系的药物设计，而且可预测化合物的类药性和 ADMET（吸收、分布、代谢、排泄和毒性）等性质，其应用贯穿新药研发的整个过程。

目前，CADD 面临的挑战主要是生物体系的高度复杂性，还没有严格的数理方法可以精确地计算模拟和预测生物体系的性质，也没有可行的数理方法对疾病的发生及调控机制进行定量描述。但经过三十多年的努力，CADD 已经发展了一系列的策略，并在新药研发的过程中得到广泛应用。

八、通过其他的方法得到先导化合物

（一）组合化学

组合化学（combinatorial chemistry），是近十几年才发展起来的化学合成新技术与方法，是药物化学一个重要的组成部分。该方法可以快速合成数目巨大的化学实体，构建化合物库。高通量筛选（high - throughput screening，HTS）是以随机筛选和广泛筛选为基础的一种寻找新先导化合物的高效率方法，为发现和优化先导化合物提供了新的途经。利用化学库寻找药物先导化合物是近年来新药研究中的一个热点。

组合化学最初主要用在核酸和多肽的合成，把一些简单分子如各种氨基酸、单糖、核苷酸或有机小分子等作为构建模块（building block），设计不同的排列组合方式及连接顺序把它们连接起来。一般在特殊的含有 48 孔或 96 孔的组合合成仪中，通过一次加料同步合成。该法的特点是可同时制备大量的结构多样的分子，可同时筛选活性，并建立庞大的化合物库。

组合化学的合成方法有固相合成和液相合成，设计组合合成方法时可以平行地合成，也可以系统地合成，或混合地进行合成。

（二）反义寡核苷酸

反义寡核苷酸（antisense oligonucleotides，ASON）是发现先导化合物的新途径之一。Izant 等人于 1984 年首次提出反义寡核苷酸技术，该技术是根据核酸间碱基互补原理，利用一小段外源性的人工或生物合成的特异互补 RNA 或 DNA 片断，与靶细胞中的 mRNA 或 DNA 通过碱基互补结合，通过这种寡核苷酸链抑制或封闭其基因的表达。与反义寡核苷酸相似的是反义 DNA，是用一小段人工合成的约 8 ~ 23 碱基组成的脱氧核苷酸单链，与靶 mRNA 形成碱基配对的 DNA - mRNA 杂交链，从而封闭某一特定基因片段。

目前这种技术在抗病毒和抗肿瘤等方面以核酸为靶点的药物中已有不少成功的例子。如针对乙型肝炎病毒（HBV），科学家以 HBV 的 DNA 为靶位，设计反义 DNA，从而抑制 HBV 的复制而治疗乙肝。1995 年 Korba 首次针对 HBV 的 C 区、S 区和前 S1 区基因而设计合成的反义 DNA，可显著抑制 HBV 在细胞培养系统中的复制和表达。2001 年 Robaczewska 通过静脉给药，证实反义 DNA 可选择性地抑制北京鸭乙型肝炎病毒在鸭肝脏中的复制和表达。

由于合成后的未修饰的反义 DNA 对核酸酶的抵抗力较弱，不能用于临床治疗，还需克服其在体内的稳定性差、不易透过细胞膜、与靶序列的亲和力较低等许多问题，故以合成的反义 DNA 为先导化合物，对其进行化学修饰。常用修饰的方法有对磷酸二酯键进行硫代修饰或对磷酸修饰等。在核糖的 5′ – 端、3′ – 端偶联某些基因或某些具有高级结构的核酸片段，还能较好地增强其抑制 HBV 复制的效果。另外，可对碱基的杂环进行修饰，引入亲脂性基团或改变其电负性使其易透过细胞膜等。

（三）综合技术平台

目前最快速的发现先导化合物的途径是被称为综合技术平台的方法，简单说就是用液相串联质谱（LC – MS/MS）作为化合物的分离和分析结构的工具，与药理学、组合化学的高通量筛选、计算机辅助设计、分子生物学、受体（酶）学以及化学基因组学等学科结合起来，可迅速而大量地确定具有不同活性药物基本母核（scaffold）作为先导化合物。化学基因组学是近年发展的基因组与药物设计相交叉的学科，基本思路是基于靶标活性部位的抑制剂的设计及合成。目前，随着人类基因组的研究，大量的疾病相关基因被发现，使得药物作用的靶标分子急剧增加，为药物设计开辟了广阔前景。

综上所述，发现药物先导化合物的途径很多，早期寻找新药的方法多是基于经验和尝试，通过大量化合物的筛选与偶然发现。但随着生命科学的相关学科在上世纪后半期的迅速发展，定量构效关系、合理药物设计、计算机辅助药物设计、组合化学、高通量筛选等新技术、新方法不断涌现，新药设计学也应运而生。目前新的途径是通过生物信息学研究发现，还能用计算机辅助进行虚拟筛选等等。这些方法共同的特点是基于药物的分子的多样性（diversity）、互补性（complementarity）和相似性（similarity）。

第二节　先导化合物的优化

先导化合物往往因作用强度弱、药代性质不合理和不可忽视的副作用而不能直接临床使用，需要对先导化合物进行合理的结构修饰，才能得到有价值的新药，这种过程称为先导化合物的优化。优化后的结构往往具有更理想的理化性质，或者具有更良好的药代动力学性质，或者提高了生物利用度，或者选择性强而毒副作用减弱。

先导化合物的优化是在保留药效基团主体结构的基础上进行结构改造，优化的方法主要有生物电子等排，前药、软药、硬药和孪药等。

一、生物电子等排

经典的生物电子等排体是指一些原子或基团因外围电子数目相同或排列相似，而产生相似或拮抗的生物活性并具有相似物理或化学性质的分子或基团。广义的等排体概念不局限于经典的电子等排体，分子中没有相同的原子数、价电子数，只要有相似的性质，相互替代时可产生相似的活性或者拮抗的活性，都称为生物电子等排体。如对氨基苯甲酸分子中的—COOH替换为—SO_2NH_2，得到的磺胺类药物可以与之争夺二氢叶酸合成酶，抑制细菌的代谢过程，—COOH 为—SO$_2$NH$_2$ 的生物电子等排体。

表 23 – 1 是药物设计中常用的生物电子等排体，从中可见经典的生物电子等排体具有相同数目和相同电子排布的化合物或基团，如 CO 和 N$_2$、CO$_2$ 和 N$_2$O、N$_3$$^-$ 和 NCO$^-$ 之间电子的数目和排布相同，性质相似。而非经典的生物电子等排体，一些原子或原子团尽管不符合电子等排体的定义，但在相互替代时产生相似或拮抗的活性，最常见的有—CH＝CH—，—S—，—O—，—NH—，—CH$_2$—等。另外，一些环与非环结构的替换，也常常具有相似的活性。

计算机辅助药物设计的发展，使生物电子等排体进一步广义化，通过构效关系的研究，对化学结构的某种性质如疏水性、电性、立体性、构象等进行定量描述，也可以得到相似的电子等排体。如 Cl、Br 和 CF$_3$ 虽然不是经典的电子等排体，但其构效关系，取代基的各种参数都有相似性，这三者是广义的生物电子等排体。

表 23 – 1　药物设计中常用的生物电子等排体

生物电子等排体的分类	可相互替代的等排体
一价原子和基团类电子等排体	—NH$_2$　—OH —F　—CH$_3$　—NH$_2$　—H —OH　—SH —Cl　—Br　—CF$_3$　CN t - Pr—　t - Bu—
二价原子和基团类电子等排体	$-\overset{H_2}{\underset{}{C}}-$　—O—　—NH—　—S—　—CONH—　—COO— $-\overset{}{\underset{H}{C}}=O$　$-\overset{}{\underset{H}{C}}=S$　$-\overset{}{\underset{H}{C}}=NH$　$-\overset{}{\underset{}{C}}=C-$
三价原子和基团类电子等排体	$-\overset{}{\underset{H}{C}}=$　—N=　—P=　—As=
四价原子类电子等排体	$-\overset{\|}{\underset{\|}{N}}{}^+-$　$-\overset{\|}{\underset{\|}{C}}-$　$-\overset{+}{\underset{}{P}}=$　$-\overset{+}{\underset{}{As}}=$
环内等排体	—CH＝CH—　—S—　—O—　$-\overset{H}{\underset{}{N}}-$ $-\overset{}{\underset{H}{C}}=$　—N=
等价体环类	苯　吡啶(N)　噻吩(S)　呋喃(O)
其他	—COOH　—SO$_3$H　—SO$_2$NHR

生物电子等排体原理常用于对先导物优化时进行类似物的变换，是药物设计中优化先导化合物非常有效的方法，已有许多成功的例子。进行生物电子等排体的变换和替代时，需要考虑相互替代的原子或原子团的原子大小、形状、电荷分布和脂水分配系数等。用生物电子等排体不仅仅是取代先导化合物的某个部分，还可以将复杂的结构简单化。生物电子等排体原理设计优化先导化合物，具有以下这几个方面的应用。

（1）用生物电子等排体替代时，往往可以得到相似的药理活性。通过药物设计可以得到新的化学实体或类似物。比如将组胺结构中的咪唑环分别用吡啶、吡唑、三唑环替代时，生物活性没有改变，这四种含氮杂环互为生物电子等排体。

（2）用生物电子等排体替代后，可能产生拮抗的作用，常常应用这种原理设计代谢拮抗剂类药物，例如尿嘧啶 5 位 H，以其电子等排体 F 替代，得到抗肿瘤药氟尿嘧啶。

（3）用生物电子等排体替代后得到的化合物，毒性可能会降低。如钙敏化类强心药硫马唑的毒性大，用苯环替代吡啶环得到的伊索马唑毒性明显降低。

氟尿嘧啶　　　　　硫马唑　　　　　　　伊索马唑

（4）用生物电子等排体代替后，还能改善原药的药物代谢动力学性质。如头孢西丁的 S 分别用生物电子等排体 O 或 –CH₂– 代替，得到的拉他头孢和氯碳头孢均具有良好的药代动力学性质，不但增加了血药浓度，还延长了作用时间。

二、前药原理

前药（prodrug）原理在药物设计中是一种最常用手段。前药是指一类在体外无活性或活性很小，在体内经酶或非酶作用，释放出活性物质而产生药理作用的化合物。它常常是把活性药物（原药）与某种无毒性化合物相连接形成的。在对药物结构进行前药修饰时，常常需要研究药物代谢的规律，如代谢部位、催化反应的酶、代谢产物等，作为结构修饰的设计依据。

前药设计的目的是改变药物理化性质，原药经修饰后，可以达到提高药物对靶位作用的选择性，或改善药物在体内的吸收、分布、转运与代谢等药代动力学性质，或延长作用时间，或提高生物利用度，或降低毒副作用，或增加水溶性，改善药物的不良气味，或消除特殊味道及不适宜的制剂形式等多种目的。

如己烯雌酚（diethylstilbestrol）是治疗前列腺癌的有效药物，但对男性会产生雌激素副作用。研究发现，前列腺肿瘤组织中磷酸酯酶的含量很高，利用这一特点，设计其前药己烯雌酚二磷酸酯。服用后，己烯雌酚二磷酸酯容易分布到磷酸酯酶含量较高的前列腺，使癌组织中的浓度高于正常组织，并经磷酸酯酶催化水解己烯雌酚，从而增强了对前列腺肿瘤组织的选择性，降低了全身的雌激素副作用和毒性。

R=H　　　己烯雌酚
R=PO₃H　　己烯雌酚二磷酸酯

又如氟奋乃静（fluphenazine）用于治疗精神分裂症，作用时间仅一天。若将其分子中的羟基制成庚酸酯和癸酸酯，分别可持续药效2～4周，适用于需要长期用药及不合作的精神分裂症患者。

R=—H　　　　　　　氟奋乃静
R=—CO(CH₂)₅CH₃　　庚奋乃静
R=—CO(CH₂)₈CH₃　　癸奋乃静

知识拓展

改善药物水溶性的方法

水溶性是有机小分子药物极为重要的物理化学性质，也是小分子药物研发过程中关键问题之一。良好的水溶性有助于药效的发挥和药代动力学性质的改善。在药物化学领域，可以通过化学结构修饰方法改善药物的水溶性。其方法包括：①成盐修饰，如盐酸盐、甲酸盐、磷酸盐、柠檬酸盐等；②引入极性基团，如直链的胺类、醇类、环状的哌嗪、吗啉、氧杂或氮杂环烷烃、酸碱等可离子化片段等；③降低脂溶性，减少分子结构中的芳香环可以降低晶体中的分子堆积作用，提高化合物的水溶性；④构象优化，通过化学修饰方法干扰分子的平面性，进而影响晶格能，增加化合物的溶解性；⑤前药修饰，比如磷酸化、氨基酸酯、糖基化、羧酸酯化、酰胺化和水溶性聚合物等。

三、软药

软药（soft drug）设计是近年来提出的，用以设计安全而温和的药物。与前药相反，软药是一类本身具有治疗活性，在体内可预料的和可控制的方式代谢成为无毒或无药理活性的代谢产物的药物。通常是为了降低药物的毒副作用，在原药药物分子中设计极易代谢失活的部位，这一部分称为软部位。在设计时要考虑药物的代谢因素，使药物在体内产生活性后，迅速按预知的代谢方式（如酶水解）及可控的速率（如通过改变分子结构上的基团），转变为无毒无活性的代谢产物。软药缩短了药物在体内的过程，而且避免了有毒的代谢中间体的形成，使毒性和活性得以分开，减轻药物的毒副作用，提高了治疗指数。

以无活性的代谢物为先导物，或用硬药的软性类似物，或用控释内源物质来设计软药。软药设计需要研究药物在体内的代谢过程，以发现药物代谢产生的既无毒又无活性的中间产物，将该产物用生物电子等排体替代。

例如醋酸氢化可的松（hydrocortisone acetate）是肾上腺皮质激素，若口服给药时可引起严重的副作用，在3位酮基上引入3-螺四氢噻唑甲酸丁酯，形成无活性的软药，这样可使大部分药物集中在局部的炎症皮肤里，持续缓慢释放出活性成分，使活性与毒性得到分离。

醋酸氢化可的松　　　　　　　　　　　　　　　　3-螺噻唑衍生物

四、硬药

硬药（hard drug）与软药相反，硬药是指具有发挥药物作用所必需的结构特征，在体内不能被代谢，直接从胆汁或者肾排泄的药物，或者是不易代谢，需经过多步氧化后排出体外的药物。20世纪70年代，Ariens提出硬药理论，即设计一类在体内不能代谢或极少代谢的药物，避免生成有毒性的代谢物，使其基本以原药的形式排出。硬药可以解决药物代谢产生毒性产物的问题，因此使用安全。但在实际的药物开发中，由于体内酶的作用很强，使得开发成功的硬药数量非常有限。只有亲水或疏水性极强的化合物，或者由于功能基的位阻较大，不易代谢的化合物，才符合硬药的定义。

五、孪药

孪药（twin drug）是将两个相同或不同的先导化合物或药物经共价键连接，缀合成一个新的分子，经体内代谢后，生成以上两种药物而产生协同作用，结果是增强活性或产生新的药理活性，或者提高作用的选择性。常常应用拼合原理进行孪药设计，经拼合原理设计的孪药，实际上也是一种前药。

孪药设计方法主要有两种。一是将两个作用类型相同的药物，或同一药物的两个分子，拼合在一起，以产生更强的作用，或降低毒副作用，或改善药代动力学性质。构成孪药的两个原分子可以具有相同的药理作用类型，如阿司匹林（aspirin）和对乙酰氨基酚（paraceta-mol）均具有解热镇痛活性，将两者酯化缀合生成贝诺酯（benorilate），具有协同作用，既解决了阿司匹林对胃的酸性刺激，又增强了药效。贝诺酯也属于前药。

阿司匹林　　　　　　　对乙酰氨基酚　　　　　　　　贝诺酯

二是将两个不同药理作用的药物拼合在一起，形成孪药，以产生新的或联合的作用。如苯丁酸氮芥（chlorambucil）是抗肿瘤药，但毒性较大。设计以甾体为载体，可增加靶向性。用这种思路将泼尼松龙（prednisolone）和苯丁酸氮芥形成抗肿瘤药泼尼莫司汀（prednimustine)，降低了苯丁酸氮芥的毒性。

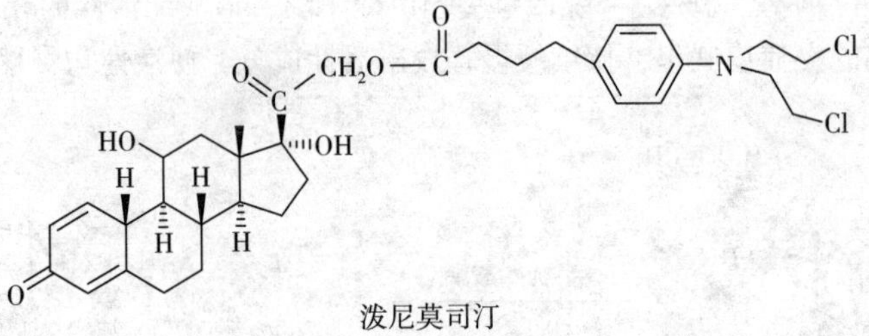

泼尼莫司汀

β - 内酰胺类药物的缺点是易形成耐药性，常需要和 β - 内酰胺酶抑制剂克拉维酸或舒巴坦同时服用，很不方便。将氨苄西林与舒巴坦的羧基拼合，形成双酯类的孪药，为舒他西林（sultamicillin），口服效果良好，到达作用部位分解出舒巴坦和氨苄西林，具有抗菌和抑制 β - 内酰胺酶的双重作用。

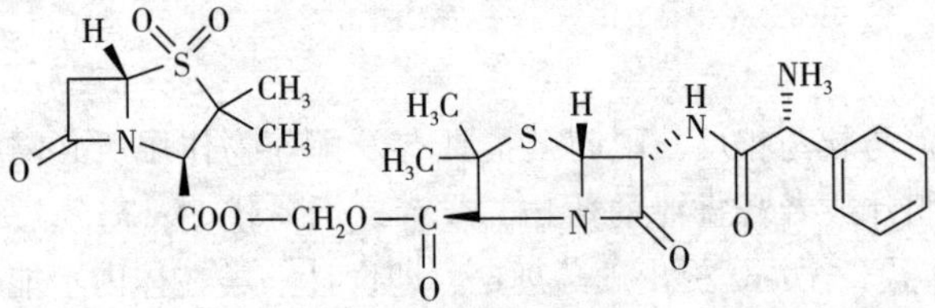

舒他西林

第三节　新药研究与开发的过程和方法

药物的研究和开发大致可以分为两个阶段：研究阶段和开发阶段。研究阶段强调学术和技术意义，使新药符合成药性规则；开发阶段则强调市场价值和经济意义，确保新药符合上市规定并具有市场潜力。新药的研究是为了发现可能成为药物的化合物分子，即新化学实体（NCEs），并通过研究使其可能成为上市药物；新药的开发则是在得到新化学实体后，通过各种评价使其成为可上市的药物。

新药的研究和开发的关键是发现新药，也就是要发现结构新颖的、有自主知识产权保护的新化学实体，这是一个创造性和探索性的研究工作，需要多学科的相互配合，其中包括药学、生物学、化学和临床医学等。

一、药物发现的过程

在确定了所针对疾病的类型或药物作用受体（或靶点）以后，所需要进行的工作主要是先导化合物的确定和优化。通过对先导化合物进行结构修饰和改造而获得目的化合物，再确定其性质和结构，然后通过对生物系统的各项试验，了解该化合物的药效、毒性及其与机体的相互作用，并对构效关系进行研究。简单地说，就是发现具有特定治疗作用的新化学实体，将其作为候选药物，对其活性、毒性以及代谢等性质进行进一步研究。所以，新药发现的过程是新药的研究关键。

通常新药的发现分为四个主要的阶段：靶分子的确定和选择，靶分子的优化，先导化合物的发现和先导化合物的优化。

靶分子的确定和选择是新药研究的起始工作，影响靶分子确定的因素很多，主要有用于

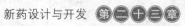

治疗的疾病类型、临床要求、筛选方法和模型的建立。近年来科学技术的发展，特别是生物技术的发展，使许多与临床疾病有关的受体和酶被克隆和表达出来，方便了靶分子的确定和选择。

靶分子的优化是指在确定了所研究的靶分子后，对该靶分子的结构及其与配基的结合部位、结合强度以及所产生的功能等进行的研究。研究酶（或受体）和配基结合后产生功能的强度和持续时间，以及激动剂和拮抗剂之间的差别。靶分子可以发展成为筛选的工具，对大量的具有多样性的新颖结构的化合物进行筛选，或用于高通量筛选，筛选出符合要求的小分子。在此基础上还可以研究这些靶分子（多为酶或蛋白）的 X - 射线单晶衍射，便于开展计算机辅助药物设计。

先导化合物的寻找和发现是在对靶分子研究和认识的基础上开展的工作。在选定靶分子后，接着要寻找对靶分子有较高亲和力，且能产生较高活性和选择性的先导化合物。亲和力是指配基和酶或受体结合的紧密程度；活性表示配基与靶分子结合后，产生生化或生理响应的能力；而选择性表示配基识别用靶分子，而不和其他靶分子产生相互作用的能力。

先导化合物的优化是在确定先导化合物后所展的进一步研究，如较好的生物利用度、化学稳定性、代谢稳定性以及较低的毒性。影响这些特性的是化合物内在的理化性质，开展对先导化合物的结构优化的目的是要为了获得药效最佳、副作用最少的新化学实体。

新药的研究过程是一个复杂的涉及多门学科的过程，不仅需要研究化合物的结构与活性之间的关系（构效关系），还要研究该化合物的结构与代谢之间的关系（构代关系）及结构与毒性之间的关系（构毒关系），这样才能使药物符合上市要求，应用于临床，发挥低毒高效的治疗作用。

二、新药的开发阶段

新药的开发阶段是居于新药的发现研究和市场化之间的重要过程。这一阶段主要分为两个部分：前期开发和后期开发。

前期开发主要包括临床前药学、药理学研究，有选择的 I 期临床研究和早期的 II 期临床研究；后期开发主要涉及大量的临床研究工作，以及这些临床前及临床中所得到数据的整理和药物的工艺化过程。关于新药开发过程中前期和后期开发研究的内容，见表 23 - 2。

表 23 - 2　新药开发过程中前期和后期开发研究的内容

前期开发	后期开发
药物制备工艺和剂型工艺研究	长期稳定性研究
临床前的药理、药效学研究	生产工艺和剂型的最终确立
亚急性毒性研究	后期的 II 期临床研究
长期毒性研究	III 期临床研究
特殊毒理学研究	新药报批资料整理
"三致"（致癌，致畸，致突变）试验研究	新药申报和评价
有选择的 I 期临床研究	新药上市后的再评价
早期的 II 期临床研究	IND（investigating new drugs）申请

（一）前期开发研究

工业化制备及工艺研究是新药开发中的重点，其关键是要能制备出稳定的、可以程序化大批量生产的药品，以供临床前和临床研究使用。这一研究内容实际是贯穿整个开发过程的，在前期开发阶段，主要是对工艺的研究和优化，以大量制备稳定的样品，供研究使用。在后期的开发阶段，则主要针对临床研究所得的用药情况以及工业化生产的要求，进行生产工艺的进一步优化，中试放大工业过程的预试等，其中剂型研究是实现由化合物变为药品的关键，通过对新药的理化性质研究并结合其代谢过程来选择合适的剂型形式。在这一研究中要充分考虑药物粒子的大小、晶型、pK_a、溶解度、代谢途径等因素，因为这些因素决定了药物所适合的剂型和给药途径，也直接影响到药物的生物利用度。

临床前的药物评价包括对药物药效学的进一步评价、药代动力学和药物毒理学的评价。临床前研究一方面进一步确证和肯定药物的生物活性，同时也为临床研究提供依据。通过对药物体内和体外生物活性的研究和一般药理学的研究，验证药效学结果，确定临床使用的有效剂量、作用时程和作用机制。在临床前的评测中，还要研究手性化合物不同的立体异构体的情况，由于不同的立体异构体之间存在着药理活性、药代动力学和毒理学的差异，因此在临床前研究中要充分加以考虑。

临床前研究结束后，应向药品评审部门提出 IND 申请，以便于进行临床研究。在此研究阶段，药学工作者需要确保以下几点：①可以供给足够量的供研究的药物；②该药物大规模的生产工艺是可行且价廉的；③该药物有确定的分析方法和对其血中、尿中主要代谢产物的检测方法；④早期的药物稳定性数据能表明该药物是稳定的。

前期开发研究中包括有选择的 I 期临床研究和早期的 II 期临床研究，为便于讨论将和后期开发研究中的临床研究一起介绍。

（二）后期开发研究

后期开发研究的主要内容是新药的临床研究。临床研究是在人体上进行的，以确证新药的有效性和安全性，同时决定其给药途径和使用注意事项。

新药临床研究一共分成四个阶段（即四期），前三期为新药上市前的临床试验，第四期为上市后的临床试验。

I 期临床试验　是新药进行人体试验的起始期。以 20 ～ 30 名健康志愿者为主要受试对象，进行初步的临床药理学及人体安全性评价试验，观察人体对于新药的耐受程度和药代动力学，为制定给药方案提供依据。

II 期临床试验　是以新药预期应用的患病人群样本为对象，初步评价治疗作用的阶段。其目的是初步评价药物对目标适应证患者的治疗作用和安全性，也包括为 III 期临床试验研究设计和给药剂量方案的确定提供依据。

III 期临床试验　试验的设计是采用多中心、开放、随机、盲法、对照试验，随机分组方法和药物编码方法与 II 期临床试验类似，通过增加样本量（试验组病例不少于 300 例和对照100 例）并根据试验目的的调整选择受试者标准，适当扩大特殊受试人群，及更为丰富的观察项目或指标等措施，进一步考察不同对象所需剂量及依从性。III 期临床试验的条件应尽可能接近该药的正常使用条件，试验药要经中国药品生物制品检定所检定合格，供药时，标明药物系专供临床试验用。

IV 期临床试验　是新药上市后由申请人自主进行的应用研究阶段。其目的是考察在广泛使用条件下药物的疗效和不良反应；评价在普通或者特殊人群中使用的利益与风险关系；改进给药剂量等。新药Ⅳ期临床试验是新药临床试验的一个重要组成部分，是上市前新药Ⅰ、Ⅱ、Ⅲ期试验的补充和延续。它可以验证上市前的结果，还可对上市前临床试验的偏差进行纠正，更重要的是可以弥补上市前临床试验缺乏的资料和信息，为临床合理用药提供依据。

在此期间，还需继续进行长期稳定性试验的研究以确定药物的有效期。

在新药研究和开发过程中，有许多规范化的管理和要求，以确保新药研究的可靠性。药品的生产必须在符合 GMP（good manufacturing practice）的条件下进行，临床前的试验研究必须在符合 GLP（good laboratory practice）的条件下进行；而临床研究必须在符合 GCP（good clinic practice）的条件下进行。

本 章 小 结

先导化合物的发现和优化是药物设计和开发过程中的两个重要环节。

随着化学技术、生物技术、基因技术和计算机技术的快速发展，药物研发工作者越来越重视将多种技术综合运用，从而快速、有效地发现具有研发潜力的先导化合物。重点掌握发现先导化合物的方法及经典案例。

通过对先导化合物的结构进行优化，从而达到活性提高、毒性下降、改善溶解性等目的。重点掌握生物电子等排体、前药、软药、硬药及孪药的定义。

药物评价包括药物临床前研究和药物临床研究，以确保药物的安全性、有效性和稳定性。重点掌握药物四期临床研究的内容和目的。

思考题

1. 什么是先导化合物？什么是高通量筛选？
2. 发现先导化合物的途径有哪些？
3. 生物电子等排体的广义定义是什么？
4. 前药、软药、硬药及孪药的区别是什么？
5. 改善药物水溶性的方法有哪些？
6. 药物临床前研究的内容有哪些？

（刘　毅）

主要参考文献

［1］国家药典委员会. 中华人民共和国药典（2015 年版）（第二部）. 北京：中国医药科技出版社，2015.

［2］David A Williams and Thomas L Lemke. Foye's Principles of Medicinal Chemistry（5th ed）. Lippincot Williams Wilkins，2002.

［3］Donald J. Abraham. Burger's Medicinal Chemistry & Drug Discovery（6th ed）. John Wiley & Sons Inc，2003.

［4］Victoria F Roche，S William Zito and Roche. Medicinal Chemistry Case Study CD - ROM. Lippincott Williams & Wilkins，2000.

［5］Bruce L Currie，Victoria F Roche and S William Zito. Medicinal Chemistry Case Study Workbook（Paperback）. Lippincott Williams & Wilkins，1996.

［6］孟繁浩，余瑜. 药物化学（案例版）. 北京：科学出版社，2010.

［7］官平. 药物化学. 第 2 版. 北京：人民卫生出版社，2013.

［8］郭宗儒. 药物化学总论（第 2 版）. 北京：中国医药科技出版社，2003.

［9］尤启东. 药物化学（第 2 版）. 北京：中国医药科技出版社，2011.

［10］方浩. 药物化学. 北京：人民卫生出版社，2013.

［11］徐筱杰，等. 计算机辅助药物分子设计. 北京：化学工业出版社，2004.

［12］赵建，蒋兴凯主译. 药物化学原理. 北京：中国医药科技出版社，2005.

［13］Richard B Silverman. 药物设计与药物行为的有机化学. 北京：科学出版社，2007.

［14］王小燕. 常用药物的化学结构与系统命名. 北京：第二军医大学出版社，2002.

［15］陈新谦. 新编药物学（第 16 版）. 北京：人民卫生出版社，2007.

［16］彭司勋. 药物化学进展（Ⅰ）. 北京：中国医药科技出版社，2000.

［17］彭司勋. 药物化学进展（Ⅱ）. 北京：化学工业出版社，2001.

［18］彭司勋. 药物化学 - 回顾与发展. 北京：人民卫生出版社，2002.

［19］彭师奇，徐萍. 药物化学原理. 北京：北京大学医学出版社，2006.

［20］刘耕陶. 当代药理学. 北京：北京：中国协和医科大学出版社，2008.

［21］郭宗儒. 药物分子设计. 北京：科学出版社，2005.

［22］迟玉明主译. 创新药物化学. 广州：世界图书出版广东公司，2005.

［23］李仁利. 药物构效关系. 北京：中国医药科技出版社，2004.

［24］李大魁等译. 马丁代尔药物大典（原著第 35 版）. 北京：化学工业出版社，2009.

药 名 索 引